Freund, Leopold

Grundriss der gesamten Radiotherapie

Freund, Leopold

Grundriss der gesamten Radiotherapie

Inktank publishing, 2018

www.inktank-publishing.com

ISBN/EAN: 9783747766521

GRUNDRISS

DER

GESAMMTEN

RADIOTHERAPIE

FÜR

PRAKTISCHE ÄRZTE

VON

DR. LEOPOLD FREUND

IN WIEN.

MIT 110 ABBILDUNGEN UND 1 TAFEL.

URBAN & SCHWARZENBERG

BERLIN
N., FRIEDRICHSTRASSE 105b

WIEN
I., MAXIMILIANSTRASSE 4

1903.

VORWORT.

In diesem Werke habe ich den Versuch gemacht, die Grundsätze einer neuen Therapie dem Verständnisse eines grösseren Kreises von Aerzten zugänglich zu machen. Ich hatte mir die Aufgabe gestellt, nicht nur die Techniken, die Indicationen und voraussichtlichen Resultate der verschiedenen radiotherapeutischen Methoden in verständlicher Weise darzustellen, sondern auch durch Zusammenfassung der fundamentalen physikalischen Gesetze, welchen die hier besprochenen Naturkräfte folgen, sowie deren sogenannter physiologischer Wirkungen höheren Ansprüchen gerecht zu werden. Eine sechsjährige emsige, theoretische und praktische Beschäftigung mit allen in diesem Werke dargestellten Zweigen der Radiotherapie gestattete nicht nur einen gewissen Ueberblick über dieses Gebiet, sondern gab auch die Berechtigung zu einem derartigen Unternehmen.

Ich beschränkte mich nicht darauf zu sagen, was ich selbst gefunden und erfahren habe, sondern bemühte mich auch allen anderen Autoren, deren Befunde ich, soweit ich es konnte, nachprüfte und erprobte, gerecht zu werden. Wo es im Interesse des weiteren Verständnisses und späterer Forschungen zweckmässig erschien, wurde auf ältere physikalische und photochemische Arbeiten zurückgegriffen. Hiebei habe ich mich bestrebt, möglichst wenige Vorkenntnisse meiner Leser vorauszusetzen, und glaube diesem Zwecke durch die einleitenden physikalischen Capitel nahe gekommen zu sein. Ich war bemüht, nach Möglichkeit auch das Neueste einzubeziehen, auf Anwendung der bisherigen Kenntnisse in der Praxis und auf die Quellen, welche ein eingehendes Studium einzelner Fragen gestatten, hinzuweisen. Allerdings macht die vorliegende Arbeit keinen Anspruch darauf, diesen Gegenstand vollständig erschöpft zu haben, die in ihr niedergelegten Urtheile, als unumstösslich aufgefasst zu werden. Ist es doch selbstverständlich, dass die

a*

Beobachtungen des Einzelnen trotz langer persönlicher Erfahrung lückenhaft bleiben, dass ihm, je älter und erfahrener er wird, immer noch neue, den früher erlebten theilweise widersprechende Thatsachen entgegentreten.

Ein kurzer Ueberblick zeigt aber schon hier die ungeheuere Arbeit, welche eine grosse Reihe von Forschern in kurzer Zeit geleistet hat, den enormen Fortschritt, der auf dem Gebiete der Radiotherapie binnen weniger Jahre gemacht worden ist. Ein derartiger Feuereifer, ein solches leidenschaftliches Interesse, mit welchen sich die talentirtesten und befähigtesten Chemiker, Physiker und Mediciner aller Länder an die Lösung der schwierigsten Probleme heranwagten, ist fast beispiellos. Aber dieser Fleiss war der guten Sache auch werth. Schon jetzt, wo dieser Wissenszweig kaum die ersten Stadien der Entwicklung durchgemacht, wo allenthalben noch Lücken auszufüllen, Schlacken zu beseitigen sind, ergibt sich eine stattliche Reihe glänzender Resultate in praktischer und theoretischer Beziehung, welche zu der Hoffnung berechtigen, dass sich die Radiotherapie einen anerkannten Platz im Heilschatze des Arztes erwerben wird. Es sei hier nur auf die unleugbaren und überraschenden Erfolge der radiotherapeutischen Methoden bei Hautaffectionen hingewiesen, welche das Interesse der dermatologischen Fachkreise in so hohem Grade auf diese Arbeiten gelenkt haben. Gleichwohl wird die Berechtigung der Strahlungen, als ein Mittel zur Behandlung von Krankheiten zu dienen, noch immer bestritten; wiederholt fühlten sich Aerzte, darunter solche von hervorragendem Namen, trotzdem sie keinerlei persönliche Erfahrung zu einem Urtheile berechtigte, bewogen, den unheilvollen Ruf erklingen zu lassen, die Röntgentherapie, die d'Arsonvalisation etc. hätten abgewirthschaftet und seien im Begriffe, der Vergessenheit anheimzufallen. Gewiss ist, dass solche Unkenrufe den wissenschaftlichen Eifer der Anderen momentan lähmen, aber noch gewisser, dass sich hiedurch die gute Sache in ihrem Siegeslaufe nicht eindämmen lassen wird. „Die Wissenschaft muss wachsen. Ihre Entwicklung ist so nothwendig und unwiderstehlich, als die Bewegung von Ebbe und Flut. Auch ist sie eine Entwicklungsphase natürlicher Kraftleistung, und als solche ist sie sicher, wenn die Zeit gekommen ist, sich die Anerkennung zu erzwingen; falls diejenigen, welche jetzt ihren Einfluss herabzusetzen und ihre Fortschritte zu hindern suchen, nicht vorziehen sollten, einen Bund mit ihr zu schliessen.“ Diese Worte *John Tyndall's*, welche den Gegnern der Naturwissenschaften gegolten, mögen auch die Gegner der Radiotherapie beherzigen.

Wenn einige meiner Collegen, deren Thätigkeit abseits von diesen Problemen liegt, durch mein bescheidenes Werk sich bewogen finden sollten, dem Gegenstande, welchen es behandelt, etwas mehr Aufmerksamkeit zu widmen als dies bisher geschah, oder wenn sie nur die Existenzberechtigung der in diesem Buche dargelegten und wissenschaftlich begründeten Methoden anerkennen, so ist mein Zweck erreicht. Ich hoffe, dass die subjective Auffassung und Bearbeitung des Stoffes meinem Buche nicht als Fehler angerechnet werden wird.

Herzlichen und innigen Dank sage ich den Herren Hofrath Director Prof. Dr. *J. M. Eder*, Hofrath Prof. Dr. *Anton Weichselbaum*, Prof. Dr. *Eduard Valenta*, Prof. Dr. *Anton Lampa* und Docenten Dr. *Anton Ghon*, welche mir die Durchführung meiner sonst schwer möglichen Untersuchungen seit Jahren erleichtert und mich hiebei mit Rath und That gütig unterstützt haben. Zu besonderem Danke bin ich meinem hochverehrten Lehrer, Herrn Hofrath Prof. Dr. *I. Neumann* verpflichtet, welcher meine Arbeiten stets mit freundlichem Interesse verfolgte und mir in letzter Zeit durch Einräumung des radiotherapeutischen Laboratoriums seiner Klinik Gelegenheit zu weiteren wissenschaftlichen Arbeiten gegeben hat.

Wien, im September 1902.

L. Freund.

INHALT.

Anhang. Seite

III. Die Behandlung mit X-Strahlen 151

IV. Becquerelstrahlen 279

V. Die Behandlung mit Wärme- und Lichtstrahlen (Phototherapie) . . 290

Elemente der Photophysik.

Radiotherapie bezeichnet im weitesten Sinne jede Anwendung von Strahlungen zu therapeutischen Zwecken.

Unter dem Namen „Strahlung" pflegt man eine Reihe von physikalischen Vorgängen zusammenzufassen, welche sich nach dem gegenwärtigen Stande unserer Kenntnisse in zwei Gruppen scheiden lassen *(Lampa)*. Zu der ersten Gruppe zählen die elektromagnetische Strahlung (Strahlung der elektrischen Kraft), die Wärmestrahlung, das Licht und die ultraviolette Strahlung; zur zweiten Gruppe gehören die Kathodenstrahlen, die Röntgenstrahlen, die von einer gewissen Johanniskäferart ausgehenden Strahlungen *(Muraoka)*, die Becquerelstrahlen, die Strahlungen des Radiums und Poloniums.

Alle diese Strahlungen besitzen vermöge der ihnen innewohnenden physikalischen Eigenschaft die Fähigkeit, Arbeit zu leisten. Diese Arbeitsfähigkeit nennen wir strahlende Energie.

Ueber das Wesen der strahlenden Energie haben sich die Physiker verschiedene Hypothesen zurechtgelegt. Nach der einen Annahme ist die strahlende Energie eine Art von Bewegungsenergie, verursacht durch ausserordentlich rasche und vollkommen regelmässig wiederkehrende schwingende Bewegungen eines unwägbar feinen Körpers, des Aethers, welcher den leeren Weltraum wie die Gesammtheit der Körper durchdringt.

Je nach der Anzahl der Schwingungen, welche die Aethertheilchen eines Strahles in einer Secunde vollziehen, unterscheidet man verschiedene Sorten von Strahlen, und je nach dieser Anzahl ist auch der Eindruck verschieden, den sie auf unsere Sinnesorgane machen.

Die Schwingungen von 160 bis 400 Billionen per Secunde nehmen wir mit unserem Gefühlssinne als „dunkle Wärmestrahlen" wahr. Uebersteigt die Anzahl der Schwingungen jedoch 400 Billionen in der Secunde, dann empfinden wir diese Strahlen nicht blos als Wärme, auch unser Auge wird von ihnen afficirt und wir bezeichnen sie als „Lichtstrahlen". In den letzteren ist die Anzahl der Schwingungen bestimmend für den Farbeneindruck, den sie auf das Auge hervorbringen.

Alle Vibrationen des Aethers, welche unter 160 und über 790 Billionen pro Secunde liegen, entziehen sich unserer directen Wahrnehmung. Es gibt aber Mittel und Wege, diese Strahlen dem Auge zugänglich zu machen. So können z. B. langwellige Wärmestrahlen mit dem

Langley'schen Bolometer, kurzwellige **ultraviolette Strahlen** auf photographischem Wege sowie durch die Fluorescenzerscheinungen, welche sie auf dem Baryumplatincyanürschirme hervorbringen, nachgewiesen werden.

An die genau studirten Aetherschwingungen der Wärmestrahlen reihen sich nach einer unbekannten Lücke die langsamen Schwingungen der viel längeren **elektrischen Wellen**, bei welchen nach *Hertz* nur 1000 Millionen Schwingungen in der Secunde erfolgen.

Der Unterschied zwischen den Lichtwellen, Wärmewellen und den elektrischen Wellen ist kein qualitativer, sondern blos ein gradueller. Die längsten Wärmewellen zeigten *Rubens* und *Aschkinass* mit 6 Hundertel Millimeter und einer Schwingungszahl von 5 Millionen per Secunde. Von der anderen, der elektrischen Seite her ist die kürzeste elektromagnetische Welle von *Lampa* mit 4 Millimeter dargestellt worden, was einer Schwingungszahl von 75.000 Millionen entspricht.

Schreiten wir in der Strahlenscala von den grossen elektrischen Wellen (mit Wellenlängen von mehreren Metern bis zu wenigen Milli-

Elektrische Wellen	Unbekannt	Ultraroth	Roth	Orange	Gelb	Grün	Blau	Violett	Ultraviolett	Hyperultraviolett	Röntgenstrahlen

metern und Schwingungszahlen von einigen Millionen bis zu vielen Milliarden in der Secunde) zu den kleineren Wärme- und Lichtwellen (mit Wellenlängen 0,02 *mm* bis 410 Milliontelmillimeter) und dann noch weiter, so kommen wir zu den noch schnelleren, kurzwelligeren, von *Hertz* entdeckten und **hyperultraviolette Strahlen** genannten Schwingungen, welche über 800 Billionen Oscillationen in der Secunde vollführen und sich durch eigenthümliche Wirkungen auszeichnen.

An diese Strahlungen der ersten Gruppe könnte man eventuell auch die **Röntgenstrahlen** reihen, welche viele Physiker als sehr kurzwellige Lichtstrahlen aufzufassen geneigt sind.

Die erste Strahlungsart der **zweiten Gruppe**, die **Kathodenstrahlen**, wird heute als aus kleinen materiellen Theilchen („**Corpuskeln**") bestehend aufgefasst, welche ähnlich den Ionen (s. pag. 25) mit negativer Elektricität geladen sind. Nach Messungen von *Thomson* ist aber die materielle Masse der Corpuskeln viel kleiner als die der elektrischen Ionen, nur etwa $^{1}/_{1000}$ so gross, während die elektrische Ladung in beiden Fällen identisch ist.

Nach *J. J. Thomson* ist die Corpuskel ein Baustein der gewöhnlichen Materie, mit der eine qualitativ verschiedene elektrische Ladung verbunden ist. Eine weitergehende Anschauung, die von einer grossen Zahl von Forschern vertreten wird, schliesst an Ausführungen an, welche *Helmholtz* im Jahre 1881 gegeben hat. *Helmholtz* bemerkt, dass bei der Elektrolyse (s. pag. 24) die Ionen (geladene chemische Atome) an den Elektroden als neutrale Körper ausgeschieden werden, so dass also dort eine Abgabe der Ladungen oder ein theilweiser Austausch gegen Ladungen entgegengesetzten Vorzeichens stattfinden muss. Dieser Vorgang kann nicht momentan stattfinden; es müssen also die Ladungen, wenigstens für eine sehr kurze Zeit, eine selbständige Existenz führen können: es liegt daher der Gedanke nahe, die stets gleiche Ladung einer Valenz als ein Elementarquantum der Elektricität, als ein „elektrisches Atom" zu betrachten. *Stoney* hat für diese elektrischen Atome den jetzt allgemein angenommenen Namen „**Elektron**" vorgeschlagen. Die Corpuskel mit Ladung ist mit dem Elektron identisch.

Nach *Kaufmann*[1] sind die elektrischen Atome elektrische Theilchen, die sich mit einer Geschwindigkeit von $^1/_5$—$^1/_3$ der Geschwindigkeit des Lichtes im Raum fortbewegen können, aber auch imstande sind, in selbständige Schwingungen zu gerathen und diese auf andere ihresgleichen zu übertragen. Sie können sich mit den Körperatomen verbinden, dann aber wieder freiwerdend zu den Erscheinungen der Elektrolyse Veranlassung geben. Dabei werden die chemischen Atome, die, durch sich neutralisirende Elektronen geladen, unelektrisch erschienen, ihre positiven und negativen Elektronen abgeben oder austauschen, und dabei müssen diese, wenn auch nur für kurze Zeit, ein selbständiges Dasein führen können, wie sie auch im leitenden Metalle frei zu wandern vermögen. Gibt es nun positive und negative Elektronen, so zeigt sich zwischen beiden doch ein merkwürdiger Unterschied; das schwingende Elektron ist stets negativ geladen, während das positiv geladene festliegt. Daher mag es kommen, dass man bisher nur negative Elektronen beobachtete, und es ist möglich, dass sie allein existiren, doch ist über diesen Punkt noch keine Entscheidung zu treffen. Auch mit der Masse der Atome hat man die der Elektronen vergleichen können und gefunden, dass die letztere etwa den zweitausendsten Theil eines Wasserstoffatoms beträgt. Mittels der Elektronen ist nun aber auch eine Erklärung des bisher dunkelsten Theiles der neueren Physik, der Kathodenstrahlen, Röntgenstrahlen und Becquerelstrahlen, möglich. Da es sich nun weiter als wahrscheinlich herausgestellt hat, dass die Massen der Elektronen wahrscheinlich nur scheinbare, nur durch elektrodynamische Wirkungen vorgetäuscht sind, so liegt es nahe, die bis jetzt ergebnisslos angestellten Versuche, die elektrischen Erscheinungen mechanisch zu erklären, durch solche zu ersetzen, die im Gegensatze zu den früheren die Mechanik auf elektrische Vorgänge zurückführen, also alle trägen Massen nur als scheinbare betrachten. Dann wären die Elektronen als Uratome anzusehen, durch deren verschiedenartige Gruppirung die chemischen Elemente erzeugt würden, und es wäre nicht ausgeschlossen, diejenigen Gruppirungen der Elektronen, welche genügend stabil wären, als die bekannten chemischen Elemente ausfindig zu machen, sowie einen Zusammenhang der verhältnissmässigen Häufigkeit der Elemente mit diesen Atomgewichten aufzudecken. Endlich würde man hoffen dürfen, mit Hilfe der Elektronen das noch so dunkle Räthsel der Schwerkraft zu lösen.

Die von den sogenannten radioactiven Substanzen ausgehenden Strahlen (Radiumstrahlen, Becquerelstrahlen) sind mit den Kathodenstrahlen in Parallele zu stellen. Dies geht aus ihrem Verhalten hervor, welches mit dem der letzteren übereinstimmt (Ablenkbarkeit im Magnetfelde, phosphorescenzerregende Wirkung, die Fähigkeit Gase leitend zu machen etc.). Wir haben in den Radiumsalzen eine Körperclasse, die imstande ist, von selbst, ohne jede äussere Einwirkung geladene Corpuskeln oder Elektronen auszuschleudern.

Ein mit ungeheurer Geschwindigkeit fliegendes Elektron eines Kathodenstrahles muss, wenn es auf einen festen Körper aufprallt nothwendig eine explosionsartige elektrische Welle in den Raum hinaussenden, genau wie ein aufschlagendes Projectil eine Schallwelle; es sprechen viele Gründe für die Annahme, dass die Röntgenstrahlen solche Wellen sind.[1]

Es wäre das eine zweite Deutung dieser räthselhaften Strahlen, deren merkwürdige Eigenschaften, wie wir sehen werden, noch mehrere andere Theorien zu erklären versuchen.

Allen diesen Strahlungen ist das Eine gemeinsam, dass sie **Fernwirkungen** haben, d. h. Wirkungen, welche von einer Energiequelle ausgehen, an einem weit entfernten Körper zur Erscheinung kommen, ohne dass wir im dazwischen liegenden Raume eine Wirkung wahrnehmen. (In Wirklichkeit

---

[1] Siehe W. *Kaufmann*, Die Entwicklung des Elektronenbegriffes. Allg. Naturforscherzeitung, Jahrg. I, Nr. 1. — A. *Lampa*, Ueber Strahlung. Wien 1902, Braumüller.

1*

handelt es sich aber doch um eine Wirkung, welche sich von Theilchen zu Theilchen in die Ferne fortpflanzt.)

Bei den in der Radiotherapie gegenwärtig am meisten in Betracht kommenden Strahlungen lassen sich im allgemeinen folgende gemeinsame Eigenschaften feststellen: Sie erzeugen chemische Umsetzungen, bringen fluorescenzfähige Stoffe zum Leuchten und verändern das elektrische Verhalten der von ihnen getroffenen Körper.

Die hier aufgezählten, zumeist in den letzten Jahren entdeckten Erscheinungen haben nunmehr auch für die Medicin Bedeutung erlangt, zumal es bekannt wurde, dass dieselben lebende Organismen und Organtheile in ganz bestimmter, eigenthümlicher Weise beeinflussen und in denselben Veränderungen hervorrufen, welche man bisher auf andere Weise zu erzielen nicht vermochte. Es ergab sich, dass die physiologische Wirkung der einzelnen Strahlungsvorgänge sich oft als Heilfactor mit ausgesprochenem Erfolge bei gewissen Krankheitserscheinungen verwenden lässt und dass diese Art der Behandlung in vielen Fällen unzweifelhaft einen Fortschritt in der Therapie bedeutet.

Es ist noch nicht lange her, seitdem sich die medicinische Forschung diesem Gegenstande zugewendet hat, die bisherigen Erfahrungen sind dementsprechend noch nicht ausreichend, die gewonnenen Kenntnisse nicht lückenlos. Schon jetzt lässt sich aber erkennen, dass neben der allen diesen physikalischen Vorgängen zukommenden Fernwirkung[1]) von jedem derselben gewisse Erscheinungen und Veränderungen hervorgebracht werden, welche, von gewissen graduellen Unterschieden abgesehen, in eine Kategorie zu bringen sind. Es sei hier auf die Capitel über die physiologischen Wirkungen der Strahlungen hingewiesen.

Wir können diese Strahlungen als physikalische Reize auffassen, welche, wie andere (z. B. chemische) Reize, bei schwächerer Einwirkung anregend (z. B. auf die Granulationsbildung) und belebend, bei stärkerer hingegen lähmend wirken: so wie jeder übermässig gesteigerte Reiz, führt auch ein Ueberreiz durch Strahlungen destructive Veränderungen und Zelltod herbei.

Es ist eine seit langem bekannte Thatsache, dass die Elektricität in besonderer Form angewendet die Ernährung bestimmter Gewebsgruppen zu heben und zu verbessern vermag.[2]) Man weiss auch von den Röntgen- und Lichtstrahlen, dass sie in geringerer Intensität angewendet das Wachsthum bestimmter Gewebe und Organismen, sowie die Proliferation von Haaren, Farbstoffen und Pigment anregen.

Von allen drei Agentien ist es aber auch bekannt, dass sie bei stärkerer Einwirkung krankhafte Zustände herbeiführen, welche in den leichteren Graden den Charakter der Entzündung, in den schwereren den der Mortification und Nekrose besitzen.

---

[1]) Der Ausdruck „Fernwirkung" im physiologischen Sinne kennzeichnet die Effecte, welche ein Reiz nicht am Orte der Einwirkung, sondern an einer anderen Stelle des Organismus, wohin sich der Reiz vermittelst des Circulations-, des Nervensystemes, oder sonstwie ausbreitet, hervorruft. Als solche Fernwirkungen im physiologischen Sinne wären z. B. die Reflexe, die psychischen Reactionen etc. zu betrachten. In unserem Falle haben wir jedoch die Fernwirkungen im physikalischen Sinne im Auge, d. h. jene Wirkungen, welche die Strahlungen an der Stelle, wo sie auffallen, zuwege bringen.

[2]) Hinsichtlich der Beziehungen, welche zwischen der d'Arsonvalisation und der Radiotherapie bestehen, verweise ich auf die Vorrede, sowie auf pag. 94 und 95).

Die grundlegenden Untersuchungen von *S. Exner, Kistiakowsky, Schaudinn, Joseph, Prowazek* u. a. haben dargethan, dass Licht, strahlende Wärme, Elektricität und Röntgenstrahlen die Molecularbewegungen in lebenden Zellen, die Flimmerbewegungen und andere elementare Lebensvorgänge in ganz ähnlicher Weise beeinflussen.

Auch die Art der Gewebsschädigungen, die feineren molecularen Veränderungen des Protoplasmas, scheinen nach den vorliegenden histologischen Untersuchungen, gleichgiltig welches von diesen Agentien zur Einwirkung gelangt, ähnliche zu sein: Vacuolisirende Degenerationen infolge der Einwirkung von Licht *(Glebofsky)*, Röntgenstrahlen *(Gassmann)*, hochgespannter Elektricität *(Freund)*.

Bezüglich der sichtbaren klinischen Wirkungen, welche den Strahlungen zuzuschreiben sind, lassen sich nach den bisherigen Erfahrungen folgende Sätze aufstellen:

1. Die physiologische Wirksamkeit einer Strahlung steht im directen Verhältnisse zu ihrer Intensität, im umgekehrten Verhältnisse jedoch zu ihrer Wellenlänge, d. h. unter sonst gleichen Umständen haben die kurzwelligen Strahlen intensivere und länger anhaltende Wirkungen als langwellige.[1]

2. Die Reactionserscheinungen werden erst nach einer Latenzperiode sichtbar, deren Dauer gleichfalls im umgekehrten Verhältnisse zur Wellenlänge und Intensität der einwirkenden Strahlung steht.

3. Die physiologische Wirkung der Strahlungen ist eine nachhaltige.

In Bezug auf die Tiefe der Wirkung lässt sich noch kein allgemeines Gesetz formuliren; indessen scheint es, als ob dieselbe in geradem Verhältnisse zu der Wellenlänge stünde, d. h. die Wirkung langwelliger Strahlen dürfte in grössere Tiefen reichen als jene der kurzwelligen (vergl. z. B. Blau und Ultraviolett).

4. Als besonders physiologisch wirksam erscheinen jene Strahlungen, welche die Fähigkeit besitzen, Fluorescenz zu erregen (Röntgenstrahlen, Ultraviolett, Blau, Becquerelstrahlen).

Eine Modification dieser Sätze ist nach grösserer Erfahrung und Erweiterung unserer Kenntnisse in dieser jungen Wissenschaft nicht ausgeschlossen. Dass die Auffassung, welche alle diese besprochenen physikalischen Erscheinungen und deren physiologische Wirkungen auf dieselben oder ähnliche elementare Vorgänge zurückzuführen sucht, eine gewisse Berechtigung besitzt, beweisen die verschiedenen Wechselwirkungen, welche man von den verschiedenen physikalischen Erscheinungen (Elektricität, Licht u. s. f.) in den letzten Jahren kennen gelernt hat. Es ist bekannt geworden, dass sie von einander nicht unabhängig sind, dass ein Vorgang den anderen hervorrufen kann (Elektricität, die Ursache von Lichterscheinungen, Röntgenstrahlen und ultraviolettem Licht und umgekehrt).

---

[1] *E. Aschkinass* und *W. Caspari* vermuthen, dass die gemeinsame Quelle der Wirkungen der ultravioletten, Becquerel- und Röntgenstrahlen in der dissociirenden (ionisirenden) Kraft, die all diesen Strahlungsarten gemeinsam ist, liegt. *Goldstein* sieht dieselbe in dem ultravioletten Lichte, welches an der Stelle der Einwirkung entsteht. Verf. ist hingegen geneigt, dem Vorgange der Fluorescenzerregung eine wichtige Rolle hiebei zuzuschreiben.

Auf die Darstellung aller der interessanten Momente, welche eine Reihe von hervorragenden Physikern in scharfsinnigster Weise zum Beweise dieser Annahmen ins Treffen geführt haben, kann hier selbstverständlich nicht eingegangen werden. Ich verweise diesbezüglich auf die leichtfasslichen Ausführungen *Kayser's*[1]), *Jaumann's*[2]) und *Lecher's*[3]), deren genaues Studium jedem Radiotherapeuten angelegentlichst empfohlen werden kann. An geeigneter Stelle fehlen auch in vorliegendem Werke nicht die Hinweise auf jene Umstände, welche eine Deutung der verschiedenen physiologischen Veränderungen infolge von Bestrahlungen durch analoge physikalische Vorgänge gerechtfertigt erscheinen lassen.

---

[1]) Lehrbuch der Physik. Stuttgart bei Enke, 1900, pag. 563.
[2]) Vorlesungen über Elektricität und Licht. Leipzig. J. A. Barth, 1901.
[3]) Ueber die Entdeckung der elektrischen Wellen etc. Ibid. 1901.

I.

Elemente der Elektricitätslehre.

Elemente der Elektricitätslehre.[1]

§ 1. Positive und negative Elektricität.

Bekanntlich gibt es zweierlei Arten des elektrischen Zustandes, die sich zu einander analog verhalten, wie positive und negative Grössen oder wie Wärme und Kälte.

Die Elektricität des mit einem amalgamirten Filz- oder Lederlappen geriebenen Glases ist nicht identisch mit der des Harzes, welches mit einem Thierfelle gerieben wurde, weil jede dieser beiden Elektricitäten dasjenige elektrische Pendel anzieht, welches die andere abstösst.

Die beiden Elektricitäten hat man allgemein mit dem Namen „Reibungselektricität" speciell Glaselektricität und Harzelektricität bezeichnet. Die Glaselektricität wird auch die positive, die Harzelektricität die negative genannt.

Versuche ergaben ferner, dass ein und derselbe Körper bald positiv, bald negativ elektrisch werden kann, je nachdem er mit einem oder dem anderen Körper gerieben wird. Beim Reiben mit Amalgam wird z. B. Glas positiv, dagegen beim Reiben mit Pelzwerk oder Wolle negativ elektrisch.

§ 2. Leiter und Nichtleiter.

Es gibt Körper, auf welchen sich die Elektricität mit ausserordentlicher Leichtigkeit ausbreitet, sich durch diese auf jede Entfernung fortleiten lässt und die sie ebenso leicht wieder abgeben; dann wieder solche, auf denen sich die Elektricität nicht oder nur wenig ausbreitet und welche sie nur an der berührten Stelle abgeben. Körper der ersten Art nennt man Leiter (Conductoren) und jene der letzteren Art Nichtleiter.

Man kann diese Thatsache auch so ausdrücken, dass man sagt: Alle Körper setzen der Fortleitung, dem Durchgange der Elektricität

---

[1] Hand- und Lehrbücher: *Müller-Pouillet*, Lehrb. d. Physik, Bd. 3. — *H. Kayser*, Lehrb. d. Physik. Stuttgart 1900. — *F. Körner*, Lehrb. d. Physik. Wien und Leipzig 1897. — *W. Pscheidl*, Grundriss d. Naturlehre, Wien und Leipzig 1897. — *L. Graetz*, Die Elektricität. 7. Aufl., Stuttgart. — *L. Grunmach*, Die physik. Erscheinungen und Kräfte. Leipzig 1899. — *J. G. Wallentin*, Die Generatoren hochgespannter Elektricität. Wien, Pest, Leipzig 1884. — *K. W. Zenger*, Die Spannungselektricität. Wien, Pest, Leipzig 1884. — *Cohn*, Das elektromagnetische Feld. Leipzig 1900. — *Wiedemann*, Lehre von der Elektricität etc. Die im Texte citirten Artikel und Vorträge von *B. Walter*, *A. Lampa*, *E. Lecher* u. s. w.

einen **Widerstand** entgegen, welcher bei den Nichtleitern ausserordentlich gross, bei den Leitern aber sehr klein ist.

Soll ein Leiter die ihm ertheilte Elektricität behalten, so darf seine Verbindung mit anderen Leitern nur durch Nichtleiter gebildet werden.

Es geht daraus hervor, dass die Nichtleiter der Elektricität auch **Isolatoren** sind. Ein Leiter der Elektricität kann nur solange elektrisch bleiben, als er isolirt, d. h. von lauter Nichtleitern umgeben ist. Auch die Luft ist ein Isolator, denn sonst würde die Elektricität von dem Metalle augenblicklich durch die Luft abgeführt werden.

Absolute Nichtleiter der Elektricität gibt es keine; man sollte also nur von guten und schlechten Leitern sprechen. Jene Körper, welche in ihrem Verhalten zwischen beiden stehen, werden auch **Halbleiter** genannt. *Pfaundler* gibt eine Tabelle der bekannteren Leiter, Halbleiter und Nichtleiter an, wobei die angeführten Stoffe in der Reihenfolge von den besten zu den schlechtesten Leitern geordnet sind.

Leiter	Halbleiter	Nichtleiter
Metalle	Alkohol	Trockene Oxyde
Kohle	Aether	Fette Oele
Graphit	Glaspulver	Asche
Säuren	Schwefelblumen	Eis bei -25^0
Salzlösungen	Trockenes Holz	Phosphor
Seewasser	Marmor	Kreide
Fluss- und Quellwasser	Stroh	Kautschuk
Regenwasser	Eis bei 0^0	Aetherische Oele
Schnee (nass)		Porzellan
Lebende Vegetabilien		Gutgetrocknete Vegetabilien
Lebende animalische Theile		Leder, Pergament
Lösliche Salze		Federn, Haare, Wolle
Leinen		Seide
Baumwolle		Edelsteine, Glimmer
		Glas
		Wachs, Paraffin
		Schwefel
		Harze

Ausser durch einen Gehalt oder Beschlag von Feuchtigkeit kann die Leitungsfähigkeit auch durch die Temperatur des Körpers, sowie Beschaffenheit seiner Oberfläche beeinflusst sein. Körper mit rauher Oberfläche leiten besser als wenn sie glatt polirt sind. Die Wärme wirkt zunächst indirect, indem sie trocknet, wodurch manche Körper ihre Leitungsfähigkeit ganz oder theilweise verlieren. Dagegen werden andere Körper durch Erwärmen leitend, weil sie erweichen oder schmelzen. So z. B. werden Glas, Harze, Wachs leitend, wenn sie bis zum Erweichen erhitzt werden. Auch Eis, welches bei -25^0 noch Nichtleiter ist, wird Halbleiter, wenn es gegen 0^0 erwärmt wird.

Gase und Dämpfe gehören zu den Isolatoren, solange sie trocken und staubfrei sind.

§ 3. Mittheilung der Elektricität.

Die Elektricität, welche durch Reibung (oder auch durch Influenz s. § 5) erzeugt wird, sammelt sich, wie man durch Versuche nachweisen kann, nur an der Oberfläche eines Körpers an. Man erklärt diese Erscheinung damit, dass sich gleichnamige Elektricität abstosst (s. § 4), und dass mithin alle Theilchen so weit wie möglich von einander getrennt zu sein streben. Die an der Oberfläche eines Körpers angesammelte Elektricität nennt man **Ladung**.

Durch Berührung mit einem elektrischen Körper kann man einem nichtelektrischen Körper Elektricität derselben Art mittheilen.

Berührt man einen isolirten Leiter mit einem elektrischen Körper, so bleibt die auf ersteren übergehende Elektricität nicht an der Berührungsstelle allein, sondern sie vertheilt sich auf der ganzen Oberfläche. Durch wiederholte Berührung mit elektrischen Körpern kann man den isolirten Leiter immer stärker elektrisch machen, man kann ihn immer stärker laden. Ist der Leiter nicht isolirt, hält man ihn beispielsweise in der Hand, so verbreitet sich die demselben mitgetheilte Elektricität sofort von ihm aus über die Hand und den ganzen Körper des Menschen, über den Fussboden und schliesslich über die ganze Erde, so dass sie auf eine so grosse Fläche vertheilt ist, dass sie nicht mehr erkannt werden kann; sie ist zur Erde abgeleitet.

Sonnenlicht hat die Eigenschaft, negative Elektricität zu zerstreuen, ebenso Magnesium- und elektrisches Bogenlicht. Belichtet man geputzte Drähte oder Scheiben von Aluminium, Magnesium oder Zink, so ist eine dauernde negative Elektrisirung der letzteren überhaupt nicht zu erreichen.

§ 4. Kraftäusserungen der Elektricität.

An einem elektrischen Pendel (oder einem sogenannten Goldblattelektroskope) kann man nachweisen, dass gleichnamige Elektricitäten sich abstossen, ungleichnamige Elektricitäten einander anziehen.

Die elektrischen Kräfte, welche diese Wirkungen ausüben, sind fernwirkende Kräfte, welche dem allgemeinen Fernwirkungsgesetze folgen: $P = \frac{m \cdot m'}{r^2}$, d. h. sie sind dem Producte der auf einander wirkenden elektrischen Mengen direct, dem Quadrate ihrer Entfernung umgekehrt proportional (*Coulomb*'sches Gesetz).

Die Menge der auf der Oberflächeneinheit (1 Qcm.) eines Körpers angesammelten ruhenden Elektricität nennt man elektrische Dichte. Hat ein Körper die Oberfläche O und die Elektricitätsmenge m, so ist seine mittlere elektrische Dichte $= \frac{m}{O}$.

Diese Elektricität hat infolge gegenseitiger Abstossung der gleichnamig elektrischen Theilchen das Bestreben, sich auf dem Körper auszubreiten oder ihn zu verlassen, sie hat eine gewisse Spannung (Potential), welche umso grösser ist, je grösser die Menge oder Dichte der angesammelten Elektricität und je kleiner der Körper ist, auf welchem sie sich befindet. Die Elektricität kann auf einem Leiter nur dann im Gleichgewichte sein, wenn die abstossende Wirkung auf ein Theilchen oder die Spannung überall dieselbe ist. Auf einem beliebig geformten elektrischen Leiter ist die Spannung zwar überall dieselbe, nicht aber die Dichtigkeit. Die Dichte der Elektricität ist auf ungleich gekrümmten Oberflächen ungleich, und zwar um so grösser, je kleiner der Krümmungsradius der letzteren. Je kleiner die Fläche, auf welcher eine bestimmte Elektricitätsmenge vorhanden ist, desto grösser ist also die Dichtigkeit der Elektricität an dieser Stelle. Mit der Dichte der elektrischen Schichte wächst aber der Elektricitätsverlust (Spitzenwirkung).

Auf die Staub- und Wassertheilchen, welche die die Spitze umgebende Luft enthält, geht Elektricität über. Da gleichnamige Elektricitäten sich abstossen, werden die mit Elektricität geladenen Staub- und Wassertheilchen sich auch abstossen, es entsteht der elektrische Wind. So wie die Spitze einen mit ihr verbundenen Körper entladen kann, so kann sie mit der Erde leitend verbunden und einem geladenen Körper gegenübergestellt, auch diesen entladen (Saugspitzen). Das beruht auf Influenz (s. u.).

Das Verhältniss der Elektricitätsmenge, die auf dem Leiter liegt, zu der Spannung, die dadurch hervorgebracht ist, hängt nur ab von der Gestalt und Grösse des Leiters, welcher mit dieser Elektricität geladen ist. Man nennt dieses Verhältniss die Capacität des Leiters.

$$\text{Capacität} = \frac{\text{Elektricitätsmenge}}{\text{Spannung}}.$$

Aus dieser Formel ergibt sich die folgende:

$$\text{Spannung} = \frac{\text{Elektricitätsmenge}}{\text{Capacität}}.$$

Als elektrostatische Einheit nimmt man diejenige Elektricitätsmenge an, welche auf eine gleich grosse Elektricitätsmenge in 1 Cm. Entfernung eine Kraft von 1 Dyne ausübt.

Die Einheit der Kraft („Dyne") ist diejenige Kraft, welche der Masse 1 Grm. in 1 Secunde die Beschleunigung 1 Cm. mittheilt.

Statt dieser Einheit braucht man aber praktisch eine andere, welche auf anderer Grundlage beruht, und welche bedeutend grösser ist. Man nennt diese praktisch gebrauchte Einheit 1 Coulomb (= 3.000,000.000 elektrostatische Einheiten).

Als elektrostatische Einheit für die Spannung nimmt man diejenige an, welche die absolute elektrostatische Einheit der Elektricitätsmenge auf einer Kugel von 1 Cm. Radius hervorbringt.

Die Ursache der Spannung heisst elektromotorische = elektricitätsbewegende Kraft.

Die auf einem Körper befindliche Elektricität kann vermöge ihrer Spannung beim Abfliessen von einem Körper Arbeit verrichten oder Widerstand überwinden. Die Grösse dieses Arbeitsvermögens (elektrische Energie) ist von der Menge der angesammelten Elektricität und von der Spannung abhängig. Das Arbeitsvermögen ist daher gleich Spannung × Elektricitätsmenge und wird in Kilogrammmetern (dividirt durch 9·81) ausgedrückt (s. unten).

Elektrisches Feld nennt man die Umgebung eines elektrischen Körpers, innerhalb welcher derselbe in merkbarer Weise elektrisch wirksam ist. Die an einem Orte auf die Elektricitätsmenge 1 ausgeübte Kraft heisst die elektrische Feldstärke H daselbst. Auf einen Punkt, der die Elektricitätsmenge e enthält, wird eine Kraft He ausgeübt werden. Die Einheit hat ein Feld, in welchem auf die Elektricitätsmenge (E M) 1 die Kraft 1 Dyne ausgeübt wird.

Ganz analog heisst ein Raum, in welchem magnetische Kräfte wirken, ein magnetisches Feld, die Grösse der in einem Punkte eines magnetischen Feldes auf eine Einheit des daselbst etwa befindlichen Magnetismus wirkenden magnetischen Kraft die Feldstärke in diesem Punkte.

Um diese elektrische, respective magnetische Herrschaft des elektrischen (magnetischen) Körpers über den umliegenden Raum zu symbolisiren, denkt sich der Elektrotechniker Fühler, Kraftfühler, von dem Pole in den Raum gehend, die Kraftlinien, welche gewissermassen die Repräsentanten der Kraft der Pole sind. Man bedient sich z. B. oft des Ausdruckes „ein Eisenkern entsendet Kraftlinien", um anzudeuten, dass er magnetisch ist, dass er Magnetpole besitzt.

Die Kraftlinien vertheilen sich um einen elektrischen Körper herum in mehr minder regelmässigen Curven, je nach der Gestalt der einander genäherten elektrischen Körper. Sie breiten sich dann in grösserer Entfernung von denselben immer mehr aus. Die Richtung dieser Linien gibt die Kraftrichtung, ihre Dichtigkeit, d. h. ihre Anzahl in einem Bündel vom senkrechten Querschnitt 1 Qcm. gibt die Feldstärke an dem betreffenden Orte.

Zwei verschiedene Leiter in einem und demselben Felde haben im allgemeinen verschiedene Spannung. Verbinden wir die beiden Leiter durch einen Draht, so bilden sie nur einen zusammenhängenden Leiter; der Spannungsunterschied zwischen ihnen wird sich ausgleichen, die elektrisirten Theilchen bewegen sich längs des Drahtes von dem einen Leiter zum anderen (von dem Körper mit höherem Potential zu jenem mit niederem), bis überall dieselbe Spannung herrscht. „Es entsteht eine elektrische Strömung."

Sowie das Wasser, welches sich in zwei mit einem Rohre verbundenen Gefässen in verschiedener Höhe befindet, infolge der Schwerkraft das Bestreben hat, die Niveaudifferenzen zwischen dem höheren und niederen Behälter auszugleichen. Man nennt dieses Bestreben Spannung; es stellt eine Kraft dar, deren Grösse mit der Höhendifferenz zwischen beiden Niveaus zunimmt. „Spannung" ist gleichbedeutend mit den folgenden in der Lehre der Elektricität gebräuchlichen Ausdrücken: Potential, elektrischer Druck, Niveau und Niveaudifferenz, potentieller Unterschied, Sturz des Potentials, Spannungs- und Druckverschiedenheit etc. Alle diese Ausdrücke zusammenfassend, spricht man von der „elektromotorischen Kraft". Diese wird also ganz wie der Wasserdruck im erwähnten Beispiele umso grösser sein, je höher die Niveaudifferenz, respective die Spannung sich gestaltet. Andererseits hängt die Wirkung der Wassermasse nicht nur vom Niveauunterschiede, sondern auch von ihrer eigenen Menge ab. Das einemal wirkt eine ungemein kleine Wasserquantität, die jedoch unter einem sehr hohen Drucke steht, das anderemal eine sehr grosse Wassermenge, welche von einer geringen Höhe hinabströmt. Der erste Fall gleicht der statischen Elektricität; sie bringt momentan starke, aber nicht länger andauernde Wirkung hervor, während im zweiten Falle, welcher der dynamischen, voltaischen oder galvanischen Elektricität entspricht, bedeutende constante Kraft hervorgebracht wird.

Umgekehrt kann man sagen: Bewegt sich in einem elektrischen Felde ein elektrisches Theilchen von einem Leiter zu einem anderen, so ist die Spannung an diesen beiden Leitern nicht dieselbe, sie haben einen Spannungsunterschied oder eine Potentialdifferenz.

Die Arbeit, welche bei der Bewegung einer Elektricitätsmenge von einem Leiter zu dem anderen geleistet wird, ist gleich dem Producte aus der Elektricitätsmenge und dem Spannungsunterschiede der beiden Leiter (analog dem Masse der Arbeit, welche die Erdschwere bei dem Falle eines Körpers von einer Höhe zu einer anderen leistet). Ist diese Elektricitätsmenge = 1 Coulomb, so ist die Arbeit, welche bei dieser Bewegung von den Kräften geleistet wird, genau gleich dem Spannungsunterschiede der beiden Leiter.

Daraus folgt, dass der Spannungsunterschied zwischen zwei Stellen A und B eines elektrischen Feldes gleich ist der Arbeit, welche nöthig ist, um 1 Coulomb von A nach B zu bringen.

Die Einheit des Spannungsunterschiedes ist an zwei Stellen dann vorhanden, wenn eine Arbeitseinheit (1 Kilogrammmeter) dazu gehört, um 1 Coulomb von einer Stelle zur anderen überzuführen.

In der Praxis bedient man sich jedoch nicht dieser Einheit, sondern jener, bei welcher man nur $\frac{1}{9 \cdot 81}$ Kgrm. Arbeit aufwenden muss, um 1 Coulomb von einer Stelle zur anderen überzuführen. Diese Einheit des Spannungsunterschiedes nennt man 1 Volt.

$$1 \text{ Volt} \times 1 \text{ Coulomb} = \frac{1}{9 \cdot 81} \text{ Kgrm.}$$

Den Spannungsunterschied einer Stelle A, B oder C gegen die Erde bezeichnet man auch schlechtweg als die Spannung (oder das Potential) an dieser Stelle.

Fig. 1.

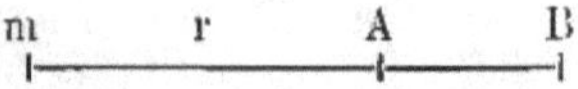

m r A B

m sei die wirkende Masse und stelle einen die Elektricitätsmenge + m enthaltenden Punkt dar, welcher ringsherum im Raume eine Kraft ausübt.

Auf einen in der Entfernung r die positive Einheit der Elektricitätsmenge enthaltenden Punkt A dieses Raumes wird nach dem *Coulomb*schen Gesetze in der Richtung von r eine abstossende Kraft von $\frac{m}{r^2}$ ausgeübt. Der Ausdruck $\frac{m}{r}$ heisst das Potential des der Wirkung von m unterworfenen Punktes A oder kürzer das Potential von A. Bewegt sich der Punkt in der Richtung der elektrischen Kraft nach B, so leistet die Kraft Arbeit (Kraft × Weg). Der mit Elektricität geladene Punkt A repräsentirt also, gleich einem gehobenen Gewichte, im elektrischen Kraftfelde eine gewisse potentielle Energie, welche aufgezehrt sein wird, wenn er in die unendliche Entfernung von m gerückt sein wird. Das elektrische Potential eines Körpers ist der Arbeitswerth seiner elektrischen Spannung oder seines elektrischen Zustandsgrades. Das Potential von A ist also die Arbeit, die nöthig ist, um die elektrische Einheit unter der Wirkung der Masse m von A nach der Unendlichkeit zu bringen oder auch die Arbeit, welche entgegen der elektrischen Kraft des Feldes wirken muss, um die Einheit der positiven Elektricität aus der Unendlichkeit bis nach A heranzubringen. Das Potential der Erde nennt man 0; man kann daher auch sagen statt: aus der Unendlichkeit: von der Erde her.

Dass wir das Potential der Erde = 0 setzen können, rührt daher, dass wir überhaupt nur Unterschiede der Potentiale beobachten und messen können, das Potential also nur bis auf eine Constante bestimmen können, deren Werth für uns ohne Einfluss ist. Wir legen allen Messungen den Zustand der Erde zugrunde, vergleichen die Potentialdifferenzen gegen dieselbe, erhalten daher dieselben Differenzen der Körper untereinander, wie wir auch den Werth des Potentials der Erde nennen mögen.

Auch die Spannung selbst wie der Spannungsunterschied hat als Einheit 1 Volt. Wenn man also sagt, auf einem Leiter herrsche die Spannung 6 Volt, so heisst das: Die elektrischen Kräfte, welche im Felde wirken, müssen eine Arbeit von $6 \times \frac{1}{9 \cdot 81}$ Kgrm. ausüben, um 1 Coulomb von diesem Leiter bis zur Erde zu bringen.

Unter Oberflächenspannung einer Ladung versteht man die Kraft, mit welcher die Elektricität von der Oberfläche fortgetrieben wird. Da jede Menge hiebei als abgestossene und als abstossende wirkt, so ist es klar, dass diese Kraft dem Quadrate der Dichte proportional sein muss.

Bezüglich dieser Oberflächenspannung ist zu beachten, dass sie mit der Spannung schlechthin (Potential) nicht identisch ist. Man gebraucht allerdings häufig das Wort Spannung, um das Potential zu bezeichnen. correcter wäre es aber, wenn man streng unterscheiden und das Wort Spannung blos für die Kraft gebrauchen würde, welche die Elektricität von der Oberfläche eines geladenen Leiters forttreibt. Für den Fall einer Kugel ist der Zusammenhang zwischen Spannung der Elektricität auf der Oberfläche und dem Potential leicht anzugeben. Bezeichnet man die Dichte der Elektricität auf der Kugel mit σ, so ist die Spannung $S = 2\pi\sigma^2$. Andererseits ist das Potential V, wenn die gesammte Ladung der Kugel mit E, ihr Radius mit R bezeichnet wird: $V = \frac{E}{R}$.

Da die Ladung auf der Kugel gleichförmig vertheilt ist, entfällt auf die Flächeneinheit die Ladung $\sigma = \frac{E}{O}$, wo O die Oberfläche der Kugel ist; d. i. weiter $\sigma = \frac{E}{4\pi R^2}$. Man hat somit weiter $S = 2\pi\sigma^2 =$ $= 2\pi . \frac{E^2}{16\pi^2 R^4}$, anderseits ist $E = RV$, also weiter:

$$S = \frac{2\pi}{16\pi^2} . \frac{R^2 V^2}{R^4} \text{ oder } S = \frac{1}{8\pi R^2} . V^2 = \frac{1}{20} V^2,$$

d. h. die Spannung auf einer Kugel ist proportional dem Quadrat des Potentials.

Die Punkte eines elektrischen Feldes, deren Potentiale denselben constanten Werth haben, bilden eine Oberfläche, welche Niveaufläche heisst. Zur Verschiebung einer Elektricitätsmenge längs einer Niveaufläche ist keine Arbeit nöthig. In jedem Punkte derselben ist die daselbst wirkende Kraft senkrecht gegen die Niveaufläche gerichtet.

Elektrisches Gleichgewicht kann auf einem Leiter nur dann bestehen, wenn alle Punkte dasselbe Potential haben.

Die Einheit der Capacität hat derjenige Leiter, welcher durch die Elektricitätsmenge 1 Coulomb gerade die Spannung 1 Volt bekommt. Die Einheit der Capacität nennt man 1 Farad.

Praktisch benützt man als Einheit der Capacität oft den Millionsten Theil des Farads und nennt diesen Mikrofarad.

§ 5. Elektrische Vertheilung, Influenz, elektrostatische Induction.

Bringt man einen elektrischen Körper in die Nähe eines unelektrischen isolirten, so wird letzterer elektrisch, die in ihm vereinigt gewesenen Elektricitäten werden getrennt, wofern man annimmt, dass im unelektrischen Körper an jeder Stelle positive und negative Elektricität in gleicher Menge vorhanden sind; man sagt, der Körper sei durch Vertheilung oder Influenz elektrisch geworden, und zwar wird der influenzirte Körper auf der dem influenzirenden zugewendeten Seite (wegen der Anziehung der ungleichnamig elektrischen Theilchen) ungleichartig, auf der abgewendeten Seite gleichartig elektrisch. Die gleichnamige Elektricität hat das Bestreben abzufliessen (freie Elektricität), die ungleichnamige aber wird festgehalten, sie ist gebundene Elektricität.

Durch Versuche lässt sich nachweisen, 1. dass die durch Influenz oder Fernwirkung getrennten Elektricitätsmengen dem Quadrate der Entfernung umgekehrt proportional sind; 2. dass die durch Influenz getrennten Elektricitätsmengen proportional sind der influenzirenden Elektricitätsmenge.

§ 6. Aufspeicherungsapparate.

Auf einem Leiter kann man höchstens so viel Elektricität ansammeln, bis das Potential auf demselben gleich dem von der Elektricitätsquelle ist: besitzt jedoch der Leiter scharfe Kanten oder Spitzen, so bleibt das Potential unter dem von der Elektricitätsquelle, indem durch diese Elektricität an die Luft abgeht (s. pag. 12). Ein Condensator ist ein Apparat, mit dem man auf einem Leiter viel mehr Elektricität ansammeln kann, als für gewöhnlich möglich ist. Er besteht aus zwei Metallplatten, welche durch eine dünne isolirende Schichte, z. B. Lack oder Luft getrennt sind; die eine wird Collector-, die andere Condensatorplatte genannt. Leitet man auf die Collectorplatte Elektricität und berührt die Condensatorplatte mit dem Finger, so sammelt sich auf der Collectorplatte Elektricität, und zwar in grösserer Menge, als es bei einfacher Verbindung der Elektricitätsquelle mit derselben der Fall gewesen wäre; es lässt sich nämlich nachweisen, dass, wenn einem geladenen Leiter ein anderer, zur Erde abgeleiteter, in die Nähe gebracht wird, sich die Spannung des ersteren bedeutend verringert, und er infolge dessen mehr Elektricität aufnehmen kann. Man bezeichnet die Capacität der Collectorplatte, wenn die Condensatorplatte ihr gegenübersteht und zur Erde abgeleitet ist, kurz als die Capacität des Condensators. Die Capacität eines Condensators C ist das Verhältniss zwischen der Elektricitätsmenge E, die auf der Collectorplatte liegt, zu der Spannung (Druck, Potential) derselben V, falls die Condensatorplatte zur Erde abgeleitet ist. $C = \frac{E}{V}$; daraus ergibt sich $V = \frac{E}{C}$ und $E = VC$.

Die Capacität eines Condensators hängt ab von der Form und Grösse der leitenden Körper (der Platten), von der Entfernung, in welcher sie einander gegenüberstehen (die Capacität ist umso grösser, je geringer die Entfernung) und endlich von der molecularen und materiellen Beschaffenheit des isolirenden Mediums (des Dielektricums). Bei Verwendung fester oder flüssiger Dielektrica ist die Capacität des Condensators grösser, als wenn Luft dazwischen ist. Man versteht unter Dielektricitäts-Constante eines Dielektricums die Zahl, welche angibt, wie vielmal die Capacität eines Condensators mit einem Dielektricum grösser ist als mit Luft. Diese Zahl ist für Paraffin 2·3, Kautschuk 2·9, Oele 2--5, Ebonit 2·6, Hartgummi 3·15, Schwefel 3·84, Glas 6 bis 10, Glimmer 8.

Nähert man einen elektrischen Körper einem guten Leiter, so sammeln sich die Elektricität des Körpers und die gebundene Influenzelektricität des Körpers an den einander am nächsten liegenden Stellen ihrer Oberfläche an, da sie sich gegenseitig anziehen, und verbinden und gleichen sich unter Lichterscheinung und Schalleffect aus, wenn die Distanz der Körper genügend klein und die Dichtigkeit der auf beiden Körpern angesammelten Elektricität hinlänglich gross ist. Man nennt dieses Phänomen einen **elektrischen Funken**, eine disruptive oder plötzliche Entladung. Die Lichterscheinung rührt von glühenden Partikelchen her, welche überspringen, der Schalleffect entsteht durch die hiebei auftretende Luftverdichtung, welche sich bis zu unserem Ohre wellenförmig fortpflanzt.

Wie erwähnt, sind wir durch die Benützung der Influenz und Bindung imstande, grössere Mengen von Elektricität zu sammeln. Ein dazu dienender Apparat ist die *Franklin*'sche **Tafel**, eine ebene Glastafel, welche auf beiden Seiten mit Stanniolbelegen derart versehen ist, dass sich die Metallblätter am Rande nicht berühren.

Verbindet man das eine Stanniolblatt nun mit einem z. B. positiv geladenen Körper, so fliesst von letzterem soviel positive Elektricität $+e$ zum Metallbelag, bis auf beiden das Potential identisch ist; denn erst dann ist kein Potentialgefälle, also keine Kraft vorhanden, welche die Elektricität zu bewegen strebt. Im zweiten Stanniolbelage wird durch Influenz Elektricität geschieden, die negative angezogen, die positive abgestossen. Wird dieser zweite Belag ableitend verbunden, so wird auf diesem eine negative Elektricitätsmenge gebunden, die positive hingegen abgestossen und geht zur Erde. Diese Mengen sind proportional mit e und nahe umgekehrt proportional der Entfernung beider Stanniolblätter; man kann sie also mit Ke bezeichnen, wobei K einen Bruch darstellt, dessen Nenner der Dicke des Glases proportional ist. Sonach wird, wenn das zweite Stanniolblatt links ist, durch $+e$ rechts $(-Ke)$ links gebunden. Die letzte Menge bindet aber wieder rechts eine Menge $(+K^2e)$, nämlich wieder das K-fache. Es lässt sich also rechts zu $(+e)$ noch $(+K^2e)$ zuführen, ohne dass Zerstreuung zu befürchten ist. Die neue Menge $(+K^2e)$ bindet aber links wieder $(-K^3e)$, während $(+K^3e)$ zum Erdboden geht. Diese Menge bindet wieder rechts $(+K^4e)$ und somit kann abermals soviel zugeleitet werden, ohne dass Zerstreuung eintritt. Man sieht leicht, dass somit rechts zugeführt werden kann:

$$+e + K^2e + K^4e + K^6e \ldots = \frac{1}{1-K^2}e$$

Während also die Stanniolplatte rechts für sich nur $+e$ aufnehmen kann, ist sie jetzt imstande, $\frac{1}{1-K^2}e$ aufzunehmen. Daher heisst $\frac{1}{1-K^2} = m$ die **Verstärkungszahl**.

Die Verstärkungszahl ist desto grösser, je kleiner die Entfernung der zwei Stanniolblätter ist.

Immer enthält die Platte rechts (welche mit der Elektricitätsquelle in Verbindung steht) mehr Elektricität als die andere, da sie ausser der gebundenen noch die nachgeflossene Elektricität besitzt. Verbindet man die Seiten dann durch einen Draht, so findet unter Funken und Knall ein Ueberströmen von einer Seite zur anderen, eine Verbindung beider Elektricitäten, eine Entladung statt.

Gewöhnlich verwendet man die Aufspeicherungsapparate für Elektricitätsmengen in der bequemeren Form der **Leydener** oder *Kleist*schen **Flasche**. Diese besteht aus einer Flasche aus Glas, welches aussen und innen bis zu etwa $^2/_3$ ihrer Höhe mit Stanniolpapier beklebt ist. Darauf wird ein isolirender Deckel gesetzt, durch welchen eine in einem Metallknopf endigende Metallstange bis zur inneren Belegung zieht, welche sie berührt. Durch diese Stange wird der inneren Belegung Elektricität zugeführt, während die äussere mit der Erde in Verbindung ist.

Die Elektricitätsmenge, welche die Leydener Flasche aufzunehmen vermag, ihre Capacität, und also auch ihre Wirkung beim Entladen hängt von ihren Dimensionen, insbesondere von der Oberflächengrösse der beiden Belegungen ab.

Man kann eine ganze Anzahl Flaschen mit einander verbinden und erhält dadurch eine sogenannte elektrische Batterie, dabei kann man entweder je alle innern und alle äusseren Belegungen mit einander verbinden: Parallelschaltung oder Schaltung auf Quantität: dann wirken n Flaschen wie eine von n-facher Grösse. Oder man verbindet das äussere Belege der einen Flasche mit dem inneren der nächsten; bei dieser Reihenschaltung oder Schaltung auf Spannung erhält man zwischen den Endbelegungen die n-fache Potentialdifferenz einer Flasche, aber bei der Entladung nur die Elektricitätsmenge einer Flasche. Diese Anordnung heisst Cascadenbatterie.

Entladet man eine Leydener Flasche durch eine kurzandauernde Verbindung beider Belegungen und stellt nach einiger Zeit von neuem Verbindung her, so erhält man einen zweiten schwächeren Funken, ebenso nach Pausen einen dritten, vierten u. s. w. Man bezeichnet dies als Flaschenrückstand (Flaschenresiduum).

Zur Erklärung dieser Erscheinung nimmt man an, dass von beiden Seiten Elektricität unter dem Einfluss der Oberflächenspannung wahrscheinlich etwas in das Glas eindringe; ist die Oberflächenspannung aber durch die Entladung beseitigt, so kommt die Elektricität langsam wieder zurück an die Oberfläche.

Wir haben oben gesehen, dass bei einer genügend grossen Dichte oder Potentialdifferenz ein Ausgleich der auf 2 benachbarten, durch ein Dielektricum getrennten Leitern angehäuften ungleichartigen Elektricitäten in Form eines Funkens stattfinden kann. Die erforderliche Dichte ist desto grösser, je dicker die zu durchbrechende Schichte des Isolators ist. In der Luft ist die Schlagweite der elektrischen Dichte etwa proportional. Verdünnt man die Luft, so wächst die Schlagweite, und in Röhren, die mit Gasen gefüllt sind, deren Druck nur einige Millimeter beträgt, steigt die Schlagweite bis zu vielen Metern.

Diese Funken- (oder auch disruptive) Entladungen bringen bekanntlich mechanische (Durchbohrung fester Isolatoren, Transport fester Partikelchen von einem Leiter zum anderen, Puppentanz), chemische (Zersetzungen: z. B. CO_2, NH_3: Verbindungen: H und O zu H_2O Ozon etc.), thermische (Entzündung von Pulver, Schmelzen von Eisendraht etc.), physiologische und Lichtwirkungen (Funken, *Geissler*'sche Röhren) hervor. Auch schwach magnetische inducirende Wirkungen des Entladungsschlages lassen sich experimentell nachweisen (also ganz ähnlich wie bei der dynamischen Elektricität).

Bei starken Entladungen, wo gleichzeitig ganze Büschel von Funken übergehen, zeigt der positive Pol ein anderes Verhalten als der negative; von ersterem gehen von verschiedenen Stellen die Funkenbahnen divergent aus, vereinigen sich kurz vor dem negativen Pol, der also nur an einer Stelle getroffen wird.

Es gibt aber auch eine zweite Art der Entladung, welche bei geringem Widerstande zustande kommt: wenn man stark geladene Körper, z. B. die Belage einer Leydener Flasche durch eine gute Leitung verbindet. Dann fliesst z. B. von dem positiven Belage mehr positive Elektricität zur negativen Belegung über, als nöthig ist, um diese zu neutralisiren, so dass diese Belegung nun positiv geladen wird. Dann fliesst der Ueberschuss zurück, aber wieder zu viel u. s. w., so dass die Elektricität mehrfach hin und her fliesst und die Stromrichtung wechselt. Man kann diese Erscheinung vergleichen mit dem Hin- und Herschwenken einer Flüssigkeitssäule in communicirenden Gefässen und nennt sie oscillirende Entladung.

Zahl und Dauer der Oscillationen hängen von der Schlagweite und der Capacität der Batterie ab.

Genauere Versuche über die Dauer des elektrischen Funkens stellte *Feddersen* an. Er beobachtete das Funkenbild in einem rotirenden Spiegel und sah zunächst statt einer Lichtlinie ein Lichtband, ein Zeichen, dass der Funke eine Dauer besitzt, dann constatirte er in diesem Bande abwechselnd helle und dunkle Stellen, ein Beweis, dass die Entladung periodisch aussetzt und wieder beginnt. Aus einem solchen Bilde berechnete auch *Feddersen* die Periode dieser Oscillationen und fand so Perioden von etwa einer Millionstelsecunde.

§ 7. Elektrisirmaschinen.

Eine Maschine, mit welcher man durch Reibung fortwährend Elektricität erzeugen und auf einem isolirten Leiter aufspeichern kann, ist die Elektrisirmaschine von *Carré* (Fig. 2). Sie besteht im wesentlichen aus zwei Scheiben, welche sich im entgegengesetzten Sinne drehen können. Die grössere von diesen Scheiben B ist aus Ebonit, die kleinere A aus Glas verfertigt. Letztere wird bei ihrer Rotation zwischen den beiden Reibkissen D gerieben und dient als Inductor. Während diese Scheibe sich verhältnissmässig langsam dreht, erhält die Scheibe B eine sehr rasche Rotationsbewegung. Wie aus der Figur ersichtlich ist, überdecken die Scheiben zum Theile einander. Der Ebonitscheibe B stehen zwei Kämme E und F gegenüber, von denen der zweite mit dem cylindrischen Metallconductor C, der andere mit dem in eine Kugel endigenden Stabe T in Verbindung steht.

Die Maschine functionirt in folgender Weise. Die positive Elektricität der geriebenen Glasscheibe wirkt durch die Scheibe B influenzirend auf den Saugkamm E, zieht aus demselben negative Elektricität, welche sich auf der Scheibe B absetzt; infolge dessen wird die Conductorkugel positiv elektrisch. Die negative Elekricität der dielektrischen Scheibe gelangt gegen den Saugkamm F und zieht aus demselben positive Elektricität, welche die erstere neutralisirt; der Conductor C selbst wird negativ elektrisch. *(Wallentin.)*

Diese Maschine liefert gute Resultate. Mit wenig Drehungen kann man, eine entsprechende Grösse der Scheibendurchmesser vorausgesetzt, Funken bis zu 15 Cm. erzielen.

Eine andere zu ärztlichen Zwecken häufig benutzte Influenz-Elektrisirmaschine ist die Wimshurstmaschine (Fig. 3). Dieselbe besteht aus zwei nahe aneinander angebrachten Glas- oder Hartgummischeiben, welche sich um eine gemeinschaftliche Achse, aber in entgegengesetzter Richtung drehen (u. zw. dadurch, dass die Schnur von der Kurbelachse auf die eine Scheibenachse gekreuzt gelegt ist). Beide Scheiben tragen auf der nach aussen gekehrten Seite eine Anzahl von Metallsectoren und laufen rechts und links zwischen zwei Metallgabeln, welche den Scheiben gegenüber mit Spitzen versehen sind. Von diesen Metallgabeln gehen Messingstangen ab, welche in Polkugeln endigen; letztere stehen wieder mit den Knöpfen von *Leydener* Flaschen in Verbindung. Endlich hat

2*

die Maschine noch auf jeder Seite einen Ausgleicher; dieser besteht aus einem Metallarm, dessen Enden durch Metalldrahtpinsel gebildet werden, welche auf dem Sectoren schleifen.

Wird die Maschine gedreht, so entwickelt sich sofort Elektricität, welche zwischen den Polkugeln in Funken oder Büscheln übergeht. Die Ausgleicher stehen einander nicht gerade gegenüber, vielmehr schliessen sie sowohl unter sich, als auch mit der Horizontalen einen Winkel von 60° ein.

Den Anlass zur Erregung dieser Maschine gibt nicht Reibung, sondern kleine stets vorhandene Ladungen der isolirten Sectoren, welche influenzirend wirken, und da dies nicht nur bei einem Sector, sondern bei allen der Fall ist, so wird die Ladung der Polkugeln immer stärker.

Fig. 2. Fig. 3.

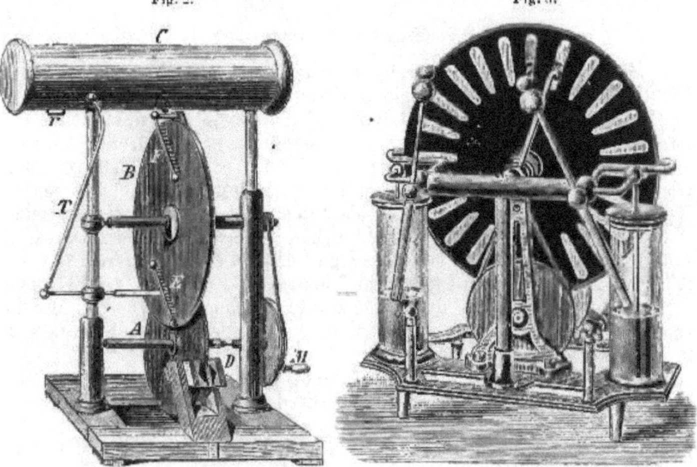

Elektrisirmaschine von *Carré*.
Aus „Die Generatoren hochgespannter Elektricität" von Dr. *Ign. G. Wallentin*. Wien, Pest, Leipzig, Hartlebens Verlag 1884, pag. 80.

Wimshurstmaschine.
Aus *L. Graetz* „Die Elektricität", Stuttgart, Engelhorn 1898, pag. 34.

Auf eine nähere Erklärung der Wirkungsweise dieser Maschine einzugehen, ist hier nicht der Ort.

§ 8. Contactelektricität, Galvanismus. Galvanische Batterien.

Werden zwei verschiedene Metalle miteinander in Berührung gebracht, so wird das eine positiv und das andere negativ elektrisch.

Diese Elektricität ist nur in der Art ihrer Entstehung, nicht aber in ihren Eigenschaften von der durch Reibung erzeugten verschieden.

Man nimmt zur Erklärung dieser Erscheinung an, dass bei der Berührung verschiedener Leiter eine Kraft, die elektromotorische oder elektrische Scheidungskraft auftritt, welche positive Elektricität von gewissem Potentiale auf dem einen und negative Elektricität von gleichfalls bestimmten Potentialwerthen auf dem anderen Leiter entwickelt, so dass sie verschiedene Spannung erhalten; der absolute

Werth dieser Potentiale ist für die beiden Metalle ein verschiedener, die zwischen beiden herrschende Potentialdifferenz oder Spannung ist eine constante, welche nur abhängig ist von der Natur der Metalle und unabhängig von ihrer Grösse, der Grösse der Berührungsfläche und dem absoluten Potentialwerth eines jeden Metalles. Theilt man den beiden sich berührenden Metallen oder blos dem einen Elektricität mit, oder leitet man eine der Platten zur Erde ab, so bleibt die Potentialdifferenz unverändert.

Ueber den Ursprung und den Sitz dieser Scheidungs- oder elektromotorischen Kraft wurden die verschiedensten Theorien aufgestellt. *Volta* glaubte, dass die blosse Contactwirkung die Ursache der Potentialdifferenz sei. Andere Physiker halten nicht die Wirkung der Berührung, sondern die Oxydation der Platten und andere chemische Vorgänge für die Ursache der *Volta*'schen Elektricität. (*F. Exner.*)

Volta's Versuche mit verschiedenen Metallen führten ihn dazu, eine Spannungsreihe der Metalle festzusetzen, und er ordnete sie so, dass jedes vorausgehende Metall bei der Berührung mit einem in der Spannungsreihe nachfolgenden positiv, und jedes nachfolgende bei der Berührung mit einem in der Reihe vorausgehenden Metalle negativ elektrisch wird.

Diese Spannungsreihe, oder Reihe der Leiter erster Ordnung auch genannt, lautet:

Zink, Blei, Zinn, Eisen, Kupfer, Silber, Gold. Kohle, Platin, Braunstein.

Setzt man die Potentialdifferenz zwischen Zink und Blei gleich 5, was man symbolisch durch Zn | Pb = 5 auszudrücken pflegt, so erhält man nach *Volta's* Messungen folgende Werthe von Potentialdifferenzen für verschiedene Combinationen von Metallen:

Zn | Pb = 5	Cu | Ag = 1
Pb | Sn = 1	Zn | Ag = 12
Sn | Fe = 3	Sn | Cu = 5
Fe | Cu = 2	Zn | Fe = 9

Das Gesetz der Spannungsreihe lautet: Wenn eine Kette mehrerer sich berührender Metalle gebildet wird, so ist die Potentialdifferenz der Endglieder gleich der Summe der Potentialdifferenzen aller einzelnen Combinationen oder gleich der Potentialdifferenz, welche bei directer Berührung der Endglieder entsteht. Daraus folgt unmittelbar, dass, je weiter die Körper in der angeführten Spannungsreihe voneinander abstehen, umso grösser ist die elektromotorische Kraft. Durch Wiederholung derselben Combination kann man die elektromotorische Kraft nicht steigern. Durch Rechnung ergibt sich, dass in einem geschlossenen Kreise von lauter Leitern erster Ordnung die elektrische Scheidungskraft gleich 0 ist, d. h. die Spannung überall dieselbe ist: die Elektricität ist im Gleichgewicht, in Ruhe.

Auch bei Berührung zwischen Metallen und Flüssigkeiten tritt Potentialdifferenz ein. Setzt man die Potentialdifferenz zwischen Zink und Kupfer gleich 100, so erhält man nach *Kohlrausch* für verschiedene Combinationen folgende Werthe:

Zink | Wasser = — 61·6
Kupfer | Wasser = — 33·0
Silber | Wasser = — 17·0
Gold | Wasser = — 33·7
Platin | Wasser = — 44·7

Die Flüssigkeiten folgen dem Spannungsgesetze nicht. sie werden bei Berührung mit Metallen theils positiv, theils negativ elektrisch. Sie heissen Leiter zweiter Classe.

So wird z. B. jedes Metall in Berührung mit Wasser negativ elektrisch, und zwar die verschiedenen Metalle in verschiedenem Grade, während das Wasser positiv elektrisch wird. Wasser lässt sich also in die Spannungsreihe nicht einreihen.

Wir tauchen nun eine Zinkplatte und eine Kupferplatte gleichzeitig in ein Gefäss mit Wasser. Beide Metalle werden zunächst negativ, das Wasser positiv elektrisch. In Zahlen ausgedrückt, ist die Spannung des Zinkes die Hälfte von $-61·6 = -30·8$, die Spannung des Wassers die Hälfte von $+61·6 = +30·8$. Diese positive Spannung des Wassers ($+30·8$) geht auf die Kupferplatte über. Nun erhält aber das Kupfer durch die elektrische Scheidungskraft gegen das Wasser die Hälfte von $-33·0 = -16·5$. Gegenüber dieser negativen Spannung des Kupfers ($-16·5$) überwiegt aber die vom Wasser herrührende positive, und es resultirt, dass die Kupferplatte eine positive Spannung $+30·8 - 16·5 = +14·3$ erhält. Umgekehrt theilt sich der Zinkplatte zu ihrer negativen Spannung ($-30·8$) noch die positive Spannung des Wassers $+16·5$, welche es durch die Berührung mit Kupfer erhielt, mit. Die Spannung der Zinkplatte ist daher $-30·8 + 16·5 = -14·3$. Was von Zink und Kupfer gilt, gilt von allen Metallen.

Daraus folgt, dass, wenn man zwei Metalle in eine Flüssigkeit bringt, das eine Metall negativ elektrisch, das andere positiv elektrisch wird, u. zw. bleibt immer dasjenige Metall, das durch seine eigene Scheidungskraft stärker negativ elektrisch wurde, auch in diesem Falle negativ.

Man nennt eine solche Combination ein galvanisches Element. Die Enden der beiden Metallplatten nennt man die Pole des Elementes, u. zw. die Kupferplatte den positiven, die Zinkplatte den negativen Pol. Ein galvanisches Element, dessen Pole nicht verbunden sind, nennt man ein offenes zum Unterschiede von einem geschlossenen.

Auch für die galvanischen Elemente gilt der Satz. dass die beiden Metalle eine bestimmte Potentialdifferenz haben, welche nur von der Natur der beiden Metalle und der Flüssigkeit abhängt, aber nicht von der Grösse und Form der Metalle oder der Menge der Flüssigkeit. Man bezeichnet diesen bestimmten Spannungsunterschied als die elektromotorische Kraft des Elements.

Wenn man die mit einem Potentialunterschiede geladenen Enden eines Elementes leitend verbindet, so muss ein Strom entstehen, da stets Elektricität von der Stelle mit höherem Potential zu dem mit niedrigerem hinfliesst. Da aber die Ursache der Ladung, die Contacte, im Innern des Elementes bestehen bleiben, welche dieselbe Potentialdifferenz in den Enden verlangen, so strömt nach den Enden sofort neue Elektricität, die sich wieder durch den Verbindungsdraht ausgleicht. Wie man sieht, muss Zuströmen und Ausgleich continuirlich fortgehen, die Elektricität kommt nie zum Gleichgewicht, sondern es entsteht ein dauernder Strom; man nennt ihn galvanischen Strom, erzeugt durch galvanische Elektricität. Die Quelle des Stromes hat man in der chemischen Energie zu suchen, welche in den Leitern zweiter Classe, die ja zur Herstellung eines stromgebenden Elementes erforderlich sind, verbraucht wird.

Die positive Elektricität fliesst von der höheren Spannung längs des Verbindungsdrahtes der beiden Pole, dann durch die Metalle und die Flüssigkeiten hindurch ununterbrochen fort. Bei unserem Element herrscht auf dem Kupferpole positive Spannung. Die positive Elektricität fliesst also vom Kupferpol längs des Verbindungsdrahtes zum Zinkpol, dann aus dem Zink ins Wasser und aus diesem wieder aufs Kupfer. Wir haben so einen geschlossenen Stromkreis. Wir könnten ebensogut auch sagen, die negative Elektricität fliesst durch den Draht zum Kupfer, von da ins Wasser und zurück zum Zink. Das ist Sache des Uebereinkommens. Man nimmt allgemein als Richtung des Stromes diejenige von dem höheren Potentiale zu dem Orte niedrigeren Potentiales an, d. i. die Richtung, in welcher positive Elektricität fliesst.

So wie in dem gewöhnlichem Sprachgebrauche ein Strom die Bewegung des Wassers von höher gelegenen Stellen zu tieferen bedeutet, so ist also der elektrische Strom die Bewegung der Elektricität in einem Leiter von Stellen höherer Spannung zu Stellen niederer Spannung. Beim Wasser ist es der Höhenunterschied zweier Orte, welcher macht, dass das Wasser von einem Orte zum anderen fliesst, bei der Elektricität ist es der Spannungsunterschied, der sie in Bewegung setzt. Diesen Spannungsunterschied nennen wir, wie bereits früher erwähnt wurde, auch elektromotorische Kraft.

Die Menge Wassers, die bei einem Orte, der am Ufer eines Stromes liegt, in der Secunde vorbeifliesst, ist offenbar die Stärke dieses Stromes und kann in Litern oder Kilogrammen angegeben werden. Ebenso heisst die Elektricitätsmenge, also die Anzahl Coulombs Elektricität, die durch einen Querschnitt des Drahtes in der Secunde hindurchfliesst, die Intensität oder Stärke des elektrischen Stromes und wird in einer Ampère genannten Einheit gemessen.

Der treibenden Kraft beim Wasser oder dem Gefälle entspricht der Spannungsunterschied zweier Punkte oder die elektromotorische Kraft beim elektrischem Strome, welche mitgemessen wird. Der Vergleich zwischen einem elektrischen und einem Wasserstrome lässt sich auch auf die Arbeitsleistung ausdehnen.

Ein Strom ist, wie wir gesehen haben, die Bewegung von Wasser über eine schiefe Ebene infolge der Schwere; gäbe es hiebei keine Bewegungshindernisse, so würde die Geschwindigkeit des Wassers bei seinem Fortschreiten immer grösser und grösser werden, überhaupt genau dieselbe sein, als ob es von seinem Ursprunge frei herabgefallen wäre. Dies ist aber nicht das, was wir an den Flüssen und Strömen beobachten, bei denen stellenweise das Wasser mit sehr geringer Geschwindigkeit sich fortbewegt. Die Ursachen dieser Verzögerungen sind in den Bewegungshindernissen, in der Reibung des Wassers an den Wänden seines Bettes zu suchen.

Die Arbeit, welche die Schwerkraft bei der Bewegung des Wassers durch Ueberwindung der Hindernisse dieser Bewegung leistet, geht natürlich nicht verloren, wie überhaupt nie Arbeit verloren gehen kann. Es entsteht für die verbrauchte Arbeit eine äquivalente Menge Wärme, welche das Strombett und auch das Wasser etwas wenig, freilich kaum messbar, erwärmen wird.

Mit Hilfe von Wasserrädern, Turbinen u. dergl. kann man aber die Arbeit der Schwerkraft bei der Fortschaffung des Wassers auch in mechanische Arbeit umwandeln und auf diese Weise die verschiedenartigsten Maschinen in Bewegung setzen. Der Höchstbetrag an Arbeit, welchen man aus einem Wassergefälle per Secunde herausbekommen kann, wird ermittelt durch Multiplication der Höhe des Gefälles mit dem Gewichte des in einer Secunde herabfallenden Wassers.

So wie nun der Effect des fliessenden Wassers in Meterkilogrammen gefunden wird, so gibt auch das Product von Volt und Ampère, das Voltampère oder kürzer Watt genannt, auch die Arbeit des elektrischen Stromes zwischen den zwei Punkten an, auf welche sich die elektromotorische Kraft, in Volt gemessen, bezieht. Ist zwischen diesen zwei Punkten eine ununterbrochene gute Leitung vorhanden, so besteht die einzige Arbeitsleistung des elektrischen Stromes in der Erwärmung der Leitung, und die Menge entwickelter Wärme muss per Secunde genau äquivalent sein dem Producte aus Volt und Ampère.

Mit Hilfe der Flüssigkeiten kann man, da sie dem Gesetz der Spannungsreihe nicht folgen, durch Wiederholung derselben Combination die Potentialdifferenz oder elektromotorische Kraft beliebig verstärken.

Leiten wir die Zinkplatte eines galvanischen Elementes, in welchem die Spannungen der beiden Metalle z. B. um 1 Volt verschieden seien, zur Erde ab, so hat das Zink die Spannung = 0, das Kupfer die Spannung = 1 Volt. Diese Spannung nimmt jeder mit dem Kupfer in Verbindung stehende Leiter an, demnach auch die Zinkplatte eines zweiten Elementes, zu welcher eine Zuleitung von Kupfer führt. Das Kupfer des zweiten Elementes muss aber eine um 1 Volt höhere Spannung haben als das Zink dieses Systems, folglich wird auf dem Kupfer des zweiten Elementes die Spannung 2 Volt, auf der Kupferplatte eines dritten Elementes eine solche von 3 Volt etc. herrschen.

Verbindet man also in der angegebenen Weise eine beliebige Anzahl, etwa n gleiche galvanische Elemente, so wird der Spannungsunterschied (die elektromotorische Kraft) n-mal so gross sein als in jedem einzelnen Elemente.

Eine durch Aneinanderschaltung in der soeben besprochenen Weise gebildete Reihe solcher galvanischer Elemente nennt man eine Kette oder Batterie, und diese Art der Verbindung der Elemente heisst Hintereinanderschaltung. Die am ersten und letzten Elemente freien Enden der Metallplatten heissen die Pole der Batterie.

Ausser den galvanischen Elementen, welche nur eine Flüssigkeit enthalten, gibt es auch solche, bei denen die Metalle in zwei verschiedene Flüssigkeiten, welche dann zumeist durch eine poröse Thonzelle (Diaphragma) voneinander getrennt gehalten werden, tauchen. Von den beiden Leitern erster Classe ist der eine ausschliesslich Zink, welches in den stärkeren Elementen immer amalgamirt ist, um es im stromlosen Zustande des Elementes vor Auflösung zu schützen.

Die gebräuchlichsten galvanischen Elemente sind mit Angabe der elektromotorischen Kraft folgende:

1. *Daniell.* Füllung: Amalgam. Zink in 25%iger Schwefelsäure, Kupfer in conc. Kupfervitriollösung. Elektromotorische Kraft in Volt: 1·068.

2. *Meidinger's* Ballonelement. Füllung: Zink in Bittersalzlösung, Kupfer in conc. Kupfervitriollösung. Elektromotorische Kraft: 0·952 Volt.

3. *Bunsen.* Füllung: Amalgam. Zink in 8%iger Schwefelsäure, Kohle in rauchender Salpetersäure. Elektromotorische Kraft: 1·88 Volt.

4. Chromsäureelement *(Bunsen).* Füllung: Amalg. Zink und Kohle in einer Lösung von 12 Th. doppeltchromsaurem Kali, 25 Th. conc. Schwefelsäure, 100 Th. Wasser. Elektromotorische Kraft: 2·03 Volt.

5. *Grove.* Füllung: Amalg. Zink in 25%iger Schwefelsäure, Platin in rauchender Salpetersäure. Elektromotorische Kraft: 1·93 Volt.

6. *Leclanché.* Füllung: Amalg. Zink in Salmiaklösung, Kohle in einem Gemisch von Braunstein und Kohlenstückchen. Elektromotorische Kraft: 1·48 Volt.

Der galvanische Strom zeigt ausser mechanischer, magnetischer, elektrodynamischer, Inductions-, Licht- und Wärmewirkungen auch chemische Effecte: Wenn er durch eine leitende zusammengesetzte Flüssigkeit hindurchgeht, so verursacht er immer eine chemische Zersetzung dieser Flüssigkeit, welche nach ganz bestimmten Gesetzen vor sich geht (Elektrolyse).

Man nennt die in die Flüssigkeit tauchende Platte, welche mit dem negativen Pole der Batterie verbunden ist, Kathode, die mit dem positiven Pole verbundene Platte Anode, die dem Process unterworfene Substanz Elektrolyt, die an den Platten ausgeschiedenen Bestandtheile Ionen.

Leitet man einen galvanischen Strom durch verdünnte Schwefelsäure, so scheidet sich an der Anode Sauerstoff, an der Kathode Wasserstoff ab.

Die Elektrolyse befolgt folgende Gesetze (*Faraday*):

1. Die Menge der in der Zeiteinheit gebildeten Zersetzungsproducte ist der Intensität, d. h. der in der Zeiteinheit durchgehenden Elektricitätsmenge proportional.

2. Von jeder Stromeinheit werden an den Elektroden chemisch äquivalente Mengen (das sind solche Mengen, die sich in Verbindungen ersetzen können) ausgeschieden.

Wenn eine bestimmte Elektricitätsmenge durch einen Elektrolyt fliessen soll, so kann dies nach dem *Faraday*'schen Gesetz nur so geschehen, dass gleichzeitig eine ganz bestimmte Menge Wasserstoff von der Anode zur Kathode wandert und dort austritt. Die Proportionalität in der Bewegung der Elektricität und der Ionen legt es nahe, die Ionen direct als Träger der Elektricität zu betrachten. Wir sehen, dass die positive Elektricität unter allen Umständen, welche Verbindung wir auch nehmen mögen, stets mit dem Wasserstoff wandert; man nimmt daher an, dass H in der Verbindung H_2SO_4 eine grössere Verwandtschaft zur positiven Elektricität besitzt als SO_4, welches als Träger der negativen Elektricität auftritt. Man kann deshalb jedes Atom einer Verbindung als mit einer bestimmten Menge Elektricität geladen betrachten, und zwar Basis und Säure mit ungleichnamiger Elektricität.

Jedes H-Ion trägt eine ganz bestimmte Menge Elektricität mit. Nach dem zweiten *Faraday*'schen Gesetze der Elektrolyse werden nun von jeder Stromeinheit chemisch äquivalente Mengen an den Elektroden ausgeschieden, es erscheint demnach jede chemische Valenz eines jeden im Elektrolyt wandernden Ions mit einer ganz bestimmten unveränderlichen positiven oder negativen Elektricitätsmenge verbunden. Jedes einwerthige Ion trägt daher ebensoviel Elektricität wie ein H-Ion, während die zwei-, dreiwerthigen Ionen die doppelte oder dreifache Elektricitätsmenge transportiren. Misst man die durchfliessende Elektricität und den ausgeschiedenen Wasserstoff, so kann man natürlich bestimmen, wieviel Elektricität auf 1 Grm. Wasserstoff oder auf 1 Ion kommt. Man hat letztere Menge Elektron genannt (s. Einleitung); sie berechnet sich auf etwa $6 \times 10^{-10} = \left(\frac{6}{10 \text{ Milliarden}}\right)$ elektrostatische Einheiten.

In unserem galvanischen Elemente wird durch den Strom das Wasser zersetzt; dasselbe zerfällt in Wasserstoff und Sauerstoff, H scheidet sich am Kupfer, O am Zink aus.

Durch Versuche lässt sich zeigen, dass solche mit Gas bedeckte Platten eine elektromotorische Kraft und einen Strom erzeugen, welcher dem ursprünglichen entgegengesetzt gerichtet ist und so lange andauert, bis die Zersetzungsproducte durch ihn verbraucht sind. Man nennt Platten, welche durch Zersetzung mit Gasen überzogen sind, polarisirt, den Strom, welchen sie erzeugen, Polarisationsstrom.

In einem galvanischen Elemente wird das Wasser zersetzt, der Wasserstoff geht an die Kupferplatte und bildet daselbst einen Ueberzug, welcher den Strom unterbricht. Die galvanische Polarisation (elektromotische Gegenkraft) ist die Ursache, weshalb die ursprüngliche elektromotorische Kraft des Elementes bald geschwächt und schliesslich bis auf ein Minimum reducirt wird. Daraus erklärt sich die Inconstanz der galvanischen Elemente. Die primären Elemente, gleichviel welchen Systems, haben allesammt den Nachtheil, dass sie im Gebrauche im Verhältniss zu ihrer Leistung enorm theuer sind, entweder sehr häufiger und eben nicht leicht zu bewerkstelligender Erneuerung bedürfen, oder nur ganz geringe Stromstärken abzugeben in der Lage sind.

§ 9. Accumulatoren.

Die Accumulatoren (oder Secundärelemente) beruhen auf der Polarisationswirkung von als Ionen ausgeschiedenem Sauerstoff und Wasserstoff. Im *Planté*'schen Accumulator tauchen zwei Bleiplatten in verdünnte Schwefelsäure. Wird ein Strom hindurchgeschickt, so wird an der einen (+) Platte Sauerstoff ausgeschieden, der Bleisuperoxyd bildet (sichtbar an der rothbraunen Schichte, mit welcher sich die Bleiplatte überzieht). Die zweite (—) Platte hat sich während dieses Vorganges unter dem Einflusse des anwesenden $H_2 SO_4$ mit Bleisulfat bedeckt. Wenn alle Theile der Platte, welche der Schwefelsäure zugänglich waren, diesem Processe unterlegen sind, eine weitere Verwandlung also unmöglich erscheint, ist der Accumulator geladen. d. h. er hat durch den Einfluss des elektrischen Stromes eine chemische Energie erhalten, ein chemisches Arbeitsvermögen. Nach aussen gibt sich der Augenblick der vollendeten Ladung dadurch kund, dass die elektrische Energie, welche eine chemische Veränderung der Platten nicht mehr hervorbringen kann, nun unter heftiger Gasentwicklung Wasserstoff und Sauerstoff an Kathode und Anode ausscheidet. Während der Ladung wird die verdünnte Schwefelsäure immer concentrirter. Schliesst man dann den Accumulator in sich, so entsteht ein umgekehrt gerichteter Polarisationsstrom, welcher das Superoxyd zu Bleioxyd reducirt, während die zweite Platte gleichfalls zu Bleioxyd oxydirt wird. Der Strom hört auf, sobald beide Platten die gleiche Beschaffenheit haben. Durch fortgesetztes Laden und Entladen werden die Bleiplatten in geeigneter Weise formirt, d. h. zur Aufnahme des Bleisuperoxyds tauglich gemacht. Die *Planté*'schen Elemente mussten lange Zeit geladen und entladen werden, bevor sich reichliche Mengen von activer Masse (Superoxyd) bildeten, so dass ein länger dauernder Entladungsstrom zustande kam. Diesem Uebelstande suchte *Faure* dadurch abzuhelfen, dass er auf Bleiplatten Mennige (bleisaures Bleioxyd) aufpresste. Ueberdies lernte man den Uebelstand, dass diese active Masse von den Bleiplatten leicht abfiel, bald dadurch vermeiden, dass man die Platten gitterförmig und gerieft machte, doch wurde die Gefahr des Abfallens der activen Masse dadurch nicht vollständig behoben. Durch die Benützung der Batterie, durch das Laden und Entladen wird sie immer poröser und schwammiger und namentlich bei schneller Entladung wird sie leicht zerstört. Durch letzteren Vorgang wird auch die Platte gekrümmt, und zwar so, dass negative und positive Platten zusammenstossen und so inneren Kurzschluss herbeiführen. Aber selbst ohne ein solches Ereigniss nimmt die Empfindlichkeit des Accumulators immer mehr zu, indem die abfallende active Masse sich am Boden ansammelt und Brücken zwischen den Platten bildet und so einen Kurzschluss herbeiführen kann.

Da die chemische Veränderung nicht tief in die Bleiplatten eindringt, so ist die Aufnahmefähigkeit eines Accumulators nicht beliebig gross; sie hängt ab von der Grösse, Anzahl der Bleiplatten und von ihrer Beschaffenheit. Die Accumulatoren können aber beliebig oft von neuem geladen werden und liefern jedesmal wieder einen Entladungsstrom, der sich wegen der hohen und constanten elektromotorischen Kraft vor den Primärelementen auszeichnet. Der von dem Accumulator ausgegebene Entladungsstrom erreicht jedoch hinsichtlich seiner Quantität den Ladungsstrom nicht ganz.

Bei den sogenannten *Tudor*-Accumulatoren sind die positiven Bleiplatten nicht eben, sondern mit horizontalen, sehr tiefen Nuten versehen. Die negativen Platten sind gitterförmig ausgearbeitet und enthalten in den Maschen eine Bleiverbindung, welche bei der Ladung vollständig in Bleischwamm umgewandelt wird. Die Bleiplatten werden gleich in der Form gegossen, dass sie rechts und links je einen vorspringenden Fortsatz haben, mit denen sie dann in die Gefässe eingesetzt werden. Eine Zahl formirter positiver und eine Zahl negativer Platten, je miteinander verlöthet, werden nun in ein Gefäss aus Holz oder Glas gebracht, das mit verdünnter Schwefelsäure gefüllt ist, und die Berührung zweier benachbarter Platten durch eingeschobene Glasstäbe gehindert. Ausserdem ist die Grösse des Gefässes so gewählt, dass ein grosser Abstand zwischen den unteren Plattenenden und dem Gefässboden sich befindet, in welchem sich die abfallende Masse ansammeln kann. Die Bleileiste der positiven Platten der einen Zelle nimmt auch die negativen Platten der früheren Zellen auf, denn ebenso wie man mehrere galvanische Elemente zusammenstellen kann, kann man auch mehrere Accumulatoren zu einer Accumulatorenbatterie vereinigen. Mehrzellige Accumulatoren werden in Holzkästen, welche mit Blei ausgeschlagen sind, montirt. Die Accumulatoren werden hintereinander geschaltet, indem man ihre ungleichnamigen Pole untereinander verbindet, so dass an den Enden der Reihe eine positive und eine negative als Batterieklemme frei bleiben.

Vielfach stehen auch die Accumulatoren von *Gottfried Hagen, Gülcher, Boese, Pollak* u. a. in Gebrauch.

Während einerseits die technische Bedeutung der Accumulatoren ausser Frage steht, so ist anderseits nicht zu leugnen, dass die Construction derselben noch immer nicht den idealen Grad der Vollkommenheit erreicht hat, welcher wünschenswerth ist. Die grosse Empfindlichkeit der Batterien gegen Stoss und Ueberanstrengung, daher auch der schwierige Transport, die rasche Abnahme der Capacität, das häufige plötzliche und lästige Versagen infolge innerer Störungen, Verbiegen der Platten etc., das Zerspringen der Glaszellen, das Spritzen oder Herausrinnen der Säure, der überaus hohe Anschaffungspreis der Batterien und die häufig nothwendigen Reparaturen sind Nachtheile, welche sich jedem, der auf diese Art der Stromquelle angewiesen ist, bald unangenehm fühlbar machen. Viele dieser Uebelstände sind angeblich in dem *Behrend-Dessauer*'schen Apparate vermieden. In den Zellen dieses Systems wird die active Masse mittels Glaspulvers, welches den Accumulator ganz ausfüllt, und durch einen quellenden Faserstoff (Laofa) an die Platten gepresst. Die Glasmasse wird mit verdünnter Schwefelsäure getränkt. Ein Verbiegen der Platten und somit innerer Kurzschluss scheinen hiedurch ausgeschlossen, ein Abfallen der activen Masse möglichst vermieden zu sein.

Jede Zelle hat durchschnittlich eine Spannung von 2 Volt.

Für jede bestimmte Grösse von Zellen gibt es eine von der Fabrik angegebene höchste zulässige Entladungsstromstärke, über welche hinaus man nicht gehen darf, ohne die Platten zu verschlechtern oder zu zerstören. Man darf also beispielsweise den äusseren Widerstand einer Zelle nicht unter eine bestimmte Grenze verkleinern.

Die innerhalb der normalen Entladungszeit ausgegebene Elektricitätsmenge, ausgedrückt durch das Product aus der höchst zulässigen Entladungsstromstärke und der Zeit in Stunden, während deren dieser Strom der Accumulatorenzelle entnommen werden kann, heisst ihr Aufspeicherungsvermögen oder die Capacität in Ampèrestunden. (Eine Batterie, welche eine maximale Entladungsstromstärke von 6 Ampère bei 10stündiger Entladung zulässt, hat eine Capacität von 60 Ampèrestunden. Derselbe Accumulator mit einer Capacität von 60 Ampèrestunden liefert einen Strom von 1 Ampère 60 Stunden lang, von 2 Ampère 30 Stunden lang, von 3 Ampère 20 Stunden lang u. s. w. Mehr als 6 Ampère dürfen aber nicht beansprucht werden.) Dividirt man diese Zahl durch das entsprechende Product aus Dauer der Ladung in Stunden und der Stromstärke des Ladungsstromes, so erhält man das Güteverhältniss bezüglich der Ampèrestunden, das ungefähr 90—95% beträgt.

§ 10. Das Ohm'sche Gesetz.

Bei einer anderen Gelegenheit (pag. 23) wurde die Stärke oder Intensität des elektrischen Stromes definirt. Wir wissen, dass die statische, z. B. in einer Leydener Flasche befindliche Elektricität unter einer ungemein hohen Spannung angehäuft ist, jedoch nur geringe Quantität besitzt; dass die Entladung derselben zwar mit grosser Gewalt erfolgt, starke momentane (physiologische, Lichtwirkungen etc.) Effecte bewirkt, dass diese Wirkungen jedoch sehr schnell verschwinden. Ein galvanisches Element gibt zwar einen Strom von geringerer Spannung, von geringerer elektromotorischer Kraft, seine Quantität ist jedoch eine ziemlich bedeutende. Dadurch wird dieser Strom befähigt, z. B. in der Form von Licht oder als mechanische oder chemische Kraft verwendet zu werden. (Analogie mit der Arbeitsgrösse einer kleinen unter hohem Drucke und einer grossen unter niedrigerem Drucke stehenden Luft- oder Wassermenge.) Durch jeden Querschnitt der Leitung fliesst unter sonst gleichen Verhältnissen umso mehr Elektricität, je grösser die treibende (elektromotorische) Kraft.

Der Werth der Arbeitsgrösse einer Wassermenge hängt, wie wir gesehen haben, ab: 1. vom Drucke, unter dem sie steht, 2. von der Stromstärke oder Intensität. Der elektrische Strom verhält sich ebenso. Dazu kommt noch als dritter massgebender Factor der Widerstand der Leitung. Das Wasser eines Stromes erleidet infolge der Bewegungshindernisse, der unebenen Beschaffenheit seines Bettes, der Reibung etc. in der Geschwindigkeit seiner Fortbewegung eine Verzögerung; die Stromstärke in einem weiten Strombette wird ceteris paribus eine viel grössere sein als jene in einem engen Gerinnsel. Wollen wir in dem engen Flussbette dieselbe Stromstärke erhalten wie in dem weiten, so müssten wir die Stromgeschwindigkeit oder den Wasserdruck vermehren. Daraus folgt das Gesetz: Mit wachsendem Widerstande nimmt die Stromstärke ab.

Beide Sätze sind im *Ohm*'schen Gesetze zusammengefasst:

Die Intensität des elektrischen Stromes (I) ist der elektromotorischen Kraft (E) direct proportional, dagegen umgekehrt proportinonal dem Widerstande (R).

$$I = \frac{E}{R}$$

Im besonderen ist hiezu noch zu bemerken, dass die Stromstärke, entsprechend der Continuität der Elektricitätsströmung, in allen Theilen des Stromkreises dieselbe ist.

Der Widerstand eines Leiters hängt wesentlich von der Natur der Substanz desselben, von dem specifischen Leitungswiderstande K des Stromleiters ab und ist ausserdem desto grösser, je grösser dessen Länge l und je kleiner seine Querschnittsfläche f ist. Diese Beziehungen lassen sich in der Widerstandsgleichung des *Ohm*'schen Gesetzes zusammenfassen:

$$R = K \frac{l}{f}$$

Durch Erwärmung wächst der Widerstand der Metalle, vermindert sich hingegen jener der Kohle.

Um den Strom auf eine gewünschte Stärke zu bringen, ist es oft nothwendig, eine Reihe von verschiedenen grossen Widerständen zur Verfügung zu haben, um sie in den Stromkreis aus- oder einschalten zu können. Zu diesem Zwecke dienen die sogenannten Rheostaten: entweder als sogenannte Dekadenwiderstände, das sind genau bestimmte und gemessene Widerstände vom 1—100fachen der Einheit

Fig. 4.

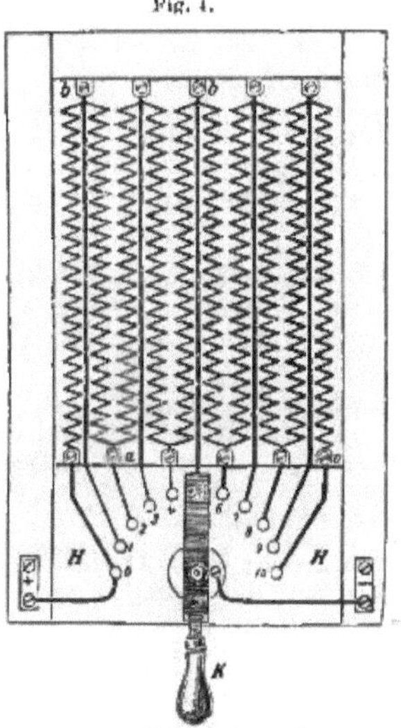

Kurbelrheostat.
Aus *Grätz L.*, Die Elektricität. Stuttgart, Engelhorn, pag. 91.

Fig. 5.

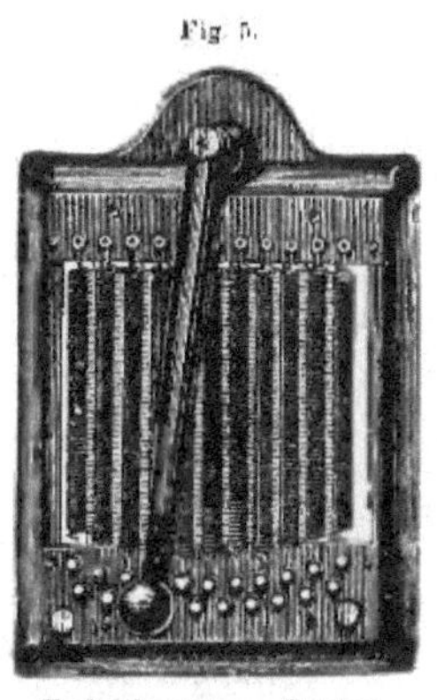

Kurbelrheostat von *Reiniger, Gebbert* und *Schall*, Erlangen.

und mehr, oder, wenn es sich darum handelt rasch Widerstände in einen Stromkreis einzuschalten, ohne dass man ihre Grösse genau kennt, wenn man z. B. die Stromstärke in einem Stromkreise auf eine bestimmte Grösse bringen will, so eignen sich dafür die sogenannten Ballastwiderstände. Von letzteren wendet man für starke Ströme gewöhnlich Kurbelrheostaten (Fig. 4, 5) an, bei denen eine Reihe von Spiralen aus Neusilber, Nickelin oder Manganin, welche dem Strom grösseren Widerstand entgegensetzen, in einem Rahmen isolirt befestigt ist. Ihre Enden gehen in Metallknöpfe aus, auf welchen eine starke Metallkurbel durch einen Holzgriff verschoben werden kann. Die Zuleitung steht mit dem ersten Knopfe, die Ableitung mit der Kurbel in Verbindung. Bei jeder Stellung der Kurbel ist dann ein anderer Widerstand in den Stromkreis eingeschaltet.

Fig. 6.

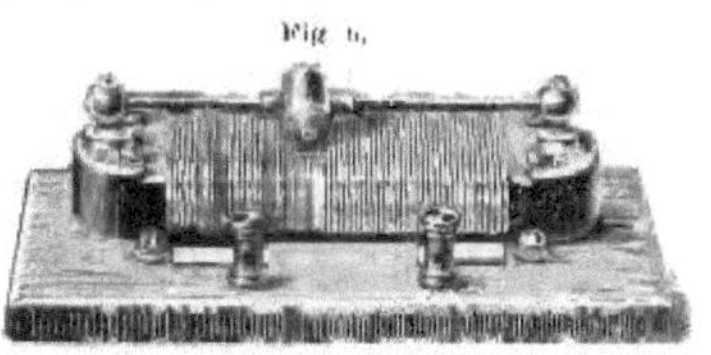

Schieberheostat von *Reiniger, Gebbert* und *Schall*, Erlangen.

Nach links lässt sich der Hebel von den Contactknöpfen ganz entfernen. Der Strom ist in dieser Stellung unterbrochen. Durch Drehen von links nach rechts schaltet man nach und nach Widerstände aus.

Andere häufig benutzte Stromregulatoren (Fig. 6) beruhen darauf, dass der Strom in einen Neusilber- oder Nickelindraht, welcher zu einer Spirale von überall gleichem Durchmesser aufgewunden ist, geführt, und von diesem durch einen Contact, der von einer Spiralwindung zur anderen gleitet, abgeleitet wird. Durch Verschieben des Contactes können grössere oder geringere Längen des Drahtes in den Stromkreis eingeschaltet werden.

§ 11. Technische Masseinheiten.

Seit dem Jahre 1881 nimmt man für Stromstärke, Leitungswiderstand und elektromotorische Kraft oder Potentialdifferenz nachfolgende auf dem absoluten Masssysteme beruhende Masse als technische Masseinheiten an:

1. Die Einheit der Stromstärke ist 1 Ampère; sie entspricht der Intensität jenes Stromes, der beim Durchgange durch eine wässerige Lösung von Silbernitrat in einer Secunde 0·001118 Gramm Silber niederschlägt.

Elektromagnetisch gemessen ist die Einheit der Stromstärke durch den Strom gegeben, welcher, einen 1 Cm. langen Bogen mit dem Radius 1 Cm. durchfliessend, auf einen in der Mitte des Kreises, welchem der Bogen angehört, befindlichen Magnetpol Eins mit der Kraft einer Dyne wirkt. Die „praktische" Einheit der Stromstärke 1 Ampère, ist der zehnte Theil der obigen (C. G. S.)-Einheit.

Als theoretische Einheit der Strommenge, Elektricitätsmenge gilt die von dem Strome Eins in der Zeiteinheit durch einen Querschnitt der Leitung beförderte Menge. „Praktische" Einheit ist also die Elektricitätsmenge, welche bei der Stromstärke 1 Ampère in 1 Secunde durch den Querschnitt der Leitung fliesst. Sie heisst eine Ampèresecunde oder 1 Coulomb. (S. zum Unterschiede die elektrostatische Einheit der Elektricitätsmenge pag. 12.)

$$1 \text{ Coulomb} = 1 \text{ Ampère} \times 1 \text{ Secunde}.$$

Daraus ist eine industrielle Einheit abgeleitet, nämlich die „Ampèrestunde". Die Ampèrestunde ist nämlich jene Elektricitätsmenge, die bei einer Stromintensität von 1 Ampère durch einen Leiter in einer Stunde, also in 3600 Secunden fliesst. Eine Ampèrestunde entspricht daher 3600 Coulombs.

Die Capacität oder das Aufspeicherungsvermögen eines Accumulators wird gewöhnlich in Ampèrestunden ausgedrückt. Man versteht darunter die innerhalb der normalen Entladungszeit ausgegebene Elektricitätsmenge, ausgedrückt durch das Product aus der höchst zulässigen Entladungsstromstärke und der Zeit in Stunden, während deren dieser Strom der Accumulatorzelle entnommen werden kann. (Ein Accumulator mit einer Capacität von 600 Ampèrestunden kann einen Strom von 120 Ampère 5 Stunden lang geben, oder einen Strom von 60 Ampère 10 Stunden lang u. s. w.) Dividirt man diese Zahl durch das entsprechende Product aus Dauer der Ladung und der Stromstärke des Ladungsstromes, so erhält man das Güteverhältniss bezüglich der Ampèrestunden, das ungefähr 90—95% beträgt.

2. Die Einheit des Widerstandes hat derjenige Leiter, in welchem die elektromotorische Kraft Eins den Strom Eins erzeugt. Diese Einheit heisst 1 Ohm. Das Ohm ist definirt als der Widerstand einer Quecksilbersäule von 14·4521 Grm. Masse, 1 Qmm. Querschnitt und 1·062 M. Länge bei 0° C.

3. Unter der Einheit der elektromotorischen Kraft versteht man jene elektromotorische Kraft, welche in einem Leiter vom Widerstande 1 Ohm einen Strom von der Intensität 1 Ampère erzeugt. Die Einheit wurde vom elektrischen Congress in Paris „Volt“ genannt.

Die Einheit der elektromotorischen Kraft kann aus den Erscheinungen der inducirten Ströme oder aus der Arbeitsleistung des Stromes abgeleitet werden.

1 Volt ist beiläufig die elektromotorische Kraft der Zink-Kupfer-Elemente (*Latimer Clark*'sches Normalelement), es ist etwa 10% kleiner als die elektromotorische Kraft eines *Daniell*'schen Elementes.

4. Die Einheit der Stromleistung (Stromarbeit, Stromwärme) ist gegeben, wenn von dem Strome in 1 Secunde die Arbeit Eins verrichtet wird, z. B. in einem Drahte die der Arbeitseinheit äquivalente Wärmemenge erzeugt wird. (S. pag. 37.) Die Einheit wird geleistet durch einen Strom Eins in einem Widerstande Eins, oder auch durch die elektromotorische Kraft Eins, wenn sie den Strom Eins erzeugt.

Die praktische Einheit ist daher das Volt-Ampère, d. h. die Leistung der elektromotorischen Kraft 1 Volt, wenn sie den Strom 1 Ampère während 1 Secunde erzeugt. Die Einheit des Effectes in der Secunde heisst 1 Watt. Diese, multiplicirt mit der gesammten Wirkungszeit gibt die gesammte abgegebene (oder aufgespeicherte) Energie. Man drückt dies gewöhnlich in Wattstunden aus. Der Verbrauch elektrischer Energie wird nach Wattstunden gezählt und berechnet.

Der Effect eines Watt $= \frac{1}{9 \cdot 81}$ Kilogrammmeter in der Secunde.

Der Effect einer Pferdekraft beträgt 75 Kilogrammmeter und daher 736 Watt.

Der Effect eines Watt ist daher gleich $\frac{1}{736}$ Pferdekraft.

§ 12. Batterieschaltung.

Wenn wir ein oder mehrere Elemente zu einem Stromkreise schliessen, so unterscheidet man zwei Arten von Widerständen: den inneren oder wesentlichen Widerstand des Elementes und den äusseren oder unwesentlichen Widerstand ausserhalb desselben. Letzterer (Ra) ist abhängig von dem Querschnitt, der Länge und der specifischen Leitungsfähigkeit des die beiden ungleichnamigen Elektroden verbindenden Drahtes (selbstverständlich den zu betreibenden Apparat inbegriffen). Den inneren Widerstand (Ri) bietet die zu passirende Flüssigkeitsschichte dar. Beim Einschalten eines neuen Elementes wird daher wider Willen gleichzeitig auch ein neuer Widerstand zugefügt.

Wie wir wissen, lautet das *Ohm*'sche Gesetz

$$I = \frac{E}{R}.$$

Da sich der Widerstand aus dem äusseren und inneren zusammen setzt, so nimmt diese Formel folgende Gestalt an

$$I = \frac{E}{Ra + Ri}$$

oder bei Substitution der Buchstaben durch die betreffenden Massgrössenbenennungen

$$A = \frac{V}{\Omega (Ra + Ri)}.$$

Man kann aus der neuerlichen Heranziehung des Vergleiches von Wasserbehältern, die mit Ableitungsrohren versehen sind, ersehen, dass. wenn sich diese in gleicher Höhe — also nebeneinander — befinden und ihre Abflussröhren untereinander vereinigt sind, das ausfliessende Wasser unter demselben Drucke wie aus einem einzigen Ausflussgefässe steht; dafür hat es aber nur den halben Widerstand zu überwinden, weil die beiden Ausflussröhren zu einer einzigen von doppeltem Querschnitt vereinigt sind. Daraus ergibt sich eine Vermehrung der Intensität der Strömung. Werden die Abflussgefässe über (oder sozusagen hintereinander) angebracht, so wird zwar der Widerstand verdoppelt, dagegen aber ebenfalls der Druck.

Dasselbe gilt von der Vereinigung galvanischer Elemente: ihre Nebeneinander-(Parallel- oder auf Quantität-)Schaltung (Fig. 7) ergibt also eine Vermehrung der Intensität des elektrischen Stromes; die Hintereinander-(Serien- oder Spannungs-)Schaltung (Fig. 8) eine Vergrösserung ihrer elektromotorischen Kraft.

Fig. 7.

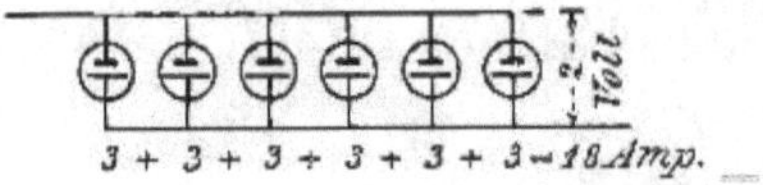

(Parallel-), Nebeneinanderschaltung.
Aus *Donath B.*, Die Einrichtungen zur Erzeugung der Röntgenstrahlen, Berlin 1899, pag. 9.

Fig. 8.

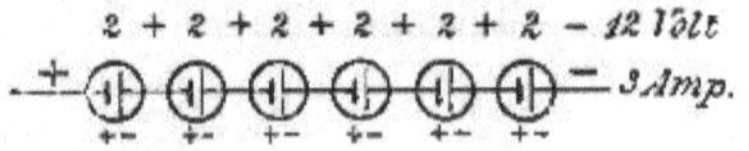

(Serien-), Hintereinanderschaltung.
Aus *Donath B.*, l. c. pag. 8.

Aus dem Gesagten ergeben sich für die Serien- und Parallelschaltung von n Elementen folgende Formeln:

$$1)\ I = \frac{n\,E}{n\,Ri + Ra} \quad \text{und} \quad 2)\ I = \frac{E}{\frac{Ri}{n} + Ra}$$

d. h. bei der Serienschaltung kommt die elektromotorische Kraft, sowie der innere Widerstand der Batterie gleich der elektromotorischen Kraft und dem inneren Widerstande eines Elementes multiplicirt mit der Anzahl der zusammengeschalteten Elemente.

Hingegen erhält man in dem Fall der Parallelschaltung eine Batterie, deren gesammte elektromotorische Kraft jener eines einzigen der zusammengeschalteten Elemente gleichkommt, deren innerer Widerstand dagegen umso kleiner ist, je grösser die Anzahl der verbundenen Elemente.

Betrachten wir den ersten Fall (Serienschaltung) näher.

Ist z. B. der Drahtwiderstand sehr klein gegenüber dem inneren Widerstand eines Elementes, so dass man ihn vernachlässigen kann, so ist nahezu

$$I = \frac{1 . E}{1 . Ri};$$

man gewinnt also nichts an Stromintensität, wenn man mehrere Elemente hintereinander schaltet. Der Gesammtstrom ist ungefähr ebenso stark, als wenn man nur ein Element genommen hätte.

Ist dagegen der Drahtwiderstand sehr gross, viel grösser als der gesammte innere Widerstand der Kette, so hat man nahezu

$$I = \frac{n\,E}{R\,a}.$$

Jetzt ist also die Stromstärke nahezu n-mal so gross, als wenn man nur ein Element genommen hätte.

Untersuchen wir nun die Verhältnisse beim zweiten Falle.

Ist der Drahtwiderstand gegen den inneren Widerstand der Kette klein, so dass er vernachlässigt werden kann, so ist

$$I = \frac{\text{E eines Elementes}}{1/n\ \text{R i eines Elementes}}$$

die Stromstärke ist daher nahezu n-mal so gross wie bei einem Elemente.

Ist dagegen der Drahtwiderstand sehr gross, so ist

$$I = \frac{\text{E eines Elementes}}{\text{R a}}$$

die Stromstärke ist in diesem Falle nahezu dieselbe wie bei einem Elemente.

Man gewinnt dann also gar nichts an Stromstärke.

Wir haben demnach die beiden Regeln: Wenn man möglichst grosse Stromstärken erhalten will, so ist die Hintereinander-(Serien-)Schaltung angezeigt bei Vorhandensein bedeutender äusserer Widerstände: die Nebeneinander-(Parallel-)Schaltung ist dagegen am Platze, wenn der äussere Widerstand sehr schwach ist.

Fig. 9.

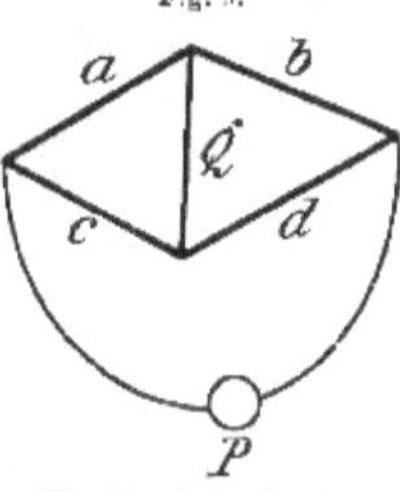

Wheatstone'sche Brücke.

§ 13. Stromverzweigung.

In einer verzweigten Leitung ist die Stromstärke nicht überall die gleiche; in verschiedenen Zweigen der Leitung herrschen verschiedene Stromstärken, u. zw. verhalten sich die Stromstärken umgekehrt wie die Widerstände in den Zweigen. Die Beziehungen der Stromintensitäten und der Widerstände in den einzelnen Zweigen der Leitung sind in zwei von *G. Kirchhoff* aufgestellten Sätzen gegeben:

1. In jedem Punkte der Stromverzweigung ist die Summe der Stromstärke der zufliessenden Ströme gleich der Summe der Stromstärken der abfliessenden Ströme.

2. In allen Leitern einer Stromverzweigung, die eine geschlossene Figur bilden, ist die algebraische Summe der Producte aus der Stromstärke eines jeden Leiterstückes und aus dem Widerstande desselben gleich der algebraischen Summe der in diesem Stromkreise vorhandenen elektromotorischen Kräfte.

Wheatstone'sche Brücke (Fig. 9) nennt man die Verzweigung eines Stromes durch zwei Leitungen, zwischen welchen eine Querverbindung (Brücke) hergestellt ist, so dass also vier Zweige a, b, c, d entstehen.

Durch die Brücke Q fliesst im allgemeinen ein Strom, dessen Richtung und Stärke von dem Verhältniss der vier Zweigwiderstände abhängt. Der Brückenstrom verschwindet nur dann, wenn die Proportion besteht

$$a : b = c : d.$$

Aus der *Ohm*'schen Gleichung ergibt sich, wenn man die Vertheilung der Spannung auf dem Drahte allein untersucht, auch $E = I R$; da die elektromotorische Kraft dem Spannungsunterschiede an den Enden des stromdurchflossenen Leiterstückes entspricht, so kann man auch sagen: Der Unterschied der Spannungen an den Endpunkten eines Leitungsstückes ist gleich dem Producte aus seinem Widerstande und der Stromstärke; das will sagen, dass die Spannung am Ende eines Drahtstückes kleiner ist als am Anfange, u. zw. um das Product aus der Stromstärke und dem Widerstande des Drahtstückes. Man kann es auch so ausdrücken: Beim Durchströmen durch ein Drahtstück verliert der Strom an Spannung, erleidet er einen Spannungsverlust, welcher gleich ist der Stromstärke multiplicirt mit dem Widerstande des Drahtstückes. Je grösser also der Widerstand des letzteren ist, desto grösser der Spannungsverlust des Stromes; daraus folgt, dass der Spannungsunterschied an den Polen eines geschlossenen galvanischen Elementes kleiner ist als die elektromotorische Kraft des Elementes. Der Spannungsverlust ist durch die Ueberwindung der inneren Widerstände des Elementes veranlasst; er entspricht dem Producte aus Stromstärke und innerem Widerstand. Den Spannungsunterschied an den Polen einer Stromquelle (Batterie, Dynamomaschine), während dieselbe Strom gibt, nennt man die Klemmenspannung. (Diese ist eine variable Grösse zum Unterschiede von der elektromotorischen Kraft des Elementes, welche eine constante Grösse bleibt.)

Wenn wir bei einer Verzweigung, welche derart ist, dass alle Anfangs- und Endpunkte des Leiters miteinander verbunden sind (Nebeneinander- oder Parallelschaltung von Leitern), den Widerstand der Zweige gegen den Strom betrachten, so ist der Widerstand aller dieser Zweige zusammen nicht gleich der Summe der Widerstände in allen diesen Zweigen, sondern er ist so gross wie der Widerstand in einem Leiter von einem Querschnitte, der so gross ist, wie die Querschnitte der Zweige zusammen. Bei der Schaltung der Leiter hintereinander, d. h. wenn der Anfangspunkt des einen mit dem Endpunkte des anderen verbunden ist, ist hingegen der Widerstand dieser zusammenhängenden Leiter selbstverständlich vergrössert. Bezeichnet man die Widerstände der einzelnen Leiter $r_1, r_2 \ldots . r_n$, so ist der Gesammtwiderstand derselben bei Parallelschaltung R_p gegeben durch die Gleichung $\frac{1}{R_p} = \frac{1}{r_1} + \frac{1}{r_2} + \ldots + \frac{1}{r_n}$, ihr Gesammtwiderstand bei Hintereinanderschaltung R_H durch die Gleichung $R_H = r_1 + r_2 + \ldots\ldots + r_n$.

§ 14. Die Messung der Bestimmungsstücke J und E eines elektrischen Stromes.

Ein elektrischer Strom, welcher parallel zu einer Magnetnadel, über oder unter ihr, und in Windungen um dieselbe herumgeführt wird, dreht sie aus ihrer gewöhnlichen Nord-Südlage heraus, u. zw. desto mehr, je intensiver der Strom ist. Denkt man sich in der Richtung des positiven

Stromes eine menschliche Figur schwimmend, welche das Gesicht der Nadel zuwendet, so wird der Nordpol der Nadel nach der linken Hand des Schwimmers abgelenkt (*Ampère*sche Regel). Man kann diese Eigenschaft der Magnetnadel nicht nur zum Nachweise des Vorhandenseins eines elektrischen Stromes, sondern auch zur Bestimmung der Stromrichtung und Stärke des Stromes (Grösse des Ablenkungswinkels) verwenden. Man hat nach diesem Principe eigene Apparate — Galvanometer — construirt. Der Strom geht hier durch wenige Windungen eines dicken Drahtes, welcher nur wenig Widerstand darbietet: das Galvanometer beeinflusst deshalb die Stromstärke des Stromkreises fast gar nicht. Die Ablenkung ist alsdann dieser Stromstärke proportional. Ist die Theilung des bezüglichen Galvanometers direct nach *Ampère* bewerthet, so heisst man dasselbe Ampèremeter.

Diese Instrumente eignen sich jedoch nur für schwache Ströme. Um das Ampèremeter auch zur Messung grösserer Stromstärken anzu-

Fig. 10. Fig. 11.

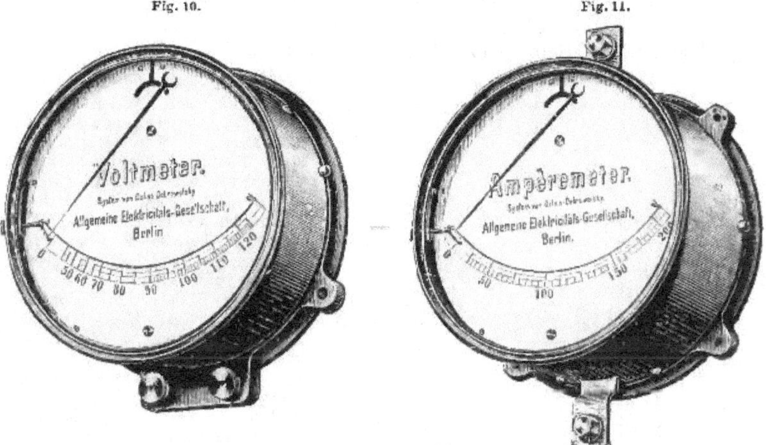

wenden, für welche das Instrument nicht unmittelbar construirt ist, kann man an die Klemmen des Ampèremeters sogenannte Nebenschlüsse — Shunts — anschalten, deren Widerstand dem Instrumentenwiderstande genau gleich ist. Dann fliesst durch das Ampèremeter nur der sovielte Theil des Stromes, als die Zahl der Nebenschlüsse beträgt. Man braucht dann die Angaben des Instrumentes nur mit der betreffenden Zahl zu multipliciren, um die Intensität des Hauptstromes kennen zu lernen.

In eine Zweigleitung (Nebenschluss) gebracht, können Galvanometer auch zur Vergleichung von Spannungsdifferenzen an den Abzweigestellen dienen.

Es bekommen dann diese Instrumente zum Unterschiede von den Ampèremetern einen grossen elektrischen Widerstand (dünne Drähte in vielen Windungen). Die Ablenkung, die eine Stromquelle von vergleichsweise geringem inneren Widerstand hervorbringt, ist der elektromoto-

3*

rischen Kraft derselben oder dem Spannungsunterschied an den zwei mit dem Instrumente verbundenen Punkten des Stromkreises proportional und man kann die elektromotorische Kraft oder Spannungsdifferenz in Volts ausgedrückt, an der Scala ablesen, wenn diese in entsprechender Weise geaicht ist. Man nennt diesen Apparat Voltmeter.

Die Messapparate werden aber auch unter Benützung anderer magnetischer Wirkungen des Stromes construirt. So wird z. B. bei den Ampèremetern und Voltmetern der Allgemeinen Elektricitätsgesellschaft (Fig. 10, 11) die Anziehungskraft einer von einem Strome durchflossenen Drahtspule auf einen Eisenkern benützt. Ein an einer Spiralfeder hängender Metallstab wird umso tiefer in die Spule gezogen, je stärker der in ihr fliessende Strom ist. Die Kraft, mit welcher die Hineinziehung erfolgt, ist proportional dem Quadrate der Stromstärke und dem Quadrate der Windungszahl der Spule. Durch einen Winkelhebel wird die Bewegung des Kernes auf einen Zeiger übertragen, der auf einer Scala spielt. Das Instrument wird direct auf Ampères oder auf Volts geaicht, je nachdem es im Hauptstrom oder im Nebenstrom liegt (Fig. 12, 13).

Fig. 12. Fig. 13.

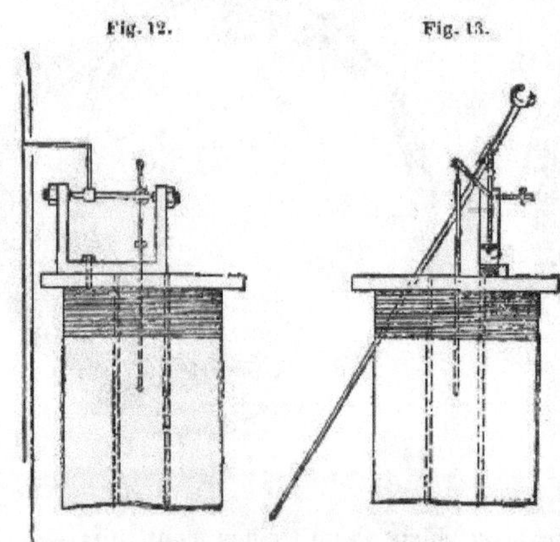

Aus *L. Grätz* l. c. pag. 336.

Zur Messung der Stromstärke von Gleich- und Wechselströmen wird auch das Elektrodynamometer von *W. Weber* verwendet. Dieses Instrument beruht auf der elektrodynamischen Wirkung, welche zwei stromdurchflossene Leiter stets aufeinander ausüben, dass sie sich parallel zu einander zu stellen streben, und zwar so, dass der Strom in ihnen nach derselben Richtung fliesst. Die Grösse dieser elektrodynamischen Kraft hängt ab von der relativen Lage und Entfernung der beiden Stromkreise, sowie von der Stärke der sie durchfliessenden Ströme; (der Sinus des Winkels, um welchen die Leiter gegeneinander gedreht werden, ist dann dem Quadrate der Stromstärke proportional). Bei verschiedener Wicklungsart dient das Instrument auch zur Messung von Spannungsdifferenzen.

Für Wechselströme werden auch vielfach die Ampèremeter und Voltmeter von *Hummel* verwendet, bei denen innerhalb einer Drahtspule ein leichtes Eisenblättchen drehbar angebracht ist, jedoch so, dass die Drehungsachse nicht mit der Achse der Spule zusammenfällt, sondern excentrisch liegt. Geht ein Strom durch die Spule, so dreht sich daher das Eisenblättchen um seine Achse so weit, bis das Gewicht des Blättchens der elektromagnetischen Kraft das Gleichgewicht hält. Ein mit dem Blättchen verbundener Zeiger zeigt auf einer Scala die Stromstärke (oder im Nebenschlusse die Spannung) an.

Bei dieser Gelegenheit sei gleich bemerkt, dass zur Messung der Intensität und Spannung von Wechselströmen bisweilen sogenannte Hitzdrahtmessinstrumente verwendet werden. Diese Apparate beruhen auf der Erscheinung, dass ein von einem Strome durchflossener Platinsilberdraht (Hitzdraht) erwärmt wird und hiebei eine Ausdehnung erleidet. Der Draht ist mit einer Achse verbunden, welche bei jeder Längenveränderung eine Drehung macht und dieselbe einem Zeiger, welcher auf einer Scala spielt, mittheilt. Je stärker der Strom, desto intensiver die Erwärmung und Verlängerung des Drahtes und mithin auch desto grösser der Ausschlag des Zeigers.

§ 15. Wärme- und Lichtwirkungen des galvanischen Stromes.

Der Strom, welcher einen Leiter durchströmt, hat einen Widerstand zu überwinden, also eine Arbeit zu leisten. Diese Bewegungsenergie verwandelt sich zum Theil in Wärme. Für die Grösse jener Wärmeentwicklung besteht das Gesetz: Die Menge der Wärme, welche ein Strom in einer bestimmten Leiterstrecke in einer bestimmten Zeit entwickelt, wächst im quadratischen Verhältnisse mit der Stromstärke und im einfachen Verhältnisse mit dem Widerstande der Leiterstrecke (*Joule*'sches Gesetz).

$$A = R\,J^2.$$

Zur Sicherung elektrischer Leitungsanlagen dienen kurze Stücke Bleidraht (Bleisicherungen), deren Querschnitt so bemessen wird, dass der Bleidraht abschmilzt, bevor der Strom eine für die Leitung irgendwie gefährliche Stärke annimmt, wie es namentlich bei Kurzschluss vorkommt. Dieser entsteht, wenn durch leitende Berührung einzelner Theile des Drahtkreises der Strom einen kürzeren Weg findet, so dass vorhandene Widerstände (Lampen, Motoren, Inductoren etc.) ausgeschaltet werden. Der kurzgeschlossene Strom hat natürlich weit grössere Energie und kann daher sehr gefährlich werden.

Eine wichtige Anwendung findet diese Wärmewirkung im elektrischen Glühlicht, wo Kohlenfäden, welche aus Cellulose hergestellt sind, in luftleeren Glasbirnen zum Glühen und Leuchten gebracht werden.

Die Leuchtkraft der Glühlampen hängt ab von der Stromstärke und von der Grösse des Widerstandes des Kohlenfadens. Man gibt aber gewöhnlich nicht nur an, mit welcher Stromstärke eine Lampe normal brennt, sondern man gibt an, wie gross die Spannungsdifferenz an ihren Enden sein soll, damit sie normal brenne. Da nämlich der Widerstand der Lampe bekannt ist, so folgt aus dieser Spannung ohne weiteres auch die normale Stromstärke. Der Widerstand der Glühlampen ist gewöhnlich sehr hoch, sie brauchen deshalb auch grosse Spannungen, aber nur verhältnissmässig schwache Ströme. Gewöhnlich findet man auf den Lampen eine Etiquette, auf welcher die Anzahl der zum Functioniren der Lampe nöthigen Volt und Ampère angegeben ist. Für Zwecke praktischer Anwendung ist die Parallelschaltung der Lampen die zweckmässigste Art der Schaltung.

Auf derselben Grundlage wie das Glühlicht der *Joule*'schen Wärme, beruht auch das Bogenlicht. Während aber bei dem Glühlichte ein vollständiger Leiter durch den elektrischen Strom erwärmt und zum Glühen gebracht wird, sind es beim Bogenlichte zwei Kohlenspitzen und eine dieselben trennende Luftschichte, welche vom Strom durchflossen werden, wodurch die Kohlen sowohl wie die mit Kohlentheilchen versetzte Luftschichte ins Leuchten kommen.

Unterbricht man einen kräftigen galvanischen Strom, so tritt an der Unterbrechungsstelle ein Funke auf. Diese Erscheinung rührt daher, dass an der Unterbrechungsstelle der Widerstand geändert wird, wodurch im Stromkreis eine hohe elektromotorische Kraft inducirt wird, infolge derer die Luftstrecke zwischen den beiden Polen der Unterbrechungsstelle durch einen Funken durchschlagen wird. (Bezüglich Induction s. weiter unten.)

Wenn man durch zwei sich berührende zugespitzte Kohlenstäbe einen kräftigen elektrischen Strom schickt, so werden dieselben infolge des grossen elektrischen Leitungswiderstandes an der Berührungsstelle glühend; werden sodann nach beginnendem Erglühen der Spitzen die Kohlenstäbe langsam um weniges von einander entfernt, so entsteht ein hellvioletter Flammenbogen, der *Volta*'sche Lichtbogen von verbrennenden Kohlentheilchen, welche von der positiven Kohle losgerissen und mit dem Strome zur negativen Kohle fortgeführt werden. Immer müssen sich aber die Elektroden, die Kohlen, einander zuerst berühren und dann erst getrennt werden, damit der Lichtbogen entstehe. Die glühende Luft leitet den Strom weiter, und wenn die elektromotorische Kraft, die Spannung der Elektricität, genügend gross ist, so überwindet die Elektricität auch den Widerstand einer warmen Luftschichte; dies geschieht unter Entwicklung von so starker Wärme, dass die Luft und die Enden der Leiter, zwischen denen sie sich befindet, in Weissgluth gerathen.

An der positiven Kohle entsteht (Fig. 14) eine kraterförmige Vertiefung, welche in blendendem Lichtglanze erstrahlt. Die negative Kohle spitzt sich dabei allmählich zu und brennt nur halb so rasch ab als die positive Kohle von gleichem Durchmesser; zur Begünstigung der Kraterbildung gibt man der positiven Kohle in der Achse eine Seele aus einer weniger harten, besser leitenden Masse (Dochtkohle). (Bei Verwendung von schnell alternirenden Strömen — Wechselströmen — ist die Beschaffenheit und der Abbrand der Kohlen völlig gleichartig.) Der Lichtbogen bildet sich aber nur bei einer unter 2—8 Mm. liegenden Entfernung der Kohlenspitzen; es muss daher an den Bogenlampen eine Vorrichtung angebracht sein, welche die Entfernung der Kohlenstäbe von einander regelt und aufrecht erhält.

Fig. 14.

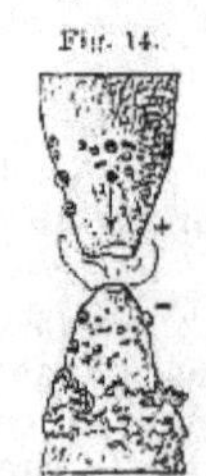

Aus *F. Korner*, Lehrb. d. Physik. Wien und Leipzig, F. Deuticke, 1897, pag. 389.

Wie erwähnt, ist zur Erzeugung des *Volta*'schen Bogens eine bedeutende elektromotorische Kraft erforderlich; dies ist umsomehr der Fall, weil in dem Lichtbogen selbst, vielleicht infolge der Zerstäubung der Elektroden, vielleicht auch infolge der elektrolytischen Zersetzung der Luftschichte eine elektromotorische, ungefähr 40 Volt betragende Gegenkraft entsteht, welche von der Stromquelle überwunden werden muss. Deshalb muss die Klemmspannung an den Enden der Kohlen immer grösser als 40 Volt sein. Ausserdem muss auch die Intensität des Stromes eine sehr grosse sein, denn nach dem *Joule*'schen Gesetze ist die Erwärmung eines Leiters proportional dem Widerstande und dem Quadrate der Intensität des denselben durchfliessenden Stromes. Selbstverständlich hängt auch die Helligkeit des elektrischen Bogenlichtes ausser von der Länge des Lichtbogens von der Stärke des Stromes ab, welcher durch die Kohlen hindurchgeht. Man pflegt die Leistungsfähigkeit (Leuchtkraft) der Lampen nach der Intensität des zu ihrem Betriebe erforderlichen Stromes zu kennzeichnen.

Die Bogenlampen werden entweder hintereinander (selten), parallel oder in Gruppen geschaltet, d. h. Gruppen von hintereinander geschalteten Lampen werden in Parallelschaltung an die Hauptleitungen angeschlossen.

Bei der Parallelschaltung von Bogenlampen werden den Lampenstromkreisen sogenannte Beruhigungswiderstände vorgeschaltet.

§ 16. Thermoelektricität.

Wir haben (pag. 21) gesehen, dass nach dem Gesetz der Spannungsreihe in einem Kreise von lauter Metallen ein Strom nicht zustande kommen kann. Dabei ist vorausgesetzt, dass die Temperatur des ganzen Kreises constant sei. Wird aber eine Berührungsstelle zweier Metalle in rein metallischem Kreise auf höhere oder niedrigere Temperatur gebracht, so entsteht ein Strom, den man thermoelektrischen Strom nennt. Es stellte sich heraus, dass sich die Metalle in einer Reihe ordnen lassen, so dass der Strom an einer erhitzten Berührungs-(Löthungs-)stelle stets vom vorhergehenden zum nachfolgenden Metall fliesst, bei Abkühlung der Stelle aber in umgekehrter Richtung, wobei die hervorgerufene elektrische Spannung — gleiche Temperaturunterschiede vorausgesetzt — desto grösser ist, je weiter die bezüglichen Körper in dieser Reihe von einander entfernt sind.

Eine solche thermoelektrische Spannungsreihe ist nach *Becquerel*: Wismuth, Nickel, Platin, Kobalt, Silber, Blei, Kupfer, Zink, Eisen, Antimon.

Die elektromotorische Kraft einer thermoelektrischen Combination hängt auch wesentlich von dem Temperaturunterschiede der beiden Löthstellen ab.

Für Erzeugung stärkerer Thermoströme hat man vielfach versucht, Thermoelemente nach Art der galvanischen Elemente zu sogenannten Thermosäulen zu verbinden. Da die elektromotorische Kraft selbst der wirksamsten Thermoelemente sehr gering ist, so müssen viele Elemente hintereinander geschaltet werden. Zu praktischen Zwecken (Laden von Accumulatoren etc.) eignet sich die Thermosäule von *Gülcher*, bei welcher die hohlen positiven Elektroden aus dünnen Röhrchen chemisch reinen Nickels oder Argentans, die negativen, gleichfalls röhrenförmigen Elektroden hingegen aus einer Antimonlegirung gegossen sind. Die röhrenförmigen positiven Elektroden werden für die Zuführung des Gases benutzt, wodurch jedes Element seine eigene kleine Heizflamme (rauchloser Bunsenbrenner) erhält. Die Flämmchen erwärmen ein zur Verbindung der positiven mit der negativen Elektrode dienendes Eisenstück. Die grosse Form der Thermosäule zu 66 Elementen gibt bei mittlerem Gasdruck eine durchaus constante elektromotorische Kraft von 4·0 Volt bei ca. 0·65 Ω innerem Widerstand. (Der innere Widerstand eines Thermoelementes ist sehr klein, weil das Element nur aus Metallen besteht.)

Die mechanischen Wirkungen elektrischer Ströme aufeinander, welche darin bestehen, dass elektrische Ströme aufeinander oder auf Magnete oder diese umgekehrt auf elektrische Ströme bewegend einwirken, wurden schon bei Besprechung des Elektrodynamometers erwähnt.

§ 17. Die magnetischen Wirkungen elektrischer Ströme.

Bringt man Eisen oder Stahl in die Nähe eines von einem elektrischen Strome durchflossenen Leiters, so werden dieselben magnetisch. Die magnetische Wirkung wird noch verstärkt, wenn man einen stromdurchflossenen Leiter anwendet, der aus mehreren Drahtwindungen besteht, welche als Spiralwickelung in einer Ebene oder wie bei dem sogenannten Solenoid parallel hinter einander liegen. Ein solches Solenoid verhält sich genau wie ein Magnet. Wird es frei beweglich aufgehängt, so stellt es sich in den magnetischen Meridian, es äussert dieselben Kraftwirkungen wie ein Magnet u. s. w.

Ein elektrischer Strom versetzt einen Eisenstab, welchen er in einem isolirt aufgewickelten Draht umkreist, in den magnetischen Zustand. Die auftretenden Pole bestimmt man nach der *Ampère*'schen

Schwimmregel. Die Stärke der Magnetisirung eines solchen Elektromagneten ist der Stromintensität und der Windungszahl proportional. Mit dem Aufhören des Stromes verliert weiches Eisen seinen Magnetismus sofort, Stahl bleibt aber dauernd magnetisch.

Bei gleicher magnetisirender Stromstärke ist der erzeugte Magnetismus ein kleinerer beim stärker werdenden als beim schwächer werdenden Strome. Man nennt diese Erscheinung Hysteresis des Eisens.

Die Zugwirkung des Solenoids auf einen achsialen Eisenkern wurde bei einer anderen Gelegenheit erwähnt (pag. 36).

Die magnetischen Wirkungen elektrischer Ströme finden Anwendung bei den Regulatoren der elektrischen Bogenlampen, bei verschiedenen Stromunterbrechern und auch bei den Elektricitätszählern, welche die Menge an elektrischer Energie messen, die der Consument braucht, resp. die Elektricitätsgesellschaft an ihn abgibt.

Die Aufgabe eines Elektricitätszählers ist, die Menge der ververbrauchten elektrischen Energie zu messen.

Der elektrische Strom leistet in jeder Secunde eine Arbeit, welche gleich ist dem Producte seiner Spannung (in Volts) und seiner Stromstärke (in Ampères). Die Zahl der Watts (Voltampère) eines Stromes gibt also die in jeder Secunde vom Strome geleistete, also auch verbrauchte, elektrische Energie an.

Die Verbrauchszeit wird in Stunden berechnet. Multiplicirt man daher die Zahl der Watts mit der Anzahl der Stunden, so erhält man die gesammte verbrauchte Energie in Wattstunden ausgedrückt. Da die Spannung des Stromes im Vertheilungsnetze immer constant ist, so braucht man nur die Zahl der Ampèrestunden zu messen (Product aus der Stromstärke und Zeit). Diese Zahl mit der constanten Spannung multiplicirt, gibt dann die Zahl der Wattstunden.

Die bei Gleichstromanlagen mit constanter Spannung meist verwendeten *Aron*'schen Elektricitätszähler bestehen im wesentlichen aus zwei Uhrpendeln, die auf genau gleiche Schwingungsdauer abgeglichen sind, von denen jedes auf ein Uhrwerk wirkt. Das eine Pendel trägt an seinem unteren Ende einen Stabmagnet und schwingt mit diesem über ein Solenoid, welches von dem zu messenden Strome durchflossen wird. Durch dessen Magnetwirkung wird der schwingende Stabmagnet beschleunigt und erfährt das bezügliche Pendel gegenüber dem zweiten normalen Pendel eine Voreilung.

Mit beiden Uhrwerken ist ein Zeiger so verbunden, dass er nur durch die Differenz ihrer Geschwindigkeiten in Bewegung versetzt werden kann. Solange das Solenoid von keinem Strome durchflossen wird, bewegt sich der Zeiger nicht, geht aber ein Strom hindurch, so kommt er in Bewegung. Sein Weg ist der Stromstärke und der Dauer des Stromes proportional und deshalb ein vollkommenes Mass für die durch den Apparat gegangene Elektricitätsmenge.

Wenn man die verbrauchte Energie in dem Falle messen will, wo die Netzspannung nicht constant ist, bedient man sich der Wattstundenzähler. Dieselben haben die gleiche Einrichtung wie die soeben besprochenen, nur ist das über der Drahtrolle schwingende Pendel nicht mit einem Stahlmagneten, sondern mit einer Drahtrolle aus feinem Drahte versehen, welche im Nebenschluss zur Hauptrolle liegt. Die Kraft, mit welcher die Ströme in beiden Rollen auf einander wirken, ist von dem Product ihrer Stromstärken abhängig. Da aber die Stromstärke im Nebenschluss von der Spannung an den Enden abhängt (weil der Widerstand des Nebenschlusses unveränderlich ist), so ist die Kraft von dem Producte der Spannung und der Stromstärke, also von den Watts abhängig. Der Weg des durch den Pendel in Bewegung gesetzten Zeigers ist demnach von dem Producte aus den Watts und der Dauer des Stromes abhängig. Die Zifferblätter geben die Energie, u. zw. in Hektowattstunden an. Dasselbe Instrument ist auch für Wechselstrom verwendbar.

Die *Thomson*'schen Zähler beruhen darauf, dass ein Elektromotor einen in Form einer Trommel gewickelten Anker dreht, welcher einerseits eine Kupferscheibe zwischen Magnetpolen, andererseits ein Zählwerk in Bewegung setzt. Die Drehung der Scheibe wird durch die Magnetpole gedämpft (inf. der *Foucault*'schen Ströme s. w. u.), und gleichmässig gemacht, die Geschwindigkeit dieser Drehung, zu welcher die Arbeit des Stromes verwendet wird, ist daher ein Mass für die verbrauchten Watts.

§ 18. Die Induction.

Wir haben erfahren, dass ein bestehender elektrischer Strom magnetische Kräfte hervorruft. Aber auch das Gegentheil ist in gewisser Hinsicht der Fall, nämlich Magnetismus kann seinerseits unter besonderen Bedingungen einen elektrischen Strom erzeugen (*Faraday*).

Wenn man einer geschlossenen Leitung, in welche ein Galvanometer eingeschaltet ist, einen Magnet nähert oder von ihr entfernt, so macht das Galvanometer einen Ausschlag, zeigt also, dass die Leitung von einem Strom durchflossen wird. Dasselbe dauert aber nur so lange, als der Magnet bewegt wird, und ist entgegengesetzt gerichtet bei Annäherung und bei Entfernung.

Nähert man einen Stahlmagneten dem Eisenkerne eines Elektromagneten, so wird der Kern selbst vorübergehend zu einem Magneten. Gleichzeitig aber tritt auch für einen Augenblick ein elektrischer Strom in dem geschlossenen Drahtkreis der Spule auf. Dieser Strom ist nicht von Dauer, er bleibt nicht bestehen, während der Stahlmagnet den Eisenkern magnetisch erhält. Vielmehr ist er nur vorhanden während der Annäherung des Magneten an den Kern, also während im letzteren Magnetismus entsteht.

Der so durch entstehenden Magnetismus in einem Drahtkreis erzeugte Stromstoss[1]) führt den Namen Inductionsstrom, weil er von dem Magneten auf den Drahtkreis in die Ferne übertragen (inducirt) wird.

Ist der inducirte Stromstoss vorüber, so kann man einen neuen, aber entgegengesetzt gerichteten Inductionsstrom erzeugen, indem man den Magnetstab vom Eisenkern wieder entfernt, also den Magnetismus des letzteren zum Verschwinden bringt. Auch dieser Inductionsstrom dauert nur einen Augenblick, ist also ebenfalls ein Stromstoss.

---

[1]) Die Bezeichnung Stromstoss will auf die sehr kurze Zeitdauer des jedesmaligen Inductionsstromes hinweisen.

Durch abwechselnd entstehenden und wieder verschwindenden Magnetismus kann in dem geschlossenen Drahtkreis ein elektrischer Strom erzeugt werden, der fortwährend seine Richtung wechselt — ein elektrischer Wechselstrom.

Man kann die *Faraday*'sche Entdeckung auch so ausdrücken: Wenn ein Leiter Kraftlinien schneidet, findet in ihm Induction statt. Es wird in ihm Elektricitätsbewegung auftreten.

Die elektromotorische Kraft dieser Inductionsströme ist umso grösser, je grösser die Stärke des inducirenden Magnetes ist, ferner je bedeutender die Anzahl der Windungen der inducirten Spirale ist, und schliesslich je schneller der Magnetismus im inducirenden Magnetstabe geändert wird oder je schneller der letztere der Spirale genähert oder von ihr entfernt wird. Wenn der äussere Widerstand, in dem der Inductionsstrom fliessen soll, grösser wird, so muss auch dessen elektromotorische Kraft grösser werden, es müssen daher unter sonst gleichen Umständen die Windungen der inducirten Spirale in grösserer Anzahl vorhanden sein. Wenn man die Windungszahl dieser Spirale bedeutend steigert, so können durch die stark anwachsende elektromotorische Kraft grosse äussere Widerstände überwunden werden. Aus diesem Grunde stellt man die secundäre Spirale der Funkeninductorien (s. w. u.) aus einem sehr langen, äusserst feinen Kupferdrahte her. Es gilt als vortheilhaft, den inneren Widerstand der Inductionsspirale so gleich als möglich dem des äusseren Stromkreises zu machen.

Fig. 15.

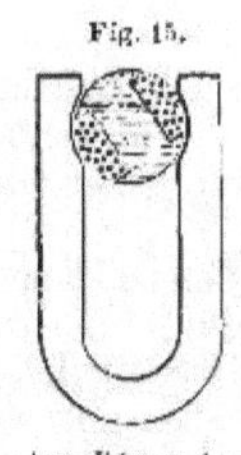

Aus *Körner*, l. c. pag. 415.

Die durch Magneten erzeugte Induction nennt man Magnetinduction.

Ebenso wie ein elektrischer Strom in einem geschlossenen Drahtkreise auftritt, wenn dem letzteren ein Magnet genähert oder von demselben entfernt wird, so entstehen Inductionsströme in Drahtspulen, welche man vor den Polen von Magneten rotiren lässt. Auf diesem Principe beruhen die magnet-elektrischen Maschinen. Auch diese Inductionsströme wechseln selbstverständlich fortwährend ihre Richtung, so oft eine Spule sich dem Magnetpole nähert und sich wieder davon entfernt u. s. w. Diese Maschinen sind daher Wechselstrommaschinen, welche Elektricität erzeugen, die in einzelnen, schnell aufeinander folgenden und fortwährend ihre Richtung wechselnden Stromstössen auftritt.

Wechselströme können erst durch complicirte Vorrichtungen (Commutatoren) in einen Gleichstrom verwandelt werden. Es gelang aber auch, direct in einer Maschine gleichgerichtete Ströme zu erzeugen: das Princip dieser Gleichstrommaschinen, welche für uns dadurch Bedeutung haben, dass mit Hilfe derselben elektrischer Strom, welcher radiotherapeutischen Zwecken nutzbar gemacht werden kann, erzeugt wird, soll hier kurz dargestellt werden.

Die ursprünglichen magneto-elektrischen Maschinen waren noch sehr unvollkommen, indem das magnetische Feld weder sehr kräftig, noch genügend ausgenutzt war. Eine wesentliche Verbesserung erfuhren sie durch die Construction des *Siemens*'schen Doppel-T-Ankers (Fig. 15).

Zwischen den ausgehöhlten Polen eines Hufeisenmagnetes rotirt ein Cylinder (Anker), um welchen der Länge nach Spiraldrähte so gewunden sind, dass die Windungen der Kernachse parallel liegen. Sobald der Anker rotirt, wird in seinen Theilen abwechselnd ein Nord- und Südpol inducirt, in der Windung entstehen Wechselströme, welche wieder durch einen Commutator gleichgerichtet werden.

Dem Uebelstande, dass die Stahlmagnete (infolge des *Lenz*'schen Gesetzes, s. w. u.) schnell an Kraft verloren, wurde durch die Construction der dynamoelektrischen Maschine (*Siemens* 1867) abgeholfen: Statt der permanenten Magnete verwendete *Siemens* Elektromagnete, die dadurch erzeugt wurden, dass er den Inductionsstrom selbst um die Eisenkerne fliessen liess. Auch der weichste Eisenkern hat Spuren von remanentem Magnetismus: es wird also bei den ersten Rotationen des Ankers immer ein, wenn auch sehr schwacher Strom entstehen. Dieser schwache Strom wird nun, bevor er nach aussen geht, um den Elektromagnet geleitet, verstärkt den Magnet, der wieder stärkere Inductionsströme hervorruft, die den Magnet von neuem stärken u. s. w., bis der Magnet seine Sättigung erreicht hat, über welche Grenze hinaus er nicht mehr kräftiger gemacht werden kann. Auf diese Weise können durch Wechselwirkung zwischen Magnet und Spirale aus sehr kleinen Mengen von Magnetismus in kurzer Zeit kräftige Ströme gewonnen werden.

Fig. 16.

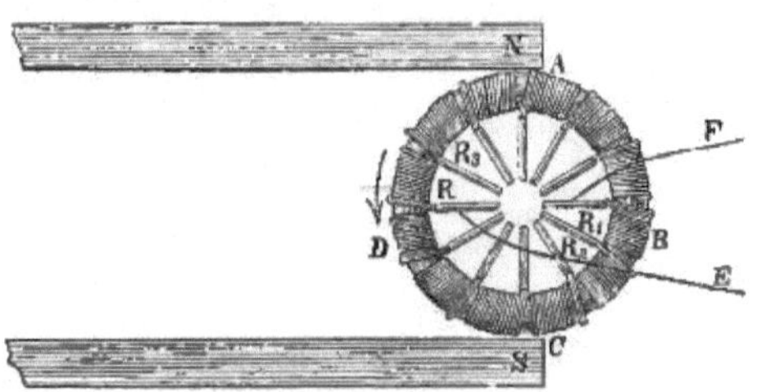

Aus *Lothelsen*, Lehrbuch der Physik, pag. 600.

Durch eigenthümliche Gestaltung und Bewicklungsweise der Inductionsspule — Armatur genannt — hat man statt der stossweisen Ströme der früheren magnetelektrischen Maschinen continuirlichen Gleichstrom erzielt. Hier soll nur ganz kurz das Princip des *Gramme*schen Ringes, nach welcher Type viele Dynamomaschinen gebaut sind, besprochen werden.

Zwischen den Polen N und S des Elektromagneten (Fig. 16) rotirt ein Eisenring, auf welchen eine grosse Anzahl von Drahtspulen geschoben sind, von welchen je zwei benachbarte hintereinander und mit einer Metall-Lamelle des die Rotationsachse isolirend umgebenden Stromsammlers oder Collectors verbunden sind; letzterer besitzt so viele Lamellen, als Spulen vorhanden sind. Rotirt der Eisenring, so entstehen in demselben stets Pole in der Nähe von N und S, die sich also durch die Rotation scheinbar im Ringe weiter schieben und durch die Spulen wandern. In diesen werden daher Ströme erzeugt, welche in allen Spulen oberhalb der neutralen Zone BD nach einer Richtung laufen, in allen anderen Spulen nach entgegengesetzter Richtung. Berühren zwei Federn (Bürsten) die

Collectorstücke, welche sich gerade in der neutralen Linie befinden, so nimmt die eine Bürste positive, die andere negative Elektricität auf, sofern beide Bürsten durch einen Leitungsdraht verbunden sind. An irgend welchen Stellen des Verbindungsdrahtes können die mit Elektricität zu versorgenden Apparate eingeschaltet werden. Nicht bei allen Dynamomaschinen hat der Anker die Form des *Gramme*'schen Ringes; man hat anstatt des Eisenringes auch andere Formen gewählt und unterscheidet darnach Ringmaschinen, Trommelmaschinen u. s. w.

Weniger gut als Gleichströme eignen sich zum Betriebe radiotherapeutischer Apparate Wechselströme, welche, wie wir gesehen haben, durch magnetelektrische Maschinen erzeugt werden. Bei diesen Strömen ist die elektromotorische Kraft zu einer gewissen Zeit *a* (s. Fig 17) gleich Null, von da wächst sie bis zu dem höchsten Werthe *A*, um dann wieder bis zum Nullwerthe *b* abzunehmen. Nun ändert sich die Stromrichtung, wobei elektromotorische Kraft und Stromstärke negativ werden. Die elektromotorische Kraft sinkt bis zu dem höchsten negativen Werthe *B*, um dann wieder den Werth Null zu erreichen etc.

Die Zeit, die einer ganzen Wellenbewegung des Stromes, also einer positiven und negativen Erhöhung zusammen entspricht (Strecke *ac*), nennt man die Periode des Wechselstromes. Sie besteht aus einer positiven und einer negativen Phase, d. h. sie enthält einen einmaligen Wechsel der Stromrichtung.

Fig. 17.

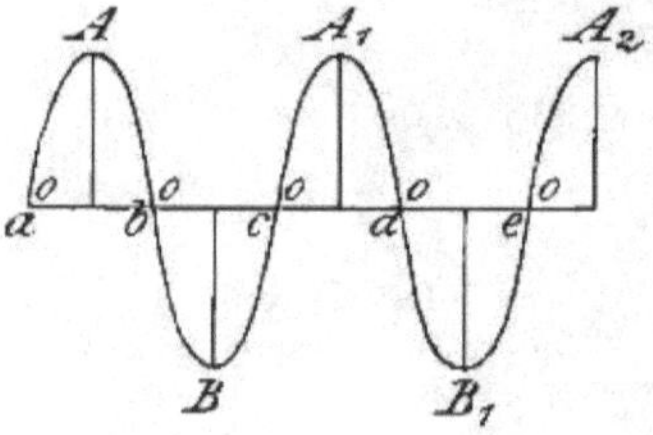

Die grösste Stromstärke bezeichnet man als Amplitude des Wechselstromes und die Stromstärke zu einer gewissen Zeit, gezählt von dem Momente an, wo die Stromstärke in einem bestimmten Sinne (etwa vom Abnehmen her) Null geworden ist, dividirt durch die Amplitude als Phase des Wechselstroms. Zwei Wechselströme können sich durch die mittlere Stromstärke, durch die Periode (der eine kann z. B. eine Periode von $^1/_{100}$ Secunde, der andere von $^1/_{250}$ Secunde haben) oder auch bei gleicher Periode noch dadurch unterscheiden, dass sie nicht gleichzeitig ihre maximalen Werthe erreichen, also auch nicht gleichzeitig durch Null hindurchgehen und ihre Richtung ändern. Diesen Unterschied bezeichnet man so, dass man sagt, die beiden Wechselströme können verschiedene Phasen haben.

Ein System von Wechselströmen gleicher Periode, deren Phasen verschieden sind, hat wichtige Eigenschaften, welche gerade von dem Phasenunterschiede abhängen. Man nennt solche zusammenwirkende Wechselströme Mehrphasenströme. Eine besondere Art der Mehrphasenströme ist der Drehstrom.

Bei jeder magnetelektrischen und dynamoelektrischen Maschine hängt die elektromotorische Kraft ab von der Stärke des magnetischen Feldes, von der Nähe des Eisenkernes zu den Magnetpolen, von der Drehungsgeschwindigkeit des Ankers und schliesslich von der Zahl der Windungen auf demselben.

Sendet man in eine Dynamomaschine Gleichstrom hinein, so kommt diese in Drehung; man nennt sie dann Elektromotor.

Zur Erklärung der Vorgänge im Elektromotor brauchen wir uns nur der einfachen Gesetze des Elektromagnetismus zu erinnern: Durch den die Ankerwicklung und die Ringspulen durchlaufenden elektrischen Strom werden Magnetpole im Eisen erzeugt, und zwar ist leicht einzusehen, dass die nahestehenden Pole im Ring und im Anker gleichnamig sind. Gleichnamige magnetische Pole müssen sich abstossen — der Elektromotor beginnt sich zu drehen, und zwar entgegengesetzt zu der Richtung, welche er als Elektricität erzeugende Maschine, als **Generator**, haben würde.

Die Drehung lässt sich mittels verlängerter Achsen, Excenterscheibe, Pleuelstangen etc. in mannigfacher Weise übertragen und verwerthen. Wechselstrom- und Drehstrommotoren haben einen complicirteren Bau, auf dessen Erörterung hier nicht eingegangen werden kann.

Der Strom wird der Leitung mit Hilfe der sogenannten **Anschlussdosen** entnommen. Dieselben bestehen in einer viel benutzten Form aus einer Dose aus Ebonit oder Porzellan, welche an der Wand befestigt und mit der Leitung so verbunden wird, dass jeder der beiden Leitungsdrähte in der metallischen Auskleidung zweier in der Dose befindlichen Löcher endet. In diese Löcher passen genau zwei metallene Zapfen, welche an einem Stöpsel angebracht sind und von welchen Leitungsschnüre zu dem in Betrieb zu setzenden Apparate geführt werden. Bei anderen Anschlussdosen wird der Contact hergestellt einerseits durch einen metallischen Zapfen der Dose, welcher in ein ebenso ausgekleidetes Loch des Stöpsels passt, andererseits durch eine metallische Umkleidung des letzteren, welcher mit einer Feder in der Dose correspondirt. Zapfen und Feder der Dose einerseits, Loch und metallische Umkleidung andererseits stehen mit den entsprechenden Leitungsdrähten in Verbindung.

Auch elektrische Ströme haben eine Inductionswirkung, welche man **Elektro- oder Volta-Induction** nennt.

Wenn man in einer Stromspule (inducirende, Haupt- oder **Primärspule**) einen elektrischen Strom **schliesst** oder **öffnet**, so entsteht in einer aufgeschobenen, gewöhnlich dünndrähtigen Nebenspule (inducirte, Inductions- oder **Secundärspule**) ein kurz dauernder elektrischer Strom (**Inductionsstrom**). Er ist beim Schliessen des primären oder Hauptstromes diesem entgegengesetzt gerichtet, beim Oeffnen desselben aber ihm gleich gerichtet.

Dieselbe Wirkung erreicht man, wenn man vermittels eines Rheostaten die Intensität des Hauptstromes rasch verstärkt oder schwächt, oder dass man die stromführende Hauptspule in die Nebenspule rasch einschiebt (entsprechend dem Schliessen des Hauptstromes) und sie hierauf wieder rasch herauszieht (entsprechend dem Oeffnen des Hauptstromes). Da die freien Elektricitäten, welche beim Schliessen und Oeffnen des primären Stromes an den Enden der secundären Rolle auftreten, gerade entgegengesetzt sind, so sind die Inductionsapparate als Wechselstrommaschinen anzusehen, welche von Augenblick zu Augenblick entgegengesetzt gerichtete Ströme erzeugen.

Betreffs der **Stärke des inducirten Stromes**, beziehungsweise der durch Induction hervorgerufenen **elektromotorischen Kraft** gelten die Gesetze, dass diese um so grösser ist:

1. **Je stärker** die inducirende Kraft, d. i. je grösser die Stärke des ihn erregenden Stromes im primären Kreise und je grösser die Zahl der Ampèrewindungen der primären Spule ist — oder bei Magnetoinduction, je stärker der Magnetismus des inducirenden Magnetes ist.[1])

---

[1]) S. auch das Princip der *Dessauer*'schen Apparate pag. 54.

2. Je mehr Windungen die Inductionsspule hat.

3. Mit je grösserer Geschwindigkeit die Inductionsthätigkeit bewirkt wird, d. h. die Einwirkung des Hauptstromes wechselt.

4. Je kleiner der Abstand zwischen der Inductionsspule und dem inducirenden Körper (Primärspule oder Magnet) ist.

Die Spannung der Inductionsströme hängt ab von dem Verhältniss der Windungen in der secundären Spule zu denen in der Primärspule: Je mehr Windungen die Inductionsspule im Verhältniss zur Hauptspule besitzt, um so höher ist auch die Spannung der erzeugten Stromstösse. Gleichzeitig ist aber die Stromstärke auch um so geringer, da die vielen Windungen von dünnem Draht einen grossen Widerstand haben und deshalb den Strom schwächen.

Ganz besonders kräftige Inductionsströme erhält man, wenn man in die primäre Spirale ein Bündel von weichen Eisendrähten einführt; diese Verstärkung rührt von der Magnetisirung des weichen Eisenkernes her. Es wirken nämlich dann Volta- und Magneto-Induction in demselben Sinne.

Man kann sich die Wirkungsweise dieser Apparate auch so erklären, dass man annimmt, der die primäre Spule durchfliessende Strom erzeuge ein nach der gemeinschaftlichen Achse gerichtetes magnetisches Feld (s. pag. 12) und dieses ruft sowohl bei seinem Entstehen wie bei seinem Verschwinden in der anderen Rolle eine Inductionsspannung hervor, deren Grösse ausser anderen Factoren auch wesentlich durch die Grösse des erzeugten magnetischen Feldes bedingt ist. Von diesem Gesichtspunkte wird dann auch die Wirkung des Eisenkernes leicht verständlich.[1])

Auch der Entladungsstrom der *Leydener* Flaschen bringt, wie *Masson* gezeigt hat, einen Inductionsstrom in einem benachbarten Drahte hervor, wie man dies am besten mit den von *Ries* construirten ebenen Inductionsspiralen zeigen kann.

Genau ebenso, wie ein Strom beim Entstehen und Verschwinden inducirend auf einen benachbarten Leiter wirkt, so wirkt er auch auf seinen eigenen Leiter, wenn dieser aus einer Anzahl benachbarter spiraliger Windungen besteht. Man nennt dies **Selbstinduction**. Den so entstehenden Inductionsstrom nennt man **Extrastrom**. Beim Stromschluss entsteht in den Windungen des Stromleiters ein entgegengesetzt gerichteter, sogenannter **Schliessungsextrastrom**, welcher den Hauptstrom nicht sofort zu seiner vollen Stärke anwachsen lässt, während beim Oeffnen des Stromes in den Windungen der gleichgerichtete **Oeffnungsstrom** entsteht, der den Hauptstrom verstärkt und an der Unterbrechungsstelle den oft sehr bedeutenden Unterbrechungsfunken erzeugt (s. oben).

Infolge seiner grossen Spannung kann dieser die Isolation der Drähte zerstören, aus welchem Grunde starke Ströme **nicht plötzlich** unterbrochen werden dürfen.

Zum Verschwinden des Stromes in einer Spirale beim Oeffnen derselben ist eine kürzere Zeit erforderlich, als zum Entstehen des Stromes beim Schliessen. Nun wissen wir aber (s. oben), dass eine durch Induction erzeugte Spannung umso grösser wird, je schneller die Inductionsthätigkeit bewirkt wird. Es ist deshalb die Inductionsspannung in der secundären Rolle beim Oeffnen grösser als beim

[1]) *B. Walter*, Fortschr. auf d. Geb. d. Röntgenstr., Bd. I, pag. 29.

Schliessen. (Beim Stromschluss entsteht nur ein winziger oder gar kein Funke, während er bei der Oeffnung sehr beträchtlich sein kann.)

Mit Hilfe besonderer Apparate, welche gestatten, durch irgend einen Körper entweder nur die Oeffnungsschläge oder nur die Schliessungsschläge der Inductionsspirale hindurchgehen zu lassen (Disjunctoren), lässt sich zeigen, dass der durch Oeffnung des Hauptstromes entstehende Inductionsstrom eine grössere elektromotorische Kraft hat als derjenige, welcher bei Schliessung entsteht. Durch Prüfung der chemischen Wirkung der Oeffnungs- und Schliessungsströme lässt sich hingegen nachweisen, dass die Quantität der Elektricität, welche bei einem Schliessungsschlage den inducirten Draht durchströmt, ebenso gross ist wie die dem Oeffnungsschlage entsprechende. Weil aber nun der Oeffnungsstrom viel kürzer dauert als der Schliessungsstrom, so ist klar, dass die Intensität des Oeffnungsstromes viel bedeutender sein muss als die des Schliessungsstromes.

In Fällen, wo es sich um die Darstellung hoher Spannungen handelt, kommt nur die Oeffnungsspannung in der secundären Spule in Betracht, so dass man die von den betreffenden Apparaten gelieferten Stromstösse als gleichgerichtet auffassen kann. Aus allem erklärt sich auch die Erscheinung, dass die Elektro-Inductionsapparate an den Klemmen der Nebenspule trotz der Entstehung von Wechselströmen eine gewisse Polarität zeigen, die sich bei den Entladungsphänomenen in gasverdünnten Räumen in auffälliger Weise kundgibt.

Die Selbstinduction eines Leiters und die elektromotorische Kraft des Extrastromes ist bei gleicher Aenderung der Stromstärke wesentlich durch seine Form bedingt.

Daraus folgt, dass das Verhältniss, in welchem die erzeugte elektromotorische Kraft des Extrastromes zu der Geschwindigkeit steht, mit der die Stromstärke sich in der Spule ändert, von der Form der Spule allein abhängig ist. Man nennt dieses Verhältniss den Coëfficienten der Selbstinduction oder das Selbstpotential der betreffenden Spule. Gerade Drähte haben geringes Selbstpotential.

Biegt man einen Draht z. B. in seiner Mitte um, so dass er doppelt erscheint, so hat der Strom in beiden Hälften entgegengesetzte Richtung, das Selbstpotential dieses Leiters ist dann gering. Biegt man hingegen den Draht zu einer Rolle auf, so wird sein Selbstpotential erheblicher: noch grösser wird die Selbstinduction, wenn man in die Spule einen Eisenkern hineinschiebt. Jeder Leiter besitzt daher einen bestimmten Selbstinductionscoëfficienten oder Selbstpotential, dessen Grösse durch die Form, die Dimension (Länge, Querschnitt) und die Wickelung des Leiters bedingt ist.

Während die Spannung des primären Stromes gewissermassen als Druckkraft anzusehen ist, welche den elektrischen Strom in die primäre Rolle hineinpresst, stellt andererseits der Selbstinductionscoefficient dieser Rolle sozusagen das magnetische Trägheitsmoment derselben dar, welches die Geschwindigkeit des Anwachsens dieses Stromes zu verhindern strebt.

B. Walter wies experimentell nach, dass die Spannung des secundären Schliessungsstromes direct proportional mit der Grösse der angewandten (primären) Betriebsspannung und in nahezu umgekehrtem Verhältniss mit der Grösse der Selbstinduction der primären Spule wächst.

Durch Vergrösserung der Selbstinduction in der primären Rolle wird demnach die Schliessungsspannung in der Inductionsspule vermindert, welches Moment die Lebensdauer und Regulirbarkeit der (sogenannten weichen) Röntgenröhren, wie wir sehen werden, bedeutend erhöht.

Verkleinert man die Selbstinduction, etwa dadurch, dass man den Primärstrom durch weniger Drahtwindungen schickt, so muss eine grössere Stromstärke angewendet werden, wenn nicht die magnetische und inductive Wirkung geringer werden soll.

Für die Richtung der Inductionsströme stellte *Lenz* folgendes Gesetz auf: In allen Fällen einer elektro-(magnetischen) Induction haben die inducirten Ströme eine solche Richtung, dass ihre Gegenwirkung die sie erzeugende Bewegung zu hemmen strebt.

Inductionsströme entstehen nicht nur in linearen Leitern, sondern auch in massiven Metallmassen; man nennt sie *Foucault*'sche oder Wirbelströme. Nach dem *Lenz*'schen Gesetze ist die Richtung dieser Inductionsströme stets eine solche, dass sie der Bewegung des körperlichen Leiters hemmend entgegenwirken. Die beim Schliessen des Stromes in dem massiven Kerne eines Elektromagneten auf diese Weise entstehenden entgegengesetzt gerichteten Ströme verzögern dadurch das Ansteigen des Magnetismus; ebenso werden beim Oeffnen des Stromes in der Eisenmasse des Kernes Inductionsströme hervorgerufen, welche mit dem verschwindenden Strome gleichgerichtet sind und das Verschwinden des Magnetismus verzögern. Die *Foucault*'schen Ströme bewirken daher einen bedeutenden nutzlosen Kraftverbrauch; sie sind aber auch dadurch störend, weil sie sich nach dem *Joule*'schen Gesetze in Wärme umsetzen und schädliche Erhitzungen hervorbringen. Man sucht diesem Uebelstande durch entsprechende Ver- und Zertheilung der Metallmassen (Eisenkerne der Elektromagneten, nicht massiv, sondern aus Bündeln isolirter dünner Eisendrähte oder aus Blechlamellen bestehend) möglichst zu verhindern, weil in denselben keine bedeutenderen Inductionsströme zustande kommen, da letzteren keine ununterbrochene Leitung dargeboten wird. Aus ganz demselben Grunde macht man die Umhüllung der Eisendrähte nicht aus Metall, sondern aus einem isolirenden Stoffe, z. B. Ebonit.

§ 19. Funkeninductoren.

Die uns am meisten interessirende Anwendung findet die elektro-(magnetische) Induction in den Funkeninductorien oder Transformatoren, mittels welcher sich alle jene Erscheinungen sehr gut hervorrufen lassen, zu denen eine grosse Spannung der Elektricität erfordert wird. Die Inductionsapparate haben wie andere elektrische Transformatoren die Aufgabe, Ströme von geringer Spannung in solche von hoher umzusetzen.

Der *Ruhmkorff*'sche Funkeninductor besteht seinem Principe (s. Fig. 18) nach aus einer dickdrähtigen Hauptspule *P*, deren Hohlraum von einem Bündel dünner, von einander isolirter Eisendrähte *M* ausgefüllt ist, und einer darüber geschobenen dünndrähtigen Nebenspule *S* aus einer sehr grossen Anzahl Windungen.

Um in der Nebenspule rasch aufeinanderfolgende Inductionsströme hervorzurufen, hat man den Strom in der primären Spirale in rascher

Aufeinanderfolge zu schliessen und zu unterbrechen; dies wird durch **Stromunterbrechungsapparate** oder **Interruptoren** (Rheotome), die mannigfacher Art construirt sind und auf deren Beschreibung wir noch zurückkommen werden, erreicht. Die Wirkung des Funkeninductors wird wesentlich erhöht durch den mit der Hauptspule verbundenen **Flächencondensator** *K* (von *Fizeau*). Derselbe besteht aus übereinandergelegten Stanniolblättern, welche von einander durch Blätter von starkem Papier wohl isolirt sind. Die letzteren sind grösser als die Stanniolblätter und in eine Harzlösung getaucht worden. Sehr häufig wendet man anstatt Papier Wachstaffetblätter an. Das erste, dritte, fünfte u. s. w. Stanniol-

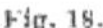
Fig. 18.

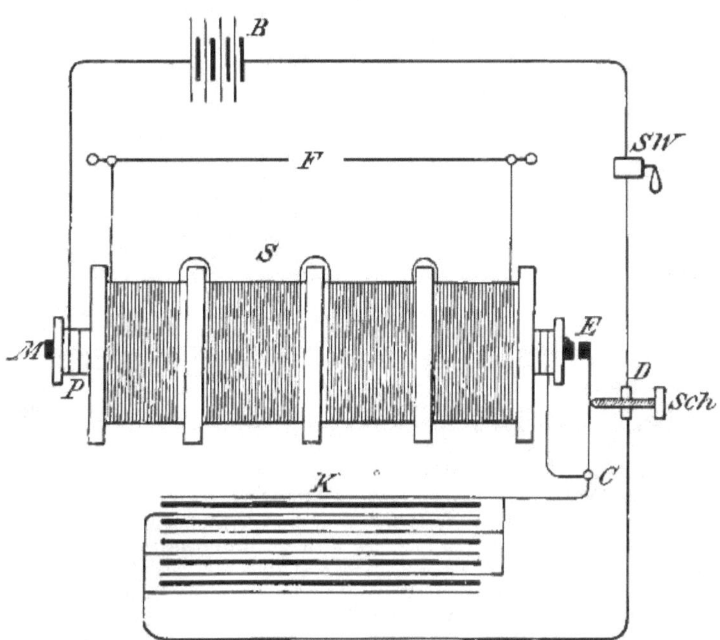

blatt überragt die Papierblätter auf der einen Seite, das zweite, vierte, sechste u. s. w. auf der anderen Seite. Die ersteren sind miteinander verbunden und bilden eine Belegung des Condensators, ebenso bilden die mit einander verbundenen geraden Stanniolblätter die zweite Belegung desselben. In den grossen Funkeninductorien erreichen die Belegungen des Condensators zuweilen je die beträchtliche Grösse von 20 Qm. Die Belegungen sind mit den Theilen des Unterbrechers verbunden, zwischen welchen die Unterbrechung stattfindet. Das hat den Zweck, den Funken an der Unterbrechungsstelle, welche der Extrastrom in der Primärspule hervorruft, kleiner zu machen, indem die noch zuströmende Elektricität des Extrastromes in den Condensator hineingeht, und zwar positive Elektricität gegen die eine Belegung, negative Elektricität gegen die andere Belegung. Diese entgegengesetzten Elektricitäten vereinigen sich sogleich wieder durch den starken Draht der primären Spule, die Batterie und den Stromkreis, welcher die beiden Belegungen verbindet, und geben Anlass zu einem Strome, welcher jenem der Batterie entgegengesetzt ist: infolge dessen erfolgt eine augenblickliche Entmagnetisirung der Eisendrähte und es ist der inducirte Strom deshalb von einer kürzeren Dauer, und demzufolge wirkt der Condensator auch in dem Sinne, dass er die Unterbrechung schneller erfolgen lässt, also höhere Spannung im secundären Kreis erzeugt und die Funkenlänge vergrössert. Während ohne Condensator die Funken an der Unterbrechungsstelle intensiv sind, wird bei Einschaltung des Condensators in den Schliessungsstrom dieser Funke schwächer.

Die Güte eines Condensators ist nicht allein von seiner Grösse abhängig. Damit er richtig functionire, muss letztere zur Primärspule erst „abgestimmt", d. h. ermittelt werden.

Versuche von *T. Mizuno*[1]) (Tokio) haben nämlich gezeigt, dass die Capacität des Condensators einen grossen Einfluss auf die Funkenlänge hat, und dass beim Ueberschreiten einer gewissen günstigsten Capacität die Funkenlänge wieder kleiner wird. *Mizuno* gibt eine Reihe von Versuchen an, aus denen hervorgeht, dass die Funkenlänge mit der Stärke des Primärstromes wächst und dass für jede Primärstromstärke die beste Wirkung bei einer ganz bestimmten Capacität erzielt wird.

Es ist deshalb vortheilhaft, einen Condensator zu besitzen, dessen Capacität man mittels geeigneter Vorrichtungen reguliren kann. Einen derartigen Apparat hat *Radiguet* construirt.

Nach *Wertheim Salamonsen* (Fortschr., Bd. IV, Nr. 3) wirkt die Einschaltung eines kleinen Widerstandes in den Condensatorstromkreis infolge Herabsetzung der sogenannten Zeitconstante[2]) des inductiven Stromes stark dämpfend auf die Schwingungen ein, welche in dem Augenblicke, wo die Unterbrechung am Unterbrecher beginnt, entstehen. Diese rufen an den beiden Enden des Stromkreises an der Unterbrechungsstelle eine erhebliche Potentialdifferenz hervor, welche sich als Funke ausgleicht. Durch diese Vorrichtung ist man daher imstande, die oft störenden Explosionen im Quecksilbergefässe von Unterbrechern zu beheben.

Den Inductoren, welche mit elektrolytischem Unterbrecher (s. w. unten) betrieben werden, ist ein Condensator nicht beigegeben, weil die Selbstinduction der Primärspule, welche sonst durch den Condensator unschädlich gemacht wird, eine wichtige Bedingung für die erfolgreiche Anwendung des *Wehnelt*'schen Unterbrechers bildet.

An den *Ruhmkorff*'schen Funkeninductoren befindet sich noch eine Vorrichtung (Fig. 18 *SW*), durch welche es nicht nur möglich wird, den Strom, welcher die Primärspule durchsetzt, sofort zu unterbrechen, als auch seine Richtung jederzeit zu wechseln und daher auch die Pole des inducirten Drahtes zu verändern. Dieser Apparat (**Commutator**) besteht (s. Fig. 19) aus einem Cylinder aus Elfenbein, Hartgummi oder Holz, welcher auf zwei von einander isolirten Zapfen steckt und sich mittels eines Griffes in den kupfernen Lagern drehen lässt. Letztere stehen mit den Klemmschrauben in Verbindung, welche die beiden

---

[1]) Phil. Magazine.

[2]) Dieselbe ist gleich $\frac{2\,L}{R}$ (L = Selbstinductionscoefficient, R = Widerstand); sie bestimmt das Verhältniss der Amplitude der Schwingungen ($i = A\,e^{-\frac{R}{2\,L}} \sin B\,t$) in den einzelnen Perioden.

Drahtenden der primären Spule aufnehmen. Auf dem Cylinder sind 2 kleine Metallplatten festgeschraubt. Eine Schraube setzt die rechte Platte mit dem oberen Zapfen, eine andere Schraube die linke Platte mit dem unteren Zapfen in Verbindung. An beiden Kupferplatten schleifen Federn, zu welchen die von den Polen der Elektricitätsquelle kommenden Drähte führen. Die Zeichnung veranschaulicht den Weg, welchen der Strom bei einer Stellung des Commutators einschlägt. Bei einer Drehung um 180° wird die Richtung des Stromes umgekehrt; bei einer Drehung um 90° schleifen die Federn nicht mehr auf den Metallwülsten, sondern auf dem isolirenden Holzcylinder, und ist der Strom deshalb unterbrochen.

Eine andere, häufig benutzte Form der Ausschalter besteht aus einem ebenen, an dem flügelförmigen, horizontal drehbaren Griffe befestigten Metallstücke, das beim Drehen des Griffes auf zwei federnden Metallstreifen schleift oder frei in der Luft sich befindet. Da die Federn mit der Leitung verbunden sind, ist im ersten Falle Contact hergestellt, im zweiten der Strom unterbrochen.

Fig. 19.

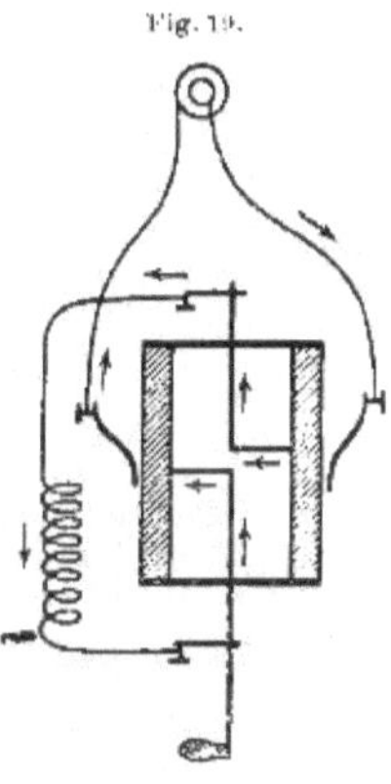

Commutator.

Die Haupt- (inducirende, primäre) Spirale besteht, wie schon früher erwähnt wurde, aus dickem, im Verhältniss zu jenem der secundären Spirale kurzen Drahte. Dieser wird auf einen hohlen Cylinder von Holz oder starker Pappe gewickelt, welcher somit den Kern der Spule bildet. Diese Röhre ist mit einem Bündel dünner Drähte von weichem Eisen, welche separat gefirnisst sind, gefüllt. Die Eisenkerne der modernen Apparate (z. B. jener der Allgemeinen Elektricitäts-Gesellschaft in Berlin) sind aus Eisenblechen in Lamellenlagerung hergestellt. Neben grosser magnetischer Leitfähigkeit wird hiedurch eine fast vollkommene Freiheit von Wirbelstrom erreicht, so dass Energieverluste im Eisen so gut wie ganz beseitigt sind.

Es wurde auch vorhin (pag. 50) bemerkt, dass die Selbstinduction der primären Spule beim Betriebe eines Inductors mittels des *Wehnelt*schen Unterbrechers eine wichtige Rolle spielt, und zwar besonders in dem Falle, wenn der Apparat zur Erzeugung von Röntgenstrahlen dienen soll. Es hat sich gezeigt, dass im Interesse einer guten Regulirung und Erhöhung der Lebensdauer der Vacuumröhren eine Erhöhung der Selbstinduction in der primären Spule des Inductors möglich sein muss. *B. Walter* empfiehlt für jene Fälle, wo eine Abschwächung der Wirkung des mit dem *Wehnelt*'schen Unterbrecher betriebenen Inductoriums erwünscht ist, folgendes Verfahren[1]: „Man wickle sich auf eine dicke Papprolle von etwa 3 Cm. Durchmesser etwa 150 Windungen eines 2—3 Mm. dicken, übersponnenen Kupferdrahtes und schalte diesen „inductiven“ Widerstand hinter den gewöhnlichen Regulirwiderstand in den primären Stromkreis ein. Genügt dann der erstere für sich allein noch nicht, um die Wirkung des Inductionsapparates auf die Röhre

[1]) Fortschr. a. d. G. d. Röntgenstr., Bd. II. H. 6, pag. 225.

genügend abzuschwächen, so kann man dann auch gewöhnlich schon einen guten Theil des letzteren in diesem Sinne verwenden. Wenn dann aber auch jetzt noch die Unterbrechungen in der Wehneltzelle anfangen sollten, unregelmässig zu werden, so erhöht man nunmehr wieder die Selbstinduction einfach dadurch, dass man in die beschriebene Papprolle eine passende Anzahl von ca. 1 Mm. dicken und ca. 30—40 Cm. langen Eisendrähten hineinsteckt, eine Massregel, die dann wieder eine erhebliche Vermehrung des gewöhnlichen Regulirwiderstandes erlaubt."

Der Grund, weshalb man mit einem gewöhnlichen Vorschaltwiderstande bei den zum Betriebe auf dem *Wehnelt*'schen Unterbrecher gebauten Inductoren eine Abschwächung der Wirkung der letzteren nicht erzielen kann, ist darin zu suchen, dass die Selbstinduction, d. h. die Zahl der Drahtwindungen und die Grösse des Eisenkernes bei den Primärrollen dieser Apparate viel kleiner als früher ist, so dass bei

Fig. 20.

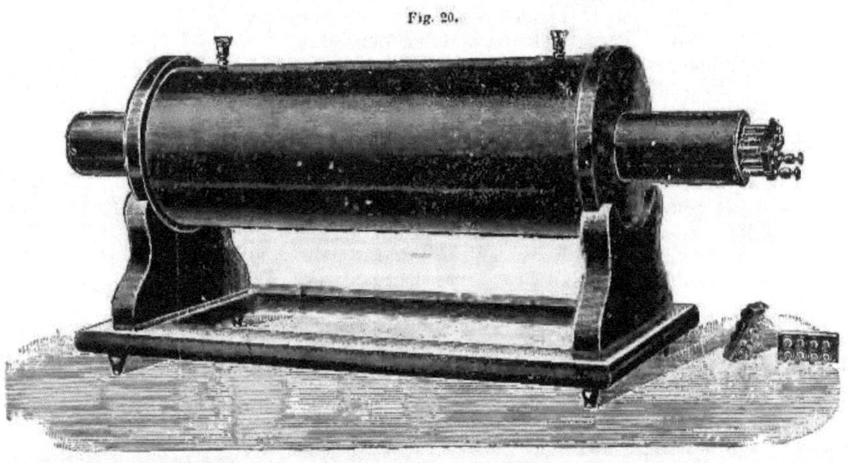

Funkeninductor mit Primärspirale von veränderlicher Selbstinduction von *Max Kohl* in Chemnitz.

einfacher Abschwächung des Stromes durch einen gewöhnlichen Widerstand die bei der Unterbrechung desselben entstehende „primäre Oeffnungsspannung" nicht mehr hoch genug ist, um an der Anode des *Wehnelt*'schen Unterbrechers eine genügende Menge von Knallgas, sowie eine genügend starke Explosion des letzteren hervorzurufen, zwei Bedingungen, von denen ja die Unterbrechung des primären Stromes wesentlich abhängt. Als Mittel zur Abschwächung der Inductorwirkung steht aber die Möglichkeit, die Selbstinduction im Stromkreise zu vergrössern, zur Verfügung. Das wird durch das erwähnte einfache Verfahren *Walter's* erreicht.

Walter construirte zu dem gleichen Zwecke Primärspulen mit veränderlicher Selbstinduction, welche die Leistung des Inductors dem Vacuum der Röntgenröhre anpassen, und zwar in der Weise, dass er die Drahtwindungen der primären Spule in mehrere Abtheilungen theilte und nun durch eine entsprechende Umschaltevorrichtung den

Strom entweder nur durch eine oder durch zwei oder noch mehr dieser Abtheilungen fliessen lässt (Fig. 20). Die in einzelnen Lagen aufgewundene Drahtbewickelung kann hintereinander, oder in zwei Gruppen, oder parallel geschaltet werden. Die Anfänge und Enden der Drahtlagen münden in Contacthülsen an einer Vorderseite der Primärspule (Fig. 21). In diese Hülsen werden ebensoviele Contactstifte geschoben, welche auf Stöpseln in der gewünschten Schaltung angebracht sind, und die zwischen den Anfängen und Enden der Drahtlagen entsprechende Verbindungen herstellen (Fig. 22). Durch die Schaltung der Drahtlagen **hintereinander** (Stöpsel für weiche Röhren) wird die Selbstinduction der primären Spule sehr erhöht; schaltet man die Drahtlagen in zwei Gruppen (Stöpsel für mittelweiche Röhren) oder parallel (Stöpsel für harte Röhren), so vermindert sich hingegen die Selbstinduction der Spule.

Fig. 21.

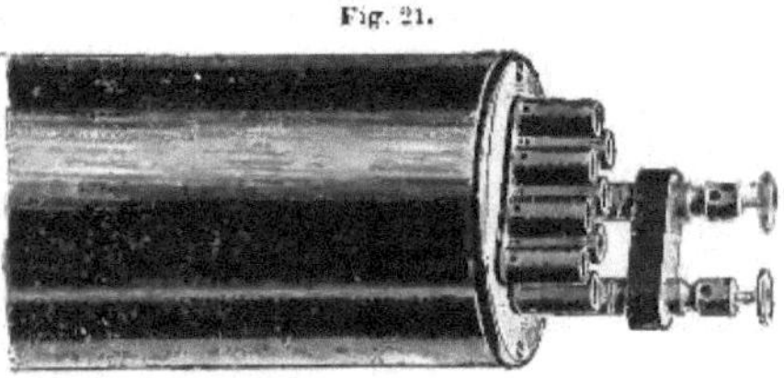

Die primäre Spirale ist von einer isolirenden Schicht von Glas, Ebonit, Kautschuk oder Paraffin umgeben. Manche Fabriken stellen die primäre Spirale so her, dass diese einen selbständigen getrennten Bestandtheil des Apparates darstellt, welcher erst bei Bedarf in die secundäre Spirale geschoben wird, aus derselben aber jederzeit entfernt und ausgewechselt werden kann. Bei anderen Constructionen ist die

Fig. 22.

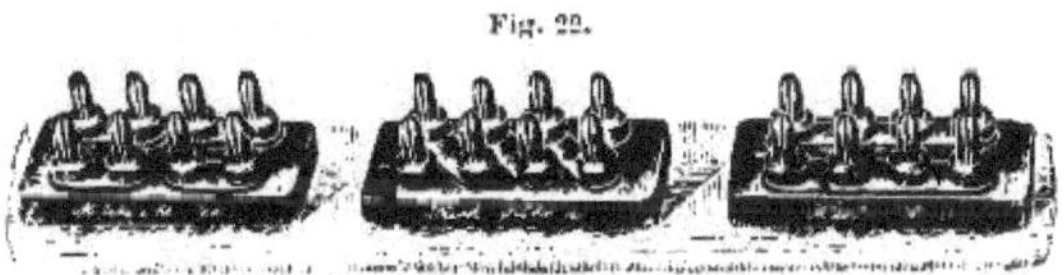

secundäre Spirale auf die primäre direct aufgewickelt. Diese besteht aus einem sehr dünnen Kupferfaden, welcher überall gleichmässig isolirt und sehr lang ist. Sein Durchmesser variirt je nach den Apparaten zwischen $^1/_5$—$^1/_{20}$ Mm. Seine Länge ist beträchtlich und erreicht bei den grösseren Modellen viele Kilometer. Bei Vermehrung der Länge des dünnen Drahtes erreicht man eine grössere Potentialdifferenz; bei Vergrösserung des Durchmessers desselben gewinnt man an Quantität der Elektricität.

Eine der grössten Schwierigkeiten bei der Construction der Inductoren besteht in der richtigen Isolation der secundären Spirale, indem der geringste Fehler in derselben Entladungen im Innern des Apparates herbeiführt, welche nach kurzer Zeit den Draht der secundären Spirale durchglühen („durchschlagen“) und den Apparat damit unbrauchbar machen. Die einzelnen Lagen des an und für sich sehr gut isolirten Drahtes werden von einander noch besonders dadurch isolirt, dass man sie in Paraffin einbettet oder jede Lage überfirnisst oder mit einer isolirenden Substanz (z. B. Wachs, Seide) überzieht oder auch zwischen je zwei Lagen eine Schicht von Wachspapier oder eine Guttaperchaplatte legt. Da es trotzdem sehr schwer und fast unmöglich ist, eine durchwegs sichere Isolation eines so langen Drahtes durchzuführen, wendet man bei den grossen Modellen ein von *Poggendorff* angegebenes Verfahren an, welches darin besteht, dass man die secundäre Rolle aus mehreren kürzeren, von einander durch isolirende Scheiben getrennten, Rollen zusammensetzt, deren Enden mit einander leitend verbunden werden (s. Fig. 18). Die Isolation ist in diesem Falle viel besser und im Falle der Apparat „durchschlägt" ist die Reparatur viel einfacher.

Dem Nachtheil, dass die Hartgummi-Isolirung der Inductoren mit der Zeit wenig zuverlässig und dadurch das Durchschlagen leichter möglich wird, begegnet *M. Levy* dadurch, dass er seine Inductoren mit auswechselbarer Hartgummi-Isolirung herstellen lässt, welche von Zeit zu Zeit ohne wesentliche Kosten erneuert werden kann.

Die Apparate von *F. Dessauer* sind so gebaut, dass sie secundär einen möglichst starken, aber relativ wenig hochgespannten Strom liefern. Dies wird erreicht durch Verminderung des Widerstandes im secundären Stromkreise. Bei den grossen Röntgenapparaten, deren Secundärspulen aus einer gewaltigen Anzahl von Windungen eines äusserst dünnen Drahtes gewickelt sind, ist nach *Dessauer* wohl die gelieferte Spannung eine sehr hohe, dabei aber auch der Widerstand im secundären Stromkreise ein ungeheurer, und zwar handelt es sich hier nicht um einen gewöhnlichen Widerstand, sondern um den sogenannten Impedanzwiderstand, denn die Secundärspule durchfliesst kein gleichmässiger, sondern ein rapid pulsirender, zwischen extremen Grenzen auf- und niedersteigender Strom. Dieser Widerstand nimmt mit der Länge des Drahtes in viel höherem Masse zu als die Spannung mit der Windungszahl. Durch Verkleinerung des Drahtes in der Secundärspule verringert *Dessauer* auch den Widerstand und erhöht dadurch die Intensität des secundären Stromes.

Fig. 23.

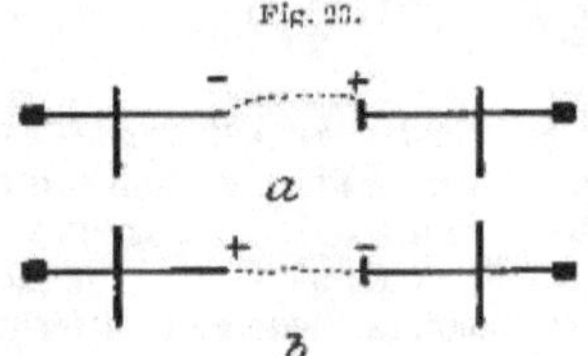

Die Enden des Drahtes der secundären Spule enden in 2 durchlochten Klemmschrauben; durch die eine dieser letzteren ist eine gestielte Metallspitze, durch die andere eine ebensolche Metallscheibe stellbar. Wie weit Spitze und Scheibe von einander abstehen dürfen, damit zwischen ihnen ein Funke überspringt, hängt hauptsächlich von den Spannungsunterschieden zwischen ihnen ab. Man bezeichnet den Abstand zwischen beiden, bei welchem noch ein Funken überspringt, als Schlagweite. Die grösste erreichbare Schlagweite wird oft, nicht ganz mit Recht, als Ausdruck für die Leistungsfähigkeit des Apparates betrachtet.

Betrachtet man den Weg, welchen der Funken in der Funkenstrecke am Inductorium nimmt (s. Fig. 23), so bemerkt man, dass bei der einen Richtung des Stromes in der Primärspirale der Funken von der Spitze der Funkenstrecke zum Rande der Scheibe überschlägt (*a*), bei der entgegengesetzten Stromrichtung jedoch von der Spitze zur Mitte der Scheibe übergeht (*b*). Man bezeichnet bei der ersten Stromrichtung die Spitze als Kathode, die Scheibe als Anode, bei der zweiten Stromrichtung die Scheibe als Kathode, die Spitze als Anode.

§ 20. Die Stromunterbrecher.

Von grossem Einflusse auf die Leistungsfähigkeit eines Inductionsapparates ist die Art und Weise, wie die Unterbrechungen des primären Stromes stattfinden. Der Unterbrecher soll eine grosse Zahl von Unterbrechungen zu liefern imstande sein, die einzelnen Unterbrechungen sollen plötzlich, vollständig und gleichmässig stattfinden. Primitiv kann die Unterbrechung mit der Hand, mit einer Feile oder einem Zahnrade, auf

Fig. 24.

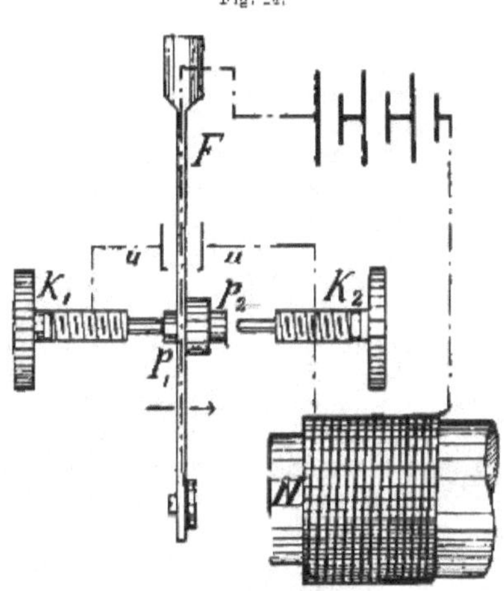

Platinunterbrecher von *Friedrich Dessauer*.

deren Spitzen man den Strom schliesst, vollzogen werden. Allgemein werden jedoch automatische Stromunterbrecher angewendet, durch welche dieser Vorgang vollkommener durchgeführt wird. Die einfachste derartige Vorrichtung ist der Unterbrechungs- (*Neef*'sche) Hammer, dessen Einrichtung aus der schematischen Figur 18 sofort klar wird. Er besteht aus einer Feder, welche mit einem Eisenstücke *E*, dem sogenannten Hammer, der dem Eisenkerne der primären Spule gegenübersteht, versehen ist. Diese Feder steht durch den Draht der primären Spule mit dem einen Batteriepole in Verbindung. An die Feder legt sich mittels der Schraube *Sch*, welche bei allen derartigen Unterbrechern aus Platin sein muss, der Draht, welcher von dem anderen Batteriepole kommt, berührend an. Wenn ein Strom durch die primäre Spirale circulirt, macht er den Eisenkern magnetisch und dieser zieht den Hammer an. Infolge dessen wird der Strom unterbrochen. Nun wird der Eisenkern wieder unmagnetisch, der Hammer schnellt infolge seiner Federkraft an den Contact wieder zurück und stellt einen neuen Stromschluss her, welcher seinerseits wieder bewirkt, dass der Kern magnetisch wird, den Hammer anzieht u. s. f. Auf diese Weise entstehen rasch aufeinanderfolgende Stromschliessungen und Unterbrechungen. Die Zahl derselben in der Zeiteinheit hängt ab von der Länge und Spannung der Feder und der Masse des Ankers.

Auf einem ähnlichen Principe wie der *Neef*'sche Hammer beruhen der *Deprez*'sche Unterbrecher, die Unterbrecher von *Ernecke*, Allgemeine Elektricitäts-Gesellschaft, *Max Levy* u. s. w.

F. Dessauer[1]) bringt auf beiden Seiten der Feder (Fig. 24) in der Mitte die Contactplättchen p_1 und p_2 an, welchen gegenüberstehend zwei Contactschrauben K_1 und K_2 angebracht sind. Stösst K_1 an p_1, so ist der Strom geschlossen, der Eisenkern der Spule wird magnetisch und zieht die Feder an, wodurch sich K_1 von p_1 loslöst, unterbricht damit den Strom. Beim Vorschwunge stösst die Contactplatte p_2 an die Schraube K_2, der Contact wird wieder geschlossen, es findet wieder Stromschluss statt. Der Magnetismus des Eisenkernes sucht die Feder allerdings in dieser Stellung festzuhalten, doch wirkt der magnetischen Kraft die Elasticität entgegen, welche die Feder in die Ruhelage zurückzubewegen sucht. Da der Magnetismus, wenn auch an und für sich stärker als die Elasticität, nur auf die halbe Feder wirken kann, auf den Theil von p bis zum Anker, die Elasticität sich aber auf die ganze Feder erstreckt, so ist die Wirkung der Elasticität grösser als die des Magnetismus, und die Feder bewegt sich zurück. Infolge dieser Anordnung liefert der *Dessauer*'sche Unterbrechungshammer die doppelte Zahl der Unterbrechungen des *Neef*'schen Apparates, er gibt viel längere Contactdauer und damit kräftigere Inductionsstösse (Fig. 25).

Fig. 25.

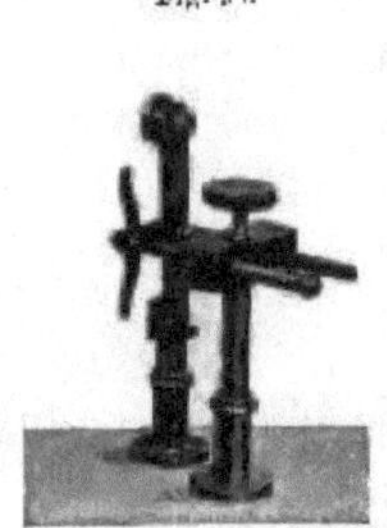

Platin-Unterbrecher von *Friedr. Dessauer*, Aschaffenburg.

Sämmtlichen Platinunterbrechern haftet der Fehler an, dass sie sich bald abnutzen, die Contactflächen abbrennen und häufiges „Kleben“ der Feder vorkommt. Ueberdies ist die Schnelligkeit der Unterbrechungen im Verhältniss zu jener, welche die modernen Unterbrecherapparate liefern, gering. Sie darf auch nicht allzu gross sein, denn sonst kann der bei der jedesmaligen Schliessung des inducirenden Stromkreises gebildete Extrastrom nicht vollständig ablaufen, und deshalb erhält der Eisenkern nicht seine grösste Magnetisirung, infolgedessen erreicht auch der Inductionsstrom ebenfalls nicht das Maximum seiner Intensität. Sie haben den Vortheil, einfach und billig zu sein. Ihre Verwendung soll dort in Erwägung gezogen werden, wo nur mässig starke Stromquellen und kleine Inductorien zur Verfügung stehen.

Um grössere Inductorien zu betreiben, gab *Foucault* einen Quecksilberunterbrecher an. Das Princip dieses Apparates besteht darin, einen Strom mit Hilfe einer Metallstange zu schliessen, welche in ein

[1]) Fortschr. auf d. G. d. Röntgenstr., Bd. II., H. 4, pag. 155.

mit Quecksilber gefülltes Gefässs taucht. Um eine plötzlichere Unterbrechung herbeizuführen und die Bildung eines Funkens des Extrastroms in der Luft, sowie die Entstehung von Quecksilberdämpfen zu vermeiden, bedeckt man das Quecksilber mit einer Wasserschichte oder einer Mischung von Wasser mit Alkohol. Man erreicht dadurch, dass man die Unterbrechung statt in Luft in schlecht leitenden Flüssigkeiten vor sich gehen lässt, eine raschere Unterbrechung des inducirenden Stromes, sowie auch einen schnelleren Verlauf des Oeffnungs-Inductionsstromes und daher auch eine grössere Intensität desselben. Der in der Luft an der Unterbrechungsstelle auftretende Funke unterhält nämlich noch einige Augenblicke die leitende Verbindung zwischen den getrennten Theilen, was auch die Verstärkung des Oeffnungsfunkens durch den Extrastrom fördert. Bei Anwendung einer schlecht leitenden Flüssigkeit wird die Bildung des Oeffnungsfunkens gehemmt, somit die Leitung schnell unterbrochen (*Poggendorff*).

Fig. 26.

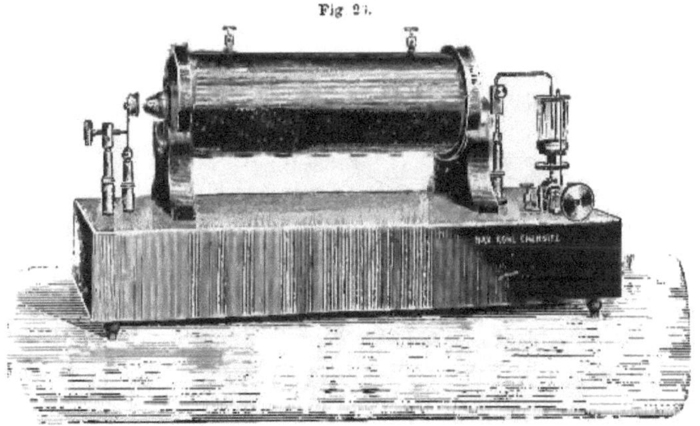

Funkeninductorium mit *Neef*'schem Hammer und Quecksilberhammer-Unterbrecher von *Max Kohl* in Chemnitz.

Die Figur 26 zeigt rechts die einfachste Form dieses Unterbrechers, den Quecksilber-Hammerunterbrecher (links einen *Neef*'schen Hammer). Seine Wirkungsweise wird aus der Abbildung ohne weiteres ersichtlich. Bei kleineren Inductorien wird der Contactstift von dem Eisenkern der Primärspule direct angezogen. Bei grösseren Apparaten ist der Unterbrecher ein selbständiges, von dem Inductorium unabhängiges Instrument, bei welchem ein eigener Elektromagnet durch eine besondere Elektricitätsquelle in Function gesetzt wird. Um die Schnelligkeit der Unterbrechungen beeinflussen zu können, versieht man den Hebel, welcher einerseits den Contactstift, andererseits den Anker für den Magneten trägt, mit einer verticalen Stange, auf welcher ein stellbares Laufgewicht gleitet. Durch Heben oder Senken des letzteren können die Schwingungen des Hebels langsamer und schneller gestaltet werden.

An Unterbrechern dieser Art befinden sich zwei Quecksilbergefässe mit auf- und absteigenden Contactstiften, in deren einem die Unterbrechung des für den Elektromagneten des Interruptors bestimmten Stromes stattfindet, im anderen gleichzeitig der in der inducirenden Rolle cursirende Strom alternirend geöffnet und wieder geschlossen wird (Fig. 27).

Der *Foucault*'sche Interruptor kann eine bestimmte Unterbrechungsschnelligkeit nicht übersteigen. Zu verschiedenen Zwecken ist es jedoch wünschenswerth, eine grössere Zahl von Stromwechseln in der Zeiteinheit zur Verfügung zu haben. Solchem Bedürfnisse entsprechen die in neuerer Zeit construirten Quecksilbermotor-, Turbinen- und elektrolytischen Unterbrecher.

Bei ersteren stehen kleine schnelllaufende Elektromotoren in Gebrauch, welche von einer selbständigen Elektricitätsquelle aus in

Fig. 27.

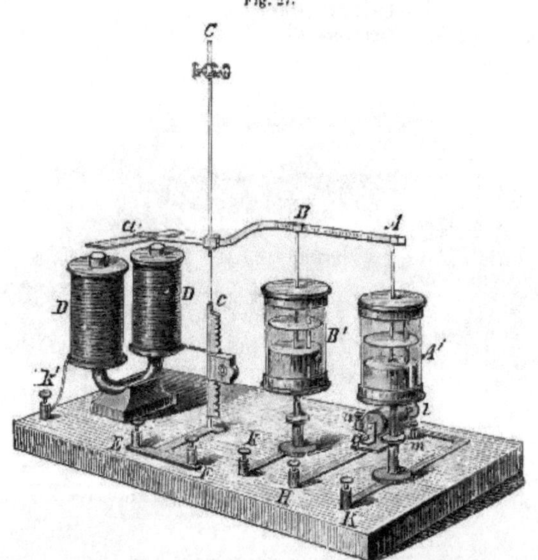

Foucault'scher Unterbrecher. Aus *I. Walentin*, Die Generatoren der Spannungselektricität. Wien, Leipzig, Budapest, bei Hartleben, pag. 223.

Betrieb gesetzt werden. Die rotirende Bewegung der Achse des Motors wird mit Hilfe eines kleinen Excenters oder eines Kurbelzapfens und einer Pleuelstange in eine verticale umgewandelt und auf einen Silberstift übertragen, der in ein hoch- und niederstellbares Quecksilbergefäss eintaucht; dadurch kommt es zum Schlusse des Stromes in der primären Spirale, welcher durch den Stift und das Quecksilber geführt ist. Beim Austritt des Stiftes aus dem Quecksilber erfolgt dann die Stromöffnung. Mit Hilfe eines Regulirwiderstandes lässt sich die Schnelligkeit der Unterbrechungen innerhalb weiter Grenzen modificiren. Das Quecksilber ist mit einer Schichte Alkohol, Petroleum oder reinem Wasser bedeckt. Die Abbildung (Fig. 28) zeigt das Modell eines von *L. Schulmeister* in Wien construirten Unterbrechers. Derselbe wird ebenso wie der Inductionsapparat, zu dem er gehört, mittels einer Abzweigung des Strassen-(gleich)stromes in Betrieb gesetzt, verbraucht geringe Strommengen, läuft mit wenig Geräusch, hat eine ausserordentlich einfache Construction und ist leicht zu demontiren sowie zusammenzustellen; die Reinigung des Quecksilbergefässes, welche sonst ziemlich umständlich ist, ist hier leicht zu bewerkstelligen und der Widerstand gibt auch annähernd die

Fig. 28.

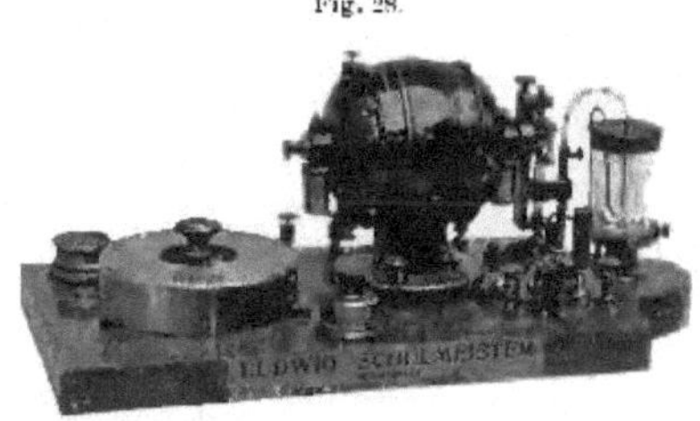

Quecksilbermotoren-Unterbrecher von *Ludwig Schulmeister* in Wien.

Zahl der Unterbrechungen in der Zeiteinheit an, auf welche er abgestimmt ist.

Ein Unterbrecher anderen Systemes, mit dem eine noch grössere Anzahl von Unterbrechungen erzielbar ist, ist der Turbinen-Quecksilberunterbrecher der allgemeinen Elektricitäts-Gesellschaft in Berlin (Fig. 29).

Fig. 29.

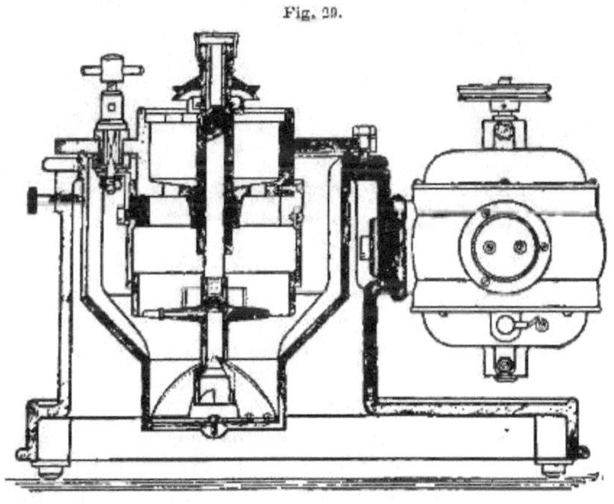

Turbinen-Quecksilber-Unterbrecher von *Boas* (Allg. Elektr.-Gesellsch. Berlin).

Ein rechtwinklig gebogenes Metallrohr taucht mit seinem verticalen Schenkel in Quecksilber. Wird das Rohr durch einen Elektromotor in sehr schnelle Rotation um diesen verticalen Schenkel gesetzt, so wird das Quecksilber durch die Centrifugalkraft angesaugt und in Form eines kräftigen Strahles aus dem horizontalen Schenkel herausgeschleudert. Dieser Quecksilberstrahl trifft nun einen diese Turbine umgebenden

Metallring, der in gleichen Intervallen mit „Aussparungen", d. i. Oeffnungen, versehen ist. Jedesmal, wenn der Strahl den Metallring trifft, ist der Strom geschlossen: spritzt er durch die Aussparung hindurch, ist der Strom geöffnet. Durch Einsetzen von Contactringen, welche eine grössere Anzahl von Aussparungen besitzen, kann die Unterbrechungszahl gesteigert werden. Ausserdem ist die Anzahl der Unterbrechungen selbstverständlich noch von der Tourenzahl des Elektromotors, welche sich durch Vorschaltewiderstände reguliren lässt, sowie von dem Uebersetzungsverhältniss zwischen Motor und Unterbrecher abhängig. Auch hier wird das Quecksilber mit Alkohol bedeckt. Zur Füllung des Unterbrechers sind 150 Ccm. (ca. 2000 Grm.) Quecksilber und ca. 1400 Ccm. nicht denaturirter Alkohol erforderlich.

Eine Variation dieses Apparates stellt der Quecksilberstrahl-Unterbrecher von *M. Levy* in Berlin dar (Fig. 30). Er unterscheidet sich von

Fig. 30.

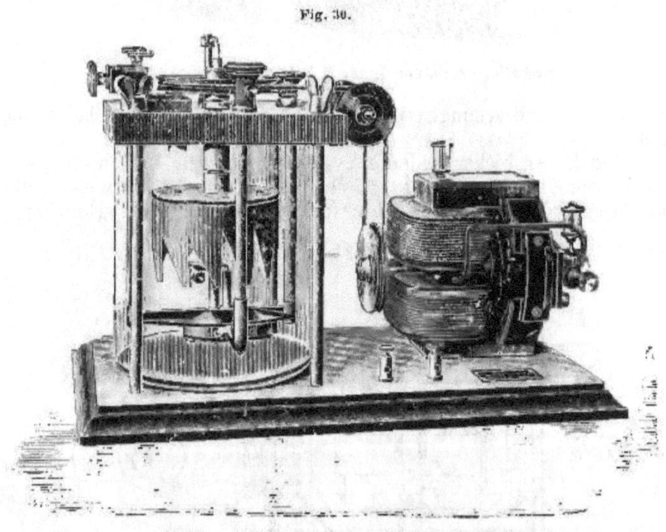

Quecksilberstrahl-Unterbrecher von *Max Levy* in Berlin.

dem Turbinenunterbrecher dadurch, dass nicht der Quecksilberstrahl, sondern der Contactring rotirt. Das Quecksilber wird durch eine in ein Gehäuse eingeschlossene Kapselräderpumpe, welche eine gemeinsame Welle mit dem Segmentkranze hat, in ein rechtwinkliges Ausspritzröhrchen emporgetrieben und bald gegen die Contacte, bald in die Aussparungen dazwischen gespritzt. Da die Contactstücke dreieckig, oben breit, unten spitzig sind, und das Spritzröhrchen durch eine Schraube in der Höhe verstellbar ist, so ist es möglich, während des Betriebes auf längere oder kürzere Stromschlussdauer einzustellen. Die Pumpe functionirt schon bei sehr langsamem Gange des Motors; diese Unterbrechertype kann daher auch behufs sehr langsamer Unterbrechungen benützt werden. Der eigentliche Unterbrecher ist in ein Glasgefäss eingebaut, durch welches hindurch man den Zustand des Quecksilbers und die Vorgänge im Innern des Apparates controliren kann.

Bei dem Quecksilberstrahl-Unterbrecher der Firma *Reiniger, Gebbert & Schall* in Erlangen (Fig. 31) spritzt das Quecksilber aus einer feststehenden Düse *D* gegen einen feststehenden Contactteller *C* und die Unterbrechung kommt dadurch zustande, dass rotirende flügelförmige Isolirstücke *F* von auszuwechselnder Zahl den Quecksilberstrahl schneiden und dadurch zeitweilig hindern, auf das Contactstück aufzutreffen. Das Quecksilber wird durch eine im Gehäuse *C* befindliche Centrifugalpumpe, deren Achse auch die unterbrechenden Flügel trägt, in die Düse gepumpt. Die Länge des Quecksilberstrahles kann durch eine am Deckel des Apparates befindliche Schraube, welche den Contactteller hebt und senkt, modificirt werden. Die Schnelligkeit der Unterbrechungen hängt ab von der Umdrehungsgeschwindigkeit der Achse, von der Anzahl der Flügel, von deren Breite und von der Entfernung des Contacttellers von der Düse.

Fig. 31.

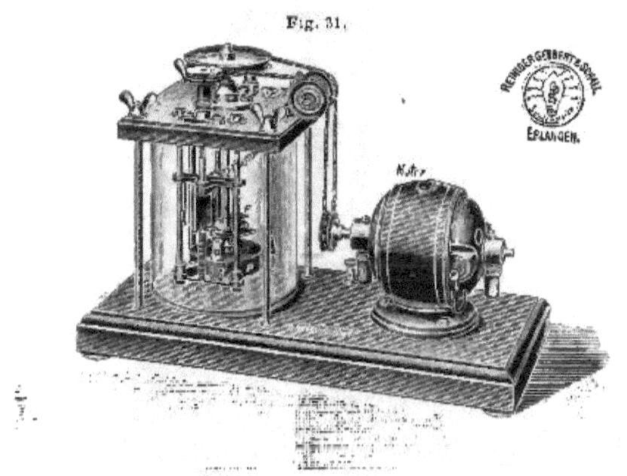

Quecksilberstrahl-Unterbrecher von *Reiniger, Gebbert & Schall.*

Die Turbinen-Quecksilber-Unterbrecher für Wechselstrom der allgemeinen Elektricitäts-Gesellschaft in Berlin sind nach demselben Principe construirt wie jene für Gleichstrom. Ihre Unterbrechungszahl ist aber nicht beliebig veränderlich. Sie ist stets gleich der Periodenzahl des benützten Wechselstromes, die in den meisten Fällen 50 pro Secunde, also 3000 pro Minute beträgt. Der eigentliche Unterbrechungsapparat ist genau so wie beim Turbinen-Gleichstrom-Unterbrecher gebaut. Der Motor aber liegt nicht seitlich angebracht und ist nicht durch Schnurrlauf mit der Turbinenwelle verbunden, sondern liegt über dem Unterbrecher und ist unmittelbar mit der Turbinenwelle gekuppelt. Die Geschwindigkeit des Motors richtet sich genau nach der Wechselzahl des Stromes, so dass auch die Stromschlüsse und Unterbrechungen stets an den gleichen Stellen der Wechselstromphase, z. B. in A, A_1, A_2 in Fig. pag. 83 f. stattfinden. Die Einrichtung ist so getroffen, dass der Strom nur immer in der einen, und zwar stets in derselben Hälfte der Stromphase geschlossen wird, so dass in die Nutzleitung nur

Stromstösse einer Richtung eintreten, ihre Wirkung also mit der eines unterbrochenen Gleichstromes identisch ist. Damit der Motor nun mit einer bestimmten, von der Wechselzahl des Stromes abhängigen Geschwindigkeit läuft, muss er erst einmal auf die dazu erforderliche Tourenzahl gebracht werden. Zu diesem Zweck ist ein Handrad angebracht, welches durch einen Excenter an die Unterbrecherwelle angedrückt wird. Den Eintritt des Synchronismus merkt man an dem gleichmässigen flackerfreien Licht einer Röntgen-Röhre, welche in den Secundärkreis des Inductors eingeschaltet worden ist (Fig. 32).

A. Londe und *L. Leroy*, sowie *W. A. Hirschmann* construirten rotirende Unterbrecher mit Gleitcontacten, welche ohne Quecksilberstrahl

Fig. 32.

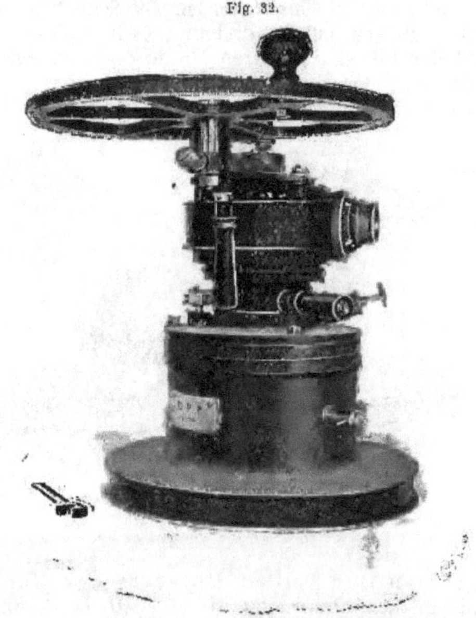

Turbinen-Quecksilber-Unterbrecher für Wechselstrom (Allg. Elektr. Gesellsch. Berlin).

arbeiten, bei welchen vielmehr die Unterbrechung dadurch bewirkt wird, dass über einen runden, mit isolirenden Sectoren versehenen Metallkreis ein Contactpinsel gedreht wird. Alle diese Vorrichtungen können ganz beträchtliche Unterbrechungszahlen liefern (bis 2000 pro Minute).

In jüngster Zeit ist ein Unterbrecher bekannt gemacht worden, welcher, auf einem ganz anderen Principe beruhend, das Problem der Stromunterbrechung ebenso elegant als einfach löst, es ist dies der sogenannte elektrolytische Stromunterbrecher von *A. Wehnelt* [1]), welcher keine beweglichen Theile benützt, lediglich auf elektrolytischen

[1]) Elektrotechnische Zeitschrift, Berlin 1899, pag. 76. *Wiedemann*, Annalen, 1899, Bd. LXVIII, pag. 233.

Phänomenen beruht und ganz enorme Unterbrechungszahlen (mehrere hundert bis 2000 Unterbrechungen pro Secunde) zu liefern vermag, welche ganz regelmässig sind.

Leitet man starke Ströme mittels relativ kleiner Elektroden durch eine leitende Flüssigkeit, so treten eigenartige Licht- und Wärmeerscheinungen auf, welche von einer grossen Zahl von Physikern studirt worden sind. Bei der Wiederholung hieher gehöriger Versuche war *Wehnelt* das summende Geräusch aufgefallen, das entstand, wenn die kleinere von zwei Elektroden (z. B. ein dünner Platindraht und eine grosse Bleiplatte in verdünnter Schwefelsäure) mit dem negativen Pole einer kräftigen Stromquelle verbunden war. Bereits von *Richarz* war (1890—1892) gezeigt worden, dass dieses summende Geräusch einer

Fig. 33.

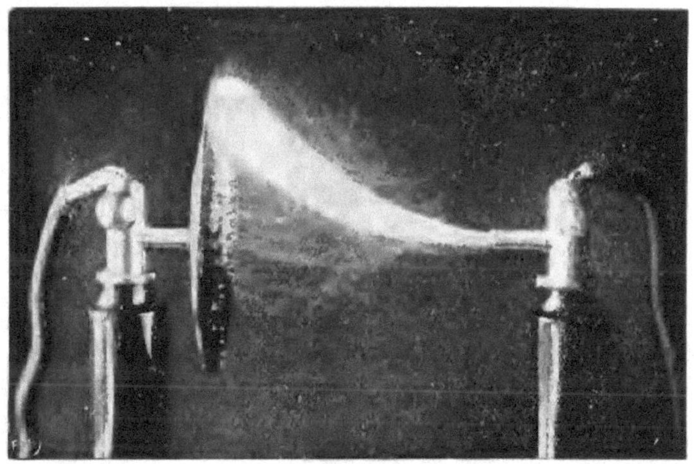

Funkenstrecke mit einem Instrumentarium (elektrolyt. Unterbrecher) von *Max Levy*, Berlin.

Unstetigkeit des den Apparat durchfliessenden Stromes entspricht. *Wehnelt* untersuchte nun diese Unstetigkeit näher und fand, dass sie in einer vollständigen Unterbrechung des Stromes bestände. (Nach der Tonhöhe kann man auf 1700 Unterbrechungen pro Secunde schliessen.)

Auf Grund dieser Thatsache kam ihm der Gedanke, diesen Apparat in den Stromkreis einer primären Spirale einzuschalten. Es zeigte sich nunmehr die ausserordentliche Wirksamkeit einer solchen elektrolytischen Zelle als Unterbrecher. Bei höheren Spannungen (110 Volt) wurde die (negative) kleinere Elektrode bald glühend und schmolz ab, während der Funkenstrom des Inductors überhaupt schwach und unregelmässig war.

Wesentlich günstigere Ergebnisse wurden erzielt, wenn die kleinere (auch active genannte) Elektrode zur positiven (Anode), die grosse zur negativen (Kathode) gemacht wurde. „Das Resultat war überraschend.

Bei Einschaltung des Stromes (ca. 100 Volt) entstand momentan zwischen Spitze und Platte des Inductoriums ein intensiver Lichtbogen, der sich, wenn Spitze und Platte bis zu ca. 25 Cm. von einander entfernt wurden, in einen bleistiftdicken Funkenstrom von zahllosen ineinander geflochtenen Funken auflöste." Fig. 33 gibt eine Vorstellung von der Erscheinung.

Schaltet man den *Ruhmkorff*'schen Apparat aus dem Stromkreise aus, so tritt keine Unterbrechung ein, die active Elektrode geräth alsbald ins Glühen; mit Zuschaltung desselben lässt sich das Glühendwerden vermeiden, man hört einen lauten, scharfen Ton, dessen Höhe der Unterbrechungszahl entspricht; die active Elektrode selbst ist von einer röthlich-gelben Lichthülle umgeben, doch auch wenn die active Elektrode negativ ist, tritt eine, jedoch anders, und zwar blauweiss

Fig. 34.

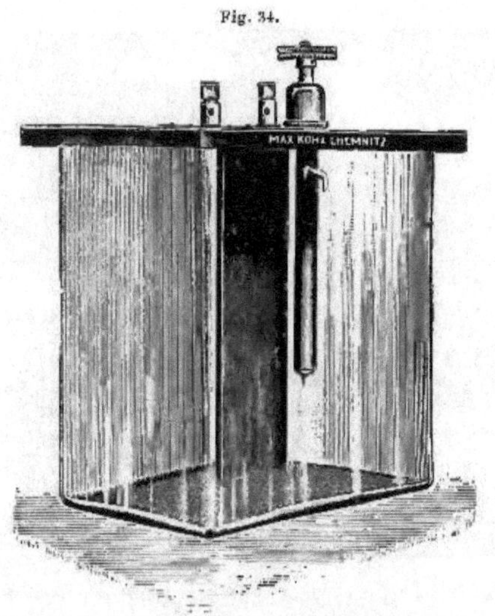

Elektrolytischer Stromunterbrecher von *Max Kohl*, Chemnitz.

gefärbte Lichthülle auf. Die spectralanalytische Untersuchung liefert in dem letzteren Falle das Spectrum des Platins, im ersteren das des Wasserstoffes.

Wie aus den vorstehenden Bemerkungen ersichtlich ist, muss, um ein gutes und dauerndes Functioniren des elektrolytischen Unterbrechers zu erzielen, die active Elektrode mit dem positiven, die nicht active mit dem negativen Pole der Stromquelle verbunden sein.

Der Unterbrecher besteht in seiner gebräuchlichsten Form (Fig. 34) aus einem grossen viereckigen Glastroge, welcher mit einem durchlochten Hartgummideckel geschlossen ist. Eine Klemme ist mit der negativen Bleiplatte verbunden. Durch den Deckel ist ein Metallstift geführt, welcher am unteren Ende einen Platinstift trägt und im Innern des Glastroges von einem Porzellanrohr umgeben ist. Zwischen dem

Anodenstift und dem Porzellanrohre steigt immer etwas Säure empor; diese würde, wenn sie der Anode entlang emporkriecht, durch die Röhrenverschraubung dringen und nach aussen hervortretend einen Nebenschluss hervorrufen. Es ist deshalb nothwendig, diese unvermeidlich emporsteigende Säure rasch abzuschleudern, und man benutzt hiezu die Energie der Explosion, welche die Säure aufsteigen macht, und aus einem oberen seitlichen Glasröhrchen herausschleudert. Das obere Ende des Metallstiftes steht durch eine Klemmschraube mit dem positiven Pole der Leitung in Verbindung und trägt eine Regulirschraube, mit welcher der Platinstift aus seiner isolirenden Porzellanhülse vorgeschoben werden kann, um die wirksame Oberfläche der activen Elektrode, d. i. jenen Theil derselben, durch welche der elektrische Strom in die Flüssigkeit eintritt, vergrössern oder verkleinern zu können.

Von der Grösse der wirksamen Oberfläche hängt unter sonst gleichen Umständen die Zahl der Unterbrechungen ab: sie steigt bei Verkleinerung derselben.

Bei Vergrösserung der Oberfläche des Platinstiftes durch Vorschieben aus seiner isolirenden Umhüllung vergrössert sich die Stromstärke, während die Unterbrechungszahl sinkt. Erhöht man die Spannung durch Ausschaltung von Widerständen am Stromregulator, ohne die Oberfläche des Platinstiftes zu vergrössern, so erhöht sich die Unterbrechungszahl und die Stromstärke.

Man erkennt dies an dem intensiveren Geräusch und der grösseren Tonhöhe.

Die weiteren Factoren, von welchen die Unterbrechungszahl abhängt, sind der Widerstand und die Selbstinduction des an den Unterbrecher angeschlossenen Stromkreises. Die Rolle dieser beiden Grössen ist in dem Umstande begründet, dass das Eintreten der Unterbrechung bei einer bestimmten, durch die Flächeneinheit der wirksamen Oberfläche hindurchgehenden Stromstärke erfolgt. Diese Stromstärke muss also stets erreicht werden, ehe eine Unterbrechung erfolgt. Die hiezu nöthige Zeit hängt nun wesentlich von dem Widerstande und der Selbstinduction des Stromkreises ab, wie die Theorie der Stromschliessung lehrt. Je geringer die Selbstinduction ist, umso höher ist die Unterbrechungszahl in der Secunde. In einem Stromkreise ohne Selbstinduction arbeitet der Apparat nicht, sondern gibt nur e i n e Unterbrechung.

Ohne Selbstinduction im Schliessungskreise ist im allgemeinen die zum Auftreten des Phänomens nothwendige Spannung eine höhere.

Die Stromunterbrechungen des elektrolytischen Unterbrechers sind derart exact, dass der Condensator am Inductorium völlig überflüssig ist. Die sonst sorgfältigst vermiedene oder wenigstens möglichst herabgedrückte Selbstinduction ist bei Anwendung des elektrolytischen Unterbrechers nicht nur durchaus unschädlich, sondern sie begünstigt sogar den Eintritt der Leuchterscheinungen und damit der exacten Unterbrechungen.

Voller und *Walter* erklären diese Merkwürdigkeit damit, dass die primäre Oeffnungsspannung, die bei den älteren Unterbrechern in dem Oeffnungsfunken eine störende Nebenerscheinung verursachte und deshalb in den Condensator abgeleitet werden musste, bei dem neuen Unterbrecher sogar eine nützliche Thätigkeit entfaltet, insoferne sie nämlich den durch den Schliessungsstrom gebildeten Wasserdampf zersetzt und dadurch überhaupt erst wieder den Stromschluss ermöglicht.

Bei den neuen Röntgenapparaten werden die elektrolytischen Unterbrecher so ausgeführt, dass man zum Betriebe der Röhren von verschiedenen Härtegraden stets mehrere (3—6) verschiedene Grössen der activen Elektroden zur Verfügung hat und dieselben blos am Schaltbrette einzuschalten braucht, ohne erst umständliche Einstellungen des Platinstiftes mittels der Schraube vornehmen zu müssen. (Mehrtheiliger Wehnelt nach *Walter* und *Albers-Schönberg*.)

Die elektrischen Unterbrecher mit Flächencontacten von *W. A. Hirschmann* (Fig. 35 u. 36) bestehen aus einer zwischen zwei Porzellanflächen liegenden Platinplatte, zu welcher der positive Leitungsdraht zieht, und einer stabförmigen Bleielektrode, die eine der Stromstärke entsprechende Grösse besitzt. Die Platinelektrode kann gegen andere Plättchen von verschiedener Dicke ausgewechselt werden. Diese Construction soll sich nicht nur durch einen geringen Stromverbrauch auszeichnen, sondern dürfte auch insofern eine ganz zweckmässige sein, weil bei ihr die durch den Betrieb entstandenen Defecte am Porzellanrohre durch einfaches Abschleifen des Rohrendes ausgebessert werden können, während bei anderen elektrolytischen Unterbrechern das Porzellanrohr, welches durch die vom Platinstifte ausgehende Flamme zu weit ausgehöhlt wurde, ganz unbrauchbar ist und ersetzt werden muss. Es werden auch Unterbrecher mit mehreren Elektrodenpaaren zusammengestellt.

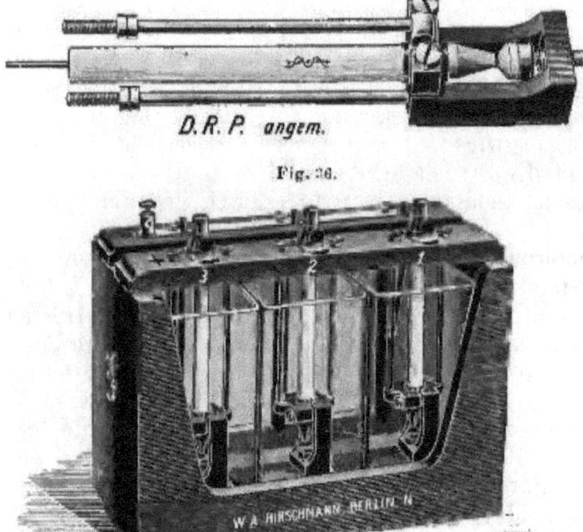

Für die Erkenntniss der Vorgänge in dem Unterbrecher ist die Untersuchung der an den Elektroden derselben auftretenden Gase auf Menge und Art von Bedeutung, wie *Voller* und *Walter* gezeigt haben. Diesen zufolge enthält das an der activen Elektrode aufsteigende Gas ausser Sauerstoff, der ja an der Anode auftreten soll, auch Wasserstoff, welcher bei normaler Elektrolyse an der Kathode auftritt.

Dieser anormale Vorgang dürfte dahin gedeutet werden, dass die starke locale Wärmeentwicklung in der Umgebung der activen Elektrode, wie sie durch den engen Querschnitt der dem Strome zur Verfügung stehenden Bahn bedingt ist, eine Verdampfung und Zersetzung des Wassers herbeiführt, so dass ausser dem elektrolytisch abgeschiedenen

Sauerstoffe noch Wasserstoff und Sauerstoff, die dem durch die Stromwärme zersetzten Wasser entspringen, auftreten müssen. In der Bildung einer solchen Dampf- und Gashülle um die active Elektrode liegt nun auch die Ursache der Stromunterbrechung. Sobald aber der Strom und mit ihm die Erwärmung abgeschnitten ist, findet eine Rückbildung und Condensation der Dampfhülle durch die umgebende kalte Flüssigkeit statt, wodurch die Stromleitung wieder hergestellt wird. Ein Beweis hiefür ist der Umstand, dass, sobald das Wasser eine Temperatur von 90° C. erreicht hat, wobei eine Condensation nicht mehr stattfindet, der Apparat zu functioniren aufhört. Dieser Vorgang wird jedenfalls durch den die Dampf- und Gashülle durchschlagenden Oeffnungsfunken (daher die leuchtende Hülle) beschleunigt, indem er die Wiederverbindung von Wasserstoff und Sauerstoff, sofern sie nicht entwichen sind, befördert.

Fig. 37.

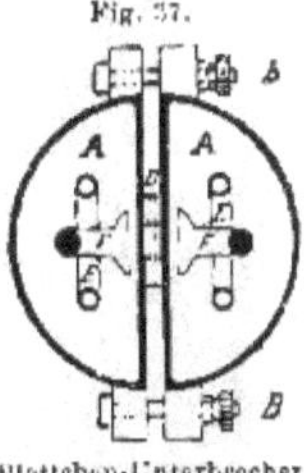

Plattchen-Unterbrecher nach *Ruhmer* von *Max Levy*, Berlin.

Diese Sätze geben im Umrisse die Anschauungen, welche sich schon *Wehnelt* über die Wirkungsart seines Unterbrechers gebildet hat. Auch *Simon* [1]) hat die eben geschilderte Wirkung der vom Strome an eingeschnürten Stellen seiner Bahn besonders lebhaft entwickelten Wärme als die allein massgebende Ursache der Unterbrechungswirkung angesehen und darauf eine Theorie des *Wehnelt*'schen Unterbrechers aufgebaut, welche in guter Uebereinstimmung mit dem Experimente steht, soweit die Unterbrechungszahlen in Betracht kommen. Auf Grund dieser Anschauung muss ein durch eine Porzellanquerwand *D*, die nur eine oder mehrere kleine Oeffnungen enthält, in zwei Theile (Fig. 37 *A*, *A*) getheilte Zelle mit zwei grossen Bleiblech-Elektroden *FF* auch als Unterbrecher functioniren. (*Caldwell-Simon*-Unterbrecher.) Dies ist in der That der Fall.

Der Unterbrechungsvorgang findet nun an der kleinen Oeffnung statt, durch welche der Strom hindurchzugehen gezwungen ist. Ein durchgeschickter Strom bringt die Flüssigkeit in dem Loch der Wandung zum Verdampfen, wodurch Stromunterbrechung erfolgt; sofort schliesst aber die Flüssigkeit wieder den Stromkreis, worauf die Verdampfung wieder beginnt u. s. w. Nach *Simon* unterscheidet sich dieser Unterbrecher von dem *Wehnelt*'schen dadurch, dass er unabhängig von der Stromrichtung arbeitet, ebenso gut mit Wechselstrom wie mit Gleichstrom functionirt und im Gegensatze zum *Wehnelt*-Unterbrecher auch dann nicht versagt, wenn die Säure durch längeren Betrieb heiss geworden ist. Der *Wehnelt*'sche Apparat functionirt nämlich, sobald das Wasser eine Temperatur von 90° C. erreicht, nicht mehr. *d'Arsonval* fand, dass der *Wehnelt*'sche Unterbrecher auch bei Verwendung eines Wechselstromes von 110 Volts Spannung ebenso gut functionirt und Röntgenröhren in Betrieb setzt wie bei Verwendung von Gleichstrom. Das beweist, dass die Unterbrechung des Stromes nur in einer Phase erfolgt. Die Wirkung des Unterbrechers ist nämlich unbedeutend für jene Phase des Wechselstromes, bei welcher die active Elektrode negativ ist; diese Wirkung verschwindet gegenüber jener der anderen Phase,

[1]) Elektrotechn. Zeitschr., 1899, pag. 440.

bei welcher die active Elektrode die positive ist. Da beim Betrieb mit Wechselstrom die Abnutzung des Platins eine grosse ist, wird der Platinstift in solchen Fällen bedeutend kräftiger ausgeführt.

Der *Simon*-Unterbrecher unterbricht jedoch, da sein Betrieb von der Stromrichtung völlig unabhängig ist, bei Wechselstrom in jeder Phase desselben und ist daher in seiner ursprünglichen Form für Röntgenzwecke nicht verwendbar. Durch Benützung der von *Pollak*[1]) und *Grätz*[2]) entdeckten Eigenschaft des Aluminiums, als Anode in gewissen elektrolytischen Flüssigkeiten, wie insbesondere Kali- und Natronalaun, dem Durchgange des Stromes einen grossen Widerstand entgegenzusetzen und ihm, wenn seine Spannung eine gewisse Grenze nicht überschreitet, den Weg gänzlich zu versperren, lassen sich auch mit diesem Unterbrecher Wechselströme gleichrichten. Wird nämlich die eine Bleielektrode *F* (Fig. 37) durch eine Aluminiumplatte ersetzt, dann tritt der Strom in die eingeschaltete primäre Spule des Inductoriums nur dann, wenn das Aluminium die Kathode ist.

Fig. 38.

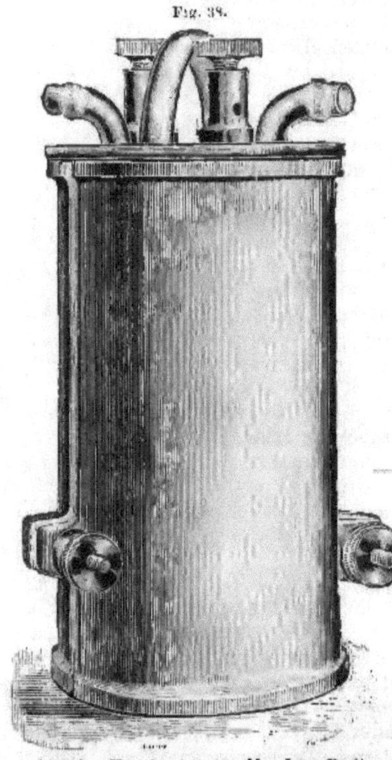

Plättchen Unterbrecher von *Max Levy*, Berlin.

Der Plättchen-Unterbrecher ist ein modificirter *Simon*-Unterbrecher. Behufs der Möglichkeit, den Lochquerschnitt zu verändern und damit die Unterbrechungsfrequenz zu variiren, sind dem Apparate Porzellanplättchen *D* mit verschiedenen Lochdurchmessern beigegeben, welche leicht ausgewechselt werden können. Der Erhitzung der Flüssigkeit bei grösseren Stromstärken und Dauerbetrieb wird durch Kühlung mittels fliessenden kalten Wassers vorgebeugt, wozu eine am Deckel des Apparates angebrachte Kühlschlange *E* aus Porzellan dient (Fig. 38).

Die Anwendung der elektro(magnetischen) Inductionsapparate in der Radiotherapie soll in den folgenden Abschnitten besprochen werden.

[1]) Elektrotechn. Zeitschr., 1897, pag. 359.
[2]) Sitzungsber. d. k. bayr. Akad. d. Wissensch., 1. Mai 1897.

II.

Die Behandlung mit Hochfrequenzströmen.

Die Behandlung mit Hochfrequenzströmen.[1]

§ 21. Hochfrequenzströme.

Im Jahre 1881 beschrieb *Morton*[2]) ein Elektrisirverfahren, welches er dazu benutzte, um eine locale Heilwirkung auf Muskeln und Nerven auszuüben. Er näherte die Kugeln des Entladers einer Elektrisirmaschine so weit, bis zwischen ihnen Funken übersprangen, und schaltete seinen Kranken in einen Kreis ein, welcher die äusseren Belege der Condensatoren verband. Mit dieser Anordnung hatte *Morton*, allerdings unbewusst, als Erster Hochfrequenzströme erzeugt und therapeutisch angewendet, denn er benützte den oscillirenden Charakter der Condensator-Funkenentladung, um die Frequenz eines Wechselstromes zu erhöhen. Das Laden der Condensatoren hatte in diesem Falle eine Influenzmaschine besorgt.

Die *Morton*'schen oscillirenden hochgespannten Ströme wurden von *Leduc*[3]) und von *F. Winkler*[4]) bei ähnlichen Affectionen und, wie nicht anders zu erwarten, mit ähnlichen Resultaten wie mit anders erzeugten Hochfrequenzströmen angewendet.

Im Jahre 1893 beschrieb *Nicola Tesla* eine Anordnung, mit welcher er Ströme von hoher Wechselzahl und Spannung hervorbrachte. Diese Ströme, mit welchen *Tesla* eine Reihe überraschender und glänzender Lichteffecte erzielte, wenn er sie durch verdünnte, in Glasröhren eingeschlossene Luft leitete, bieten ebenfalls für die Medicin Interesse, da sie ganz eigenthümliche physiologische Wirkungen haben und zur erfolgreichen Behandlung mancher Leiden verwendet werden können.

Zum Verständniss der *Tesla*'schen Entdeckung ist es nöthig, sich die Gesetze der elektrischen Induction sowie die Erscheinungen, unter welchen die Entladung von Leydener Flaschen einhergeht, ins Gedächtniss zurückzurufen. Wir wissen, dass entstehende und verschwindende Elektricität in einem benachbarten Leiter wieder Elektricität inducirt, und dass man imstande ist, durch Inductionsapparate hochgespannte

---

[1]) Ausführliche, in diesem Werke benützte Literaturzusammenstellungen und Uebersichten: *Doumer*, Annales d'électrobiologie, électrodiagnostique et électrothérapie, Jg. 1—4. — *Dr. H. Kurella*, Zeitschrift für Elektrotherapie und ärztl. Elektrotechnik, Jg. 1-4. — *Foreau de Courmelles*. L'année électrique 1900, 1901. — *F. Winkler*, Festschrift für Hofrath Prof. *Neumann*, 1900. — *L. Bouchacourt* und *A. Rémond*, Annales d'électrobiologie. 3. Bd., 1900, pag. 334. — Instrumentenkatalog von *Reiniger, Gebbert & Schall*, 1902.

[2]) Cit. bei *Doumer* und *Oudin*, Ann. d'électrobiologie, 1900, pag. 507.

[3]) Compt. rend. du XII. Congr. intern. de médecine, Vol. II, Sect. IVa, pag. 70.

[4]) Wiener med. Presse, 1900, Nr. 41.

Wechselströme zu erzeugen. Wir haben weiters gesehen (pag. 18), dass bei der Entladung einer Leydener Flasche sich die ganzen positiven und negativen Elektricitätsmengen nicht in einem Augenblicke mit einander vereinigen, sondern es erfolgen in sehr kleinen zeitlichen Zwischenräumen viele Entladungen, die immer schwächer werden.

Diese Verhältnisse sind schon seit langem bekannt. Sie wurden zuerst von *Kirchhoff* und *Thomson* theoretisch abgeleitet, indem dieselben die für die Bewegung von Flüssigkeiten geltenden Gesetze auf die Elektricität anwandten. Es verhält sich die Elektricität ganz ähnlich wie Wasser, welches in zwei nahe am Boden durch ein weites Rohr communicirende Gefässe gefüllt ist, und das man aus seiner Gleichgewichtslage gebracht hat. Drückt man den einen Wasserspiegel herab, so dass er in dem anderen Gefässe hoch aufsteigt, und überlässt sodann das Wasser sich selbst, so wird ein mehrmaliges Schwanken des Niveaus und damit verbunden ein wiederholtes Hin- und Herfliessen des Wassers in der die Gefässe verbindenden Rohrleitung eintreten, es werden die beiden Wassersäulen eine Zeit lang um die Gleichgewichtslage auf und ab oscilliren und erst allmählich zur Ruhe kommen.

Ganz ähnliches geschieht, wie wir bereits früher (pag. 18) gesehen haben, wenn wir die positiv und negativ geladenen Belage der Leydener Flasche durch Entlader einander gegenüberstellen oder mittels eines Drahtes verbinden.

Die Elektricitäten gleichen sich dann in derselben Weise aus, wie sich die Höhendifferenzen im communicirenden Gefässe ausgeglichen haben, indem mit dem einmaligen Uebergange der Elektricität von der inneren zur äusseren Belegung der Entladungsvorgang noch nicht beendet ist, sondern noch ein mehrmaliges Hin- und Herfliessen der Elektricität stattfindet.

Fast schiene es, als wenn die Elektricität Trägheit hätte, dies ist jedoch nicht der Fall. Die Trägheit wird hier durch die Selbstinduction ersetzt. Wenn aus dem Innern der Flaschen, die wir zu Beginn mit positiver Elektricität geladen annehmen wollen, der Ueberfluss an Elektricität einmal ins Abfliessen kommt, so fliesst auch dann zu viel auf die äussere Belegung ab, es tritt im Innern der Flasche ein Mangel an positiver Elektricität ein, d. h. der innere Belag erscheint nunmehr negativ geladen. Das Zuviel an positiver Elektricität, welches nunmehr an der äusseren Belegung angesammelt ist, strömt dann wieder auf den inneren Belag zurück, u. zw. abermals zu viel, so dass zur neuerlichen Elektricitätsströmung in umgekehrter Richtung Veranlassung gegeben ist. Nähern wir die Enden der von beiden Belegen abgehenden Leitungsdrähte einander so weit, dass ein Funke zwischen denselben überspringt, so zucken auch in diesem Funken die Elektricitäten rasch hin und her und erst nach einiger Zeit tritt vollständiger Ausgleich ein. Man nennt einen solchen Vorgang eine elektrische Oscillation.

Clark Maxwell berechnete, dass, wenn in irgend einem Leiter ein elektrischer Strom sehr rasch hin und her schwankt, sich im umgebenden Raume eine Art von magnetischer, transversal oscillirender Wellenbewegung herstellen müsse, welche genau alle Eigenschaften einer Lichtwelle besitzt, welche sich mit beliebiger Wellenlänge, aber immer mit der Geschwindigkeit des Lichtes, d. i. 300.000 Km. per Secunde, fortpflanzen muss. (Elektromagnetische Lichttheorie.)

Senkrecht dazu, aber gleichfalls transversal pendelt eine magnetische Schwingung.

H. Hertz erbrachte den experimentellen Beweis, dass eine elektromagnetische Störung sich als Inductionswirkung mit Lichtgeschwindigkeit wellenförmig im Raume fortpflanzt, dass diese Strahlen elektrischer Kraft die gleichen Eigenschaften zeigen wie das Licht. Es steht demnach fest: Elektromagnetische Induction, elektrische und magnetische Störungen pflanzen sich durch die Luft nicht momentan, sondern mit Lichtgeschwindigkeit fort.

Es wäre demach eine derartige elektrische Welle identisch mit einer optischen. Als Quelle der elektrischen Schwingungen ist bis jetzt die Entladung grösserer oder kleinerer, ja sogar sehr kleiner Elektricitätsmengen bekannt. Der hiebei entstehende Funke sendet elektrische Wellen aus.

Wie *Kirchhoff* berechnet hat, pflanzen sich elektrische Störungen nicht nur im Luftraume, sondern auch in Drähten mit Lichtgeschwindigkeit fort. *E. Lecher* zeigte, dass die transversalen Aetherwellen sich zwischen parallelen Drähten parallel zu denselben fortpflanzen indes die Richtung der Verschiebungsströme, der elektrischen Kraft, senkrecht zu der Drahtoberfläche ist.

Von solchen elektrischen Schwingungen gehen also, wie *H. Hertz* gezeigt hat, elektrische Wellen des Aethers (Strahlen) aus, welche sich durch den Raum und durch nichtleitende Körper (Dielektrika) fortpflanzen, und zwar mit einer Geschwindigkeit, welche in der Luft derjenigen des Lichtes nahezu gleich ist; diese Strahlen elektrischer Kraft zeigen die gleichen Erscheinungen der Reflexion, Brechung und Polarisation wie das Licht. Liess *Hertz* diese Wellen von einer verticalen Metallwand reflectiren, so bildeten sich durch Interferenz der directen und der reflectirten Wellen zwischen dem primären Leiter und der Metallwand stehende elektrische Wellen, d. h. an bestimmten Stellen, den Schwingungsknoten, herrscht keine elektrische Bewegung im Aether, während sie an anderen Stellen, den Schwingungsbäuchen, am stärksten ist. Die Wellen elektrischer Kraft durchdringen Isolatoren, z. B. Glas, Paraffin, Schwefel, Holz, während sie durch Metalle nicht hindurchgehen.

Der Strom, welcher bei diesem Experimente die Drähte durchströmt, wechselt wiederholt seine Richtung, er ist ein Wechselstrom. Die Umkehrungen des Stromes, welche durch Entladungen von Leydener Flaschen erhalten werden, sind ausserordentlich rasch (Wechselströme von hoher Frequenz); es ist nachgewiesen, dass sie hunderttausend-, ja millionenmal in der Secunde stattfinden können. (Die industriell gebräuchlichen Wechselströme vollführen meist nur 80 Richtungswechsel in der Secunde.) Dieser Wechselstrom nimmt sehr rasch ab. Sorgt man aber dafür, dass die Flasche durch eine Elektrisirmaschine oder durch einen Inductionsapparat gleich wieder geladen werde, so wiederholt sich das Spiel und man erhält einen andauernden Wechselstrom.

Mit den elektrischen Oscillationen, welche bei der Entladung von Leydener Flaschen entstehen, brachte *Tesla* eine Reihe von merkwürdigen Erscheinungen zuwege.

Leitet man den Strom einer gewöhnlichen Wechselstrommaschine durch die innere Wicklung einer Inductionsspule, so übt diese eine sehr starke Inductionswirkung aus, in der secundären Spule entstehen starke elektrische Wechselströme, welche z. B. eine zwischen die Pole der letzteren eingeschaltete Glühlampe zum Leuchten bringen. Die Inductionswirkung ist umso grösser, je mehr die Anzahl der Stromwechsel wächst, denn durch die Schnelligkeit, mit welcher sich die Stromstärke des primären Stromes ändert, wird die Stärke des Inductionsstromes modificirt.

Die Frequenz der Ströme steigerte *Tesla* dadurch, dass er Leydener Flaschen durch Wechselströme u. zw. durch schnell auf einander folgende Stromstösse eines *Ruhmkorff*'schen Inductoriums abwechselnd lud und entlud. Diese verhältnissmässig starken Ströme von hoher Frequenz verwandelte er dadurch in solche von ausserordentlich hoher Spannung, dass er sie durch eine primäre Spule von sehr geringem Widerstande (und Selbstpotentiale) (s. pag. 47) gehen liess. Ueber diese primäre Spule wurde eine aus sehr vielen Windungen eines dünnen Drahtes

Fig. 39.

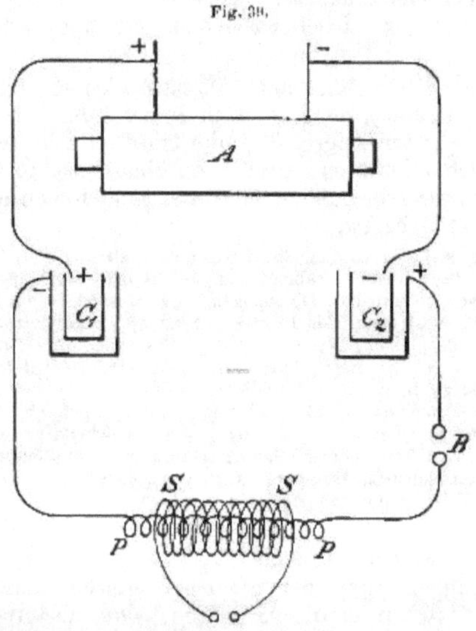

gewickelte secundäre Spule geschoben, in welcher Inductionsströme von ausserordentlich hoher Spannung und Frequenz (Hochfrequenzströme) entstehen, da ja der primäre Strom in so kurzer Zeit seine Stärke und Richtung ändert. Primäre und secundäre Spulen heissen zusammen *Tesla*'scher Transformator.

Fig. 39 stellt die *Tesla'sche* Versuchsanordnung schematisch dar. Von den Polen der *Ruhmkorff*'schen secundären Spule *A* aus werden die inneren Belege der Leydener Flaschen C_1 und C_2 positiv und negativ geladen. Die äusseren Belege sind durch die primären Spirale *PP* des *Tesla*'schen Transformators und durch eine Funkenstrecke *B* mit einander verbunden. In der Primärspule des *Tesla*'schen Transformators entstehen Wechselströme, die mit den Schwingungen des Entladungsfunkens an der Luftstrecke synchron sind. Diese Wechselströme von hoher Frequenz induciren in der secundären Spule *SS* des Transformators Wechselströme, welche hohe Frequenz und hohe Spannung vereinigen. Wegen der enormen Spannung in den Windungen der secundären Spule des Transformators muss der Transformator in Oel eingesenkt werden, weil nur dieses Material genügend isolirt, während sonst Funken zwischen den einzelnen Drahtwindungen überspringen und den Apparat schnell zerstören würden.

Die so gewonnenen Hochfrequenzströme (Teslaströme) zeichnen sich durch bestimmte physikalische Eigenschaften aus. Sie bedürfen z. B. keines geschlossenen Leiters und pflanzen sich auch in offenen Leitungen fort; sie verbreiten sich sogar als elektrische Wellen durch die Luft und bringen *Geissler*'sche Röhren, die sich weit entfernt vom Apparate ohne jeden Contact mit demselben befinden, zum Leuchten.

Sie zeigen auch eine den Arzt sehr interessirende Wirkung: Sie sind trotz der enorm hohen Spannungen ungefährlich. In Anbetracht der Thatsache, dass industrielle Wechselströme von circa 2000 Volt Spannung erwiesenermassen eine zerstörende Wirkung auf den Organismus ausüben, ist es auffallend, dass Wechselströme von einer hundertmal höheren Spannung ganz unschädlich sind.

Man kann eine Elektrode des Teslatransformators mit einem Metallstabe, den man in der Hand hält, berühren, ohne Schaden zu nehmen. Eine Glühlampe, deren einen Pol der Experimentator, den anderen Pol eine andere Person berührt, leuchtet in dem Momente auf, wo der Funkenstrom in den Metallstab übergeht. Der Körper des Experimentators bildet einen Theil der Leitung für den Strom, welcher die Lampe zum Leuchten bringt und der gewiss deshalb ziemlich intensiv gewesen sein muss; trotzdem schadet der Strom nicht und verursacht auch kein unangenehmes Gefühl.

Diese Thatsache war dem französischen Physiologen *A. d'Arsonval* schon vor *Tesla* bekannt. *d'Arsonval* zeigte, dass ein von Strömen mit hoher Frequenz durchlaufenes Solenoid an einem in sein Inneres eingeschlossenen Lebewesen energische Ströme inducirt. Der im Innern eines solchen grossen Solenoides befindliche Körper des Menschen stellt einen Elektricitätsleiter dar, in welchem von dem benachbarten anderen Leiter aus (dem Solenoid) Ströme von derselben hohen Frequenz wie in diesem inducirt werden. Wenn der eingeschlossene Mensch mit den Armen einen Kreis bildet, welcher durch eine kleine Lampe, deren Fadenenden er in der Hand hält, geschlossen ist, so entzündet sich die Lampe als Folge der in den Armen circulirenden Inductionsströme. Zum Gelingen des Experimentes ist es nach *d'Arsonval* vortheilhaft, jede Hand in ein Gefäss zu tauchen, welches eine gesättigte Lösung von Salmiak enthält. Durch diesen Kunstgriff sinkt der Widerstand von einer Hand zur anderen mindestens um 600 Ohm infolge Durchtränkung der Epidermis. Diesen Versuch kann man mit Thieren, z. B. mit Aalen, ebenfalls machen. Obgleich dieses Verfahren sehr energisch auf den Organismus wirkt, erzeugt es, wie wir sehen werden, keine Sensation. *D'Arsonval* publicirte im Jahre 1891[1]) seine diesbezüglichen Beobachtungen. Doch bediente sich *d'Arsonval* einer Versuchsanordnung, welche mit jener *Tesla's* nicht vollständig übereinstimmt.

An 2 *Franklin*'schen Tafeln (Condensatoren) *C* (Fig. 40) stehen die Belege der einen Seite mit den Polen der secundären Spule des

[1]) Société de Biologie, 24. Februar und 24. April 1891.

Ruhmkorff'schen Apparates *A* und einer Funkenstrecke *B*, die Belege der anderen Seiten jedoch durch einen dicken Kupferdraht *D*, welcher in 15—20 Windungen ein kleines Solenoid bildet, in Verbindung. Neben diesem kleinen Solenoid kann in den Entladungsstromkreis bei *H* auch ein grösseres Solenoid *E* eingeschaltet werden, in dessen Innenraum ein stehender oder sitzender Patient Platz findet. Bei jeder Entladung in der Luftstrecke entstehen auch an den dem Solenoid zugewendeten Belegen der Condensatoren correspondirende Entladungen, welche ihren Weg durch das Solenoid nehmen. Es entstehen daher auch in diesen Solenoiden äusserst frequente Ströme, die mit den Schwingungen der Entladungsfunken am Condensator synchron und etwa so hoch gespannt sind wie die Ströme einer statischen Maschine (circa 20.000 Volt). Ursprünglich traf *d'Arsonval* die Anordnung so, dass zu dem Solenoide *D*, welches einen Leiter von geringem Widerstande darstellt, der so geformt ist, dass er das Auftreten einer kräftigen Selbstinduction begünstigt [1]), ein Nebenschluss derart hergestellt wurde, dass man die Enden des Nebenschlusses an zwei Windungen des Solenoids befestigte. Je weiter die Contactstellen des Nebenschlusses von einander entfernt waren, umso intensiver äusserte sich die Wirkung der in dem Nebenschlusse auftretenden Hochfrequenzströme. Das Maximum der Wirkung war erreicht, wenn der Contact an der ersten und letzten Windung hergestellt war.

Fig. 40.

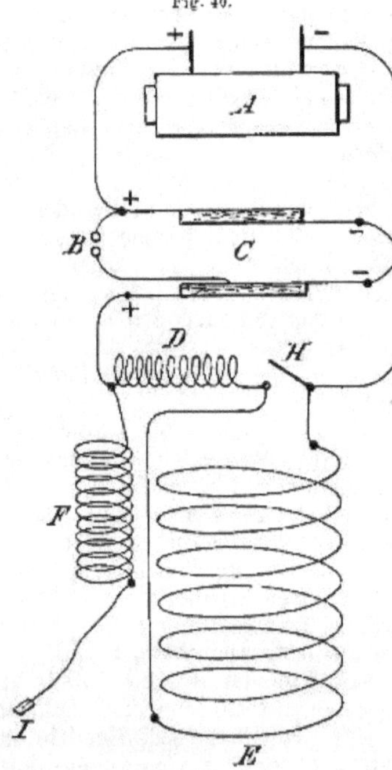

Die in den Solenoiden ihren Weg nehmenden Hochfrequenzströme erzeugen in ihrer Umgebung ein elektrisches Feld, was daraus zu entnehmen ist, dass eine Glühlampe, welche in einen Metallkreis eingeschaltet ist, der ohne jeden Contact mit der Leitung im Innern des Solenoids *E* aufgehängt wird, ins lebhafte Leuchten gelangt, sobald das Solenoid von den Hochfrequenzströmen durchflossen wird. Das Quecksilber eines Thermometers, dessen Reservoir von einigen Touren dicken Kupferdrahtes, durch welchen Hochfrequenzströme ihren Weg nehmen, umgeben ist, wird erhitzt und kann selbst zum Sieden gelangen. Das in der Umgebung der Hochfrequenzströme entstehende elektrische Feld hat auf den menschlichen Körper einen eigenartigen physiologischen

[1]) Ein verschiebbarer weicher Eisenkern im Innern dieses Solenoids erwies sich in dieser Hinsicht gleichfalls als sehr brauchbar.

Einfluss. Die Wirkungen wendet *d'Arsonval* bei mancher Krankheit zu Heilzwecken an, und zwar in der Weise, dass er den ganzen Körper des Kranken dem Einflusse dieses elektrischen Feldes aussetzt (Allgemeinbehandlung).

Von der Anschauungsweise *Faraday's, Maxwell's* und *Hertz'* ausgehend, dass die Leiter die elektrischen Schwingungen zwingen, an ihrer Oberfläche zu bleiben und sich nicht zu zerstreuen, traf *Oudin* eine Anordnung, durch welche die Hochfrequenzströme an circumscripte Körperstellen herangebracht werden und daselbst ihre Wirkungen ausüben können.

Oudin zeigte, dass man einen Apparat, welcher von diesen Hochfrequenzströmen durchflossen wird, einer Stimmgabel ähnlich machen kann, welche eine bestimmte Zahl von Schwingungen gibt. Wenn man in die Nähe dieser Stimmgabel eine zweite bringt, welche auf die erste abgestimmt ist, d. h. in stehende Schwingungen von der gleichen Periode wie jene des ursprünglichen Tonerregers versetzt werden kann, so wird diese zu schwingen (mitzutönen) beginnen, wenn die erste in Vibration geräth, und nach ihrer Construction kann sie denselben Ton, d. h. dieselbe Anzahl von Schwingungen hervorbringen wie die erste Stimmgabel, oder aber auch Töne, welche eine oder mehrere Octaven höher sind.

Hertz zeigte mit einem Instrumente, welches er Resonator nannte, dass im Wellengebiete eines (primären) elektrischen Leiters auch in einem anderen (secundären) Leiter Schwingungen inducirt werden, welche am stärksten in der Nähe der Schwingungsbäuche, am schwächsten in der Nähe der Schwingungsknoten auftreten. Jedoch ist die Stärke der elektrischen Resonanz durch die Form und Grösse des secundären Leiters bedingt. Er stellte fest, dass für eine bestimmte Capacität des Apparates, welcher die elektrischen Wellen producirte, auch ein Resonator von bestimmter Capacität nothwendig ist, wenn er seine grösste Wirkung äussern und tadellos functioniren soll. Der Resonator muss auf den primären Leiter abgestimmt sein.

Oudin wies nach, dass die Art des Mitschwingens elektrischer Wellen in einem Resonator wesentlich von der Capacität und der Selbstinduction des von dem Resonator gebildeten Stromkreises abhängt.

Benützt man die in einem *d'Arsonval*'schen Solenoide auftretenden Oscillationen als erregende oder primäre Schwingungen, so werden in allen leitenden Körpern, welche eine gewisse Capacität darbieten, und welche in der Nachbarschaft des *d'Arsonval*'schen Solenoides aufgestellt werden, Differenzen der elektrostatischen Spannung entstehen, welche im Leiter selbst Ströme hervorrufen. Im Falle mehrere Windungen eines Kupferdrahtes diesen Leiter darstellen, werden durch die Selbstinduction der einzelnen Windungen auf einander so starke Ströme entstehen, dass man aus dem Ende des Leiters Funken ziehen kann; aber auch hier wird, wie beim *Hertz*'schen Resonator, das Maximum der Nutzwirkung vorhanden sein bei Körpern, welche eine bestimmte elektrische Capacität darbieten; diese Capacität muss entsprechend der Construction der verwendeten erregenden Hochfrequenzapparate geändert werden können. Solche metallische Körper, welche in der Nachbarschaft eines Solenoids placirt werden, geben einen sehr langen oder gar keinen Funken, je nachdem die Oscillationsperiode der in ihnen alsbald entstehenden Schwingungen im Sinne einer Vergrösserung oder Verkleinerung modificirt wird. Die Capacität des Körpers muss sozusagen auf jene des Solenoides abgestimmt werden. Diese Differenzen werden noch wahrnehmbarer, wenn der Körper mit dem Solenoid durch einen Metalldraht verbunden ist. Aber sie bekommen nur dann einen ausgesprochenen Charakter, wenn der Körper eine gewisse Selbstinduction darbietet. Also je nach der Selbstinduction und der Capacität können sich so wirksame Schwingungen bilden, dass sehr lange Funken entstehen. Aendert man eines dieser Elemente, die Selbstinduction oder die Capacität, so vermindern sich diese Schwingungen rapid, ja sie können schon bei einer geringen Differenz in beiden Grössen ganz verschwinden.

Der *Oudin*'sche Resonator erhöht die Spannung des hochfrequenten Stromes bedeutend und gestattet eine leichte Regulirung, so dass er allen Perioden des *d'Arsonval*'schen Apparates angepasst, sozusagen auf eine andere elektrische Tonhöhe abgestimmt werden kann. Im Principe besteht er einfach aus einem Solenoide aus blankem Kupferdrahte von geringem Widerstande, welcher um eine isolirende Trommel gewickelt ist. Wenn man ein Ende des *d'Arsonval*'schen Solenoides *D* durch einen biegsamen Draht mit einem bestimmten Punkte dieses Resonators verbindet, sieht man aus dem Ende des letzteren einen kräftigen continuirlichen Büschel hervorschiessen.

In diesem angehängten Resonator findet ein Hin- und Herströmen der Elektricität statt, in derselben Periode wie im Schliessungsdrahte (Solenoid); natürlich hängt die Schwingungsdauer in dem Schliessungskreise auch von dem angehängten Resonator ab, insoferne die Schwingungsdauer ohne Resonator eine andere sein wird, als mit dem Resonator.

Wenn man ihm eine Capacität nähert, provocirt man einen Büschel von Funken, welcher 9—10 Cm. lang werden kann, während jener des primären Solenoides nur 15—20 Mm. lang wird.

Wechselt man den Contactpunkt des biegsamen Drahtes um einige Centimeter in dem einen oder anderen Sinne, so sieht man, dass diese Funkenlänge rapid kürzer wird.

Es muss demnach dieses secundäre Solenoid auf das primäre „gestimmt" sein, damit es in Uebereinstimmung vibrire.

Wenn man die Capacität dieses Resonators dadurch vermehrt, dass man an sein freies Ende einen biegsamen Draht befestigt, welcher in irgend eine Elektrode ausläuft, modificirt man die Periode der Schwingungen, und man muss den Punkt, wo der Strom in den Resonator einströmt, wechseln, damit man an der Elektrode denselben Büschel und denselben Funken erhalte, welche der Resonator ohne Elektrode gegeben hat.

Immer ist es blos die letzte Spirale des Resonators, oder die Ableitung desselben, welche die Büschel abgeben. Die wechselseitige Wirkung der anderen Spiralen auf einander verhindert, dass von diesen Entladungen in die Luft abgehen.

Fügt man dem Resonator eine grössere Capacität an, z. B. grössere Leydener Flaschen (s. o.), so werden die Funken kräftiger, schmerzhafter. (Deshalb benützt *Oudin* nur kleine Condensatoren.)

Besteht der Resonator aus einem dünnen Drahte, so ist der Funke dünn, lang, geschlängelt, sehr wenig schmerzhaft, die Büschel (stillen Entladungen) sind viel weniger intensiv. Mit einem dickeren Drahte gewinnen Entladung und Funken an Mächtigkeit.

Dass elektrische Wellen, die sich längs Drähten fortpflanzen, in gleicher Weise wie die akustischen Wellen Oberschwingungen erzeugen, war bereits lange theoretisch und experimentell nachgewiesen; auch für die durch einen geradlinigen Erreger erzeugten *Hertz*'schen Schwingungen war die Existenz von Oberschwingungen wahrscheinlich gemacht.

Fr. Kiebitz hat es nun unternommen, diese Oberschwingungen experimentell nachzuweisen. Zu diesem Zwecke wurde in möglichst weiter Entfernung vom Erreger eine Drahtleitung als Empfänger aufgestellt, deren Länge stetig verändert werden konnte. Bei einer bestimmten Länge, welche der Resonanz des Empfängers mit der Grundschwingung des Erregers entsprach, war die Wirkung am stärksten; bei weiterer Verkürzung des Empfängers nahm die Wirkung des Erregers ab, aber bei bestimmten Empfängerlängen traten wieder deutliche Maxima der Wirkung auf, welche von den Oberschwingungen hervorgebracht waren. Der Erreger bestand meist aus zwei geradlinigen Drähten mit kleiner Funkenstrecke, der Empfänger aus einem horizontalen, im wesentlichen kreisförmigen Kupferdraht, dessen Länge durch eine bewegliche Brücke variirt werden konnte, und bei dem die Wirkung entweder durch den Secundärfunken an einer Unterbrechungsstelle, oder durch einen *Righi*'schen Indicator (versilberter, in der Mitte geritzter Glasstreifen), oder durch die *Zehender*'sche Vacuumröhre beobachtet wurde. Die Oberschwingungen wurden auch bei dem Erreger angehängten Capacitäten untersucht und ihre Phase und Dämpfung bestimmt. Das Resultat der Untersuchung war, dass ein stabförmiger Erreger ausser der Grundschwingung harmonische Oberschwingungen aussendet, deren Perioden ungeradzählige Bruchtheile ($^1/_3$, $^1/_5$, $^1/_7$ u. s. w.) von der Periode der Grundschwingung sind. Acht solche Oberschwingungen, deren Intensität sehr gering gegen die Grundschwingung war, wurden nachgewiesen. Nicht stabförmige Erreger sandten gleichfalls Oberschwingungen aus, deren Perioden aber nicht harmonisch waren. Die Dämpfung der vom Erreger ausgehenden Schwingungen war umso grösser, je kleiner der Abstand zwischen Erreger und Empfänger war. Auch mit dem Kohärer liess sich die Resonanz nachweisen.[1])

§ 22. Instrumentarium.

Zur Hervorbringung der ärztlich verwendbaren Hochfrequenzströme benützt man gewöhnlich als Stromquelle industriellen Gleichstrom, Accumulatoren oder Bichromatbatterien mit einer Stromintensität von ca. 6 Ampère. Die Transformation dieser niedrig gespannten Ströme in solche höherer Spannung erfolgt zunächst mittels *Ruhmkorff*'scher Inductorien, deren Schlagweite 25 Cm. nicht zu überschreiten braucht. Die Unterbrechungen des primären Stromes besorgt ein Motorquecksilber-, Turbinen- oder Wehneltunterbrecher. Namentlich ist der Gebrauch des letztgenannten Apparates zu empfehlen: der Effect des Instrumentariums ist hiemit ein bedeutend grösserer als mit irgend einem anderen Unterbrecher. Der vom *Ruhmkorff*'schen Inductorium kommende, direct nicht anwendbare Wechselstrom wird im Condensator zu Hochfrequenzströmen transformirt. Dieser besteht entweder aus zwei *Franklin*'schen Tafeln, welche in der oben in Fig. 40 skizzirten Weise geschaltet und in dieser Ausführung in einem flachen Kasten untergebracht sind (Fig. 41), au dessen Aussenwand man das kleine Solenoid uud die Funkenstrecke sammt den Contactschrauben sieht. Oder der Apparat erhält die Construction, welche Fig. 60 *e* darstellt, wo 2 Leydener Flaschen hinter der (um den Schall der Funkenentladung zu dämpfen) unter eine Glasglocke untergebrachten Funkenstrecke aufgestellt sind. In die Glasglocke stelle ich eine Schale mit Natronkalk, welcher die hier entstehende salpetrige Säure absorbirt. Von den äusseren Flaschenbelegen gehen zwei Leitungen ab, welche in zwei Klemmschrauben enden, zwischen denen sich noch eine dritte befindet. Zwischen diese Klemmschraube wird bei

[1]) Ann. f. Phys., 4. Folge, Bd. V, und Naturw. Rundsch., 18. Jahrg., Nr. 42.

der allgemeinen d'Arsonvalisation das kleine Solenoid und das grosse Solenoid eingeschaltet. Letzteres stellte ich mir so her, dass ich mir vom Tischler einen langen Tisch bauen liess, der gleichzeitig zum Radiographiren dient. Auf diesen Tisch wird, im Falle der Apparat als Solenoid benützt werden soll, ein Korb aufgesetzt, auf welchen 12 Windungen eines dicken Kupferdrahtes aufgewickelt sind, die sich mittels Klemmschrauben auf beiden Seiten der Tischplatte in die unterhalb der Tischplatte geführten Windungen fortsetzen. Je eine Klemmschraube am Anfange und Ende dieser Wicklungen kann an die Klemmschrauben des Condensators angeschlossen werden.

Die ersten Resonatoren *Oudin's* bestanden aus 40—50 M. eines $^1/_2$—3 Mm. dicken Kupferdrahtes, welcher um einen 40—50 Cm. hohen, 30 Cm. im Durchmesser betragenden Cylinder aus isolirender Substanz so gewickelt war, dass die Entfernung der einzelnen Spiralen von einander 1 Cm. betrug. Mit einem Haken oder einer Klemme wurde

Fig. 41.

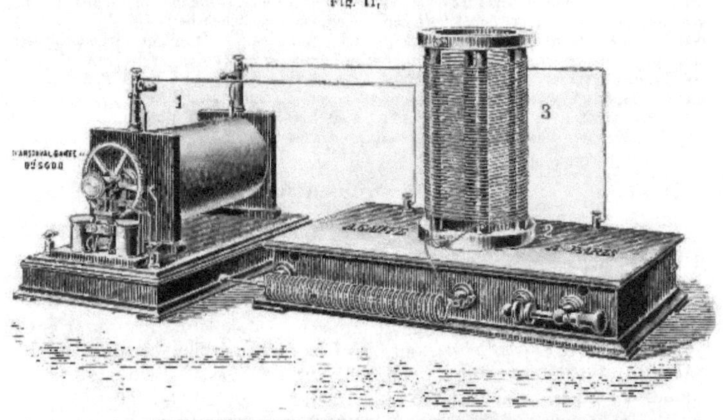

D'Arsonval'sches Instrumentarium von *A. Gaiffe* in Paris.

der Zuleitungsdraht von einem Ende des *d'Arsonval*'schen Solenoides an eine geeignete Stelle des Resonators befestigt; das andere Ende des *d'Arsonval*'schen Solenoides blieb frei, oder wurde zur Erde abgeleitet. (Später verband es *Oudin* mit dem unteren Ende des Resonators.) Der gegenwärtige Resonator (construirt von *Radiguet, Ducretet, Bonetti*) hat folgende Construction (Fig. 42):

Die inneren Belage der Leydener Flaschen stehen mit Entladerkugeln in Verbindung, welche leicht einander genähert und von einander entfernt werden können. Der Resonator selbst besteht aus einem verticalen, mit Paraffin belegten Cylinder, welcher eine spiralige Rinne besitzt, in welcher der Draht aufgerollt ist. Dieser ist $2^1/_2$ Mm. dick und macht 50 Touren, welche einen Zwischenraum von 8 Mm. zwischen sich lassen. Die Gesammtlänge des Drahtes beträgt 45 M. — An das obere Ende des Drahtes wird die Elektrode befestigt. Das untere Ende steht mit dem äusseren Belege der einen Leydnerflasche in Verbindung.

Der äussere Belag der anderen Flasche wird an eine der untersten Spiralen des Resonators in der Weise geleitet, dass der Draht zu einer Metallrolle führt, welche mittels einer Rinne dem Drahte entlang hinaufsteigen, oder herabgeleitet werden kann. Auf diese Weise ist der Resonator in 2 Solenoide getheilt, welche auf einander folgen.

Es handelt sich um Erzeugung elektrischer Schwingungen in zwei Systemen. Die Schwingungszahl hängt ab vom Product aus der Capacität und der Selbstinduction der Systeme; der Effect der Anordnung hat das Maximum, wenn beide Systeme g l e i c h e oder harmonische Schwingungszahlen haben. Das erste System besteht aus den Leydenerflaschen *M, N* (von constanter Capacität), deren äussere Stanniolbelegung sich durch eine Drahtspirale *E, F* von variabler Selbstinduction entladet. Das zweite System enthält einen Conductor von wechselnder Capacität, den zu elektrisirenden Körper, und eine Drahtspule mit constanter Selbstinduction. Damit das Product aus Capacität und Selbstinduction des zweiten Systems mit dem im ersten System harmoniren soll (Resonanz), muss letzteres abstimmbar sein. Dies geschieht dadurch, dass man die Zahl der Windungen um ganze Windungen oder Bruchtheile davon verändert *(Oudin)*. Um zu vermeiden, dass der nicht eingeschaltete Rest der Resonanzspule Störungen der Resonanz hervorrufe, leitet *Kurella*[1]) sein Ende zum Boden (Wasserleitung) ab.

Fig. 42.

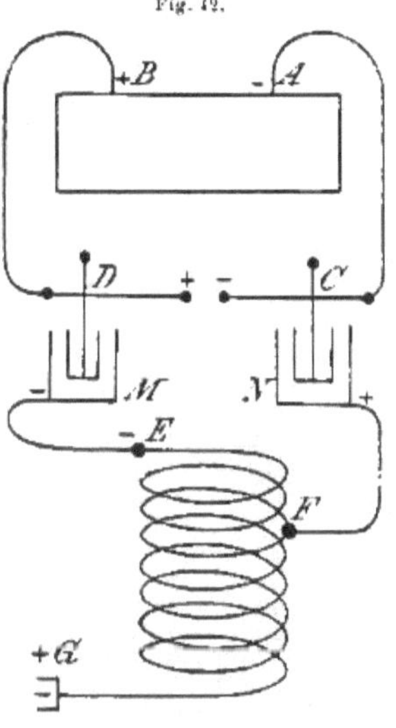

O. Rochefort theilte bei seinem bipolaren Resonator (Fig. 43) die äusseren Belege seiner beiden Condensatoren in je 2 Theile, und zwar auf die Weise, dass er von den inneren Belegen von 4 Leydener Flaschen je zwei mit einander leitend verband, und an jedem dieser zwei Verbindungsstücke je einen mit einer Kugel *(A, B)* endigenden Metallstab anbrachte, welche einander gegenübergestellt die Entladungsvorrichtung bilden. Die 4 äusseren Flaschenbelege sind an 4 Punkten *F, H, M, L* zweier Resonatoren so geschaltet, wie es Fig. 36 darstellt. Unter diesen Bedingungen sind die beiden Resonatoren, obgleich der eine auf den anderen einen Einfluss ausübt, elektrisch separirt und sie functioniren wie zwei Resonatoren, welche von demselben Unterbrecher betrieben werden und von denen jeder einen ganz gleichen, aber in der primären Spirale in entgegengesetzter Richtung verlaufenden Strom erhält. Nach *Oudin* muss die Capacität der primären Spirale *F H* der Capacität der secundären entsprechen, damit die Effluxion ihr Maximum erreiche. Die secundäre Capacität setzt sich zusammen aus der Capacität der secundären Spirale *H K* und jener des ganzen Leiters, der an den Punkt *K*

[1]) VII. Congr. d. deutschen dermatolog. Gesellsch., Breslau 1901, Sitzungsber., pag. 488.

angeschlossen ist. Um diese Capacitäten in Uebereinstimmung zu bringen genügt es, den Punkt *H* anderswohin zu verlegen. Beim bipolaren Resonator muss man in dieser Weise beide Resonatoren reguliren.

Die Effluxionen der beiden Resonatoren nehmen die Richtung gegen einander, nicht weil sie von entgegengesetzter Elektricität sind,

Fig. 43.

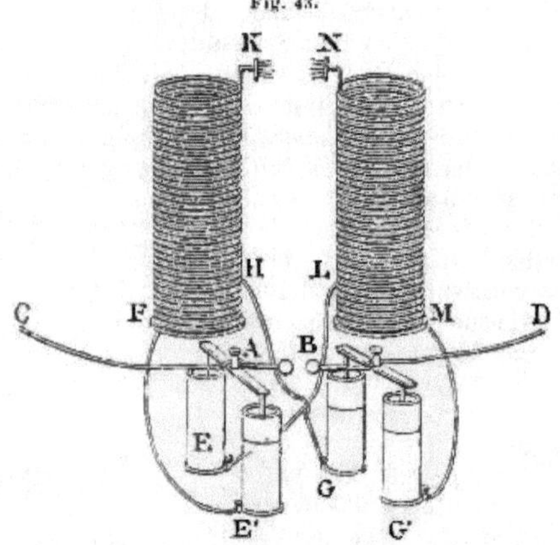

Bipolarer Resonator von *O. Rochefort.*

sondern weil die Capacität des einen Resonators die Effluxion des anderen Resonators anzieht. Erzeugt man gleichartige Effluvien in

Fig 44.

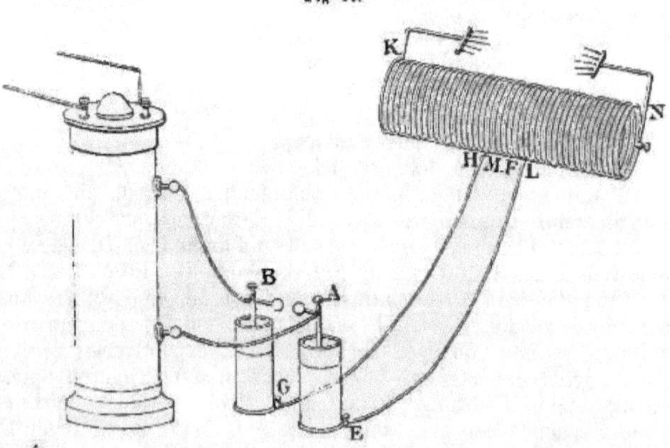

beiden Resonatoren, indem man den Draht, welcher zu *H* zog, bei *F* schaltet, und jenen, der zu *F* zog, bei *H*, so sieht man im Dunkeln ganz deutlich, dass sich die Effluvien gegenseitig abstossen. Noch deutlicher zeigt das die Photographie. Mit dieser Anordnung erzielte *Rochefort* mit Leichtigkeit bipolare Effluvien von 50 Cm. Länge,

Einen bipolaren Resonator mit 2 einfachen Condensatoren stellt *O. Rochefort* auf die Weise her, dass er die untersten Spiralen der beiden Resonatoren mit einander verbindet (Fig. 44 *M F*) und die äusseren Armaturen mit 2 intermediären Punkten *H* und *L* verbindet. Aber diese Anordnung macht jeden Resonator zu sehr von dem anderen abhängig und sie sind schwer zu reguliren, wenn die Capacitäten der secundären Spiralen der Resonatoren sehr verschieden sind.

Als Elektroden dienen die Platten-, Knopf-, Pinsel- und Rollenelektroden, welche bei der Galvanisation und Faradisation Verwendung finden. Sehr häufig benützt man zur localen Behandlung die Elektrode nach *Oudin*. Dieselbe besteht aus einem langen Hartgummigriffe, an dessen Ende ein dicker Metallstab angebracht ist, über welchen eine Glashülse aufgesetzt wird. Durch ein seitliches Loch im Griffe kann der Zuleitungsdraht an den Metallstab herangebracht und daselbst mit einer Schraube fixirt werden.

Um den Eintritt der Effluxionen auf eine möglichst grosse, gut leitende Oberfläche zu vertheilen, verwendet *Oudin* als Elektroden auch sehr geschmeidige Gewebe aus Metallfäden, wie solche zu Theatercostümen benützt werden, oder auch breite, mit befeuchteter Gemshaut überzogene Elektroden; dadurch verhindert er directe Funkenschläge, welche die Patienten sehr erschrecken.

M. Kohl stellt Innenelektroden für Körperhöhlen auf die Weise her, dass Hartgummistifte verschiedener Länge, Dicke und Formation, je nach der Höhle, in welche sie eingeführt werden sollen, durchbohrt und mit einem Draht eingelegt werden, welcher mit der Zuleitungsklemme in Verbindung steht. Der zu behandelnde Körpertheil kommt auf diese Weise nicht unmittelbar mit der Zuleitung in Berührung, sondern dient gleichsam als ein Condensatorbelag. Bei Verwendung des bipolaren Resonators nimmt der Patient einen blanken Messingcylinder, welcher mit dem einen Resonator verbunden ist, fest in die Hand, während das Ende des anderen Resonators mit der labilen Elektrode in Verbindung steht.

Der Resonator muss in jedem Falle hinsichtlich seiner Länge der Capacität der Elektrode und derjenigen des Körpers des Patienten angepasst werden, wenn er zur vollkommenen Resonanz gebracht werden soll.

Eine wesentliche Verstärkung der Wirkung erhalte ich an meinem Apparate, wenn ich den Condensator in der Weise schalte, dass die Zuleitungen von den Polen der secundären Spirale des Inductoriums zu den inneren Belagen der beiden Leydenerflaschen führen, die äusseren Belage der letzteren mit einander und weiters mit der einen Kugel der Funkenstrecke verbunden sind, während die andere Kugel mit einer der beiden Stangen in Verbindung steht, welche zu den inneren Belagen der Leydenerflasche führen.

Der Funke in der Funkenstrecke ist bei dieser Schaltung bedeutend heller, massiger und geräuschvoller als bei der einfachen Hintereinanderschaltung der beiden Flaschen. Auch sind die Entladungen des entsprechend angeschlossenen Resonators viel kräftiger als sonst. Hingegen setzt der Funke schon bei einer Grösse der Funkenstrecke aus, wo der Funke bei gewöhnlicher Schaltung noch überspringt.

Noch glänzender und voluminöser wird die Funkenentladung in der Funkenstrecke, wenn man beide Flaschen vollständig neben einander schaltet. Dann wirken die beiden Flaschen, wie wir pag. 18 gesehen haben, wie eine einzige von der doppelten Grösse; die Quantität der Entladung ist erhöht, während bei der gewöhnlichen Kaskadenschaltung der beiden Flaschen die doppelte Potentialdifferenz, zwischen den Belegungen der Condensatoren aber die Elektricitätsmenge einer einzigen Flasche vorhanden ist. Bei der Schaltung der beiden Flaschen nebeneinander ist jedoch unter sonst gleichen Umständen die Entladung aus dem Resonator schwächer als bei der gewöhnlichen Kaskadenschaltung; diese Schaltung ist daher zu medicinischen Zwecken nicht zweckmässig; hingegen gibt mir die oben bezeichnete Schaltungsweise sehr günstige Resultate, besonders dann, wenn sehr kräftige Büschel und Entladungen erforderlich sind.

Die Art der Elektricitätsabgabe von Seiten des Resonators lässt sich modificiren:

1. durch Regulirung des Primärstromes am Inductor, indem man am Rheostat Widerstände ausschaltet oder mehr Accumulatorenzellen verwendet; steht ein *Wehnelt*'scher Strombrecher in Verwendung, so erreicht man denselben Zweck, wenn man die Länge des Anodenstiftes ändert;

2. durch Veränderung der Kugeldistanz am Funkenmikrometer. Je weiter die Kugeln von einander entfernt sind, desto grösser die Wirkung;

3. durch Regulirung des Resonators;

4. durch Verwendung entsprechender Elektroden in verschiedener Applicationsweise.

Oudin constatirte durch Messungen, dass der Resonator grössere elektrische Energien producire als die statischen Maschinen.

Um die Intensität der Hochfrequenzströme zu messen, schaltet *d'Arsonval* ein Galvanometer ein, welches nach dem Principe der Hitzdrahtinstrumente (pag. 36) gebaut ist und eine doppelte Graduation in Milliampères und in Volts besitzt.

§ 23. Technik der Application der Hochfrequenzströme.

Hinsichtlich der Methode bei der Behandlung mit Hochfrequenzströmen unterscheidet *d'Arsonval* eine indirecte und eine directe Application.

Das erste Verfahren (Allgemeine d'Arsonvalisation) besteht entweder darin, dass in den von den äusseren Belagen des Condensators abgehenden Stromkreis eine grosse Spirale (z. B. die um das oben beschriebene Lagerungsbett ziehende) eingeschaltet wird, in deren Innerem der vollständig bekleidete Patient Platz nimmt, ohne sich mit der Leitung irgendwo in Contact zu bringen: Autoconduction[1]); der Kranke steht dann unter dem Einflusse des elektrischen Feldes und ist vollständig mit Elektricität geladen, so dass man aus jeder Stelle seines Körpers

[1]) Ein derartiges Solenoid stellt man sich in praktischer Weise in einem Winkel seines Ordinationszimmer so her, dass man mit einem hölzernen Rahmen, welcher die Thür zu diesem Solenoide bildet, einen dreieckigen Raum abschliesst, dessen beide anderen Seiten die Zimmerwände bilden. An diesen Wänden und der Thür wird in zweckmässiger Weise der Leitungsdraht in einer Spirale herumgeführt und dort, wo die Thür beim Schliessen die eine Zimmerwand berührt für die Anbringung entsprechender Contacte Sorge getragen.

Funken ziehen kann, wie schon *d'Arsonval* nachwies; oder der Kranke wird auf ein aus schlecht leitendem Materiale hergestelltes Bett gelegt, dessen untere Fläche mit Metall beschlagen und durch einen Draht mit dem einen Ende des Solenoids *D* (Fig. 40) in Verbindung steht, während der Kranke als zweite Armatur des Condensators, welchen dieses Bett darstellt, eine Elektrode, die zum anderen Ende des Solenoids leitet, in die Hand nimmt; dieses letztere Verfahren nennt *d'Arsonval*: Condensation. — Die directe Anwendung der Hochfrequenzströme geschieht in der Weise, dass der Patient mit dem einen Ende des Solenoids *D* vermittels zweier Metallplatten, auf welche er seine Füsse stellt, oder mittels eines Fussbades in Verbindung gesetzt wird, während der Schluss des Stromkreises durch eine mit dem anderen Ende des Solenoids in leitender Verbindung stehende Elektrode besorgt wird, welche der Patient in der Hand hält: bipolare Application. Die locale Application erfolgt bipolar so, dass der Patient eine Metallelektrode in die Hand nimmt, welche mit einer der äussersten Spiralen des kleinen Solenoids verbunden ist, während die andere Endspirale durch einen Leiter mit einer 2. Elektrode verbunden wird, die man der zu behandelnden Hautstelle nähert; oder es wird an das eine Ende des Solenoids der Resonator von *Oudin* angeschaltet; an das Ende dieses Solenoids befestigt man die *Oudin*'sche Elektrode und bestreicht mit dieser die kranken Hautstellen.

Wird der bipolare Resonator verwendet, so erfolgt die Application der Entladungen desselben so, dass man das Ende der einen Spule mit einer Metallelektrode verbindet, die man dem Kranken in die Hand gibt, während man die Effluvien aus dem Ende der anderen Spirale gegen die zu behandelnde Körperstelle richtet; oder man gibt, um die Contactflächen möglichst zu vergrössern, beiden Elektroden eine Beschaffenheit, wie oben (pag. 83) erwähnt wurde, und applicirt sie an sich gegenüber befindlichen Körperstellen (z. B. an Brust und Rücken).

Für die Autoconduction und Condensation sind diese Vorschriften ausreichend; man wird diese Proceduren 2—3mal wöchentlich oder täglich in der Dauer von 10—35 Minuten vornehmen, dabei nur die Vorsicht gebrauchen, den Patienten auf das starke Geräusch, welches der Funke am Funkenmikrometer verursacht, vorher aufmerksam zu machen, damit er nicht erschrecke, desgleichen ihn ermahnen, die Leitung des Solenoids nicht zu berühren, am wenigsten gleichzeitig an zwei weit von einander abstehenden Windungen, weil er infolge des bedeutenden Potentialgefälles einen ziemlich empfindlichen Schlag erhalten könnte.

Bei der localen Application der Hochfrequenzströme, respective der Entladungen derselben gehe ich je nach der Natur der zu behandelnden Affection verschieden vor. Soll beispielsweise die elektrolytische Wirkung der elektrischen Strömung mehr zur Geltung gelangen, dann bringe ich die betreffende Elektrode rasch an die Haut heran und drücke sie fest an, wodurch dem Patienten jede unangenehme Empfindung erspart bleibt (s. Fig. 60, pag. 146). Nunmehr wird, je nach der Indication, die Elektrode längere Zeit an einer Stelle belassen (z. B. an den Schmerzpunkten bei Ischias), bis sich ein lebhaftes Wärmegefühl bemerkbar macht, oder man streicht langsam auf der Hautoberfläche, ohne die Elektrode abzuheben, mit sanftem Drucke (z. B. längs der Nervenstämme) wiederholt hin und her, und zwar kann diese Streichung einfach linear sein, d. h. mit der Spitze der Elektrode vorgenommen werden, oder man gestaltet sie flächenhaft, indem man die breit aufgelegte Elektrode parallel zu sich selbst in der gewünschten Richtung verschiebt. Will man jedoch von der verschorfenden und mechanischen Wirkung der Entladungen Nutzen ziehen, so hält man die Elektrode ein wenig von der Haut ab. Ein leuchtender Funkenstrahl geht dann mit Geräusch von der Elektrode auf die Haut ab und erzeugt daselbst einerseits lebhafte Wärme und Schmerzempfindung, andererseits die charakteristischen Wirkungen des Funkenschlages als solches, wie sie weiter unten besprochen werden sollen. Die Erklärung dieser Erscheinung ist wohl darin zu suchen, dass beim innigen Contacte der Elektrode mit der Haut der Widerstand für den Durchtritt des Stromes sehr klein, bei Entfernung der Elektrode jedoch derselbe sehr gross ist, weil der Strom die Luftstrecke, die ein schlechter Leiter ist[1]), zu überwinden hat. Vom Widerstande ist ja nach der Effectformel J^2R der Grad der Erwärmung abhängig (pag. 37). Von grosser Bedeutung für den Wirkungsgrad ist auch die Beschaffenheit der Elektrode, mittels welcher die Entladungen auf die Haut applicirt werden. (Ich verweise hier auf die Schaltungsvariationen pag. 83, durch welche man eine Verstärkung der Entladungen erzielen kann.) Wird beispielsweise die *Oudin*'sche Glaselektrode verwendet, so geht von dem Metallstabe gerade an jener Partie, welche der Berührungsstelle des Glases mit der Haut gegenüber liegt, ein glänzender, violett leuchtender Dunst ab, der gegen die Haut gerichtet ist. Bei genauem Zusehen erweist sich dieser Regen als aus einer Unzahl feinster leuchtender Fünkchen zusammengesetzt, welche, wie es scheint, die Glaswand zum Theile durchsetzen, zum Theile aber von der letzteren im Inneren zurückgehalten werden. Von der Aussenfläche der Glashülse gehen dann, wenn die Elektrode in nicht zu grossem Abstande von der Haut gehalten wird, Fünkchen in wesentlich geringerer Zahl ab. Die Empfindung, welche durch diese verursacht wird, ist sehr geringfügig.

Für die Annahme, dass diese Fünkchen die Glaswand, namentlich wenn die letztere dünn ist, durchbohren, spricht die Beobachtung, welche ich wiederholt zu machen Gelegenheit hatte, dass nämlich an den Stellen der Glashülse, welche in dieser Weise öfters einerseits mit der (ableitenden) Haut in Contact gebracht werden, andererseits das Ziel der anprallenden Funkenentladungen sind, mit der Zeit Lücken herausgebrochen werden, deren Configuration genau den Umrissen der Contactstelle entspricht. Es ist aber jedenfalls auch eine Condensatorwirkung dieser Glashülse vorhanden, und könnte man sich die Function derselben auch wie jene einer Leydener Flasche vorstellen.

Es lässt sich leicht feststellen, dass die Büschelentladungen von dem Metallkerne zur Glaswand umso intensiver werden, je geringer der Zwischenraum zwischen beiden ist und je feuchter die Hautpartie, welche bestrichen wird. Da die Behandlung meist einen leichten Schweissausbruch an den bestrichenen Stellen zur Folge hat, ist die Function des Apparates gegen Ende der Sitzung immer eine bessere als zu Beginn derselben, was man bei der Bestimmung der Behandlungsintensität stets beachten sollte.

---

[1]) Nach Sir *W. Thomson* (Lord *Kelvin*) entspricht einer Funkenschlagweite zwischen Metallkugeln von 0·5 Mm. eine Spannungsdifferenz von 2.910 Volts,

„	1·0	„	„	„	„	„	4.830	„
„	3·0	„	„	„	„	„	11.460	„
„	6·0	„	„	„	„	„	20.470	„
„	15·0	„	„	„	„	„	29.340	„
„	20·0	„	„	„	„	„	31.350	„

Aus diesen Zahlen ist der grosse Widerstand der Luft ersichtlich, welcher nur durch enorme Spannungen überwunden werden kann.

Wird die Glaskapsel entfernt, so fällt die Hemmung, respective die Abschwächung der Entladungen hinweg; in voller Kraft fallen sie dann auf den zu behandelnden Körpertheil. Dieses Verfahren ist allerdings empfindlicher, aber auch entschieden wirksamer. Die Verwendung desselben möchte ich besonders bei der d'Arsonvalisation zu dermatotherapeutischen Zwecken empfehlen.

Ebensolche Sensationen und kräftigere Wirkungen wird man erzielen, wenn man das Drahtende des Resonators mit einer elektrischen Massagerolle oder einem faradischen Pinsel armirt. Zum excitirenden Verfahren, um oberflächliche Verschorfungen herbeizuführen etc., eignet sich dieses Verfahren vorzüglich.

Hält man die Elektroden sehr weit von der Haut ab, so gehen von der Oberfläche derselben elektrische Büschel ab, deren Wirkung ganz analog, aber bedeutend schwächer ist, als die jener Büschel, welche man mit den monopolaren Entladungen von Inductorien (s. w. u.) erhalten kann. Eine andere Methode besteht darin, dass man den Körper des Patienten mit der hochgespannten Elektricität dadurch ladet, dass man ihn die Metallelektrode in die Hand nehmen lässt, und der Arzt mit seiner blossen Hand die kranke Partie berührt und massirt, wodurch er Funken aus der betreffenden Stelle zieht. Nach meiner Meinung wirkt der an Ort und Stelle applicirte elektrische Strom viel intensiver, als wenn er durch den grossen Widerstand des Körpers geschwächt zur Geltung kommt. Das Verfahren lässt sich auch noch so variiren, dass der Arzt die Elektrode in eine Hand nimmt und mit der anderen freien Hand die zu behandelnde Hautstelle bestreicht.

Die locale d'Arsonvalisation wird am besten täglich in der Dauer von 5—15 Minuten vorgenommen. Das Auftreten einer rothbraunen Verfärbung der Oberhaut kann die Indication geben, mit der Behandlung solange zu pausiren, bis die so veränderte (verschorfte) Epidermis sich abgeschilfert hat.

Zur localen Behandlung des Kopfes oder Gesichtes nimmt der Patient am besten auf einem Behandlungsstuhle Platz, welcher drehbar ist und eine stellbare Kopflehne besitzt. Während der Behandlung nehme man darauf Bedacht, dass der Zuleitungsdraht vom Apparate zur Elektrode, den Körper des Patienten nirgends berühre, weil die sonst hier überspringenden Funken dem Kranken Schmerz bereiten und ihn erschrecken. Auch hüte man sich, Funkenschläge zu lange an eine kleine circumscripte Hautstelle einwirken zu lassen, weil dort sonst Blasen und Verschorfungen entstehen.

§ 24. Physiologische Wirkungen der Hochfrequenzströme.

Die hochfrequenten Wechselströme sind für den menschlichen Organismus unschädlich und können bei einer Spannung und Intensität, die imstande ist, eine Glühlampe zum Leuchten zu bringen, den Körper passiren, ohne die geringste Empfindung zu verursachen. *D'Arsonval* zeigte [1]), dass weder die Muskeln, noch die peripheren Enden der sensiblen Nerven für so ausserordentlich rasche Schwingungen empfänglich sind; im Gegentheile sollen die Gewebe, besonders die Haut und etwa

[1]) Ann. d'électrobiologie, Bd. 1, H. 1.

blossgelegte Nerven, durch welche die Hochfrequenzströme ihren Weg nehmen, für gewöhnliche Reize weniger empfindlich werden und an der Eintrittsstelle sogar eine 5—20 Minuten anhaltende Analgesie hervorbringen. Doch dringt diese Anästhesie nicht tief. So viel ich selbst in dieser Hinsicht Erfahrungen gesammelt habe, ist die durch Hochfrequenzströme verursachte Anästhesie äusserst gering. Allerdings liegt es mir fern, wenn auch meine Befunde mit jenen *d'Arsonval's* nicht ganz übereinstimmen, die Mittheilungen eines so ausgezeichneten Forschers als unrichtig darzustellen, wie es bedauerlicherweise in der Literatur so oft geschieht. Ich glaube vielmehr, dass die grossen Differenzen in den Angaben des französischen Physiologen und anderer Autoren in der verschiedenen Construction und Leistungsfähigkeit der verwendeten Apparate begründet sind.

Doumer und *Oudin* glauben, die Anästhesie, welche *d'Arsonval* bei chirurgischen Operationen empfahl, sei der erste Grad der Mortification der Zellen durch die Funken, ähnlich wie man sich die Anästhesie durch Kälte zu erklären habe.[1])

Baedeker will durch die Hochfrequenzströme im Gegentheile eine Hyperästhesie hervorgerufen haben.

D'Arsonval stellte 2 Hypothesen für die merkwürdige Erscheinung auf, dass die sensiblen Nerven durch Ströme von hoher Wechselzahl nicht erregt werden:

1. Diese Ströme machen deshalb auf den Organismus keinen Eindruck, weil sie sich blos auf der Oberfläche ausbreiten, oder

2. diese Erscheinung rührt daher, weil die peripheren Nerven nur für elektrische Schwingungen von geringer Frequenz empfindlich sind; geradeso wie die Endigungen des N. acusticus und N. opticus durch Schwingungen mit Schwingungszahlen unterhalb und oberhalb gewisser Grenzen nicht mehr erregt werden.

Gegen die erste Hypothese spricht der Umstand, dass die Sinusoidalströme[2]) einen Einfluss auf die Ernährung der Gewebe haben, also Tiefenwirkungen hervorbringen, ohne wesentliche Empfindungen hervorzurufen.

Vittorio Maragliano[3]) will an den Wärmewirkungen, welche die Hochfrequenzströme noch ausübten, nachdem sie beträchtliche Gewebsschichten von lebenden und abgestorbenen Organismen durchlaufen hatten, gezeigt haben, dass die *d'Arsonval*'schen Ströme nicht nur oberflächlich verlaufen, sondern auch in die Tiefe dringen. (Allerdings können sich bei seinen Versuchsanordnungen diese Ströme auch oberflächlich ausgebreitet haben.)

Auch *L. Hoorweg*[4]) nimmt für Wechselströme an, dass die im *d'Arsonval*'schen Apparate erzeugten Hochfrequenzströme nicht auf der Oberfläche des menschlichen Körpers bleiben, sondern denselben völlig durchdringen; das zeigen auch die Versuche von *Einthofen* und *Leyden*.

---

[1]) Ann. d'électrobiologie, 1900, Bd. III, pag. 513.

[2]) Das sind Wechselströme, welche nicht aus steil ansteigenden und abfallenden Stromstössen, sondern aus Stromwellen bestehen, die allmählich an- und abschwellen. Sie werden erhalten durch Regulirung und Reducirung der Stromstärke und Spannung von industriellem Wechsel- oder Drehstrom mittels geeigneter Transformatoren.

[3]) Clinica medica, 1901, Nr. 7.

[4]) *Pflüger's* Archiv, Bd. LXXXIII, 8.

Nach meinem Dafürhalten ist auch die zweite Annahme nicht vonnöthen. Wenn man den Primärstrom eines *Faraday*'schen Inductionsapparates nicht mit dem *Neef*'schen Hammer, sondern mit einem Motorunterbrecher ausserordentlich schnell hintereinander öffnet und schliesst, so kann man durch Application des so inducirten frequenten Wechselstromes kräftige Muskelcontractionen herbeiführen, ohne dass der Elektrisirte die geringste Empfindung einer Elektrisation hätte *(d'Arsonval)*. In diesem Falle inducirt ein Strom von bestimmter Intensität und Spannung eine gewisse Anzahl von Wechselströmen von gleichfalls bestimmter Höhe und Spannung. Wenn wir bei gleicher Primärspannung und gleicher Schnelligkeit der Unterbrechungen die Zahl der letzteren vermindern, dann ist die an den Polen der Secundärspule auftretende Spannung eine höhere. d. h. mit anderen Worten, der Inductionsstrom hat, da ja der Widerstand seines Stromkreises nicht verändert worden ist, grössere Intensität als früher; da meine Versuche auf Bakterien (s. an anderer Stelle) zeigten, dass bei höherer Stromintensität intensivere Wirkungen erzielt werden, wäre zu erwarten, dass durch Herabsetzung der Unterbrechungszahl des primären Stromes auch eine grössere Stromintensität und weiters stärkere physiologische Effecte, in diesem Falle also eine Empfindung der Entladung, herbeigeführt wird. Dies ist thatsächlich der Fall. Ganz ähnliches könnte man bei den Hochfrequenzströmen annehmen; infolge der Vertheilung auf die vielen raschen Stromwechsel dürfte auch die Intensität des einzelnen Stromstosses eine ausserordentlich geringe sein. Umgekehrt wäre zu erwarten, dass bei Erhöhung der Intensität der Hochfrequenzströme, etwa durch entsprechende Wickelung der Spulen und Construction der Condensatoren, auch die physiologischen Wirkungen bedeutend intensiver würden.

Es dürfte deshalb auch die geringe Intensität dieser Ströme die Ursache der merkwürdigen Erscheinung sein, dass dieselben so wenig Empfindung hervorrufen.

Es muss übrigens zwischen der Wirkung der elektrischen Strömung und jener der elektrischen Entladungen auf die sensiblen Nerven wohl unterschieden werden. Letztere bringt bei den Hochfrequenzströmen ebensolche Empfindungen hervor wie die Entladungen anderer statischer Elektricitätsquellen. Ebenso muss auseinandergehalten werden einerseits, dass die Hochfrequenzströme nicht empfunden werden, andererseits, dass sie Analgesie hervorrufen sollen. Die Erklärung der letzteren Erscheinung s. pag. 135.

H. Kurella beobachtete [1]), dass, wenn der Resonator, an dem die Elektrode befestigt ist, mit dem Solenoide D nur unipolar verbunden wird, der *d'Arsonval*'sche Strom eine tetanisirende Wirkung auf die Muskeln und ein lebhaftes Formicationsgefühl erzeugt; bei bipolarem Anschlusse fehlt dagegen die tetanisirende Einwirkung.

D'Arsonval folgert aus seinen Versuchen, dass die Hochfrequenzströme den Stoffwechsel und das Zellleben in hohem Grade beeinflussen. Unter ihrer Einwirkung erhöht sich die Intensität des respiratorischen Verbrennungsprocesses, die Menge des in der Zeiteinheit verbrauchten Stauerstoffes ebenso wie jene der ausgeathmeten Kohlensäure wesentlich, eine Steigerung, die in einem Falle von 17 auf 37 Liter hinaufgehen konnte. Diese Erhöhung der Verbrennungsvorgänge äussert

[1]) Zeitschr. f. Elektrotherapie und ärztl. Elektrotechn., 1900, pag. 59.

sich auch in der Vermehrung der Harnstoffabgabe, während die Harnsäureausscheidung sich vermindert (*Lazat* und *Gautier*).

Gleichzeitig steigert sich die Wärmeabgabe von Seiten des Körpers. Trotz dieser gesteigerten Verbrennungsvorgänge steigt die Innentemperatur des Körpers kaum an. Die Folge dieser gesteigerten organischen Verbrennungsvorgänge waren Gewichtsverluste von so behandelten Versuchsthieren: Ein kleines Meerschweinchen z. B. verlor unter normalen Verhältnissen 6 Grm. seines Gewichtes in 16 Stunden; ward es der Wirkung der Hochfrequenzströme unterzogen, so verlor es in derselben Zeit 30 Grm. seines Gewichtes. Nachher sich selbst überlassen, nahm es in 2 Stunden genau um das Verlorene an Körpergewicht zu.

Berlioz[1]) constatirte in 761, an 280 der Autoconduction unterzogenen Kranken gemachten, Harnanalysen 1. eine Verbesserung der Diurese und eine leichtere Elimination der Excrete, 2. eine Steigerung der organischen Verbrennungen, 3. die Tendenz des Verhältnisses der Harnsäure zum Harnstoff, sich dem normalen Mittel (1:40) zu nähern.

Apostoli constatirte bei seinen Patienten eine Vermehrung der Diurese und der Harnstoffausscheidung, eine Steigerung des Oxyhämoglobingehaltes des Blutes, Hebung der Arbeitslust, Gehfähigkeit etc. Die hämatospectroskopische Untersuchung nach der Methode von *Henocque* zeigt die mächtige Wirkung dieser Ströme auf die Thätigkeit der Ernährung, welche angeregt und regulirt wird.

Tripet[2]) prüfte, wie sich das Reductionsvermögen des Oxyhämoglobins von Individuen, die mit Hochfrequenzströmen behandelt wurden, verhält. In 37 Fällen fand er es gesteigert, und zwar bei Kranken mit verlangsamtem Stoffwechsel (Rheumatismus, Fibroma uterinum !). In 10 Fällen (Diabetes), wo dieses Vermögen vor der Behandlung übermässig gesteigert war, setzten es die Hochfrequenzströme herab. In 6 Fällen, wo der organische Zerfall Fortschritte machte, hatte die Behandlung keinen Erfolg. Auch *Guillaume*[3]) untersuchte den Einfluss der Hochfrequenzströme auf die reducirende Thätigkeit des Oxyhämoglobins bei Kranken mit chronischem Rheumatismus, Ischias, Chloroanämie: die vermehrte reducirende Wirkung des Oxyhämoglobins war von einer vermehrten Quantität des letzteren begleitet und trat häufig Besserung der Krankheitszustände ein. Diese Besserung hängt zum Theile mit den Modificationen der Ernährung zusammen, was durch die Blut- und Harnuntersuchung bestätigt wurde. — (Ich möchte darauf hinweisen, dass man diese Wirkung nicht ohne weiteres den Hochfrequenzströmen zuschreiben darf. Die Einathmung von Ozon wirkt in gleicher Weise auf das Hämoglobin (*Labbé*), und bekanntlich sind die Hochfrequenzströme stets von Ozonbildung begleitet.)

Lucaille[4]) constatirte, dass in seinen Fällen die Menge des unter dem Einflusse der Autoconduction ausgeschiedenen Harnstoffes von 11 Grm. bis auf 43 und 60 Grm. stieg.

Denoyés, Martre und *Rouvière*[5]) constatirten, dass unter dem Einflusse der Hochfrequenzströme sich das Mass der in 24 Stunden aus-

[1]) Compt. rend. de l'Académie des sc., 18. März 1895.
[2]) Acad. d. sc., 25. Juni 1900.
[3]) Gazette des hôpitaux. 7. Februar 1901.
[4]) Bullet. offic. d. l. Société fr. d'électrothérapie. März 1900.
[5]) Compt. rend. de l'Acad. d. sc., 1. Juli 1901.

geschiedenen Harnmenge ebenso vergrössert als jene des Harnstoffes. der Harnsäure, des gesammten Stickstoffes. der Phosphate, Sulfate und Chlorüre. Diese Vermehrung ist bei verschiedenen Individuen verschieden und bleibt, wenn auch in verringertem Grade, noch drei Tage nach dem Aussetzen der Behandlung bestehen. Auch *G. S. Vinai* und *G. Vietti*[1]) constatirten bei zwei Personen, dass die d'Arsonvalisation eine vermehrte Stickstoff- und Phosphorsalzausscheidung bewirke.

Diese Befunde *d'Arsonval's* und seiner Schüler haben jedoch nicht allgemeine Bestätigung gefunden.

Guilloz untersuchte den Stoffwechsel in Muskeln und konnte keine Vermehrung der Sauerstoffaufnahme bei Autoconduction beobachten. Er will deswegen aber nicht etwa die Experimentalergebnisse *d'Arsonval's*, welcher am lebenden Menschen vermehrte Sauerstoffaufnahme nachwies, in Zweifel ziehen, vielmehr nur constatirt haben, dass diese vermehrte Sauerstoffaufnahme nicht von einer Steigerung der Oxydationsvorgänge im Protoplasma herrühren könne.

L. Querton[2]) konnte durch Wechselströme von hoher Frequenz und hoher Spannung beim Meerschweinchen nicht die geringste Vermehrung in der Production von Kohlensäure constatiren. Er gibt jedoch die Möglichkeit zu, dass der krankhafte Zustand gewissser prädisponirter Personen eine Steigerung der Sensibilität herbeiführt, welche andere Bedingungen schafft, als er bei seinem Thier, das allerdings als hyperästhetisch gilt, hatte.

Reale, Renzi und *Vinai*[1]) schlossen, dass die Teslaströme die Oxydationen des Organismus beträchtlich steigern, indem sie die Elimination der Harnsäure uud der Phosphorsäure vermehren.

Querton[3]) bemerkt, dass *d'Arsonval* bei seinen Versuchen mit den Meerschweinen nicht angab, ob die Thiere während der Versuchszeit frassen oder nicht und ob die Temperatur gleich blieb.

J. Baedeker[4]) constatirt bei Kaninchen, welche der allgemeinen d'Arsonvalisation unterzogen wurden, eine Vermehrung der Athmungszahl und Tiefe in der Minute und damit parallel gehend eine Steigerung des Respirationsquantums (von 6140 auf 11.600 Ccm.) während der Autoconduction.

Diese Erscheinung war fünf Minuten nach der Beendigung des Verfahrens noch immer zu erkennen, um jedoch nach 15 Minuten bereits normalen Verhältnissen Platz zu machen. Bei anderen Thieren wurde die Athmung jedoch in keiner Weise beeinflusst.

A. Loewy und *T. Cohn*[5]) machten bei acht Menschen Athemversuche und constatirten bei zweien derselben „eine die normale physiologische Breite von 6% übersteigende Steigerung des Sauerstoffverbrauches, einmal um 12·6%, das anderemal um 19%".

N. Spasski[6]) constatirte hingegen eine Verminderung der Sauerstoffaufnahme, sowie der Kohlensäure und Wasserdampfabgabe bei Thieren, welche der allgemeinen d'Arsonvalisation unterzogen waren

---

[1]) Giorn. di elettr. medic. I, 2, pag. 61.
[2]) Annal. d'électrobiologie, Bd. III, pag. 14.
[3]) Institut *Solvay*, 1899.
[4]) Wiener Klinik, 27. Jahrg., 10. u. 11. Heft.
[5]) Berl. klin. Wochenschr., 1900, Nr. 34.
[6]) Le Physiologiste Russe, Moskau 1899, cit. bei *Baedeker*.

und leugnet deshalb einen Einfluss der d'Arsonvalisation auf den Gaswechsel.

Die dritte wichtige Eigenschaft, welche *d'Arsonval* nach seinen Versuchen den Hochfrequenzströmen zuschreibt, ist ihr Einfluss auf das vasomotorische Nervensystem.

Lässt man sie beispielsweise auf ein Kaninchen, dem man den Sympathicus durchschnitten hat, einwirken, so wird man bemerken, dass sich die Gefässe des Ohres sehr schnell zu dilatiren beginnen, sowie z. B. nach Durchschneidung des Sympathicus. Dieser Erscheinung folgt aber später eine energische Contraction dieser Gefässe.

Beobachtet man den Blutdruck eines der allgemeinen d'Arsonvalisation unterzogenen Menschen mittels eines Sphygmographen oder eines Sphygmomanometers, so sieht man zuerst den Blutdruck sinken, dann aber rapid in die Höhe gehen. Dasselbe zeigt ein Quecksilbermanometer, welches in directe Verbindung mit einer Arterie gebracht wird. *d'Arsonval* beobachtete, dass das Blut aus einem Einschnitte in der Pfote eines Kaninchens reichlicher nach der Einwirkung der Hochfrequenzströme ausfloss als vorher.

Aber auch diese Angaben *d'Arsonval's* wurden nicht allgemein bestätigt.

Carvalho fand im Gegensatze zu *d'Arsonval* keine Veränderung des Blutdruckes bei der d'Arsonvalisation vermittels Autoconduction, ebensowenig wie irgend welche motorische und sensible Reaction. Bei directer Application auf die Haut und sehr starkem Strom trat eine Veränderung der Hautsensibilität und damit parallel eine Herabsetzung des Blutdruckes ein. Fehlte die erstere, blieb auch die letztere aus. Die Application auf frei präparirte Froschnerven ergab dieselben motorischen und sensiblen Reactionen wie andere Stromesarten.

Moutier[1]) will mit wöchentlichen, 20—30 Minuten dauernden Autoconductionen (der Patient sitzt im Käfig) auch den gesteigerten arteriellen Druck herabgesetzt haben (also im Gegensatze zur Indication *d'Arsonval's*[2]). Er erklärt diese Erscheinung durch die infolge der Behandlung eintretende Besserung im gestörten Stoffwechsel. Hingegen erregte derselbe Autor[3]) dadurch, dass er die Ausstrahlungen des Resonators längs der Wirbelsäule applicirte, eine Steigerung des arteriellen Druckes um 2—3 Cm.

Leduc[3]) constatirte, dass die Hochfrequenzströme eine Cutis anserina und eine oberflächliche Anämie herbeiführen, welche nothwendigerweise eine Steigerung des allgemeinen arteriellen Druckes zur Folge hat.

Oudin[4]) steigerte mit den Ausstrahlungen des Resonators den arteriellen Druck bei einem anämischen Kranken in einer einzigen Sitzung von 9 auf 14 Cm.; er prüfte das Verhalten des Capillarpulses mit dem *Laulanié*'schen Sphygmometer und fand, dass, wenn der Efflux eines Resonators irgend einen Punkt des Körpers traf, die Capillaren der Versuchshand sich sofort spasmodisch contrahirten und einen Abfall der Curve bewirkten; nach Aussetzen der Einwirkung nahm der Puls schnell

[1]) Soc. médic.-chirurg., 11. December 1899.

[2]) Bulletin offic. de la Société fr. d'électrothérapie, 1897.

[3]) Cit. bei *Doumer-Oudin*.

[4]) Ann. d'électrobiologie, 1900, Bd. III, pag. 314.

seinen früheren Charakter an, erreichte aber seine frühere Amplitude erst bedeutend später.

Doumer und *Oudin* empfahlen deshalb diese Behandlung bei Affectionen mit verlangsamtem Stoffwechsel und bei localen Entzündungen mit arterieller oder venöser Stase.

Baedeker[1]) überprüfte sämmtliche Angaben *d'Arsonval's* bezüglich der Blutdruckveränderungen durch die Hochfrequenzströme und gelangte zu folgenden Resultaten: Am Menschen war durch allgemeine d'Arsonvalisation am *v. Basch*'schen Sphygmomanometer eine Steigerung des Extinctionsdruckes, welche 6 Cm. und mehr betrug, zu constatiren; hingegen konnten bei Kaninchen durch die allgemeine d'Arsonvalisation weder die Erscheinungen an den Gefässen des Ohres, noch an der verletzten Pfote, noch auch eine Steigerung des Blutdruckes in der Carotis beobachtet werden.

Die Controlversuche *Loewy's* und *T. Cohn's* gaben vollständig negative Ergebnisse.

Nach *Caffarena*[2]) üben die Hochfrequenzströme eine deutliche Wirkung auf die Magenbeweglichkeit aus, welche noch stärker ist bei Magenatonie.

Als weitere therapeutisch verwerthbare Eigenschaft, welche den Hochfrequenzströmen zugeschrieben wird, wären deren Wirkung auf Mikroben und deren Toxine zu betrachten.

Den vernichtenden Einfluss auf Bakterien konnten *d'Arsonval* und *Charrin* nicht nur bei der Bierhefe und pathogenen Mikroorganismen (Bacillus pyocyaneus) feststellen[3]), *d'Arsonval* fand auch, dass die Stoffwechselproducte der Bakterien (Toxine) in ihrer Virulenz stark modificirt und in immunisirende Substanzen umgewandelt werden.[4])

Die Versuchsanordnung *d'Arsonval's* bestand darin, dass die betreffenden zu untersuchenden flüssigen Objecte in eine U-förmige Röhre gebracht wurden, in deren beiden Enden Platinstifte tauchten, welche mit den Enden des kleinen Solenoids in leitende Verbindung gebracht waren. Das U-Rohr wurde, um eine Erwärmung seines Inhaltes zu vermeiden, in ein Kühlgefäss gestellt.

Auch das Gift von Schlangen (Viper, Cobra) verliert, wie *d'Arsonval* und *Phisalix*[5]) nachwiesen, durch Einwirkung der Hochfrequenzströme seine giftigen Eigenschaften. *Bonome* und *Viola*[5]) erhielten in ihren Versuchen noch viel intensivere Abschwächungen als *d'Arsonval* und konnten angeblich nach ihrer Methode selbst ein wirksames Diphtherieantitoxin darstellen.

Haller[5]) constatirte eine ähnliche deletäre Wirkung auf Algen, Pilze und Bakterien, wenn er die Ströme so wie *d'Arsonval* durch eine Flüssigkeit sandte, in welcher jene Lebewesen suspendirt enthalten waren. *Dubois* in Rheims[5]) bestätigte die Angaben *d'Arsonval's* in Bezug auf die Abschwächung der Toxine, doch konnte er von denselben nicht die geringsten immunisirenden Eigenschaften constatiren.

Aber auch hier bringt die Literatur beachtenswerthe Widersprüche.

---

[1]) Wiener Klinik, XXVII. Jahrg., 10. u. 11. Heft.

[2]) Clinica medica, 1901, Nr. 7.

[3]) Académie des sc., 10. Februar 1895.

[4]) Société de biologie, 1896.

[5]) Cit. bei *Doumer-Oudin*, Annales d'électrobiologie, 3. Bd., pag. 517.

So konnten beispielsweise *Oudin* und *Doumer*[1]) bei Verwendung der Ausstrahlungen aus dem Resonator, welche sie, um jede Erwärmung zu vermeiden, anwandten, nicht die geringsten entwicklungshemmenden Eigenschaften der Hochfrequenzströme constatiren.

Auf die Oberfläche der Haut applicirt, veranlassen die Entladungen des Resonators zunächst eine Anämie in Form einer kreideweissen Blässe und eine Erection der Papillen, eine Gänsehaut. Dieser Zustand bleibt ein oder zwei Minuten bestehen, ist mit einem ziemlich bedeutenden Gefühl des Brennens und Schmerzens verbunden, dann verschwindet die spasmodische Anämie, um einer ziemlich starken erythematösen Färbung Platz zu machen. Dieses Erythem kann je nach der Intensität und Dauer der Application, sowie je nach der Reactionsfähigkeit des Patienten einige Stunden, ja selbst zwei Tage lang anhalten. *Oudin* beobachtete nach prolongirter localer Application selbst das Auftreten von Blasen.

Ich beobachtete ein derartiges Vorkommniss bei einer Frau mit einer überaus empfindlichen und zarten Haut, bei welcher die von der blanken Metallelektrode abgehenden starken Entladungen auf die Knöchel der Finger (wo die Haut sehr gespannt war und der Knochen nahe der Oberfläche liegt) applicirt wurden. Ganz auffallend erschien nur der Umstand, dass die kleinen halberbsengrossen Bläschen innerhalb einer völlig normalen, nicht irritirten und gerötheten Umgebung sassen. Am nächsten Tage waren die Bläschen eingetrocknet und die Haut wieder normal. Wie mir College *Bisserié* mittheilte, kann eine forcirte Anwendung der Hochfrequenzströme ähnliche Mortificationen veranlassen wie beispielsweise die Röntgenbestrahlung.

Sehr oft werden um die getroffene Stelle Schweisstropfen, oft ein ziemlich bedeutendes Oedem sichtbar, so dass ein Fingerdruck persistirt. Subjectiv wird, wie erwähnt, unmittelbar nach der Application angeblich ein gewisser Grad von Empfindungslosigkeit empfunden, der nach prolongirter Application bis zur completen Anästhesie gehen kann. Eine sehr häufig beobachtete Folge der Application von Funkenentladungen ist die bräunliche Pigmentation, welche lange persistirt und von Blutfarbstoff herrührt.

Zieht man in Erwägung, dass in den *d'Arsonval*'schen Apparaten elektrische Schwingungen entstehen, welche durch den *Oudin*'schen Resonator an circumscripte Gebiete des Körpers herangebracht werden können, so könnte man die Behandlung der Hautaffectionen mittelst der *d'Arsonval-Oudin*'schen Apparate als einen Zweig der Radiotherapie betrachten. Auf Grund meiner Versuche kann ich jedoch die physiologischen, biologischen und therapeutischen Wirkungen dieser Elektrisationsmethode auf der Haut nicht als solche von elektrischen Schwingungen betrachten; es scheint mir vielmehr, als ob die Funkenentladungen, welche das Auftreten dieser Oscillationen begleiten, die wesentlichste Rolle hiebei hätten, und dass sich die Wirkungen der von den *d'Arsonval-Oudin*'schen Apparaten producirten Funkenentladungen wenig und nur graduell von jenen unterscheiden, die von anderen Generatoren hochgespannter Elektricität erzeugt werden. Sobald ich Anordnungen traf, durch welche das Auffallen der Funkenentladungen auf das exponirte Object verhindert wurde, die elektrischen Schwingungen auf ihrem Wege jedoch durchaus nicht aufgehalten waren (z. B. durch eine dickere Holzplatte), dann war ich nicht in der Lage, jene Wirkungen hervor-

[1]) Cit. bei *Doumer-Oudin*, Annales d'électrobiologie, 3. Bd., pag. 517.

zubringen, welche für die physiologische Wirkung der Hochfrequenzströme als charakteristisch angegeben werden. Auch die Versuche, die ich zu dem Zwecke unternahm, eine eventuelle Wirkung der von dem *Oudin*'schen Apparate abgehenden dynamischen Elektricität festzustellen, gaben mir negative Resultate (s. pag. 142).

Die Erscheinungen, welche *d'Arsonval* an einem in sein Solenoid eingeschlossenen Lebewesen beobachtete und beschrieb, wären als Wirkungen der Influenz oder von dem Apparate eventuell ausgehenden elektrischen Schwingungen zu betrachten. Hierin liesse sich eine Beziehung zu den biologischen Wirkungen anderer Strahlungen, und die Berechtigung diesen Vorgang als eine radiotherapeutische Methode zu bezeichnen, erblicken.

Nach meinem Dafürhalten muss man bei den biologischen Wirkungen der Effluvien *d'Arsonval-Oudin*'scher Apparate, deren Verwendung ja gegenwärtig vorwiegend in Betracht kommt, unterscheiden:

1. die unmittelbaren Wirkungen der elektrischen Strömung (d. i. der dynamischen Elektricität) und jene der elektrischen Schwingungen auf die inneren Organe, und

2. die Wirkungen, welche theils eine directe, theils nur eine indirecte Folge der auf der Körperoberfläche durch die statischen Entladungen hervorgerufenen Veränderungen sind, und welch letztere sich in Modificationen der Functionen innerer Organe äussern.

Untersuchungsergebnisse, welche die erste Frage lösen könnten, sind mir nicht bekannt geworden. Es ist das noch ein weites der Bebauung harrendes Arbeitsfeld.

Ueber die locale Wirkungsweise der Entladungen der hochgespannten und frequenten Wechselströme geben hingegen einige Versuche Aufschluss, welche ich im Jahre 1900 unter Leitung des Herrn Hofrathes Professor Dr. *Anton Weichselbaum* im Wiener pathologisch-anatomischen Institute angestellt habe.

Bei dieser Arbeit wurde auch dem Studium der Wirkungen der Entladungen *Ruhmkorff*'scher Inductoren Aufmerksamkeit zugewendet: drängte sich mir doch der Gedanke auf, dass man es bei der Behandlung mit allen Formen der Spannungselektricität (Faradisation, Franklinisation, Hochfrequenzströmen etc.) mit den Wirkungen eines und desselben physikalischen Phänomens zu thun habe: mit jenem der Funkenentladungen.

Diese ist je nach der Höhe der Spannung intensiver, je nach der Elektricitätsmenge glänzender. Sowohl aus der Polleitung der statischen, als auch aus jener der faradischen, *Ruhmkorff*'schen oder *d'Arsonval*schen Maschine schlagen, wenn sie dem Körper genähert wird, Funken, die sich nur in der Schnelligkeit der Aufeinanderfolge, von dieser abhängig auch in der Form, dann in der Stärke und Länge voneinander unterscheiden. Durch geeignete Vorrichtungen können bei allen diesen Apparaten die Funkenentladungen in stille Entladungen überführt werden, bei welchen die hochgespannte Elektricität als „elektrischer Wind" abströmt.

Faradische Pinselungen der Haut erzeugen klinisch, wie bekannt, Schmerz, Hyperämie und je nach der Intensität der Einwirkung oft ganz erhebliche Röthung, sowie infolge Erregung der motorischen Hautnerven eine Gänsehaut. Die Hautsensibilität wird erheblich gesteigert, die Schmerzempfindungen herabgesetzt. Ausserhalb des Bezirkes der cutanen Faradisation werden auf reflectorischem Wege die Circulationsverhältnisse entfernter Organe wirksam beeinflusst. So kann z. B. durch Faradisation der Bauchhaut Hirnanämie erzeugt werden, die sich nach *v. Busch* bis zur Synkope steigern kann. Auf reflectorischem Wege lassen sich weiter vasomotorische und secretorische Nerven, drüsige, sowie andere mit glatten Muskeln ausgekleidete Organe, wie auch motorische Nerven erregen. Durch Hyperämisirung der Hautoberfläche können tiefer gelegene Gebilde entlastet, deren Hyperämie für längere Zeit behoben werden. Nach *Beard* und *Rockwell* ist diese Elektrisationsmethode nicht nur ein Reizmittel, sondern auch ein, zumal bei mannigfachen Schwächezuständen und gestörter Ernährung (Anämie Chlorose, Rheumatismus) sehr wirksames Tonicum, Alterans und Sedativum *(Lewandowsky)*. *Spilker* und *Goldstein* machten die, allerdings später angefochtene Beobachtung, dass Inductionselekricität imstande sei, Bakterien zu vernichten.

Fast analog, speciell was die localen Effecte anlangt, wirkt die locale Franklinisation. Die Ausstrahlung der statischen Elektricität bewirkt zunächst eine je nach der Intensität der Funken verschieden lang andauernde Anämie der Haut, der eine entsprechend lang währende Hyperämie folgt; infolge Erregung der Arrectores pilorum tritt Cutis anserina auf. Uebrigens kann der Effect der Funkenentladungen unter lebhafter Schmerzempfindung bis zum Auftreten von Papeln, Quaddeln, ja sogar ganz erheblichen Brandblasen gesteigert werden. Bei Einwirkungen auf den Gesammtorganismus wurde eine Steigerung der Pulsfrequenz [1]), der Schweiss-, Speichel- und Urinsecretion [2]), damit im Zusammenhange eine Temperaturerhöhung [3]), Gesichtsröthung, sowie eine deutliche Schweissabsonderung und eine excitirende oder sedative Wirkung auf die Nerven hervorgerufen. *Vigouroux* [4]) zeigte, dass die Franklinisation ein wichtiges Stimulans der Ernährung ist, und dass ihre Verwendung bei Affectionen, wo der Stoffwechsel verlangsamt, vollkommen indicirt ist. Als weitere günstige Wirkungen wurden bezeichnet: Wiederkehr gestörter Menstruation, Hebung der Esslust, schlafmachende, krampf- und schmerzstillende Wirkungen. *Destot* stellte mit *Dubard* die bakтericide Wirkung dieser Form der Elekricität fest. —

Bevor ich zur Schilderung meiner Versuche schreite, mögen einige Bemerkungen, welche sich mit den Erscheinungsformen der elektrischen Funken befassen, hier platzfinden. Dieselben sind zum Theile der schönen geschichtlichen Zusammenstellung von *Bouchacourt* und *Rémond* [5]) entlehnt.

Die Erfahrung lehrt, dass man mit derselben statischen Maschine oder mit demselben Inductionsapparate, welcher von derselben Elektricitätsquelle betrieben wird, ganz verschiedenartige Funken erhalten kann, je nachdem man die betreffende Maschine functioniren lässt.

Bei der statischen Maschine sind die Form und die Ausdehnung der Oberflächen, zwischen welchen der Funke überschlägt, von Bedeutung.

[1]) *Cavallo* und *Wilkinson*, Traité complet d'électricité 1777—1785.

[2]) *Mauduyt*, Artikel Électricité in Encyclopädie du XVIII. siècle.

[3]) *Sigaud de la Fond*. — De l'électricité médicale 1771, und Journal de médecine de Vandermonde, Bd. 70 und 72.

[4]) *Vigouroux*, Gazette médicale, 1878.

[5]) Ann. d'électrobiologie, Bd. III. pag. 334.

Wenn man dem Ende des Conductors der Elektrisirmaschine die Hand nähert, so erhält man stark verästelte Funken, die bei grösserer Annäherung in gewöhnliche Funken übergehen. Die Verästelungen erklären sich aus dem Widerstande des Isolators in der Luft. Die Entladung sucht jene Stellen der immer mit Wasserdampf und Staubtheilchen gemischten Luft für ihren Durchgang, welche besser leiten, daher geringeren Widerstand bieten. Wenn die Maschine recht kräftig wirkt, so gehen diese verästelten Funken immer mehr und mehr in einen förmlichen, nur im Dunklen bemerkbaren Büschel über, der aber noch deutlich aus einzelnen, mit Geräusch überschlagenden verästelten Funken besteht. Das Ausströmen der Elektricität wird um so gleichförmiger, je stärker die Maschine wirkt, oder je kleiner die Kugel ist. Je dünner das Ende des Conductors gemacht wird, desto continuirlicher wird die Entladung, d. h. desto weniger sind einzelne Verzweigungen im Büschel zu constatiren. Letzterer wird immer kleiner und geht endlich in ein kleines punktförmiges Glimmlicht über.

Faraday unterschied 4 Arten der statischen Entladung: 1. der eigentliche Funke, 2. der Büschel, 3. der Lichtdunst, Aureole, 4. die dunkle Entladung.

1. Funken. Wenn man einem elektrischen Conductor einen anderen mit dem Erdboden verbundenen nähert, dann springt ein feuriger Streifen von verschiedener Form über, und zeigt hiemit die discontinuirliche Entladung des ersten Conductors auf den zweiten an. Ist die Distanz der Conductoren klein, so ist die Funkenbahn ein gerader, hell leuchtender, überall gleich dicker Streifen, dessen Dicke und Glanz mit der Elektricitätsmenge sich vermehrt. Wenn die Funkenstrecke länger wird, behält der Funken seinen Glanz und seine Dicke an den beiden Enden, während er in der Mitte dünner ist. Wenn diese Distanz eine gewisse Grenze übersteigt und sich die Elektricitätsmenge, die bei jeder Entladung abfliesst, vermehrt, nimmt der Funke die Form einer Reihe von geraden, im Zickzack angeordneten Linien an, welche an den Enden purpurfarben scheinen. Geht man in der Vergrösserung der Distanz noch weiter, dann treten an den Blitz noch Ramificationen heran, indem von den Ecken des Zickzackes Lichtstreifen abgehen. *B. Walter*[1]) fand, dass dem elektrischen Funken durch mehrere stossweise aufeinander folgende und immer länger werdende Büschelentladungen zuvor der Weg gebahnt wird. Jede der letzteren benutzt den ihr bereits von der vorhergehenden geebneten Weg, während sie darüber hinaus ihren Weg häufig mit einem Knick fortsetzt, um schliesslich entweder mit einer baumartigen Verästelung frei in der Luft zu enden oder, wenn sie kräftig genug war, den ganzen ihr noch übrig bleibenden Theil der Funkenstrecke zu überbrücken, worauf dann der eigentliche Funke fertig ist.

2. Büschel. Wenn man eine statische Maschine im Dunkeln in Function setzt, sieht man leuchtende Strahlen oder Büschel von den vorspringendsten Theilen des Conductors mit einem dem Geräusche eines Dampfstrahles ähnlichen Tone abgehen.

Diese Strahlen bestehen gewöhnlich aus einem geraden leuchtenden Stiele, welcher sich bald und plötzlich in Aeste spaltet, welche ihrerseits wieder Ramificationen abgeben. Diese Funkenformen werden noch besser sichtbar, wenn der äussere nicht isolirte Conductor eine grosse Oberfläche darbietet, wie z. B. die einer Kugel oder die Fläche einer grossen Platte.

Der elektrische Büschel entsteht an der statischen Maschine nur an den positiven Spitzen und bietet hier je nach Form, Distanz und Anordnung der Körper, zwischen denen er in der atmosphärischen Luft entsteht, einen verschiedenen Anblick dar.

Die negativen Spitzen erkennt man nur als leuchtende Punkte, in Form glänzender Sterne.

Der Büschel ist ebenso wie der Funke eine discontinuirliche Entladung, wie man sich durch rotirende Spiegel überzeugen kann.

Der Büschel ist die rasche Aufeinanderfolge von schwachen, nur Bruchtheile der gesammten auf dem Conductor angesammelten Elektricität darstellenden Entladungen, während sich mit einem Funken der Conductor fast vollständig entladet.

Beide Formen der Entladung entstehen übrigens nach den Untersuchungen *Faraday's* und *Gaugain's* bei derselben Potentialdifferenz; infolge dieses Umstandes kann eine Reihe von Verhältnissen den Büschel in einen Funken und umgekehrt verwandeln.

So erhält man Funken an der Influenzmaschine bei einer Distanz, welche nur Büschel zu produciren vermochte durch Beschleunigung der Rotation der Maschinen, durch Vermehrung der Capacität des Conductors, durch Anschluss an einen Condensator oder durch Verwendung eines Hilfsfunkens.

Wenn man an den Funkenzieher einer kräftigen Elektrisirmaschine einen ganz dünnen Metalldraht hängt, welcher fast bis auf den Boden herabhängt, so wird dieser

[1]) *Wiedemann's* Ann., Bd. LXVI, pag. 636.

Draht im Dunkeln leuchtend, es schiessen nach allen Seiten hin aus demselben kurze Strahlen hervor. Dasselbe ist der Fall bei Leitungsdrähten, welche man einerseits mit den Secundärpolen eines kräftigen Ruhmkorff'schen Inductoriums, am anderen Ende jedoch mit einem Leiter von grossem Widerstande (z. B. einer sehr harten Röntgenröhre) schliesst. Auch die Hochfrequenzströme geben auf den Leitungsdrähten, welche sie durchströmen, zu Büschelentladungen Veranlassung.

3. Lichtschimmer und dunkle Entladung. Wenn die Enden des Condensators einer statischen Maschine in sehr kleine Kugeln ausgehen, sieht man häufig im Niveau dieser Kugeln ein ruhiges continuirliches Licht von wechselndem Glanze und Ausdehnung.

Nach *Faraday* muss man behufs Umwandlung des Büschels in den Lichtschimmer die Dimension des Conductors verkleinern, die Elektricitätsabgabe der Maschine vergrössern und alle Fremdkörper entfernen. In der Luft ist der negative Lichtschimmer viel geringer als der positive; sehr deutlich ist dieses Phänomen in verdünnten Gasen.

Spectroskopisch zeigt der Lichtschimmer, dass sein diesbezügliches Verhalten von der Natur des Conductors, von dem verwendeten Gase und dem Drucke, unter welchem dieses steht, von der Kraft der Entladung etc. abhängig ist. Im Spectrum der Funken findet man Linien, welche für das Metall charakteristisch sind, aus welchem die Elektroden bestehen.

Das Spectrum des Büschels zeigt die Qualitäten des Lichtschimmers und des Funkens.

Gaugain (cit. bei *Mascart*) zeigte, dass bei Verwendung gleich grosser Kugeln als Conductoren die Schlagweite und die Spannung ungefähr proportional sind; doch gilt das nur für kleine Distanzen, nach *Riess* bis zu 4—5 Mm.

Die Entladung findet leichter statt zwischen einer kleinen positiven und einer grossen negativen Kugel.

Nach *Harris* ist die zum Hervorbringen eines Funkens nöthige Elektricitätsmenge proportional dem Atmosphärendrucke in der Funkenstrecke.

Döbereiner und *Cailletet* stellten fest, dass, wenn der Druck über eine Atmosphäre gesteigert wird, sich die Länge des Funkens vermindert.

Zahlreiche Untersuchungen haben gezeigt, dass der Durchgang eines Funkens durch die Luft leichter wird, wenn der Druck geringer wird; gleichzeitig wird der Funke breiter. Doch ist dies nur bis zu einer bestimmten Grenze der Fall. Von diesem Momente an wird der Widerstand des Mediums im Gegentheile progressiv grösser und wird unendlich, wenn das Vacuum ein absolutes ist.

Nach *Harris* ist die Schlagweite zwischen zwei mit den beiden Armaturen eines Condensators verbundenen Kugeln proportional der elektrischen Ladung.

Thomson fand, dass die Potentialdifferenz, welche zum Hervorbringen eines Funkens in der Luft zwischen zwei parallelen Platten nöthig ist, viel weniger schnell wächst als die Schlagweite, wenn die Platten sehr genähert werden, und dass die Beziehung zwischen diesen beiden Quantitäten nur wahrnehmbar constant bleibt bei Distanzen von über 1 Mm.

Aus *Wiedemann's* und *Rühlmann's* Experimenten folgt, dass bei schwachem Atmosphärendruck und für Schlagweiten von 2—30 Mm. die Potentialdifferenz zur Erzeugung einer Entladung weniger schnell wächst als die Schlagweite.

Gaugain, welcher annahm, dass der Widerstand des Mediums durch den elektrischen Druck überwunden werden müsse, glaubt, dass es viel wichtiger sei, die elektrische Dichte zu kennen, bei welcher eine Funkenentladung stattfindet, als die Potentialdifferenz zu bestimmen. Er zeigte an zwei ineinander gesteckten geladenen Cylindern, dass die Production von Funken von der Grösse der Oberfläche des inneren Cylinders, also von der Dichte der auf seiner Oberfläche angesammelten Elektricität abhängt.

Hinsichtlich der durch die elektrische Entladung producirten Wärme constatirte *Riess*, dass für sie das Gesetz gilt, welches *Joule* für elektrische Ströme aufgestellt hat: Die in einer von einer elektrischen Entladung durchflossenen Leitung producirte Wärmemenge wächst im quadratischen Verhältniss mit der Stromstärke und im einfachen Verhältniss mit dem Widerstande der Leiterstrecke.

Franklin, *Arago* und *Ridolfi* wiesen die magnetisirenden Eigenschaften der statischen Entladungen nach.

Masson beobachtete und beschrieb zuerst Thatsachen, welche für Induction durch die statische Entladung sprechen.

Die zuletzt erwähnten Thatsachen bilden Analogien im Verhalten der Ströme *Volta*'scher Säulen und statischer Entladungen.

Die Erscheinungsweise der Funken an der Inductionsmaschine hängt wesentlich von der Intensität der Ströme, der Schnelligkeit der Unterbrechungen und der Distanz, sowie der Beschaffenheit der Conductorenoberfläche ab. Ueber das Verhalten der positiven und negativen Entladungen soll noch später die Rede sein. Bei relativ langsamer Unterbrechung (mit *Neef*'schem Hammer, *Foucault* etc.) stellt sich der Funke als einfacher Blitz dar, bei schnelleren (z. B. mit Turbinenunterbrecher) als eine Garbe von Funken und bei den überaus raschen Unterbrechungen des elektrolytischen Unterbrechers als dicker, an seinem Ende aufsteigender Feuerstrahl, welcher an manchen Apparaten schwarze Unterbrechungen zeigt *(„Raupe")*.

Bei sehr schnellen Unterbrechungen erhält man stille Entladungen, elektrische Büschel und wahre Bündel von Funken, welche sich der Spindel von violetten Funken nähern, die die statische Maschine *Wimshurst's* gibt.

Zwischen zwei Spitzen, welche einander horizontal gegenüberstehen, ist der mit einem *Wehnelt*-Unterbrecher erzeugte Funke fast gerade horizontal. Stehen die Spitzen im rechten Winkel zu einander, so ist die Bahn des Funkens vollständig rechteckig gebogen. Stehen die Spitzen vertical und zu einander parallel, so nimmt der Funke die Form eines gothischen Spitzbogens an.

E. Lecher zeigte mit weiteren Versuchen[1]) die Beweglichkeit des *Wehnelt*-Funkens im magnetischen Felde.

Mit langsamen Unterbrechern, wie mit den von *Neef*, *Foucault* u. a. erhält man wahre Blitze oder eigentliche Funken.

F. Himstedt fand[2]), dass, wenn man auf dem einen Pole eines Teslatransformators eine feine Spitze befestigt und dieser gegenüber in solcher Entfernung, dass keine Funken mehr überspringen können, eine isolirte Scheibe aufstellt, sich letztere stets positiv ladet, wenn die Ausstrahlung in Luft oder Sauerstoff stattfindet, dagegen stets negativ in allen anderen untersuchten Gasen, gleichgiltig in welcher Richtung der primäre Strom in das Inductorium geschickt wird oder welchen Pol der Teslaspule man benutzt.

Bringt man die Scheibe in immer grössere Entfernung von der Spitze, so werden die auftretenden positiven Ladungen immer schwächer und verschwinden schliesslich ganz, um in negative Ladungen überzugehen. Daraus lässt sich schliessen, dass von der Spitze in Luft mehr positive als negative Elektricität ausgestrahlt wird, dass aber die ausgestrahlte negative Elektricität sich weiter in den Raum hinaus fortzupflanzen vermag als die positive. —

Indem ich an die Lösung der Aufgabe schritt, die ich mir gestellt hatte, erschien es mir interessant, zunächst zu untersuchen: 1. ob directe Funkenschläge, auf die lebende Haut applicirt, Veränderungen hervorrufen, welche jenen entsprechen, die durch Röntgenbestrahlung erzeugt werden; 2. welches die histologischen Veränderungen in einer so behandelten Haut sind und 3. welchen Einfluss directe Funkenschläge auf Mikroorganismen ausüben.

Zur Erzeugung der Funkenentladungen wurden folgende Apparate benützt:

---

[1]) Sitzungsbericht d. kais. Akad. d. Wiss., Abth. IIa, Bd. CVIII, 8. Juni 1899.

[2]) *Wiedemann's* Ann., Bd. 68, 1899, pag. 294.

7*

1. Ein Röntgeninstrumentarium, bestehend aus einem Funkeninductor von 40 Centimeter Schlagweite aus der Fabrik Max Kohl in Chemnitz. Auf der primären Spule desselben befinden sich 220 Windungen eines 3 Millimeter starken Kupferdrahtes, die secundäre hingegen hat 58—60.000 Windungen von 0·15 Millimeter starkem Draht und einen Widerstand von 20.000 Ohm. Der Strom für die primäre Spirale wurde in einer Reihe von Versuchen von einer Accumulatorenbatterie von 6 Zellen (12 Volt) in einer anderen Versuchsreihe von der directen Strassenleitung (110 Volt) bezogen. Die Unterbrechungen des primären Stromes besorgt ein Quecksilbermotorunterbrecher derselben Firma mit einer Schnelligkeit, die je nach der Einschaltung grösserer oder geringerer Widerstände in den Motorstromkreis, wie mit einem Tourenzähler ermittelt wurde, 5—8—16 pro Secunde beträgt.

2. Ein Röntgeninstrumentarium der Firma Siemens und Halske, bestehend aus einem Funkeninductor von 30 Centimeter Schlagweite mit folgenden Wicklungsdaten:

Prim. Sp: 408 Umw. 0·25 Ohm ϕ 2 Mm.
Sec. Sp: 68.200 „ 52.000 „ ϕ 0,10 „

Dieser Apparat war stets dem Strassenstrome angeschlossen: als Unterbrecher diente ein Quecksilberturbinen-Unterbrecher der allgemeinen Elektricitäts-Gesellschaft in Berlin, welcher constant 100 Unterbrechungen in der Secunde liefert.

3. Ein *d'Arsonval*'sches Instrumentarium von *Gaiffe* in Paris.

Jeder Versuch wurde 2—3—5mal wiederholt und erst dann als abgeschlossen betrachtet, wenn in den Resultaten aller dieser Wiederholungen eine Uebereinstimmung zu constatiren war.

a) Untersuchungen über die Wirkung der Funkenentladungen auf die Körperoberfläche.

Versuch 1.

23. Februar. Ein gesundes Meerschweinchen wird in ein seiner Körpergrösse genau entsprechendes Holzkästchen so gesetzt, dass seine rechte Flanke sich hinter einem viereckigen Ausschnitte von 2 Cm. Seitenlänge in der Seitenwand des Kästchens befindet. Gegenüber dieser freien Hautstelle wird das Ende eines von einem Pole des Funkeninductors I abgehenden Drahtes in einer Distanz von 3 Cm. befestigt. Vorher wurde aber die Oeffnung in der Kästchenwand mit einem dünnen Pappendeckel geschlossen, das mit einer Aluminiumfolie beklebt war; letztere wurde durch einen Draht mit dem Fussboden in der Weise verbunden, dass das Drahtende in eine Lücke zwischen Mauer und Diele gesteckt wurde. Die primäre Spule wurde mit der Strassenleitung in Verbindung gesetzt. Das Voltmeter zeigte constant 110 Volt, der Zeiger des Ampèremeters schwankte während des Versuches zwischen 4 und 5 Ampères. Die Zahl der Unterbrechungen betrug 16 pro Secunde, die Expositionszeit $^3/_4$ Stunden. Bei den ersten Funkenschlägen schrie das Thier auf, dann beruhigte es sich und zeigte nur eine frequentere Athmung. Während des ganzen Experimentes sprangen aus dem Ende des Ableitungsdrahtes ununterbrochen Funken in den Boden über.

Dasselbe Verfahren wurde am 24. und 25. Februar eingeschlagen. Am 26. Februar 1900 begannen in der Gegend des Wandausschnittes die Haare dem leichten Zuge zu folgen; das Effluvium verstärkte sich so, dass am 28. Februar bereits eine nagelgrosse ganz kahle Stelle sichtbar war. Dabei war das Thier ganz munter, frass, nur des Abends machte sich eine auffallende Unruhe bei demselben bemerkbar. In der Nacht vom 1. zum 2. März verendete es. Die von Herrn Prof. *Weichselbaum* vorgenommene Section ergab nur eine geringfügige Hyperämie in den Lungen, der Leber und den Nieren. Ekchymosen waren weder an der Herzoberfläche, noch am Endocard vorhanden. Da in dieser Nacht eine starke Kälte geherrscht hatte und das Thier in einem ungeheizten Raume aufbewahrt worden war, blieb die Frage offen, ob es infolge der Elektricitätseinwirkung oder infolge Erfrierung gestorben war. Schon makroskopisch waren im Schirme kleine Lücken sichtbar, welche die Aluminiumfolie ebenso wie den Pappendeckel vielfach durchsetzten. Es wird dadurch klar, dass dünne Schichten keinen Schutz gegen Funkenschläge abgeben.

Der Versuch schien auf eine epilirende Wirkung directer Funkenschläge hinzuweisen. Um in dieser Hinsicht Klarheit zu bekommen, wurde er wiederholt, jedoch einige Modificationen in der Versuchstechnik in Anwendung gebracht.

Versuch 2.

7. März 1900. Ein kräftiger Feldhase, der soeben sein Haarkleid gewechselt hatte, und bei dem ich mich durch Ziehen überzeugt hatte, dass seine Haare festsassen, wurde in einen Kasten gesetzt, welcher ähnlich dem in Versuch 1 beschriebenen construirt war. Dem hier etwas grösseren Ausschnitte gegenüber wurde jedoch in einer Entfernung von 1 Cm. nicht das blosse Drahtende, sondern eine Vorrichtung befestigt, welche folgendermassen beschaffen war: Sie bestand aus einem Holzstück, das etwa in Form eines Stopfholzes, wie es zum Ausbessern der Strümpfe verwendet wird, gedrechselt war, und dessen Basis 8 Cm. im Durchmesser hatte. Dieses Holz war vollständig mit Stanniol beschlagen und trug an der Basis ein Kreuz aus dicht nebeneinander eingeschlagenen Metallspitzen. An der Spitze des Stieles befand sich eine Klemmschraube zum Anschluss an die secundäre Polleitung. Dieser Apparat ward in der Absicht construirt, die Polentladungen (Funken) in der von den Metallspitzen angegebenen Weise, d. h. in Form eines Kreuzes zu zerstreuen und dem entsprechend auch eine kreuzförmige kahle Stelle auf der Haut des Experimentthieres zu erzeugen. Gleichzeitig hoffte ich durch die grosse Oberfläche, welche ich der Elektrode gab, eine grössere Menge Elektricität daselbst anzusammeln und dadurch den physiologischen Effect zu beschleunigen. Diese Erwartung wurde jedoch getäuscht, indem die Funkenentladungen keineswegs von allen Spitzen gleichzeitig erfolgten, sondern es sprang blos ein kräftiger Funken von einer Spitze auf einen, wahrscheinlich sehr wenig Leitungswiderstand darbietenden Punkt der Haut über; dieser Funken wanderte häufig längs des horizontalen Balkens des Spitzenkreuzes, gelegentlich, aber seltener, auch auf den verticalen Balken, kehrte aber mit Vorliebe auf den Ausgangspunkt zurück. Der Abstand der Elektrode von der Haut betrug 1 Cm. Der Primärstrom hatte 2—3 Ampère, 12 Volt und 16 Unterbrechungen in der Secunde. Die Expositionszeit betrug $^1/_2$ Stunde. Während derselben schlugen continuirlich Funken über. Das Thier äusserte anfangs seinen Schmerz oder Schreck durch einen lauten Schrei, dann aber verhielt es sich ganz ruhig.

Derselbe Vorgang wurde am 8. und 9. März wiederholt.

Am 10. März fielen zahlreiche Haare an der behandelten Stelle aus, die übrigen erwiesen sich als sehr gelockert. Die Wolle zwischen den Haaren sass jedoch noch ganz fest und hatte eine eigenthümlich zusammengeballte, zottige Beschaffenheit erhalten. Ein Vergleich zeigte, dass die Haare an den übrigen Körperstellen ganz fest sassen. Die Behandlung wurde fortgesetzt, jedoch das Ergebniss des folgenden Versuches berücksichtigt.

Versuch 3.

Bisher war nur der eine Pol des Funkeninductors berücksichtigt, indem an ihn die Elektrode angeschaltet wurde. Nunmehr wurde der zweite Pol mittels eines Drahtes zum Boden abgeleitet; es zeigte sich, dass die Funkenentladungen von der Elektrode auf die Haut des Thieres viel kräftiger und noch aus einer Entfernung absprangen, in welcher die Funkenschläge, wenn der Pol mit der Bodenleitung nicht verbunden war, bereits sistirten.

Unzweifelhaft wurden also die Bedingungen für die Funkenentladungen aus dem einen Pole der secundären Spirale durch die Bodenableitung des anderen Poles günstiger.

Versuch 4.

Wurde das Kästchen, in welchem sich das Thier befand, mit dem Erdboden derart verbunden, dass ich es auf eine Metallplatte stellte, die mit dem Erdboden durch einen Draht in Communication stand, oder indem ich den Ableitungsdraht an irgend einen metallenen Vorsprung, z. B. Charnier, befestigte, in welchem sich der Kastendeckel drehte, so erzielte ich ein ähnliches Resultat wie im Versuch 3: die Funkenschläge wurden kräftiger und erfolgten noch bei grösserem Abstande der Elektrode.

Offenbar wurde durch diese Einrichtungen die Grösse des Widerstandes, welche sich dem Uebergange der Entladungselektricität von einem Pole zum anderen entgegenstellte, verringert: Der Widerstand in dem Stromkreise von dem einen Pole durch den Draht, die Elektrode, die kurze Luftstrecke, das Thier, den Ableitungsdraht und den Erdboden hindurch zur zweiten Polleitung bot offenbar einen geringeren Widerstand dar als die Luftstrecke zwischen den beiden secundären Polen. (S. Fig. 45.)

Fig. 45.

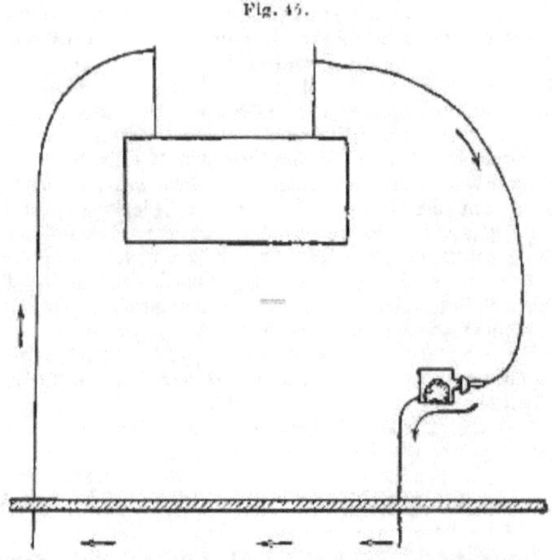

Bis zum 18. März wurde das Thier täglich in der geschilderten Weise behandelt. An diesem Tage waren bereits mehrere ganz kahle Stellen im Bereiche der bestrahlten rechten Flanke sichtbar. Sehr interessant war der Umstand, dass, während die Haare der übrigen Haut sonst ganz normale Festigkeit zeigten, an der Wurzel des linken Ohres und an der Aussenfläche der linken vorderen Pfote, welche Körperstellen während der Versuche stets die metallenen Charniere des Kästchens berührt hatten, sich ganz analoge Veränderungen entwickelten wie an der rechten Flanke, welcher die Elektrode gerade gegenüber gestanden war. Die Haare lockerten sich, fielen aus und die Wolle ballte sich in Büschel. Man konnte gelegentlich beobachten, dass von diesen Körperstellen Funken in das Metall absprangen.

Am 19. März war in dem Felle des Thieres ein dem horizontalen Balken des Spitzenkreuzes entsprechender ganz kahler, weisser, 3—4 Millimeter breiter Streifen deutlich zu sehen. In der Region, welche dem verticalen Kreuze der Elektrode gegenüberlag, war keine fortlaufende

Linie, jedoch auch drei in einer Geraden liegende, etwa linsengrosse kahle Flecken sichtbar. Abgesehen von diesen zusammenhängenden kahlen Hautstellen, erwies sich aber auch die übrige Haut, welche hinter dem Kastenausschnitte gelegen war, als ausserordentlich schütter von Wolle besetzt, und zahlreiche bis kronengrosse Partien waren überhaupt von Haaren entblösst. Bis auf einige stecknadelkopfgrosse Excoriationen, welche besonders starke Funkenschläge erzeugt hatten und welche nach 2—3 Tagen anstandslos überhäuteten, bot die Haut selbst während der ganzen Zeit ein ganz normales Aussehen dar.

Es soll hier gleich vorweg bemerkt werden, dass an der ganzen behandelten Hautstelle bis auf die dem Spitzenkreuze entsprechende Partie die Haare nach einer Woche nachzuwachsen begannen. Das Bild, das durch den Contrast der nachwachsenden Haare mit den spärlichen zurückgebliebenen geboten wurde, war ein eigenthümliches. In der streifenförmigen kahlen Partie wuchsen die Haare erst bedeutend später nach (nach ca. 4 Wochen).

Versuch 5.

21. März 1900. Das Thier wird in das Kästchen nunmehr so situirt, dass seine linke Flanke hinter den Ausschnitt kommt; vor denselben befestigte ich in einer Distanz von 1 Cm. die oben beschriebene Elektrode und schaltete letztere an das Ende der *Oudin*'schen Resonatorspule, welche hier wiederum mit dem *d'Arsonval*'schen Condensator und dem oben geschilderten Funkeninductor 1 in Verbindung steht. Der primäre Strom des letzteren zeigt 12 Volt und 2—3 Ampère und wird 16mal in der Secunde unterbrochen. Dauer der Exposition 10 Minuten. Die abspringenden Funken hatten eine intensivere Leuchtkraft als jene in den vorherigen Versuchen und verursachten dem Thiere die gleiche Schmerzempfindung wie jene.

Am folgenden Tage war an einer im Bereiche der bestrahlten Körperpartie befindlichen Hautstelle eine linsengrosse eingetrocknete Blutkruste sichtbar. Die Bestrahlung wurde in gleicher Weise am 22. und 23. März wiederholt.

Am 24. März zeigte das Haarkleid genau dieselben Veränderungen wie bei den directen Polentladungen des Funkeninductors, nämlich Lockerung und Ausfallen der Haare, die Wolle zottig, büschelförmig. Die Behandlung wurde jetzt noch am 24., 25. und 26. März fortgesetzt, an diesem Tage jedoch abgebrochen, weil sich nunmehr die behandelte Hautpartie in der Richtung des Spitzenkreuzes ebenso von Haaren gelichtet und fast kahl erwies wie beim vorigen Versuche. Desgleichen waren die Haare im Bereiche des Kastenausschnittes ausgefallen, die Wolle ausserordentlich schütter gelichtet und zottig zusammengeballt. Die Haut erschien während des ganzen Versuches bis auf jene Excoriation, die bald verheilte, ganz normal.

Es sei hier gleich bemerkt, dass auch hier die Haare erst nach einigen Wochen zurückkehrten.

Die bisherigen Versuche ergaben, dass mit Funkenschlägen — gleichgiltig wie sie entstehen, ob als directe Polentladungen des Funkeninductors, oder als Effluvium des *d'Arsonval-Oudin'schen* Apparates — ein Haarausfall beim Thiere zuwege gebracht werden kann.

b) Untersuchungen über die Wirkung von Funkenentladungen auf Bakterien.

Als Testobject wurde zunächst der Staphylococcus pyogenes aureus gewählt; dies aus dem Grunde, weil die Resistenz desselben gegenüber schädigenden äusseren Einflüssen sich als mittlere, d. h. weder als zu gering, noch als zu hoch gegenüber jener anderer Mikroorganismen herausstellte.

Versuch 6.

3. April. Von einer frischen Cultur des Staphylococcus pyogenes aureus wird mit einem Platinspatel ein wenig entnommen und damit die Agarnährböden zweier *Petri*'scher Schalen *A* und *B* gleichmässig in der ganzen Fläche bestrichen. Aussaat *A* wird für 24 Stunden in dem Brutofen deponirt und dient als Controle. Von der Schale *B* wird der Deckel abgehoben und der Cultur die in Versuch 2 beschriebene Elektrode auf 1 Cm. Distanz gegenübergestellt, letztere mit einem Pole der secundären Spule am Ruhmkorff verbunden. Der primäre Strom zeigt 2 Amp. und 12 Volt. Zahl der Unterbrechungen: 16. Nach $^1/_4$stündiger Behandlung der Cultur mit Funkenschlägen wird unter die Schale eine Metallplatte geschoben, welche mit dem Erdboden durch einen Draht verbunden ist, und nunmehr eine weitere Viertelstunde lang exponirt. Darnach kommt die Platte für 18 Stunden in den Brutofen.

4. April. Die Cultur *A* zeigt einen allseitig gut und gleichmässig entwickelten Rasen. Auf der Cultur *B* sind nur sehr spärliche Colonien aufgegangen und die Mitte zeigt einen leeren, von Colonien vollständig entblössten kreuzergrossen Fleck. Diese Stelle entspricht der Mitte des Spitzenkreuzes, von welchem am Tage vorher die meisten Funken absprangen.

Wiederholungen bestätigten den aus diesem Versuche abzuleitenden Schluss: dass directe Funkenschläge die Entwicklung von Aussaaten des Staphylococcus pyogenes aureus zu behindern imstande sind.

In der fortwährenden Absicht, die Funkenentladung über eine grössere Fläche zu vertheilen und möglichst gleichmässig und gleichzeitig erfolgen zu lassen, sah ich nunmehr von der Benutzung der bisher verwendeten Elektrode ab, da sich mit derselben solches nicht erreichen liess. In den nächsten Versuchen benützte ich eine nach Art der bei der gewöhnlichen Faradisation oft verwendeten Pinselelektroden construirte Metallbürste von $4^1/_2$ Centimeter Längen- und 2 Centimeter Breitendurchmesser (Elektrode II) oder direct einen faradischen Pinsel von 1 Centimeter Basisdurchmesser (Elektrode III).

Versuch 7.

4. April. Von der Platte *A* des vorigen Versuches werden auf Agar in Petrischalen 3 Aussaaten *A*, *B*, *C* in der Weise gemacht, dass in der Mitte der Nährböden je ein circa 2 Cm. breites Band gestrichen wird. Aussaat *A* wird sofort in den Brutofen deponirt, der Mitte der Aussaaten *B* und *C* entsprechend jedoch die Elektrode II so postirt, dass deren Längendurchmesser auf der Verlaufsrichtung des Bakterienstreifens senkrecht steht. Bei Cultur *C* wird noch überdies durch eine untergelegte Metallplatte und einen Draht eine Bodenableitung hergestellt.

Elektrodenabstand 1 Cm., primärer Strom: 2 Ampère 12 Volt, Anzahl der Unterbrechungen: 16, Expositionszeit je 20 Minuten. Auf Cultur *C* erfolgen starke Funkenschläge. Nach dem Versuche kommen alle Platten für 18 Stunden in den Brutofen.

5. April. Die Cultur *A* ist gut aufgegangen, desgleichen die Cultur *B*; auch letztere zeigt einen gleichmässigen, nirgends unterbrochenen Rasen. Hingegen fällt in der Cultur *C* schon bei dem ersten Blick eine der Mitte entsprechende, circa 8 Mm. breite Unterbrechung auf, welche von Colonien vollständig frei ist.

Dieser Versuch lehrt, dass eine Bodenableitung die Entwicklungshemmung von Aussaaten des Staphylococcus pyogenes aureus wesentlich unterstützt.

Versuch 8.

5. April. Vom Staphylococcus pyogenes aureus werden auf 3 Agarplatten streifenförmige Aussaaten wie im vorigen Versuche gemacht (*A*, *B*, *C*) und *A* als Controle sofort in den Brutofen deponirt; auf einem 4. Nährboden *D* wird die Aussaat in Form eines Kreuzes gestrichen. Die Cultur *B* wird auf eine Bodenableitung gestellt und der Mitte des Streifens gegenüber, aber in 3 Cm. Entfernung, die Elektrode II postirt.

Der Mitte des Streifens der Cultur *C* gegenüber wird auf $^1/_2$ Cm. Abstand eine gewöhnliche Pinselelektrode (III) (keine Bodenableitung) befestigt.

Die Platte *D* wird so gestellt, dass die Mitte des Kreuzes in einem Abstande von 1 Cm. unmittelbar unter die Elektrode II kommt. Bodenableitung.

Die Platten *B* und *D* werden je 20 Minuten, die Platte *C* eine halbe Stunde lang exponirt. Primärer Strom: 2 Ampère, 12 Volt, 16 Unterbrechungen. Nach dem Versuche 18stündige Deposition der Platten in den Brutofen.

Dieser Versuch sollte darüber Aufschluss geben, ob der Elektrodenabstand auf die Entladungswirkung Einfluss hat, weiters, ob sich der schwächende Einfluss des Mangels einer besseren Bodenableitung durch längere Expositionszeit und geringeren Elektrodenabstand compensiren lässt, und schliesslich, ob die Ausdehnung des keimfreien Bezirkes jener der Elektrodenbasis entspricht.

6. April. Versuch 8 gab folgendes Resultat:

A in Gestalt eines Streifens gut aufgegangen;

B desgleichen, eine Behinderung der Entwicklung durchaus nicht wahrnehmbar;

C eine Stelle im Centrum schlecht entwickelt;

D in der Mitte des Kreuzes eine kreuzergrosse bakterienfreie Stelle.

Durch den Ausfall dieses Experimentes wurde klar, dass mit wachsender Entfernung der Elektrode von der Culturoberfläche die hemmende Wirkung der Funkenentladungen rasch abnimmt, weiters, dass sich der Mangel einer guten Bodenableitung durch verlängerte Exposition und geringeren Elektrodenabstand einigermassen compensiren lässt.

Recht unbefriedigend war der Befund auf Schale *D*; er zeigte, dass in der Elektrode *II* der brauchbare Apparat für eine gleichmässige Dispersion der Funkenentladungen noch immer nicht gefunden war.

Der nächste Versuch wurde zu dem Zwecke unternommen, zu prüfen, ob ein stärkerer Strom und eine längere Exposition eine grössere Entfernung der Elektrode von der Cultur zu compensiren imstande sind.

Versuch 9.

6. April. Wie in den vorherigen Versuchen werden in 3 Petrischalen *A*, *B* und *C* je eine streifenförmige Aussaat von Staph. pyog. aureus auf Agar gemacht und *A* als Controle in den Brutofen deponirt; *B* wird in der Mitte des Streifens der Elektrode II auf 3 Cm. Distanz gegenübergestellt. Bodenableitung. Primärer Strom (Strassenstrom): 4—6 Ampère, 110 Volts, 16 Unterbrechungen pro Secunde. Expositionsdauer 20 Minuten.

C wird auf eine Bodenableitung postirt, der Mitte des Streifens auf 3 Cm. Distanz, die Elektrode II gegenübergestellt und 45 Minuten exponirt. Primärer Strom: 2 Ampère, 12 Volt, 16 Unterbrechungen pro Secunde. Nach dem Versuche Deposition der Platten im Brutofen für 18 Stunden.

7. April. *A* ist gut entwickelt, *B* und *C* zeigen in der Mitte je eine Unterbrechung, und zwar ist jene von *C* nicht so auffällig als die von *B*.

Dieser Versuch gestattet den Schluss, dass man bei grösserer Entfernung der Elektrode durch Verlängerung der Exposition und durch Verstärkung des primären Stromes noch immer eine Wirkung im besagten Sinne erzielen kann.

Versuch 10.

Um zu untersuchen, in welcher Weise die Bodenableitung stattfindet, wurde im vorigen Versuche IX die Schale *B* nicht direct auf die Metallplatte gestellt, sondern dazwischen noch ein schwarzes Papierblatt eingeschoben. Man konnte schon während des Versuches die starken Funken als leuchtende Schlangen an den Wänden der Glasschale auf- und niederfahren sehen. Nach dem Versuche zeigte das Papier gegen das Licht gehalten eine aus unzähligen kleinen Lücken zusammengesetzte Kreislinie, deren Configuration genau der Umgrenzung des Bodens der Glasschale entsprach. Die Funkenschläge hatten demnach den Glasschalenboden nicht durchgeschlagen, sondern hatten ihren Weg von der Oberfläche des Nährbodens zu der Seitenwand genommen, diese überstiegen, und von der Glaskante an der äusseren Bodenfläche aus das Papier durchbrochen, und waren so in die Bodenableitung gelangt.

Die bisherigen Versuche hatten unzweifelhaft eine entwicklungshemmende Eigenschaft der Funkenentladungen auf Aussaaten ergeben. Es musste nunmehr geprüft werden, ob sie auch imstande sind, bereits entwickelte Colonien abzutödten.

Versuch 11.

9. April. In zwei Petrischalen *A*, *B* wird je eine Aussaat von Staphylococcus pyogenes aureus in Form eines Kreuzes gemacht.

A als Controlcultur;

B wird mit einem Blatte Papier verdeckt, dann auf die Bodenableitung gestellt. Unmittelbar über dem Papier ist der Mitte des Kreuzes entsprechend die Elektrode II befestigt. Primärer Strom: 4—6 Ampère, 110 Volt, 16 Unterbrechungen.

Einem isolirten Colonienfleck der bereits gut entwickelten, zwei Tage alten Cultur *E* von Versuch 9 wird das blosse Drahtende in einer Entfernung von $1^1/_2$ Cm. gegenübergestellt und 20 Minuten lang exponirt. Primärer Strom: 2 Ampère, 12 Volt, 16 Unterbrechungen.

Darnach wird von diesem bestrahlten Flecke aus ein wenig mit der Platinöse entnommen und damit auf einem frischen Nährboden *E'* ein I gezeichnet. Von einer nicht bestrahlten Partie wird auf gleiche Weise auf demselben Nährboden *E'* ein II gezeichnet. Nach dem Versuche kommen alle Platten für 18 Stunden in den Brutofen.

10. April. *A* ist gut aufgegangen, *B* desgleichen, zeigt aber im Centrum eine pfennuiggrosse, von Colonien vollständig entblösste Stelle; der I und der II auf Schale *E'* sind gleichfalls beide gut aufgegangen und zeigen bezüglich des Grades ihrer Entwicklung durchaus keinen Unterschied.

Aus dem ersten Theile dieses Versuches folgt, dass die Entladungen auch durch ein Papierdiaphragma hindurch ihre entwicklungshemmende Wirkung äussern. Das Blatt Papier zeigte in der Mitte zahlreiche punktförmige Lücken.

Der zweite Theil des Versuches bezüglich der abtödtenden Wirkung auf bereits entwickelte Colonien war bei dieser Versuchsanordnung misslungen.

Versuch 12.

11. April. Von einer zwei Tage alten Cultur von Staphylococcus pyogenes aureus wird eine stecknadelkopfgrosse Colonie (α) $^1/_2$ Cm. unter die Elektrode II gestellt; diese Bürstenelektrode wird an den Apparat II angeschaltet und 20 Minuten lang exponirt; mit einer gerade so beschaffenen Colonie (β) geschieht dasselbe durch 10 Minuten. Sodann werden von α ein I, von β ein II und von einer nicht bestrahlten Stelle der Cultur ein III auf frische Nährböden geimpft und diese drei Schalen (I, II und III) für 18 Stunden in den Brutofen gegeben.

Während des Funkenschlagens, das mit ausserordentlicher Intensität stattfand, nahm die Stelle α, später auch ihre nächste Umgebung eine weissliche Färbung an; nach einer Stunde schwand diese Verfärbung und machte einem bräunlichen Colorit Platz. Aehnliches, jedoch in viel geringerem Grade, fand an der kürzere Zeit bestrahlten Stelle β statt.

12. April. Von den im Brutofen deponirten Schalen zeigt blos die letzte einen von Colonien gebildeten III; die beiden anderen Schalen blieben steril und zeigten nur den in Gestalt eines I, respective II gefurchten Nährboden.

Die Stellen α und β auf der bestrahlten Platte erschienen gegen die Umgebung trockener.

Versuch 13.

12. April. Versuch 12 wird wiederholt, jedoch mit $1^1/_2$ Cm. Elektrodenabstand.

13. April. Auf allen drei Schalen sind die Buchstaben I, II und III vollkommen dicht und gleichmässig mit Colonien bewachsen. (Der grössere Elektrodenabstand hatte demnach die Wirkung der Entladungen beeinträchtigt.)

Versuch 14.

13. April. Die Versuchsanordnung des Versuches 12 wird beibehalten, jedoch eine grössere Partie der Cultur *A*, und zwar ein Streifen von 1 Cm. Länge, 2 Mm. Breite, während 20 Minuten bestrahlt und von diesem ein I von einer nicht bestrahlten Partie auf dieselbe Platte *B* ein II abgeimpft.

14. April. Auf Platte *B* sind I und II ganz gleichmässig und dicht von Colonien bewachsen.

Eine mehrfache genaue Wiederholung des Versuches 12 ergab jedoch, dass kleine stecknadelkopfgrosse Colonien in 20 Minuten bei der geschilderten Versuchsanordnung vernichtbar sind, dass mithin anzunehmen war, das Misslingen des Versuches 14 sei der allzukurzen Exposition einer so ausgedehnten Bakteriencolonie zuzuschreiben. Hieraus war allgemein zu folgern, dass man mit entsprechend starken und hoch gespannten primären Strömen, sowie genügend rascher Unterbrechung derselben Funkenschläge erzeugen kann, welche bei mässigem Elektrodenabstande und entsprechend langer Exposition imstande sind, bereits entwickelte und mehrere Tage alte Culturen vollständig abzutödten.

Für alle weiteren Versuche schaltete ich den Strom in der primären Spirale so, dass in der Funkenstrecke die Scheibe stets Kathode (—), die Spitze Anode (+) blieb (s. pag. 54).

Es war nunmehr zu untersuchen, ob sich die positiven und negativen Entladungen in Bezug auf ihre physiologische Wirkung gleich verhielten, oder ob hinsichtlich derselben Unterschiede bestehen.

Versuch 15.

13. April. Auf eine Agarplatte *A* werden zwei Aussaaten von Staphylococcus pyogenes aureus in Form zweier paralleler Streifen von circa 1 Cm. Breite (1 und 2) gemacht. Die Schale wird auf die Bodenableitung gesetzt und der Mitte eines jeden Streifens nach einander auf 1 Cm. Distanz die Pinselelektrode durch 15 Minuten hindurch gegenübergestellt; nur mit dem Unterschiede, dass sie beim Streifen 1 mit der Anode (Spitze), beim Streifen 2 mit der Kathode (Scheibe) in leitende Verbindung gesetzt wird. Der Primärstrom hat 2 Ampère, 12 Volt, 16 Unterbrechungen per Secunde.

Schon während der Exposition lässt sich ein auffallender Unterschied in Bezug auf die Art der beiden Entladungen bemerken, während bei der Verbindung mit dem negativen Pole die Funken stets direct und senkrecht in Form eines Strahles auf die gerade unterhalb der Elektrode befindliche Partie des Nährbodens abspringen und fast constant denselben Ort einhalten, tanzen die vom positiven Pole herkommenden Funkenentladungen von einem Metallfaden der Elektrode zum anderen und haben die Tendenz, an die Peripherie der leitenden Unterlage zu gelangen.

Genau der gleiche Vorgang wird bei einer zweiten Platte *B* eingehalten, nur hier beide Streifen durch je 8 Minuten exponirt.

Nach Abschluss des Versuches Deposition beider Platten für 18 Stunden im Brutofen.

14. April. Beide gut entwickelte Streifen der Platte *A* zeigen in der Mitte eine Unterbrechung, welche beim Streifen 1 in Form eines ganz klaren, kreisrunden, linsengrossen Fleckchens, das ringsum vom Rasen begrenzt ist, erscheint, während der sonst ganz gleichmässig und diffus entwickelte Bakterienstreif 2 in der Mitte ganz unregelmässig in verschiedenen sich kreuzenden, colonienfreien Strichen und Flecken Unterbrechungen zeigt.

Auf Platte *B* zeigt nur der Streifen 1 in der Mitte eine kleine kreisrunde sterile Stelle, der Streifen 2 ist nirgends unterbrochen, sondern in seiner ganzen Ausdehnung vollkommen gleichmässig mit Colonien bewachsen.

Aus diesem Versuche folgt, dass die baktericide Wirkung der positiven Funkenentladungen nicht so intensiv ist als jene der negativen, dass aber die Wirkung der letzteren sich auf ein räumlich beschränkteres und engeres Gebiet erstreckt als die der positiven Polentladungen.

Die nächsten Tage wurden Wiederholungen und der Controle dieser Versuche gewidmet. Das Resultat derselben war mit dem geschilderten übereinstimmend.

Versuch 16.

25. April 1900. Auf 2 Agarplatten *A* und *B* wird je eine streifenförmige Aussaat von Staphylococcus pyogenes aureus gemacht. Der Mitte des Striches auf Platte *A* gegenüber wird in 1 Cm. Entfernung die Pinselelektrode befestigt und letztere wieder mit dem *d'Arsonval-Oudin*'schen Apparate in Verbindung gesetzt. Der primäre Strom des Inductoriums hat 2 Amp., 12 Volt, 16 Unterbrechungen.

Der Mitte des Streifens auf Platte *B* gegenüber wird ebenfalls die Pinselelektrode in der gleichen Distanz befestigt, jedoch letztere unmittelbar an die Kathode desselben Inductors angeschlossen. Beide Platten besitzen Bodenableitung und werden je 5 Minuten lang exponirt.

26. April. Der sonst gut entwickelte Bakterienstreifen auf Platte *B* zeigt in der Mitte eine Unterbrechung (eine blanke, sterile Stelle); der Streifen *A* ist vollständig ohne jede Unterbrechung entwickelt.

Versuch 17.

26. April. Eine streifenförmige Aussaat von Staphylococcus pyogenes aureus in einer Petrischale wird mit den Funkenentladungen aus dem *d'Arsonval-Oudin*'schen Apparate in gleicher Weise wie im vorigen Versuche durch 25 Minuten lang in der Mitte behandelt.

27. April. Der gut entwickelte Bakterienstreifen zeigt in der Mitte eine sterile keimfreie Unterbrechung.

Die beiden letzten Versuche lehren, dass auch die Funkenentladungen aus dem *d'Arsonval-Oudin*'schen Apparate im gleichen Sinne auf Bakterien wirken, wie die directen Polentladungen des Inductors, dass aber die Intensität der Wirkung jener der letzteren nachsteht.

Versuch 18.

27. April. Von 2 streifenförmigen Aussaaten des Staphylococcus pyogenes aureus auf Agar wird die Mitte der einen (Schale *A*) mittels Pinselelektrode auf 1 Cm. Distanz den Entladungen eines durch einen Primärstrom von 3—4 Amp., 12 Volt, 16 Unterbrechungen inducirten Secundärstromes, die Mitte des zweiten Streifens (Platte *B*) den von einem primären Strom von 3—4 Amp., 110 Volt und 16 Unterbrechungen erzeugten Funkenschlägen auf gleiche Weise, beide durch je 3 Minuten hindurch, exponirt. Darnach werden die Platten für 18 Stunden in den Brutofen gestellt.

28. April. Beide Schalen zeigen gleich gut entwickelte, nirgends unterbrochene Bakterienstreifen.

Dieser Versuch wurde wiederholt und nur die Expositionszeit auf 10 Minuten verlängert (Vers. 19); jetzt zeigten beide Streifen Unterbrechungen in gleicher Ausdehnung.

Auch mit anders variirter Expositionszeit war es nicht möglich, einen Unterschied in der Wirkung verschieden hoch gespannter, aber sonst gleich starker und in gleicher Schnelligkeit unterbrochener primärer Ströme aufzufinden.

Mit dieser Erfahrung stimmt das Ergebniss einer Reihe von physikalischen Versuchen, welche *B. Walter* angestellt hat: aus diesen ergibt sich, dass die Grösse der im primären Stromkreise angewandten Betriebsspannung keinen directen Einfluss auf die Funkenlänge des Apparates hat.[1])

[1]) Fortschr. auf dem Gebiete der Röntgenstrahlen, Bd. II, pag. 31.

Versuch 20.

27. April. Von 2 streifenförmigen Aussaaten des Staphylococcus pyogenes aureus auf Agarplatten wird die Mitte der einen (Schale A) mit den von der Pinselelektrode aus einer Entfernung von 1 Cm. abgehenden Funkenentladungen eines Secundärstromes behandelt, welcher von einem Primärstrome von 2 Amp., 12 Volt und 16 Unterbrechungen in der Secunde inducirt wurde. Dasselbe geschieht mit dem zweiten Streifen (Schale B), doch wird der primäre Strom in diesem Falle nur 8 mal in der Secunde unterbrochen. Beide Platten besitzen Bodenableitung. Expositionszeit 4 Minuten, darnach Brutofen.

28. April. Der gut entwickelte Bakterienstreifen in der Schale A zeigt in der Mitte eine colonienfreie Unterbrechung. Letztere fehlt in dem ganz gleichmässig mit Colonien bewachsenen Streifen in der Schale B.

Aus diesem Versuche ist zu entnehmen, dass die **Schnelligkeit, mit welcher die Unterbrechungen des Primärstromes stattfinden, von wesentlichem Einflusse auf die Wirkung der Funkenentladungen ist.**

Versuch 21.

Derselbe Versuch wird mit der Modification angestellt, dass die Anzahl der Unterbrechungen immer constant 16 pro Secunde bleibt, hingegen die Stärke des primären

Fig. 46.

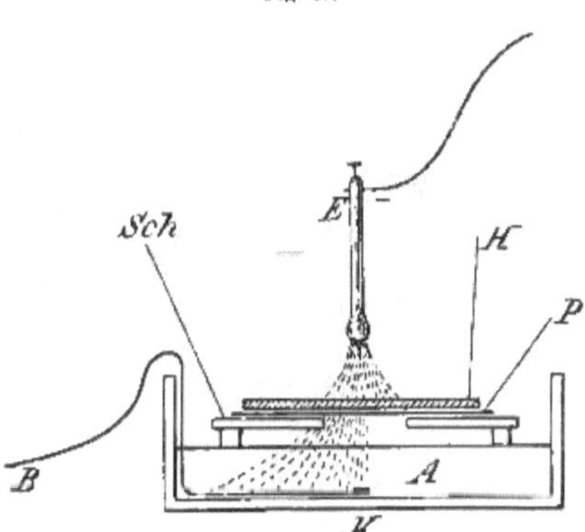

Stromes durch Variirung der eingeschalteten Widerstände und Heben des Quecksilbergefässes am Unterbrecher von 1 Ampère auf 4 Ampère modificirt wird.

Das Ergebniss dieses Versuches geht dahin, dass die mit dem Strome von 1 Ampère behandelte Bakterienaussaat durch eine Exposition in der Zeit von 8 Minuten nicht in der Entwicklung behindert wurde, wohl aber eine andere durch die gleich lange Exposition gegenüber einem Strome von 4 Ampère.

Versuch 22.

30. April. Auf die Mitte der inneren Bodenfläche einer sterilen Petrischale wird ein ausgeglühtes quadratisches Stück Kupferblech (K, Fig. 46) von 1 Cm. Seitenlänge gelegt; vom Rande dieses Kupferstückes geht ein ausgeglühter Kupferdraht B zur Seitenwand der Schale, dann an ihrer Innenfläche in die Höhe, biegt am oberen Rande um und führt von dort direct zum Erdboden. Auf dieses Kupferstück wurde nunmehr ein gewöhnlicher Agarnährboden gegossen (A) und letzterer im erstarrten Zustande ganz gleichmässig und diffus mit einer kleinen Menge einer lebensfähigen Staphylococcus pyogenes aureus-Cultur bestrichen. Auf diese Aussaat wurde nunmehr folgende Vorrichtung gestellt:

Sie bestand aus einer kreisrunden, 6 Cm. im Durchmesser messenden Scheibe aus $2^1/_2$ Mm. dickem Glase, welche in der Mitte ein kreisrundes, 2 Cm. im Durchmesser messendes Loch besass und auf drei Glassfüssen stand *(Sch)*. Auf die obere Fläche dieses Schemels wurde mittels Siegellack ein Blatt Papier *(P)* geklebt, welches das Loch verdeckte, und über das Papier ein rundes Stück frischer menschlicher Leichenhaut *(H)* gebreitet, und zwar war die Grösse des Hautstückes so gewählt, dass von der Glasbank allseitig ein mehrere Millimeter breiter Randstreif unbedeckt blieb. Die Oeffnung des Glasbänkchens stand gerade über dem Kupferstücke. Dieser Stelle entsprechend wurde in einem Abstande von $^1/_2$ Cm. die mit dem negativen Pole des 2. Inductoriums in Leitung gesetzte Pinselelektrode befestigt. Prim. Strom 4—5 Amp., 110 Volt, 100 Unterbrechungen in der Secunde. Dauer der Exposition 20 Minuten. Durch die Glaswand der Schale hindurch waren während des ganzen Versuches kräftige Funken zu bemerken, welche ununterbrochen von der Oeffnung in der Platte der Glasbank zum Kupferbleche und dem Drahte absprangen. Nach dem Versuche erschien die Oberfläche des Hautstückes im Bereiche der Oeffnung der Glasplatte leicht angesengt, das Papier zeigte eine grosse Anzahl schwarz geränderter, kleiner Lücken. Die Glasbank wurde nunmehr entfernt, und hiebei zeigte die Oberfläche des Nährbodens nirgends irgend welche Differenzen in Farbe oder sonstigem Aussehen. Die Schale wurde mit dem Glasdeckel geschlossen und für 2 Tage in den Brutofen gestellt.

Am 2. Mai bot diese Cultur das hübsche, in Fig. 47 photographisch festgehaltene Bild. Entsprechend dem Metallstücke am Boden und dem Ableitungsdraht ist der Nährboden vollkommen rein und steril, die Umgebung jedoch ist diffus und gleichmässig mit gut ausgebildeten Colonien von Staphylococcus pyogenes aureus bedeckt.

Fig. 47. Fig. 48. Fig. 49.

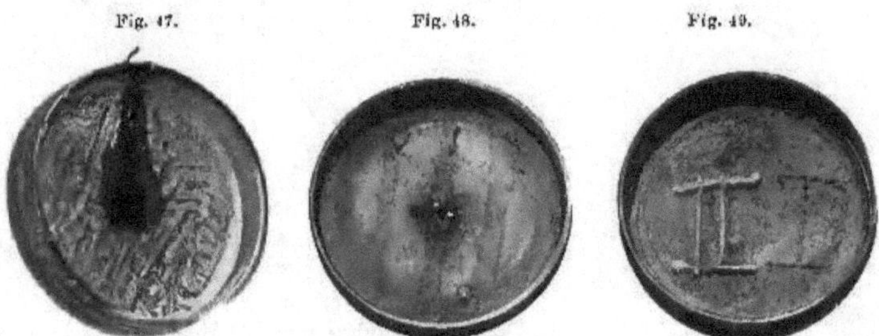

Dieser Versuch zeigt, dass man unter Umständen auch durch die menschliche Haut hindurch lebensfähige Bakterienkeime durch die Behandlung mit den negativen Polentladungen hochgespannter Inductionsströme in ihrer Entwicklung vollkommen aufzuhalten vermag.

Die bisherigen Versuche hatten die Erforschung der näheren Umstände bezweckt, unter welchen die keimtödtende Wirkung der fraglichen physikalischen Kraft eintritt. Nachdem sich in dieser Richtung ein wenigstens vorläufig befriedigendes Resultat ergeben hatte, wurde an die Prüfung des Verhaltens der Polentladungen gegenüber verschiedenen anderen Bakterienarten geschritten, hiebei aber unter anderem vornehmlich jene Mikroorganismen im Auge behalten, welche Erkrankungen oberflächlicher und leichter zugänglicher Körperpartien veranlassen.

Versuch 23.

20. April. Auf einen Agarnährboden in einer *Petri*'schen Schale *A* werden von einer Typhuscultur zwei streifenförmige Aussaaten (α, β) gemacht und die Platte sodann für 36 Stunden in den Brutkasten gesetzt. Nach dieser Zeit zeigt sich im Bereiche der beiden Striche ein gleichmässiger gut entwickelter Rasen. Nunmehr wird der Streifen α in der Mitte mit den negativen Entladungen eines Secundärstromes, welcher von

einem 100mal in der Secunde unterbrochenen Primärstrom von 2 Amp., 110 Volt inducirt ist, behandelt. Die Entladungen erfolgen von der in einer Distanz von $^1/_2$ Cm. befestigten Pinselelektrode aus. Bodenableitung. Dauer der Exposition 10 Minuten. Von der bestrahlten, nach dem Versuche etwas trockener aussehenden Stelle wird nun mit der Platinöse ein wenig entnommen und damit auf einen sterilen Nährboden (Schale *B*) ein I gezeichnet. Von dem nicht bestrahlten Streifen β in der Schale *A* wird gleichfalls eine Spur entnommen und damit auf den Agar *B* ein II gezeichnet. Dann werden beide Schalen im Brutofen deponirt.

21. April. Der Streifen α in der Schale *A* zeigt in der Mitte eine etwas gedellte Stelle, sonst erscheint er ganz gleichmässig mit Rasen bewachsen. Auf dem Nährboden der Schale *B* bemerkt man die Strichführung des I jedoch vollkommen steril, hingegen ist der II überall von dichten Colonien bewachsen.

Versuch 24.

25. April. Ueber die mittlere (1) von drei, mehrere Tage alten Diphtherie-Strichculturen auf Agar (Schale *A*, Fig. 48) werden in der Mitte die negativen Entladungen eines von dem Primärstrom 2 Amp. 110 Volt 100 Unterbr. inducirten Secundärstromes von der Pinselelektrode aus ($^1/_2$ *cm* Distanz) durch 10 Minuten hindurch wirken gelassen. Bodenableitung. Von der bestrahlten Stelle aus wird auf gleiche Weise wie im Versuche 22 auf einen zweiten Nährboden *B* ein I, von einer nicht bestrahlten Stelle der Strichcultur 2 ein II daselbst gezeichnet. Beide Schalen kommen dann in den Brutofen.

26. April. In Schale *A* zeigt der Streifen 1 in der Mitte eine leicht bräunliche Verfärbung (Fig. 48). Der I in der Schale *B* ist vollkommen steril, der II dicht mit Colonien besetzt (Fig. 49).

Versuch 25.

25. April. Der Versuch 23 wird genau in derselben Anordnung mit 2 Tage alten Culturen des Soorpilzes unternommen. Das Resultat desselben ist dem mit Diphtheriebacillen gewonnenen vollkommen analog.

Versuch 26.

25. April. Dasselbe war der Fall bei der Behandlung von 2 Tage alten Anthraxculturen mit den directen negativen Polentladungen, welche von der Pinselelektrode auf die betreffenden Platten geleitet wurden. Zwar hatte der erste Versuch fehlgeschlagen, auf Anrathen des Herrn Prof. *Weichselbaum* wurde die Colonie aber mit steriler Bouillon benetzt, damit der glühende Funke keine trockene, sondern feuchte Hitze erzeuge, in welcher die Anthraxsporen leichter zugrunde gehen. Thatsächlich wurde so die Abtödtung erreicht.

Versuch 27.

12. Mai. Eine 4 Monate alte, auf schiefem Glycerinagar in einer Eprouvette (*A*) gezogene und gut entwickelte Cultur des Tuberkelbacillus wird in folgender Weise bestrahlt: Ein mit dem negativen Pole der Secundärrolle in Verbindung stehender ausgeglühter Draht wird durch den Wattapfropf hindurch in die Eprouvette so geschoben, dass sich sein Ende senkrecht und in 4 Mm. Abstand über dem oberen Drittel der Cultur befindet. Dem Drahtende gegenüber wird an der Aussenfläche der Eprouvette ein kleines Metallstück befestigt an welches ein in den Boden ableitender Draht gelöthet ist. Der inducirende Primärstrom zeigt 2 Amp. 110 Volt und wird 100mal in der Secunde unterbrochen. Die Bestrahlung erfolgte durch 10 Minuten und zwar sprangen die Funken immer in jene Richtung über, in welcher sich das Metallblech befand. Nach dem Versuche waren die bestrahlten Stellen als zwei dunkelbraune linsengrosse Flecke kenntlich (s. Fig. 50). Von diesen Flecken wurde eine kleine Menge mit der Platinöse entnommen, mit einigen Tropfen steriler Bouillon verrührt und damit ein steriler schiefer Glycerinagarnährboden in einer Eprouvette (I) bestrichen; von einer anderen Partie der Tuberkelbacillencultur *A*, welche tiefer lag und nicht bestrahlt worden war, wurde in ganz gleicher Weise auf einen dritten Nährboden (Eprouvette II) abgeimpft. Alle drei Eprouvetten wurden nunmehr mit Wattastoppeln und Guttaperchapapier geschlossen und in den Brutofen gestellt.

Nach drei Wochen (2. Juni) wurde revidirt. Die erste Eprouvette (*A*) zeigte 4 von Cultur entblösste Stellen, welche sich durch nichts in ihrem Aussehen unterschieden. Es war somit die dunklere Färbung der bestrahlten Partie geschwunden.

Die Eprouvette I, in welche von der bestrahlten Partie überimpft worden war, zeigte wohl den etwas zerkratzten Nährboden, war aber vollständig steril, hingegen waren in der Eprouvette II, in welche von der nicht bestrahlten Cultur überimpft worden war, ganz deutlich mehrere gut entwickelte Colonien des Tuberkelbacillus wahrzunehmen (s. Fig. 50).

Versuch 28.

12. Mai. Eine in Form von 3 Streifen auf Agar gut entwickelte, 14 Tage alte Favuscultur (Schale *A*) wird in der Mitte des mittleren Streifens durch 15 Minuten lang mit negativen Entladungen von der Pinselelektrode aus bestrahlt. Der Abstand der Elektrode beträgt $^1/_2$ Cm., der primäre Strom zeigt 2 Amp. 110 Volt und wird 100mal per Secunde unterbrochen. Bodenableitung. Diese bestrahlte Stelle wird darnach mit steriler Bouillonflüssigkeit befeuchtet und damit verrieben. Davon wird dann auf einen zweiten Nährboden (Schale *B*) ein I abgeimpft. Von einem der beiden anderen nicht bestrahlten Colonienstreifen wird auf dieselbe Weise auf den Nährboden der Schale *B* ein *II* abgeimpft. Dann werden beide Schalen geschlossen und in den Brutkasten gestellt.

Fig. 50.

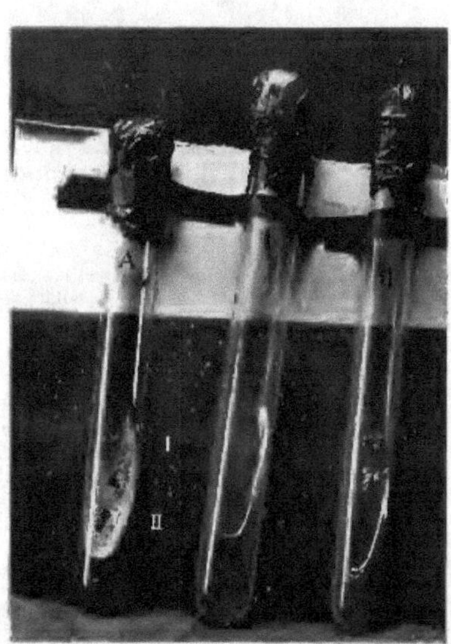

Nach 3 Tagen zeigt sich, dass auf der Schale *B* der I steril, der II ziemlich dicht mit Colonien bewachsen ist.

Abgesehen von den vorausgegangenen Experimenten, lehren die Versuche 23—28, dass man mit den directen, vom Metall (Drahtende, Bürsten- und Pinselelektrode) abspringenden negativen Polentladungen nicht nur Bakterienaussaaten in ihrer Entwicklung zu hemmen imstande ist, sondern bei geeigneter Versuchsanordnung sogar auch bereits vollkommen entwickelte, mehrere Tage alte Colonien des Staphylococcus pyogenes aureus, des Typhusbacillus, des Diphtheriebacillus, des Anthraxbacillus, des Soorpilzes, des Tuberkelbacillus und des Achorion Schönleinii auf diese Weise vollständig abzutödten vermag.

Wurde auch dem Ausfall der beiden letzten Versuche kein allzu grosses Gewicht beigelegt, weil es wegen der schwierigen Cultivirung der beiden Bacillenarten (Tuberkelbacillus, Achorion Schönleinii) immerhin denkbar gewesen wäre, dass das im besagten Sinne sprechende Resultat ein blos zufälliges gewesen sei, so durfte der Ausfall der übrigen Experimente nicht unbeachtet bleiben, denn einerseits entfielen hier die Schwierigkeiten der Cultivirung, andererseits war die Uebereinstimmung in den Resultaten eine zu auffallende.

In der Literatur liegen einige Berichte über die Wirkung der Elektricität auf Bakterien vor.

Schon *Mendelsohn*[1]) hatte nachgewiesen, dass der galvanische Strom imstande ist, kleinste Lebewesen abzutödten. *Apostoli, Laquerrière*[2]), *Prochownik* und *Späth*[3]) schrieben dies der elektrolytischen Wirkung desselben zu. Auch von der inducirenden Eigenschaft der Elektricität wollte man ähnliche Effecte gesehen haben, speciell *Spilcker* und *Gottstein*[4]) sowie *Burci* und *Frosconi*[5]) berichteten von Beobachtungen in diesem Sinne. Dem widersprechen aber die Publicationen von *Friedenthal*[6]) und *Krüger*[7]), welche die Angaben *Spilcker's* und *Gottstein's* auf Grund eigener Versuche nicht bestätigen.

Klemperer[8]), *Krüger*[9]) und *Smirnow*[10]) stellten durch Behandlung von Bakterientoxinen mit dem constanten Strom von 80—100 M. A. Antitoxine her; dasselbe gelang *d'Arsonval* und *Charrin*[11]), welche mit der elektrolytischen Wirkung der Hochfrequenzstöme die Toxine des Pyocyaneus und des Diphtheriebacillus umwandelten. *Bonome* und *Vial*[12]), *Meade Bolton* und *Herbert D. Pease*[13]) bestätigten die Angaben *d'Arsonval's* und *Charrin's* in Bezug auf die Umwandlung der Toxine in Antitoxine, gaben jedoch an, dass die Bakterien selbst durch diese Ströme nicht im geringsten geändert werden. *Marmier*[14]), welcher diese Versuche wiederholte, kam zu ganz anderen Anschauungen. Er glaubt, dass durch elektrolytische Zerlegung des in der Nährflüssigkeit enthaltenen Kochsalzes unterchlorigsaure Salze entstehen, welche die Toxine zerstören. *Marmier* fand, dass bei dem von *d'Arsonval* und *Charrin* angewandten Verfahren das Diphtherietoxin innerhalb von 12 Minuten auf 81° C. erwärmt wurde.

In Bezug auf die Wirkung directer Funken auf die Essiggährung beobachtete *Tolomei*[15]), dass, wenn elektrische Funken aus einem Ruhmkorff'schen Apparate nahe der Oberfläche der gährenden Flüssigkeit überspringen, ein Stillstand in der Mycoderma-Entwicklung nur bei ziemlich starken Entladungen eintritt; die Flüssigkeit wird dabei jedoch nicht sterilisirt, denn nach Aufhören der elektrischen Entladung kommt die Gährungsthätigkeit wieder in Gang, wenn auch in schwächerem Grade. Aus den Referaten über den Vortrag *Destot's* und *Dubard's* auf dem Tuberculosencongresse in Paris 1898 ist zu entnehmen, dass diese Forscher mit statischer Elektricität Bakterien zu vernichten imstande waren.

In welcher Weise könnten diese so wirksamen negativen Entladungen der hochgespannten Inductionsströme der Praxis nutzbar gemacht werden? An eine Anwendung der directen Funkenschläge beim Menschen in der Art, wie sie bisher benutzt worden waren, war nicht

[1]) *Cohn's* Beiträge zur Pflanzenphysiologie, 1879, cit. von *Gottstein* und *Lubarsch-Ostertag*, 1897, pag. 82.
[2]) Sem. méd., 1890.
[3]) D. med. Wochenschr., 1890.
[4]) Centralbl. f. Bakt., Bd. IX.
[5]) Cit. bei *Lubarsch-Ostertag*, 1897.
[6]) Centralbl. f. Bakt., Bd. XIX u. XX.
[7]) Zeitschr. f. klin. Med., Bd. XXII.
[8]) Ibid., Bd. XX, pag. 165.
[9]) l. c.
[10]) D. med. Wochenschr., 1894, Nr. 30.
[11]) l. c.
[12]) Centralbl. f. Bakt., Bd. XIX, pag. 849.
[13]) The journ. of experim. medecine, 1896, Vol. I, Nr. 3.
[14]) Annales de l'institut *Pasteur*, 1895, pag. 533, 1896, pag. 468.
[15]) *L'Orosi*, XIII., pag. 401—409. Ref. Centralbl. f. Bakt., Bd. IX, pag. 540.

zu denken: denn einerseits ist die nervöse Irritation durch einen solchen Funkenschlag eine zu heftige, der Schmerz nicht unbedeutend, andererseits wären Schädigungen der bestrahlten Körperoberfläche zu gewärtigen. Ueberdies würde als ein bedeutender Mangel dieser Behandlung der Umstand empfunden werden, dass die Entladungen stets nur das fast mikroskopisch kleine Fleckchen beeinflussen, auf welches der Funkenstrahl hingelenkt wird; von einer Behandlung grösserer Gebiete wäre natürlich gar keine Rede.

Die bisher angestellten Versuche, die Funkenschläge so aufzulösen, dass sie in zahlreiche Strahlen zerstreut, von mehreren Punkten aus gleichzeitig auf eine grössere Fläche vertheilt würden, hatten, wie oben bereits erwähnt wurde, keinen befriedigenden Erfolg ergeben. Sowohl am ersten Apparate, als auch an der Bürsten- und Pinselelektrode sprangen die Funken von einem Metallstifte zum anderen, aber von einer gleichzeitigen Entladung von allen Spitzen aus war nie das Geringste zu sehen. Um hierüber ein Bild, gewissermassen eine graphische Darstellung zu gewinnen, machte ich von diesen Entladungen photographische Aufnahmen in der Weise, dass eine Bromsilbergelatineplatte im dunklen Raume mit der Schichtseite nach oben auf eine Metallplatte, welche mit dem Erdboden leitend verbunden war, gelegt wurde, und über die Mitte der Platte befestigte ich die mit dem Leitungsdrahte des Inductors armirte Elektrode in einem Abstande von 1 Cm. Exponirt wurde stets nur einige Secunden, weil sich bei längerer Dauer des Experimentes die ganze Platte diffus schwärzte. Auf diese Weise konnte sehr hübsch die inconstante und stetig den Ort wechselnde Art der positiven Entladungen dargestellt werden, welche nach allen Richtungen der Platte hin zur Metallleitung abflossen (s. Taf., Fig. 1), ebenso die constante, stets dieselbe Stelle einhaltende und den kürzesten Weg zum Abfluss einschlagende Eigenthümlichkeit der negativen Polentladungen (Taf., Fig. 2). Das Bild von den Entladungen der Bürstenelektrode (Taf., Fig. 3) wie nicht minder jenes von der Pinselelektrode (Taf., Fig. 4) zeigen ganz deutlich eine Anzahl von kreisrunden Flecken, als Ausdruck jener Stellen, welche der Funke nach einander traf. Aus der directen Beobachtung der Funkenschläge, nicht minder aus jener der von ihnen gezeichneten Photogramme war ersichtlich, dass auf diesem Wege das gewünschte Ziel nicht erreicht werden konnte. In der Erwägung, dass es sich in allen diesen Fällen um gute Leiter gehandelt hatte, beschloss ich nunmehr, einen Versuch mit einem schlechten Leiter anzustellen.

Versuch 29.

In den Canal einer gewöhnlichen Zwirnspule aus Holz wurde ein Holzstück gesteckt und letzteres mit dem Leitungsdrahte des negativen Poles verbunden. Die Spule wurde über der photographischen Platte in der geschilderten Weise befestigt.

Das entwickelte Negativ zeigte einen hellen, der Basis der Spule entsprechenden Kreis, und eine vollkommen geschwärzte, dunkle Umgebung.

Die Schwärzung der Umgebung war offenbar auf die stillen (dunklen) Entladungen von der Spule aus zurückzuführen.

Dieser Versuch gab den Fingerzeig für die folgenden.

Versuch 30.

Dem Holzstücke wurde auf Anrathen des Herrn Prof. *Valenta* die Form eines daumendicken, unten und oben abgerundeten Cylinders gegeben, dasselbe in eine Glashülle gesteckt, welche ihn nur an der der Platte zugewendeten Seite frei liess und die metallische Zuleitung durch das Glas hindurch an den Holzstempel geführt.

Das mit diesem Apparate gewonnene Photogramm zeigte schon einen wesentlichen Fortschritt, und zwar war neben einer Anzahl von Flecken, welche den wechselnden Standorten des Funkenstrahles entsprachen, noch eine ziemlich diffuse, gleichmässigere Zeichnung zu erkennen (Taf., Fig. 5).

Es schien mir nunmehr zweckmässig, anstatt des Halbleiters Holz einen schlechten Leiter wie Glas zu wählen, und zwar construirte ich mir, als Versuche mit blossem Glase misslangen, eine Elektrode ganz einfach in der Weise (Versuch 31), dass ich eine Eprouvette mit Wasser füllte, mit einem Korkstoppel schloss und durch den Korkstoppel hindurch den Leitungsdraht bis an die Flüssigkeitsoberfläche führte. Schon die directe Beobachtung zeigte, dass ich mit diesem Apparate meinem Ziele sehr nahe sei; die Entladungen erfolgten von dem unteren Ende der Eprouvette in schöner gleichmässiger Weise als eine Anzahl von dünnen blauen Strahlen, welche gleichzeitig der Unterlage zuströmten. Auch das Photogramm (Taf., Fig. 6) ergab ein zufriedenstellendes Resultat, indem die Entladungen eine diffuse kreisrunde schwarze Figur gezeichnet hatten, die nur in der Mitte eine unbedeutende kleine, lichte Unterbrechung zeigte. (In der Copie erscheinen selbstverständlich die schwarzen Partien weiss und umgekehrt.)

Auch der letzte kleine Mangel wurde behoben, als statt der Eprouvette ein kleiner gläserner Reagenskolben mit ca. 8 Mm. Kugeldurchmesser gewählt wurde (Versuch 32), welcher so wie die Eprouvette armirt wurde. Die Entladungen mit diesem Instrumente erschienen ganz tadellos, gleichmässig und gleichzeitig und das Photogramm derselben erschien als eine runde, gleichmässig schwarze Scheibe (Taf., Fig. 7), deren Durchmesser ca. 8 Cm. betrug, also ungefähr das Zehnfache des Kolbendiameters. Das Photogramm zeigte demnach, dass das Wirkungsgebiet dieser Kolbenelektrode dasjenige ihrer eigenen räumlichen Ausdehnung bedeutend an Grösse übertrifft.

Diese diffus ausströmenden, kein intensives Licht veranlassenden Entladungen sind seit uralten Zeiten bekannt. Die Lichterscheinungen, welche sich bei elektrisch geladener Atmosphäre im Dunkeln an der Spitze der Mastbäume, den Auffangstangen der Blitzableiter, an den Ohren und Mähnen von Pferden, Spitzen von Bäumen etc. zeigen und von den Alten nach den Dioskuren, in unseren Gegenden Elmsfeuer, St. Nikolasfeuer etc. genannt werden, beruhen auf demselben Principe. An Spitzen, die an einem mit Elektricität geladenen Leiter angebracht sind, sammelt sich die Elektricität des Leiters zu hoher Spannung an und theilt sich der umgebenden Luft mit. Die elektrisch gewordene Luft wird von der gleichnamigen der Spitze abgestossen und entführt die auf dem Leiter angesammelte Elektricität, so dass der Erfolg derselbe ist, als ob die Elektricität aus der Spitze ausströme. Liess ich dieses Ausströmen auf eine Bodenableitung erfolgen, so sah ich die Lichterscheinung, die bei entsprechender Versuchsanordnung als eine blaue Wolke erschien, bei Vergrösserung des Luftzwischenraumes jedoch immer schwächer wurde, und sich dann mehr dem Tast- als dem Gesichtssinne offenbarte.

Versuch 33.

Es wurde nunmehr geprüft, wie sich die negativen Polentladungen von der Kolbenelektrode verhalten, wenn sie direct auf eine mit dem Erdboden leitend verbundene Metallplatte gerichtet werden, und wie in dem Falle, wenn zwischen Bodenableitung und Elektrode noch eine Glasplatte eingeschoben wird, auf welche hin die Entladungen stattfinden. Ueber diese Phänomene gibt folgende Tabelle Aufschluss:

Kolbenelektrode Glasplatte Bodenableitung	Kolbenelektrode | Bodenableitung
1. Beim Contacte der Kugel mit der Glasplatte ein sehr intensives, ganz diffuses blaues Licht, von welchem sich nirgends Strahlen loslösen;	1. Beim Contacte der Kugel mit der Metallplatte zahlreiche leuchtende schwächere Strahlen;
2. bei allmählicher Entfernung des Kolbens sammelt sich jener diffuse blaue Nebel zu zahlreichen blauen Strahlen, von welchen sich ein dickerer, beinahe leuchtender Centralstrahl abhebt;	2. bei geringer Entfernung des Kolbens tritt ein dicker, leuchtender Centralstrahl auf;
3. wird die Entfernung grösser, so werden die Seitenstrahlen immer spärlicher, der Centralstrahl tritt deutlicher hervor;	3. bei grösserem Abstande des Kolbens treten zu dem Centralstrahle noch zahlreiche schwächere, aber ebenfalls leuchtende Randstrahlen hinzu;
4. ist die Entfernung noch grösser, so verschwindet schliesslich auch der Centralstrahl und um den Kolben erscheint eine diffuse bläuliche Wolke.	4. bei weiterer Entfernung schwindet der Centralstrahl;
	5. der Kolben erscheint von einer blauen Lichthülle umgeben.

Versuch 34.

Aehnliche Erscheinungen wurden bei Versuchen mit einem Kolben beobachtet, der nur bis zur Hälfte der Kugel mit Wasser gefüllt war, in welches der Zuleitungsdraht tauchte.

Versuch 35.

Wurde derselbe Versuch mit einem Kolben angestellt, aus welchem das Wasser entfernt worden war, so erschien beim Contacte des Kolbens mit der auf die Ableitung postirten Glasplatte zunächst ein schwaches Licht, dasselbe verschwand aber sehr bald, wenn der Kolben in grössere Entfernung gebracht wurde. Beim Contacte des Kolbens mit der blossen Metallplatte war zuerst ein schwaches Leuchten zu bemerken, doch schwand auch dieses, sobald der Kolben abgezogen wurde.

Versuch 36.

Behufs Untersuchung der Frage, ob die Grösse der Elektrode einen Einfluss auf die Art der Entladungen hat, wurde nunmehr ein Glaskolben von 4 Cm. Kugeldurchmesser mit Wasser gefüllt und mit einem vom Zuleitungsdrahte durchbohrten Korkstoppel geschlossen. Mit dieser Elektrode und der mir zur Verfügung stehenden elektrischen Energie meiner Apparate war jedoch eine Zerstäubung der Entladungen in der Art, wie mit der kleinen Kolbenelektrode, bei keiner Einstellung zu erzielen. Wurde der Kolben bis auf 1 Cm. der Glasplatte genähert, dann sprang ungefähr ein Dutzend dicker, blauer, nicht leuchtender Strahlen auf die Unterlage über; sobald der Abstand noch mehr verkleinert wurde, wurden die Strahlen weniger dicker und nach und nach leuchtend.

Versuch 37.

Um darüber Aufschluss zu bekommen, ob diese Entladungen eine bemerkenswerthe Schmerz- oder Tastempfindung hervorrufen, näherte ich dem in Betrieb gesetzten Kolben (Elektrode VI) die Dorsalfläche meiner Hand. Schon in ziemlicher Entfernung hatte ich das Gefühl, als ob sie angehaucht würde. Dieses Gefühl wurde bei der Annäherung intensiver, und als bei einem Abstande von $1\frac{1}{2}$ Cm. ein Funke auf die Haut absprang, hatte ich wohl zunächst das Gefühl des leichten Schrecks, das man bei jedem elektrischen Funkenschlage empfindet, dasselbe war jedoch absolut mit keiner Schmerzempfindung verbunden und verlor sich bei weiterem Hinhalten in kürzester Zeit. Bei demselben Versuche am grossen Kolben (Elektrode VII) hatte ich schon auf sehr grosse Entfernung hin — ca. $^1/_2$ Meter — das Gefühl, als ob ich angeblasen würde, oder wie wenn man die Haut mit Haaren leicht bestreiche. Diese Wahrnehmung konnte allerwärts gemacht werden, wenn man rings um die Kugel herum in besagter Entfernung mit der Hand hin- und herfuhr.

Die Wirkungen der unipolaren Polentladungen hochgespannter Inductionsströme auf die Haut unterscheiden sich wenig von jenen der Hochfrequenzströme. Nach meinen Beobachtungen und Versuchen erzeugen sie als einfacher Funkenschlag eine Quaddel, die sich noch längere Zeit als weisser Punkt von der hyperämischen Umgebung abhebt. Ein solcher Schlag erregt ein brennend schmerzhaftes Gefühl. Merkwürdigerweise nimmt die Empfindlichkeit gegen weitere Funkenschläge bald ab. Werden die Entladungen in stille Entladungen überführt, so erhält die Haut anfangs eine röthliche, später etwas cyanotische Färbung und wird ein wenig turgescent, ödematös, so dass man einen Fingerdruck oft noch längere Zeit persistiren sehen kann. Dabei ist die Sensibilität meist im Sinne einer verminderten Schmerzempfindung, oft aber auch in entgegengesetzter Weise alterirt.

Fig. 51.

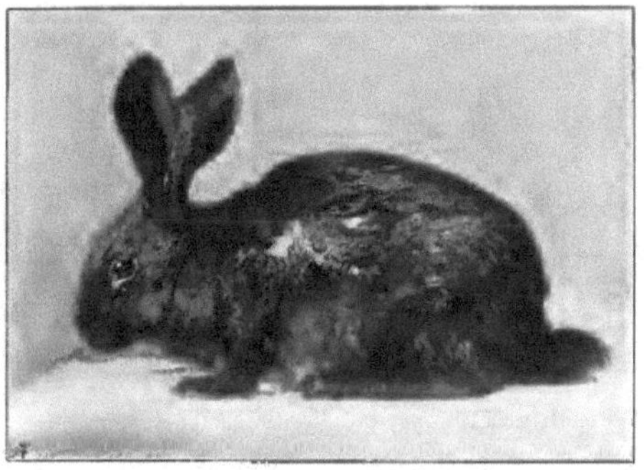

Versuch 38.

Es wurde nunmehr ein Kaninchen, dessen Haare vollkommen fest sassen, in den oben beschriebenen Kasten gesetzt und an der linken Thoraxwand, welche sich hinter dem Ausschnitte der Kastenwand befand, mit den von der Kolbenelektrode VI ausstrahlenden diffusen, negativen Polentladungen aus 4 Cm. Distanz behandelt.

Prim. Strom 3 Amp., 110 Volt, 100 Unterbrechungen in der Secunde. Von einer Bodenableitung wurde abgesehen. Expositionsdauer 30 Minuten. Während des ganzen Versuches war kein Funkenschlag wahrzunehmen, auch gab das Thier keinerlei Zeichen einer Unruhe oder Schmerzempfindung von sich.

Diese Behandlung wurde durch 8 Tage hindurch (1. bis 8. Juni) fortgesetzt. Das Thier, welches in Ermangelung eines geeigneten Stalles in einem ausserordentlich warmen Raume gehalten werden musste, hatte schon vor Beginn der Versuche wenig Nahrung zu sich genommen, wurde immer stiller und kränker und verendete am 8. Juni. Schon jetzt waren aber an der Haut der bestrahlten Seite Veränderungen sichtbar, welche jenen, die mit directen Funkenschlägen hervorgerufen worden waren, vollkommen entsprachen: Die Haare zum grössten Theile ausgefallen, die Wolle zottig gekräuselt und überall kahle Hautstellen sichtbar. (S. Fig. 51.) Wiederholte Versuche zeigten, dass unter dem Einflusse von Funkenentladungen jeder Provenienz die Deckhaare der Haut von Kaninchen und Meerschweinchen sich mit der Wolle büschelig zusammenballen, eintrocknen und dann zumeist spontan ausfallen oder sich auf leichten Zug entfernen lassen, während die büschelig geballten Wollhaare noch längere Zeit zurückbleiben, oft noch dann, wenn auf den zwischen den Büscheln befindlichen weissen kahlen Flecken der reichliche Nachwuchs frischer Haare sichtbar wird.

Versuch 39.

26. April. Ueber die Mitte eines in der ganzen Fläche mit Staphylococcus pyogenes aureus gleichmässig und diffus bestrichenen Agarnährbodens in einer *Petri*'schen Schale wird in einer Entfernung von 1 Cm. die Eprouvettenelektrode befestigt. Bodenableitung.

Primärer Strom 2 Amp., 110 Volt, 100 Unterbrechungen in der Secunde. Während des Versuches waren keine directen Funkenschläge, wohl aber stets die blaue Wolke der stillen Entladungen sichtbar. Expositionsdauer 25 Minuten. Darnach Brutkasten.

27. April. Die Mitte des Nährbodens zeigt eine bakterienfreie, runde, kreuzergrosse Stelle; auf dem übrigen Nährboden sind allerwärts dichte Colonien entwickelt (s. Fig. 52).

Versuch 40.

26. April. Der Versuch 39 wird wiederholt, hiebei jedoch von der Bodenableitung abgesehen und dafür 35 Minuten lang exponirt. Das Resultat war ein gleiches wie im vorherigen Versuche.

Versuch 41.

5. Mai. 2 Agarplatten *A* und *B* werden in der ganzen Fläche mit Anthrax besäet. Platte *A* kommt als Controle in den Brutofen, Platte *B* wird hingegen im Centrum mit der Kolbenelektrode VI bestrahlt. Bodenableitung. Prim. Strom, $2^1/_2$ Amp. 110 Volt, 100 Unterbrechungen per Secunde. Expositionsdauer 20 Minuten. Brutkasten.

Fig. 52.

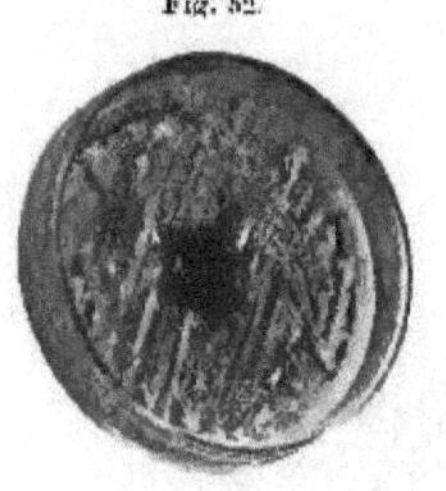

Fig. 53.

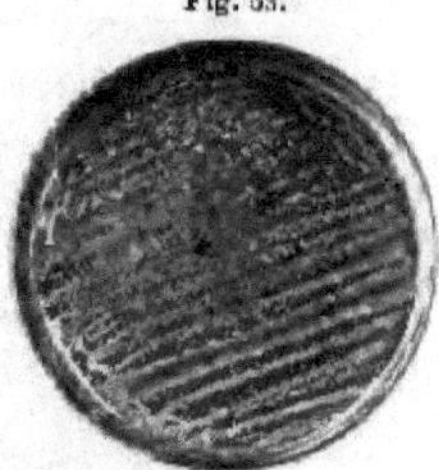

Controlschale *A* (Vers. 43)

6. Mai. Platte *A* uberall von Colonien besetzt, Platte *B* zeigt nur am Rande vereinzelte Colonien. Das Centrum ist vollkommen bakterienfrei.

Versuch 42.

9. Mai. Platte *A* des vorigen Versuches — eine nunmehr 4 Tage alte Cultur — wird im Centrum mit der Kolbenelektrode durch eine Stunde hindurch bestrahlt. Die Bestrahlung bringt keinen sichtbaren Effect hervor. Nun wird vom Centrum der Schale *A* auf einen zweiten Nährboden in der Schale *B* ein I, von der Peripherie der Schale *A* auf den Nährboden der Schale *B* ein II abgeimpft.

10. Mai. Der I und der II in der Schale *B* sind vollkommen gleichmässig und dicht mit Colonien besetzt. (Die Bestrahlung war daher nicht imstande, die üppigen dichten Culturen der Schale *A* zu vernichten.)

Versuch 43.

10. Mai. Es werden 2 Agarplatten *A* und *B* auf der ganzen Fläche mit Anthrax diffus bestrichen und in den Brutofen gestellt. Nach 8 Stunden wird die Schale *B* wieder herausgenommen und constatirt, dass bereits überall ein schleimiger zarter Ueberzug des Nährbodens vorhanden ist. Von diesem wird ein Deckglaspräparat angefertigt und nach *Moeller* mit Carbolfuchsin-Methylenblau auf Sporen gefärbt. Die Untersuchung ergibt ausserordentlich reichlichen Bacillen- und Sporengehalt des Präparates. Nun wird das Centrum der Schale mit der Kolbenelektrode VI bei Bodenableitung und Primärstrom von 2 Amp. 110 Volt, 100 Unterbrechungen durch $1^1/_4$ Stunden hindurch mit stillen negativen Polentladungen behandelt, sodann vom Centrum aus auf einen dritten Nährboden (Schale *C*) ein I, von der Peripherie des Nährbodens *B* auf den Nährboden *C* ein II abgeimpft. Beide Schalen *B* und *C* kommen sodann in den Brutkasten zu der Schale *A*.

Am nächsten Tage ergab die Inspection, dass die Controlschale *A* überall mit Colonien reichlich besetzt war, der Nährboden der Schale *B* war bis auf einen schmalen Rand, auf welchem sich spärliche Colonien entwickelt hatten, steril, der I in der Schale *C* war gleichfalls steril und nur an der Furche im Nährboden zu erkennen, der II hingegen zeigte sich zum grössten Theile von Culturen besetzt (Fig. 53, 54, 55).

Wenn wir die in den letzten Versuchen gemachten Erfahrungen zusammenfassen, so lässt sich schliessen, dass wir die directen Funkenschläge durch die beschriebene Vorrichtungen in eine Erscheinungsform (stille Entladungen) bringen können, in welcher sie wohl einiges an der Intensität ihrer Wirkung einbüssen, indem man zur Erreichung analoger Resultate, wie durch directe Funkenschläge, viel längere Zeit exponiren muss, dass aber dafür bei dieser Form der Entladungen viele Nachtheile, welche den directen Funkenschlägen anhaften, abgehen. Gleichzeitig ist das Wirkungsgebiet der von der Kolbenelektrode ausgehenden stillen Entladungen unzweifelhaft ein beträchtlich grösseres als man es mit directen Funkenschlägen beherrscht.

Fig. 54. Fig. 55.

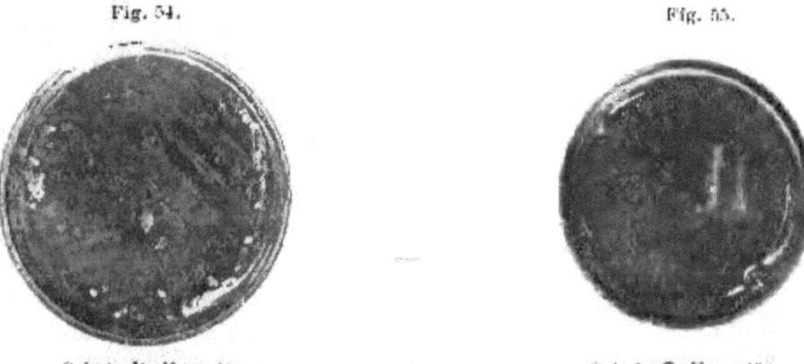

Schale *B* (Vers. 48). Schale *C* (Vers. 48).

Die physiologischen Wirkungen der stillen Entladungen entsprachen vollkommen jenen der unmittelbaren directen Funkenschläge: Sie bewirkten auf der Haut vom Kaninchen ein Effluvium der Haare, sie hemmten Aussaaten von Bakterien in ihrer weiteren Entwicklung und tödteten bereits entwickelte sporenhältige Colonien von Anthrax ab. Auch hier erwies sich die Bodenableitung als ein die Wirkung begünstigender Factor.

Ein Vergleich der Erscheinungsweise und der Wirkungen der beiden Entladungsarten, der unmittelbaren Funkenschläge und der stillen Entladungen legt den Gedanken nahe, dass in dem Masse, als der unmittelbare dicke Funkenstrahl in mehrere einzelne schwächere Strahlen zerlegt wird, auch die physiologische Wirkung geschwächt, dafür aber auch auf eine grössere Area vertheilt wird.

Als ein wichtiger Vorzug der stillen Entladungen vor den directen Funkenschlägen ist die Schmerzlosigkeit der ersteren zu betrachten.

Bei der Verwendung der Kolbenelektrode erweist es sich als nothwendig, sie dem Objecte nur ganz allmählich zu nähern, damit keine plötzliche ruckweise Entladung auf das Object stattfinde. Um dieses Annähern möglichst exact auszuführen, liess ich von den Herren *Schulmeister* und *Ott* in Wien folgenden Apparat construiren: Derselbe besteht im wesentlichen aus einem auf drei Glasfüssen ruhenden, mit

Blei ausgegossenen Stativ, in dessen Mitte ein Metallzapfen passt. Auf diesen Zapfen horizontal befestigt befindet sich der eine Arm eines Hebelpaares, welches sich in einem Charniere bewegt. Mittels eines Zahntriebes kann das Hebelpaar auch in der Horizontalen verschoben werden. Diese beiden Hebel trachtet eine starke Feder stets von einander zu entfernen. Dieser Bewegung entgegengesetzt wirkt aber eine Schraube mit feinem Gewinde, die am anderen Ende der beiden Hebel angebracht ist. Auf dem oberen Hebelarm sitzt eine Metallhülse, in welche ein dicker Glasstab eingefügt ist, auf dessen oberes Ende eine zweite Metallhülse aufgestülpt ist, welche eine Klemmschraube für die Aufnahme des Zuleitungsdrahtes besitzt und in einen dicken, weichen Draht ausläuft, der wieder in eine Hartgummihülse mündet, welche die Kolbenelektrode aufnimmt. Am ganzen Apparate sind womöglich Ecken und Kanten vermieden und die Isolirungen besonders exact durchgeführt (Fig. 56).

Fig. 56.

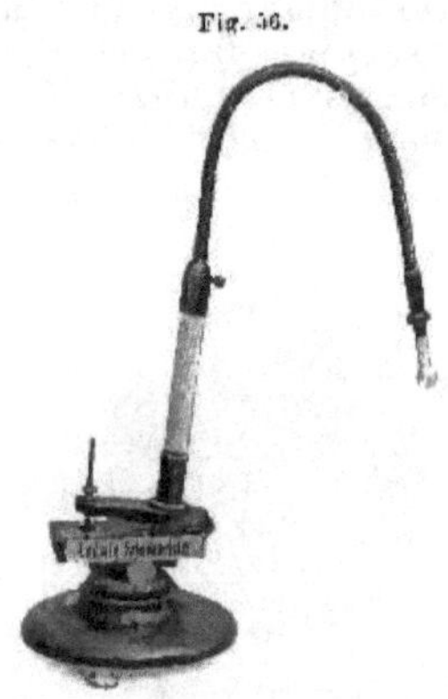

Mit dem biegsamen Drahte wird die grobe, mit der Schraube die feinere Einstellung besorgt. Der Apparat functionirt sehr zufriedenstellend, und lassen sich besonders die pag. 116 beschriebenen Entladungsphänomene mit demselben schön verfolgen.

Der Apparat wird auch in der Weise hergestellt, dass das Kölbchen sammt dem Zuleitungsdraht in eine Klammer mit langem Stiele gezwängt wird. Am Stiele ist nahe der Klammer ein Charnier angebracht, mittels dessen der Apparat an einem Stativ befestigt werden kann. Mittels des längeren Hebelarmes kann das Kölbchen genau auf die gewünschte Nähe eingestellt werden.

Versuch 44.

17. Mai. Von einer Anthraxreincultur wird ein Deckglaspräparat angefertigt und auf Sporen gefärbt: Die mikroskopische Untersuchung ergibt, dass die Cultur zahlreiche sporenhältige Bacillen enthält. Von dieser Cultur wird eine kleine Menge mit einer Platinöse entnommen und mit 1 Ccm. steriler Bouillon innig vermischt. Die Eprouvette mit dieser Bouillon wird für einen Tag in den Brutofen gestellt; nachdem sich in derselben typische Anthraxcolonien entwickelt haben, wird eine kleine Menge (3 Tropfen) der Cultur auf die Mitte des Bodens einer sterilen leeren *Petri*'schen Schale gegeben und diese mit directen Funkenschlägen durch $^1/_4$ Stunde lang behandelt. Pinselelektrode 1 Cm. Distanz. Bodenableitung. Primärer Strom: 2 Amp. 110 Volt, 100 Unterbrechungen in der Secunde.

Nach der Bestrahlung wird von der bestrahlten Flüssigkeit eine Spur mit der Platinöse entnommen und damit auf einen sterilen Agarnährboden in der Schale *B* ein I gezeichnet. Von der nicht bestrahlten Bouilloncultur in der Eprouvette wird auf gleiche Weise auf demselben Nährboden ein II geimpft. Deposition im Brutofen.

18. Mai. Der I in der Schale *B* ist steril, der II mit Anthraxcolonien bewachsen.

Aus diesem Versuche folgt, dass **auch in Flüssigkeiten suspendirte Mikroorganismen der abtödtenden Einwirkung der directen Funkenentladungen zugänglich sind.**

Beobachtet man den von einem im Gange befindlichen *d'Arsonval-Oudin*'schen Apparate zur Elektrode ziehenden Draht im dunklen Raume, so sieht man auf der ganzen Länge des Drahtes bläuliche Strahlen (Büschelentladungen) senkrecht zu demselben hervorschiessen. Diese Strahlen ähneln ausserordentlich jenen, welche von der Kolbenelektrode abgehen, und bringen auch auf der Haut dasselbe Gefühl des Kitzels hervor wie jene. Um zu untersuchen, ob nicht etwa diese Strahlen die Ursache davon sind, dass eine in zwei Drahtwindungen eingeschaltete Glühlampe, die in eine von den Hochfrequenzströmen durchflossene Spirale ohne jeden Contact mit der metallischen Leitung aufgehängt wird, zum Glühen kommt, machte ich den folgenden Versuch:

Versuch 45.

In die Drahtspirale wurde ein grosser Cylinder aus starkem Pappendeckel gebracht, welcher oben und unten mit Glasplatten geschlossen werden konnte; in diesen Cylinder wurden die beiden Drahtwindungen sammt ihrer Glühlampe aufgehängt. Sobald die grosse Drahtspirale von den Hochfrequenzströmen durchflossen ward, kam auch jetzt die Lampe zum Glühen. Da der Pappendeckel den Durchtritt der Büschelentladungen nach meinen Erfahrungen zu behindern imstande ist, war nach dem Ausfalle dieses Versuches unbedingt eine Inductionswirkung im Innern der grossen Spirale vorhanden.

Es fragte sich nun, ob diese Inductionswirkung nicht auch bei der Abtödtung von Bakterienkeimen durch Hochfrequenzströme eine Rolle spiele.

Versuch 46.

Auf zwei schiefe Agarnährböden in Eprouvetten worden diffuse Aussaaten von Staphylococcus pyogenes aureus angelegt. Cultur *a* dient als Controle, die Eprouvette *B* wurde hingegen im Bereiche des Nährbodens mit 4 Touren eines dicken, gut isolirten Kupferdrahtes umwickelt, dessen Enden an die erste und letzte Windung des *d'Arsonval*schen Solenoids *D* befestigt wurden.

Da *d'Arsonval* angibt, dass im Innern einer derartigen Spirale eine so intensive Hitze entsteht, dass das Quecksilber in einem Thermometerreservoir zum Sieden gelangt, stellte ich die Spirale sammt der Eprouvette in ein Gefäss, das mit Eiswasser gefüllt war. Nun wurde der Apparat in Gang gesetzt und die Eprouvettencultur so der Wirkung der Hochfrequenzströme durch 45 Minuten ausgesetzt. Ein in das Reservoir eingetauchtes Quecksilberthermometer zeigte während der ganzen Zeit 10° C. Sodann wurden beide Eprouvetten (*a* und *b*) in den Brutkasten gestellt.

Am nächsten Tage waren beide Nährböden in gleicher Weise diffus und dicht mit Colonien bewachsen.

Nach diesem Versuche kommt mithin der Induction durch Hochfrequenzströme keine wesentliche baktericide Wirkung zu.

Fig. 57.

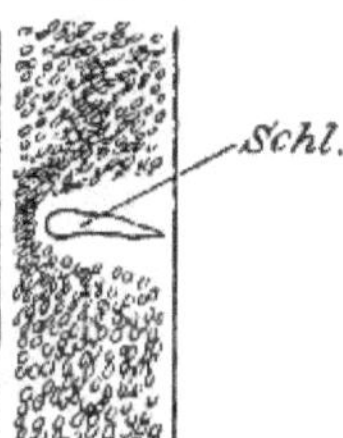

Versuch 47.

Um einen directen Eindruck von dem Verhalten der Blutgefässe gegenüber den Funkenentladungen zu gewinnen, wurde ein Frosch curaresirt und dann eine Mesenteriumfalte desselben in analoger Weise, wie es behufs directer Besichtigung des Kreislaufes geschieht, auf einen durchbrochenen Kork gebreitet und dann den directen Entladungen des Apparates I exponirt. Bei der nachherigen Besichtigung des Mesenteriums durch das Mikroskop erschien an einem Gefässe das folgende hübsche Bild (Fig. 57). Wie aus der Zeichnung ersichtlich, durchsetzte ein auf die Verlaufsrichtung senkrecht gestellter Schlitz (Schl) die vordere und hintere Wand des Gefässes. Offenbar waren die Lochränder der vorderen und hinteren Wand mit einander verklebt, denn in dem Schlitze selbst war nicht ein einziges ausgetretenes Blutkörperchen zu sehen und der Blutstrom machte an dem medialen Ende des Schlitzes eine deutliche Krümmung und zwängte sich durch den engen Pass, welchen der Schlitz und die gegenüberliegende Wand freiliessen, mit grosser Schnelligkeit hindurch. Dieses Bild erhielt sich fast durch 48 Stunden.

Behufs Untersuchung der durch Funkenentladungen verursachten histologischen Veränderungen in der lebenden Haut wurde ein Kaninchen narkotisirt (Versuch 48) und dann eine Stelle seiner Haut durch drei Minuten hindurch den kräftigen, aus dem Drahte der negativen Polzuleitung herausschiessenden Funkenschlägen des Apparates I, eine zweite jenen des Apparates II und eine dritte Hautstelle durch gleiche Zeit den Effluvien des *d'Arsonval-Oudin*'schen Apparates exponirt. Hiebei erschien der Umstand auffallend, dass, trotzdem das Thier in die tiefste Narkose gebracht war, es nur ganz oberflächlich athmete und auf die Berührung der Cornea absolut nicht mehr reagirte, es bei dem ersten Funkenschlage sofort bei vollem Bewusstsein schien, ganz intendirte Bewegungen, ja sogar erfolgreiche Fluchtversuche machte. Allerdings wurde es, der Ruhe überlassen, infolge der Chloroformwirkung nach einigen Minuten wieder somnolent und in seinen Bewegungen unsicher.

Eine derart prompte excitirende Wirkung der Polentladungen hochgespannter Inductionsströme, welche sich bei der Wiederholung des Versuches in anderer Anordnung gleichfalls documentirte, ist wohl aus praktischen Gründen bemerkenswerth.

Nach dem Versuche waren auf beiden bestrahlten Körperregionen einige kleine Blutpünktchen sichtbar. Das Thier erholte sich in kürzester Zeit von der Narkose, frass und war ganz munter. Nach einem Tage wurde es getödtet, die bestrahlten Hautstellen, welche neben Epidermis und Derma noch ein genügendes Stück des Unterhautzellgewebes und der Muskulatur umfassten, exstirpirt und behufs histologischer Untersuchung conservirt.

c) Histologische Untersuchungen.

Die exstirpirten Hautstücke wurden in Müller-Formol gehärtet, in Celloidin eingebettet und senkrecht zur Oberfläche geschnitten; von dem Hautstücke, das mit den Entladungen des Apparates II behandelt worden war, wurden auch Flachschnitte, d. h. parallel zur Hautoberfläche angefertigt. Die Schnitte wurden mit Hämalaun-Eosin, Hämatoxylin-Eosin und polychrom. Methylenblau, dann nach *Tänzer-Unna*, *Weigert* und *van Giesson* gefärbt. Von einem zum Vergleiche aus einer nicht bestrahlten Hautpartie excidirten Hautstücke wurden in ganz analoger Weise Präparate hergestellt.

Schon bei schwacher Vergrösserung der verschiedenen Präparate wird es klar, dass gröbere Veränderungen vorhanden sind, welche in den obersten Hautschichten herdförmig localisirt sind, mit zunehmender Tiefe sich jedoch ausbreiten und sich auch über das Gebiet der ersteren hinaus erstrecken.

An diesen Stellen (s. Fig. 58) erscheint am auffälligsten zunächst eine Zelleninfiltration in der Schleimschichte, welche sich scharf gegen die Umgebung abhebt. Dieses kleinzellige Infiltrat drängt die Zellenlagen des Rete Malpighi auseinander und ist zum Theile in die untersten Schichten, als auch in die oberen Schichten desselben eingedrungen, beziehungsweise substituirt beide. Das Infiltrat besteht durchwegs aus polynuclearen Leukocyten, welche in den oberen Schichten dicht zusammengedrängt und von einander schwer abgrenzbar sind, während in der unteren Schichte des Infiltrates sich die Zellen deutlich von einander abgrenzen lassen und in ihrem Protoplasma zahlreiche eosinophile Granula enthalten.

Weitere schwere und wichtige Veränderungen finden sich in wechselnder Tiefe an verschiedenen Stellen der Pars papillaris und der Pars reticularis. Schon bei schwacher Vergrösserung findet man ein Infiltrat, das aus rothen Blutkörperchen besteht und welches an den Stellen, wo die Structur der Cutis eine lockere ist, in Form von Streifen den Gewebsspalten folgt und, wie namentlich an den Flachschnitten des Hautstückes II deutlich zu sehen ist, die Haarfollikel wie ein Netz um-

Fig. 59.

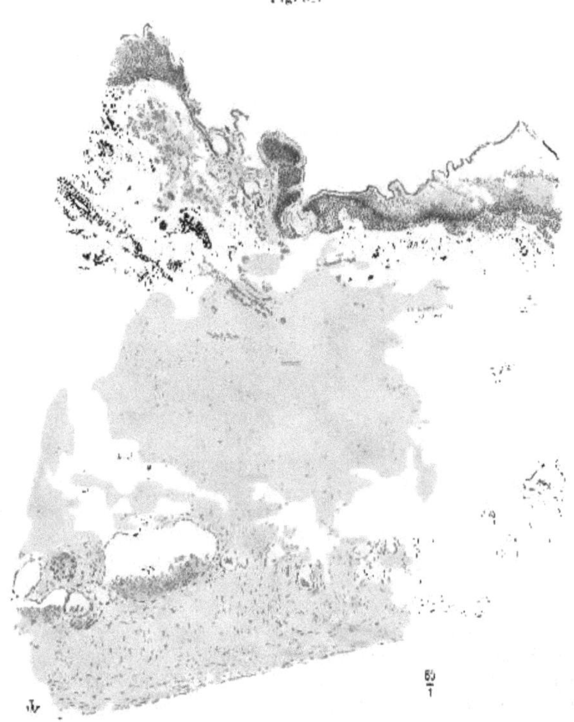

spinnt; es ist demnach als Hämorrhagie in das Cutisgewebe anzusprechen.

Einzelne Stellen der Epidermisoberfläche, welche aus Kerndetritus und nekrotischem Materiale bestehende Krusten tragen, lassen gleichfalls zellige Elemente erkennen, die sich als rothe Blutkörperchen erweisen.

Noch auffälliger sind die Befunde an den Blutgefässen. Schon auf den ersten Blick ist eine bedeutende Dilatation fast sämmtlicher Blutgefässe zu constatiren und namentlich erscheinen die Venen weit klaffend und strotzend mit Blut gefüllt. Das betrifft vorzüglich die Gefässe in der Tiefe des Corions, während in den oberen Theilen desselben die Hyperämie nicht so stark ausgeprägt ist.

Die Gefässwand selbst zeigt bei den Arterien besondere Veränderungeu (s. Fig. 59). In manchen derselben erscheint die Intima so verdickt, dass sie das Lumen des durchaus nicht contrahirten Gefässes zum grossen Theile ausfüllt. In der Intima, aber auch in der Media fallen eigenthümliche, scharf umrandete, rundliche Lücken *(vi)* in der Grösse eines Zellkernes auf, welche bei manchen Gefässquerschnitten bis zur Zahl von 14 nebeneinander angereiht die Intima scheinbar zum Theile von der übrigen Gefässwand abheben, so dass erstere nur an einem Theile ihres Umfanges mit der Elastica im engen Contacte steht, während sie an der übrigen Peripherie durch feston- oder guirlandenartige Septen mit den äusseren Schichten der Gefässwand im Zusammenhange zu sein scheint. Bei sehr starker Vergrösserung mit Immersionslinsen sieht man jedoch, dass diese Lückenbildung keineswegs durch eine Abhebung der Intima von der Elastica entsteht, vielmehr wird es deutlich, dass diese Lücken durch Vacuolenbildung in den Zellen entstehen, und zwar nicht in einer rein concentrischen Kreislinie, sondern regellos, bald dem Centrum des Gefässes näher, bald wieder von demselben weiter entfernt. Diese Vacuolenbildung ist, wie erwähnt, auch in der Media *(vm)* vorhanden, allerdings nirgends in so ausgedehntem Masse, wie dies bei der Intima der Fall.

Fig. 59.

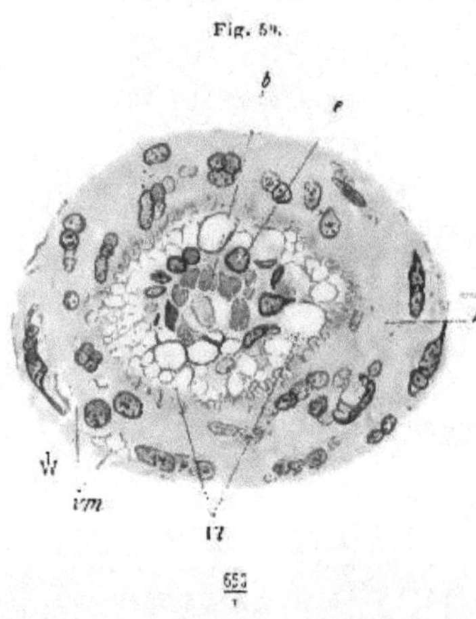

Uebrigens ist die Lückenbildung in der Intima in so exquisitem Grade, wie beschrieben, auch nur an vereinzelten Gefässschnitten zu constatiren; meist sind nur 1—2—3 Vacuolen sichtbar.

Eine eigenthümliche Beschaffenheit besitzen die Kerne mancher, aber nicht aller Zellen, welche sich in der Umgebung dieser vacuolisirten befinden. Während die Kerne der übrigen Zellen den Kernfarbstoff intensiv aufnahmen und dunkel, sowie fein granulirt erscheinen, bieten jene einen blassen, homogenen Anblick, zeigen keine Spur von Granulationen und erscheinen klumpig gequollen, wie Oeltropfen auf Wasser, erscheinen aufgehellt, aufgequollen mit gröberer Körnung. Die Kernkörnung erscheint gröber und grösser als die des Protoplasmas. Die Granula gruppiren sich meist am Rande, so dass das Centrum heller erscheint und mehrfache Vacuolen erkennen lässt.

Dieselbe Beschaffenheit bemerkt man an einigen Zellkernen in den Haarwurzelscheiden, welche sich im Bereiche der, wie beschrieben, pathologisch veränderten Bezirke befinden. Von diesen Haartaschen sind sehr viele leer, andere enthalten noch immer das Haar; an letzteren selbst ist nichts abnormes zu constatiren.

Pigment findet sich in Schollen an vereinzelten Stellen der oberen Cutisschichten: seine Menge ist nicht auffallend vermehrt.

In mit der Orceinfärbung nach *Tänzer-Unna* behandelten Präparaten sind im Bindegewebe der Cutis sowohl im papillären, als auch im reticulären Antheile elastische Fasern in reichlicher Menge sichtbar. An den Stellen, welche hämorrhagisch infiltrirt sind, erscheinen dieselben manchmal stark aufgefasert und zertrümmert.

Mastzellen, Plasmazellen und Riesenzellen wurden in keinem der Präparate gefunden.

Wenn wir die Ergebnisse der mikroskopischen Prüfung zusammenfassen, so haben wir die kleinzelligen Infiltrate in den untersten Schichten der Epidermis, die ausgedehnten Blutaustritte in die Gewebe und schliesslich die Vacuolisation in der Intima der Arterien festzuhalten.

Vergleichen wir diese Befunde mit jenen, welche *Gassmann* bei einem Falle von Röntgendermatitis erhob, so fällt zunächst die Congruenz in dem Verhalten der Gefässwände, welches *Gassmann* in seinem Falle von Röntgendermatitis beobachtete, mit jenem, welches wir willkürlich am Versuchsthiere erzeugten, in die Augen. Auch das ultraviolette Licht erzeugt, wie die Untersuchungen von *Glebowsky* ergeben, ähnliche structurelle Veränderungen im Protoplasma der Zellen. Es besteht kein Zweifel, dass in meinem Falle diese Veränderungen mit den elektrischen Entladungen im ursächlichen Zusammenhange stehen. Dies ergeben Vergleiche mit Präparaten, die aus unbestrahlter Haut angefertigt wurden, und überdies sind auch nicht alle Gefässe derselben Präparate in gleicher Weise verändert, sondern nur jene, welche sich im Bereiche der Entladungen befanden.

Ob die Vacuolisation der mechanischen Wirkung der directen Funkenschläge oder einer durch elektrische Einwirkung hervorgerufenen eigenthümlichen Degeneration ihre Entstehung verdankt, ist aus meinen Präparaten mit Sicherheit zu entscheiden derzeit nicht möglich. Wahrscheinlich ist das letztere.

Eine zweite schwere Veränderung in der exponirten Haut stellen die Hämorrhagien dar; ob derartige durch Funkenentladungen hervorgebrachte Veränderungen mit der oft der Röntgenbestrahlung nachfolgenden intensiven Pigmentation in Zusammenhang zu bringen sind, lässt sich ebenfalls nicht leicht entscheiden. Immerhin ist es möglich, dass die elektrischen Entladungen von der Röntgenröhre beim Zustandekommen der Hämorrhagien und der folgenden Ablagerung von Hämosiderin in den Geweben eine Rolle spielen.

Sehr auffällig ist in unseren Präparaten die intensive Hyperämie in den tiefen Cutisgefässen.

Die geschilderten Veränderungen wurden bald nach der einen Richtung hin, bald nach einer anderen in mehr weniger ausgeprägter Weise in den Präparaten aller drei mit den Entladungen der verschiedenen Apparate behandelten Hautstücke constatirt; wir können auch auf Grund dieses Verhaltens schliessen, dass die Entladungen hochgespannter Ströme, mögen sie auf welche Weise immer entstehen, qualitativ analoge physiologische Wirkungen äussern und sich nur hinsichtlich der Intensität der letzteren unterscheiden.

Dass aber nicht nur die Zellen der Gefässwände, sondern unter Umständen auch andere Gebilde in der gleichen Weise alterirt werden, beweisen die Befunde vieler Autoren.

Bei der Durchsicht der Literatur finde ich, dass eine durch elektrische Einwirkung erzeugte Desorganisation des Protoplasmas schon verschiedenen Botanikern bekannt war. So berichtet *Klemm*[1]) von Lösungserscheinungen, die zu einem Aufquellen der Protoplasmaschichten und -Stränge und zu einer ausserordentlich starken Vacuolenbildung führen. Die letzteren sind von sehr schwankender Grösse. Der Zellkern ist nach *Pfeffer*[2]) gegen elektrische Einflüsse empfindlicher als das ungeformte Protoplasma. Bei Tradescantia schwillt er fast auf das doppelte seines ursprünglichen Durchmessers an, wird kreisrund, um dann plötzlich zu collabiren und unregelmässig zu werden; er nimmt oft bereits Färbung an, wenn der Zellleib noch nicht tingirt erscheint.

Kühne[3]) und *Verworn*[4]) beobachteten, dass der galvanische Strom bei Aktinosphärium, Mykomyceten, Polystomella und Pelomyxa einen körnigen Zerfall des Protoplasmas erzeugt. *Verworn* führt die für die „contractorische Erregung typische“ Trübung und Schrumpfung des Protoplasmas auf eine feinste Vacuolisation (Schaumig- und Wabigwerden) des vorher homogen-hyalinen Protoplasmas zurück. Für Wechselströme fand *Verworn* gleichfalls körnigen Zerfall des Protoplasmas. *Roux*[5]) beobachtete bei Einwirkung von Wechselströmen auf Froscheier Pigmentwanderungen und Contractionen, die so stark sein konnten, dass das Ei platzte, dann Durchtritt von Dotter durch die Zellrinde nach aussen.

C. Hess[6]) erklärte die nach Blitzschlag auftretende Linsentrübung mit einer Ertödtung einer Gruppe von Kapselepithelien.

Hier mögen auch die interessanten Befunde Erwähnung finden, welche *K. Kiribuchi*[7]) an Kaninchen, auf deren Augen er starke Funkenschläge einwirken liess, machte. Er fand im Protoplasma und den Kernen der Kapselepithelzellen Vacuolenbildungen, welche er auf elektrolytische Vorgänge zurückführt.

Nach allen diesen Untersuchungen beruhen die durch die Elektricität auf das Protoplasma ausgeübten Schädigungen in einer Lockerung der Cohäsion und in einer wohl durch chemische Aenderungen hervorgerufenen Lösung von Bestandtheilen (Vacuolisation).

Mikroskopisch wahrnehmbare Veränderungen der Nervenzelle durch die elektrische Reizung oder Ermüdung derselben constatirten mehrere Autoren.

Korybut-Daskiewicz[8]) fand eine Vergrösserung der Zellkerne in denjenigen Zellen des Markes, welche mit dem elektrisch gereizten Nerven in Zusammenhang standen.

---

[1]) Jahrb. f. wissensch. Bot., 1895, Bd. XXVIII, pag. 627.

[2]) Abh. d. sächs. Ges. d. Wiss., Nw.-math.-ph. Cl., Bd. XVI, pag. 185.

[3]) Arch. f. Anat. und Phys., 1859, pag. 564, 748 und Unters. über das Protoplasma. Leipzig, Engelmann.

[4]) Arch. f. d. ges. Physiol., Bd. XXXXV, pag. 1, 267, Bd. LXV, pag. 47 u. Sitzungsbericht der Berl. phys. Gesellschaft. Dub. Arch., 1894, pag. 538.

[5]) Sitzungsber. d. k. Akad. d. Wissensch., Math.-nat. Classe, Abth. III, 1891, Bd. CI, pag. 27, und *Pflüger's* Arch., 1896, Bd. LXIII.

[6]) Ber. d. ophthalm. Congr. in Heidelberg, 1888.

[7]) *v. Gräfe's* Arch. f. Ophthalm, L. 1, 1900.

[8]) Arch. f. mikrosk. Anat., 1889, pag. 51.

Hodge[1]) constatirte eine Verkleinerung des Zellkernvolumens, eine Vacuolisation des Protoplasmas, eine Verminderung in der Fähigkeit Farbstoffe aufzunehmen.

Magini[2]) stellte blos eine Verrückung des Kernkörperchens und eine mehr ausgesprochene Tinctionsfähigkeit gewisser Zellen im Vorderhorne fest.

Vas[3]) beobachtete ein Schwellen des Zellkernes und Zellkörpers, eine Ortsveränderung dieses Kernes und der chromatischen Substanz gegen die Peripherie.

Lambert's[4]) Befunde sind denen *Vas'* ähnlich. *Mann*[5]) constatirte, dass im Zustande der Reizung das Volumen der Zelle, des Kernes und des Kernkörperchens zunimmt, und dass die chromatische Substanz eine Destruction erleidet. Im Zustande der Ermüdung ist das Volumen des Zellkernes verringert, die Färbung dieses Kernes eine diffuse. *Lugaro's*[6]) Untersuchungen gaben dasselbe Resultat. *Valenza*[7]) fand nach prolongirter Reizung des elektrischen Organs von Torpedo mittels hoch gespannter frequenter Inductionsströme wichtige regressive Veränderungen in den Nervenzellen, insbesonders den Kernen, als „Chromatolyse caryorexe" und als Hyperchromatose des Kernes. Befanden sich die Zellen in der Nähe der Elektroden, dann erwies sich der Zellkern zusammengezogen, mit unregelmässiger Contour und Hyperchromatose seines Inhaltes und das Kernkörperchen fehlte; die von der Elektrode entfernteren Stellen zeigten hingegen eine Vermehrung des Kernvolumens, eine Hyperchromatose der Kernwand allein, und die Gegenwart des Nucleolus. Durch Application von weniger energischen elektrischen Reizungen fand er verschiedene, aber nicht constante Veränderungen der Nervenzellen.

G. Corrado[8]) tödtete Hunde mit einen Gleichstrom von hohem Potentiale (400—920 Volts, 10—23·5 Amp.). Die Application erfolgte mittels breiter Metallelektroden, von denen eine auf der Stirne, die andere am Rücken oberhalb der Schwanzwurzel angebracht war. Bei den höchsten Spannungen sah er Funkenschläge am Orte der Application; stets konnte er aber auch ohne Funken eine mehr oder weniger intensive Verbrennung constatiren. Bei der Autopsie fand er meist eine Congestion der Meningen und die Sinus der Dura mater reichlich mit Blut gefüllt. Oft wurden blutige Suffusionen an der Oberfläche des Gehirnes beobachtet. Einmal fanden sich auch Hämorrhagien in den Seitenventrikeln. An der Oberfläche des verlängerten Markes fanden sich ziemlich zahlreiche Ecchymosen. Das Herz befand sich meist in der Systole, wenigstens des linken Ventrikels. In einem Falle fanden sich auch Gasblasen im Blute, in einem anderen auf den Meningen des Markes und in einem dritten Fall in den Gehirnfurchen.

---

[1]) Amerik. Journ. Psych., Bd. II, pag. 376; Bd. III, pag. 530, Journ. of Morphology, Bd. IX, pag. 449.

[2]) Compt. rend. du 11. Congr. intern., Bd. II (Physiologie), pag. 104.

[3]) Arch. f. mikrosk. Anatom., Bd. XXXX, pag. 375.

[4]) Compt. rend. de la soc. de Biolog., Paris 1893, pag. 879.

[5]) Journ. of Anatomy and Physiolog., Bd. XXIX, pag. 100.

[6]) Lo Sperimentale a. 49, sect. biolog., Florenz 1895, pag. 159.

[7]) Atti della R. Accad. d. Sc. fisiche e nat. di Napoli, Bd. VIII, ser. 2.

[8]) Ann. d'électrobiol., 2. Bd., 1899, pag. 245. — Die Versuche dieses Autors sind jenen sehr ähnlich, welche *S. Jellinek* später publicirt hat.

Corrado constatirte zunächst hochgradige Deformationen des Zellkörpers der Nervenzellen. Manche waren durch die Reaction auf *Golgi*'sche Färbung oder durch die Convergenz der Nervenfasern zu ihnen hin als solche zu erkennen. Die meisten erschienen mehr minder globulös, unregelmässig oder zerrissen. Mit anderen Färbungen, z. B. nach *Nissl*, liessen sich die Fragmente der lacerirten Zellen gleichfalls erkennen, oft erschien das Protoplasma in der Umgebung des wohl erhaltenen Zellkernes granulirt. Es handelt sich demnach um eine Cytorrhexie. Die Zellen des Rückenmarkes waren weniger afficirt als jene des Gehirnes. Es muss aber bemerkt werden, dass sich in jedem Gesichtsfelde neben schwer lädirten auch wohl erhaltene, vollkommen normale Zellen fanden. Oft erschien die Zelle so, als ob Theile des Protoplasmas auf einer Seite aus der Zelle hinausgejagt worden wären.

Im Zelleninhalte constatirte *Corrado* eine Auflösung der chromatischen Substanz, eine homogene, pulverförmige Beschaffenheit, mit einem Worte eine ausgesprochene Plasmolyse. Sehr häufig und ausgesprochen war Vacuolisation vorhanden. Die chromatische Substanz zeigte eine Tendenz, sich von dem Reste des Zellinhaltes zu separiren, sich zu ballen und sich an einer Seite der Zelle zu concentriren, während die andere Seite ganz ungefärbt bleibt (aus der Lage der entfärbten Partie der Zelle will *Corrado* auf die Stromrichtung schliessen). Der Zellkern erscheint meist blos in Bezug auf sein Volumen und sein Aussehen geändert. Seine Contour kann unregelmässig und selbst winkelig, eckig sein. Die chromatische Substanz des Zellkernes kann bis auf einige unregelmässige Filamente zerstört, an die Peripherie verschoben oder auch ganz zerstört sein. Die Lage des Kernes im Zellkörper ist verschieden, meist hat er die Tendenz, an die Peripherie, und zwar auf jene Seite zu gelangen, wo sich die chromatische Substanz zusammengeballt befindet. Die Membran des Zellkernes kann zerrissen sein. Das Kernkörperchen bleibt meist unverändert und nimmt auch Farbstoffe auf. Bisweilen ist es aber ebenfalls zerstört, verändert seinen Ort und kann selbst bis zur Kernmembran gelangen, durch diese durchtreten und an den Rand der Zelle gelangen.

Die Ausläufer der Nervenzellen zeigen oft den Zustand der varicösen Atrophie. Oft sind sie im Verlaufe mehrfach durchbrochen, die einzelnen Fragmente regellos angeordnet. Nicht selten fand sich in den protoplasmatischen Fortsätzen der Pyramidenzellen der Rinde ein spiraliger, höchst charakteristischer Zustand. *Corrado* glaubt, dass nicht nur eine chemische, sondern auch eine mechanische Gewalt auf die Nervenzellen eingewirkt habe. Er glaubt, dass ebenso wie in den Meningen und im Blute auch im Inneren der Zellen Glasblasen frei geworden seien.

S. Jellinek[1]) beobachtete, dass durch die Entladungen von industriellen Wechselströmen auf Kaninchen Berstung von Ganglienzellen im Rückenmarke und Bluteintritt in dieselben eintrat. —

Ueber die Mechanik aller Wirkungen der Funkenschläge gab zum Theil die directe Beobachtung der bestrahlten Culturen, theils die mikroskopische Untersuchung von so behandelter Haut Aufschluss. Eine kurz dauernde Exposition zeigte als unmittelbaren Effect eine deutliche

[1]) Wiener klin. Wochenschr., 1902, pag. 450.

Trockenheit des Nährbodens; wurde die Bestrahlung längere Zeit fortgesetzt, oder wurden unmittelbare Funkenschläge angewendet, so wurden Erscheinungen beobachtet, welche für eine Wärmewirkung sprachen. Der Nährboden färbte sich braun, blähte und verflüssigte sich; bei sehr rasch aufeinander folgenden und intensiven Funkenschlägen sah man auch hie und da ein Flämmchen aufleuchten, Rauch aufsteigen und vernahm das Prasseln des siedenden Agars.

Es ist klar, dass schon diese beiden Factoren, welche vielleicht in einem causalen Zusammenhange stehen, genügten, um ein Absterben der Bakterien und vielleicht auch manche Heileffecte herbeizuführen. So wäre es denkbar, dass eine durch die Austrocknung sowie auch vielleicht durch die elektrolytische Vernichtung der obersten Zelllagen der Haut herbeigeführte stärkere Desquamation einen wesentlichen therapeutischen Factor bildet, welcher günstige Erfahrungen bei Acne, Seborrhoe und ähnlichen Affectionen erklärt. Sowohl die Austrocknung als auch die Temperaturerhöhung sind den vegetativen Bakterienformen sehr feindselige Factoren. Aber auch die Sporen, welche solchen Einflüssen länger widerstehen, können, wie meine Versuche zeigen, bei geeigneten Anordnungen durch Funkenentladungen vernichtet werden.

Tesla gab folgende Erklärung für die Erwärmung durch Hochfrequenzströme: Ein in der Luft vollkommen isolirter Körper wird durch einfache Verbindung desselben mit einer Elektricitätsquelle von rasch wechselnder hoher Spannung erhitzt. Die Erwärmung rührt in diesem Falle von dem Bombardement des Körpers durch die Luft oder möglicherweise irgend ein anderes Medium her, welches von molekularem oder atomistischem Gefüge ist. Dieser Körper kann ein guter oder auch ein schlechter Leiter der Elektricität sein, ohne dass sich das Resultat etwas erheblich änderte. Der menschliche Körper ist in solchem Falle ein guter Leiter, und wenn eine in einem Zimmer isolirte Person mit einer Stromquelle von rasch wechselnder hoher Frequenz in Berührung kommt, so wird ihre Haut durch das Bombardement erwärmt. Es hängt blos von den Dimensionen und dem Charakter des Apparates ab, um jeden gewünschten Grad von Erwärmung hervorzubringen.

Es dürfte nicht weit fehlgegangen sein, wollte man auch der mechanischen Erschütterung, der Verhämmerung der Gewebe durch dieses rasche Bombardement eine Rolle beim Zustandekommen der physiologischen Wirkungen, z. B. der Herabsetzung der Sensibilität, zuschreiben; allerdings ist der einzelne Impuls gewiss sehr geringfügig; bei der raschen Aufeinanderfolge und der grossen Zahl der Stösse könnte doch immerhin ein sichtbarer Effect daraus resultiren.

Ausser diesen beiden Factoren kommen noch andere Momente in Betracht; dies zeigen unsere histologischen Präparate von Haut, welche mit Funkenentladungen behandelt worden war. Wo die Funkenentladung nur ganz kurze Zeit erfolgt war und vermittels schwacher Ströme erzielt wurde, war in den Präparaten nur eine ganz oberflächliche Entzündung und ein kleinzelliges Infiltrat in den obersten Cutisschichten wahrzunehmen. Hatten aber intensive, schnell auf einander folgende Funkenschläge durch längere Zeit eingewirkt, dann konnte man ganz beträchtliche Gewebs- und Zellenveränderungen in den Präparaten nachweisen.

Nach *Engelmann*, *Klemm*, *Davenport* u. a. beruhen diese Schädigungen in einer Lockerung der Cohäsion und in der Lösung von Zellbestandtheilen (Vacuolisation), letztere wohl direct durch chemische Aenderungen, erstere vielleicht indirect vermittelt. Per analogiam der Art der physikalischen Beeinflussung sowie der histologischen Befunde könnte man in den besprochenen Präparaten elektrolytische Vorgänge im Protoplasma der verschiedenen Zellen annehmen.

Dieser Process, bei welchem gewiss auch bakterienfeindliche Körper (Elektrolyte: Säuren, Alkalien etc.) entstehen, dürfte auch, abgesehen von der gleichzeitigen Wärmebildung, geeignet sein, die Entwicklung von Mikroorganismen aufzuhalten.

Das physiologische Experiment zeigt somit, dass durch Application von Funkenschlägen beliebiger Provenienz 1. eine Austrocknung, 2. eine Erwärmung und 3. dadurch eine Entwicklungshemmung von Mikroorganismen zu erreichen ist. Sehr wahrscheinlich ist ausserdem 4. eine elektrolytische und 5. eine mechanische Action derselben.

Neben diesen unmittelbaren Wirkungen des Funkenschlages hat man aber noch die Wirkungen der gleichzeitig producirten intensiven chemischen (blauen, violetten und ultravioletten) Lichtstrahlen, die Wirkungen des hiebei gleichfalls reichlich entwickelten Ozons, sowie eventuelle entfernte Wirkungen der elektrischen Strömung und der elektrischen Schwingungen (Wellen) in Betracht zu ziehen.

Die Art der Einwirkung dieser Entladungen auf die Haut könnte auch manche günstige Einwirkung der geschilderten verschiedenen elektrotherapeutischen Proceduren auf den Gesammtorganismus verständlich machen. Denken wir uns den Körper dem Einflusse der dunklen oder Büschelentladungen etwa in der Weise ausgesetzt, dass er, wie es *d'Arsonval* bei seiner sogenannten Autoconduction macht, in das Innere einer grossen Drahtspirale gesetzt wird, welche von den überaus hochgespannten Strömen durchflossen ist, so werden wir zugeben müssen, dass der ganze oder ein grosser Theil der Hautoberfläche einem Reize ausgesetzt ist. Dieser Reiz veranlasst, wie uns unsere Präparate lehren, eine beträchtliche passive Hyperämie in der Haut. Da das Gebiet ein grosses ist, wird dieser vermehrte Füllungszustand in den Hautgefässen keinesfalls ohne Einfluss auf die übrige Blutvertheilung im Körper sein; eine gewisse Entlastung blutreicher innerer Organe, eine, wenn auch vielleicht nur geringfügige Modification der Wärmeproduction etc. wäre nach einer intensiven derartigen Beeinflussung auf diese Weise durchaus plausibel. Dabei ist jedoch vorausgesetzt, dass von den Windungen des Solenoides kräftige Büschelentladungen abgehen. (Ich war allerdings nicht in der Lage, solche elektrische Effluvien am *d'Arsonval*'schen Solenoide zu beobachten.)

Bedenken wir, dass derselbe Vorgang bei einer intensiven, auf grosse Körperbezirke ausgedehnten und prolongirten Einwirkung der Entladungen von der statischen Maschine oder vom Röntgenapparate stattfinden kann, so werden wir gewisse Heilerfolge, von welchen berichtet wurde, natürlich sie auf das entsprechende Mass zurückführend, begreifen. Durch die Reizwirkung auf die Haut würden diese Massnahmen dann ableitend, analgesirend und anästhesirend, durch Aenderungen der Blutvertheilung im gewissen Sinne auf den Stoffwechsel wirken u. s. w.

Ich erblicke in diesem Vorgange, der ja möglicherweise auch bei den Heilwirkungen faradischer Ströme eine Rolle spielt, — sind ja auch diese Inductionsströme, und die directen Entladungen derselben werden ja auch hier, allerdings in äusserst schwacher Form, auf die Haut applicirt — ein Analogon in den Heilwirkungen des Wassers und des Lichtes, welch letzteres in neuester Zeit so viel Beachtung findet.

In Anbetracht der geringen Intensität der bei diesem Verfahren zur Anwendung gelangenden Ströme halte ich die entfernte (elektrolytische) Wirkung der Hochfrequenzströme für untergeordnet gegenüber jener, welche der directe Funkenschlag oder die Büschelentladung an der exponirten Stelle ausübt.

Aus meinen eigenen experimentellen und histologischen Untersuchungen und dem Vergleiche derselben mit den Resultaten anderer Experimentatoren habe ich folgenden Eindruck über die Wirkungsweise der Elektricität gewonnen:

Ein strenger Unterschied zwischen den biologischen Wirkungen statischer, faradischer und hochfrequenter Elektricität besteht nicht. Differenzen in den Effecten entstehen nur dann, je nachdem man mit irgend einer dieser Elektricitätsformen intensiv oder weniger intensiv behandelt, d. h. intensivere Ströme oder intensivere Funkenentladungen auf den Organismus wirken lässt. Die Wirkung ist zunächst eine mechanische, dann aber auch eine elektrolytische und thermische; die wichtigste hier in Betracht kommende Eigenschaft der Elektricität ist die desorganisirende Wirkung auf das lebende Protoplasma (vacuolisirende Degeneration). Ist die Intensität der Behandlung eine verhältnissmässig grosse, dann wird sich die Wirkung nicht nur an der Applicationsstelle äussern, sondern auch dadurch, dass die bei jeder dieser Applicationen vorhandene Elektricitätsströmung auf den Leitungsbahnen des Körpers nach entlegenen Regionen gelenkt wird, dort in analoger Weise zum Ausdrucke kommend. Es können so die Zellen an der Eintrittsstelle ebenso wie jene an entfernten lebenswichtigen Partien zerstört werden (Tod durch industrielle Ströme und Blitz, Berstungen, Hämorrhagien im centralen Nervensysteme mit gleichzeitiger localer Verbrennung an der getroffenen Hautstelle etc.). Ist jedoch die Intensität der Einwirkung eine geringe, dann ist der Effect der strömenden Elektricität als solcher an entfernten Körperpartien ein unwesentlicher; sie äussert sich vorzüglich an der Applicationsstelle und auch hier nur in anatomisch unwesentlichen, nicht tief reichenden Veränderungen (an der Haut, am Nervenstamme), welche aber als kräftiger Reiz wirken. Nichtsdestoweniger kann auch die letztere Anwendung sichtbare functionelle Effecte auslösen (z. B. Zuckungen). Es wäre durch genaue anatomisch-histologische Untersuchungen festzustellen, ob die Heilerfolge, welche man durch die Behandlung von internen Krankheiten mit wenig intensiver Elektricität erzielt, der Einwirkung der Elektricität als solcher auf die in der Tiefe gelegenen Organe oder blos der, allerdings ganz eigenthümlichen Irritation von oberflächlich gelegenen Körpertheilen (Haut, sensiblen Nerven) und den hiedurch provocirten secundären Folgeerscheinungen (Ableitung des Blutes in die dilatirten Hautgefässe, nervöse Reflexe etc.) zuzuschreiben sind. Ich muss gestehen, dass ich mich der letzteren Annahme zuneige.

Der locale Effect der Reizung der Nervenenden durch die Entladungen elektrischer Ströme spielt nach meiner Ansicht überhaupt in

9*

der ganzen gebräuchlichen Elektrotherapie eine grosse Rolle. Es ist mir nicht wahrscheinlich, dass beispielsweise die wenig intensiven faradischen Inductionsströme, selbst wenn man annimmt, sie würden durch die Nervenstränge den Centralorganen zugeleitet, eine hervorragende Heilwirkung an diesen entfernten Stellen ausüben. Hingegen muss der locale starke Reiz, das Irritament, welches die Entladungen dieser Wechselströme vom Pinsel aus auf der Applicationsstelle ausüben, als wirksames Derivans aufgefasst werden, als Ableitungsmittel ganz besonderer Art, welches in ähnlicher Weise, aber vielleicht intensiver wirkt als chemische Irritantien. Auch bei der constanten Galvanisation dürfte eine ableitende Action in Betracht kommen, und zwar namentlich dann, wenn mit ziemlich intensiven Strömen gearbeitet wird, welche an den breiten Contactstellen der Elektroden ganz bedeutende elektrolytische Zersetzungen und ziemlich intensive Reizungen in den oberen Hautschichten hervorbringen, wie man leicht aus den intensiven, den Contactstellen genau entsprechenden Erythemen und oft auch aus den längere Zeit persistirenden Pigmentationen erkennen kann. Bei längerem Stromschluss erzeugt der galvanische Strom, namentlich wenn er eine gewisse Intensität besitzt, destructive Veränderungen in den durchflossenen Gebieten und kann somit gelegentlich kranke Gewebsfasern oder -zellen zerstören und zur Resorption vorbereiten: dieselben dürften dann vielleicht durch gesunde restituirt werden.

Von diesem Gesichtspunkte aus betrachtet, sind die Heilerfolge, z. B. der faradischen Pinselung bei Neuralgien oder Schwellungen, die erfolgreiche Galvanisation schmerzhafter oder druckempfindlicher Wirbel etc. verständlich; von einem anderen Gesichtspunkte aus weniger. Es leuchtet z. B. nicht gut ein, dass ein Agens, welches in genügender Quantität angewendet, vorzüglich destruirende Wirkungen (vacuolisirende Degeneration etc.) ausübt, bei Processen, welche auf anatomischen Läsionen der Grundgewebe beruhen, auf andere Weise günstig einwirken solle. Es hiesse dann eine Affection dadurch heilen, dass man zu einem Schaden einen zweiten hinzufügt.

Sehr verwendbar in der Therapie sind gewiss die **Stromstösse**, d. s. die Unterbrechungen der Ströme, und zwar scheint es, als ob nicht nur die Unterbrechungen von Strömen, welche mittels angelegter Elektroden durch den Körper geleitet werden, als physiologischer Reiz wirkten, sondern überhaupt jede Störung eines elektrischen Gleichgewichtszustandes, in welchem sich der Organismus befindet, so z. B. durch elektrische Oscillationen. Ohne Zweifel üben Stromöffnung und Stromschluss auf die Nervenenden einen heftigen Reiz aus, welcher sich sowohl auf die Nervenstämme, als auch secundär auf die von ihnen versorgten Muskeln fortsetzen und daselbst Zuckungen hervorrufen kann. Diese Eigenschaft des elektrischen und besonders des faradischen Stromes zu Heilzwecken, z. B. zur Uebung gelähmter Muskeln, herbeizuziehen, ist ohne Zweifel rationell.

Dass elektrische Schwingungen auf lebende Gewebe gewisse Wirkungen äussern, haben verschiedene Autoren nachgewiesen.

B. J. Danilewsky[1]) zeigte in einer Serie von Experimenten, dass eine Reihe von lebenden und reizfähigen Geweben und Organen (Nerven

---

[1]) Centralbl. f. Physiologie, XI, Nr. 19, 20. S. auch Compt. rend. du XII. Congr. intern. Mosc., Bd. II, Sect. II, pag. 59.

Muskeln, Gehirn, Sinnesorgane, das Protoplasma im allgemeinen) im elektrischen Felde der Gegenstand der Elektricitätswirkung werden, selbst in dem Falle, wenn die Elektricitätsquelle vom Organismus entfernt ist und durch keinen Leiter in Verbindung mit ihm steht. Diese Inductionswirkung findet ohne Zweifel auch unter natürlichen und normalen Bedingungen hauptsächlich durch die atmosphärische Elektricität auf die Lebewesen statt. Die elektrischen Strahlen oder Wellen können physiologische Wirkungen auch bei enormen Distanzen ausüben und können Zwischenwände von Holz und selbst von Stein diese Action nicht aufhalten. Der Charakter dieser physiologischen Reaction besteht je nach der Kraft der elektrischen Action und je nach den Bedingungen, unter welchen sie entsteht, in einer gesteigerten Irritabilität, Unruhe und selbst Oppression. Die wesentlichste Bedingung der elektrischen Excitation ist in allen diesen Fällen der oscillatorische Charakter des Feldes und infolge dessen der Ladung des Nerven.

Aehnliche Befunde theilten *Radzikowsky*[1]), *Chatzky*[2]) *Kurella*[3]) u. a. mit. *Capriati*[4]) erzielte auf diese Weise eine Beeinflussung der Entwicklung von Kaulquappen, *Selim Lemström*[5]) und *Berthelot*[6]) auf das Wachsthum von Pflanzen.

Wenn somit durch die obigen, ausführlich dargestellten Versuche der Beweis erbracht werden sollte, dass bei den Wirkungen der *d'Arsonval-Oudin*'schen Apparate **auf die Haut** Funkenentladungen am wesentlichsten betheiligt sind, so ist damit die Möglichkeit nicht ausgeschlossen, dass die elektrische Strömung und die von den Apparaten ausgehenden elektrischen Schwingungen gewisse Wirkungen auf andere Organe hervorbringen, welche als curatives Moment im Sinne *d'Arsonval's* herangezogen werden können; eine derartige Wirkungsweise würde die Einreihung der d'Arsonvalisation in die radiotherapeutischen Methoden gerechtfertigt erscheinen lassen.

§ 25. Die therapeutische Anwendung der Hochfrequenzströme.

In der ersten Zeit nach *d'Arsonval's* Publication wurde sein Verfahren von vielen Autoren als vorzüglichstes Agens gerühmt, mit welchem sie alle möglichen inneren und äusseren Krankheiten geheilt haben wollten. In den letzten Jahren trat aber ein gründlicher Umschwung ein und die lebhafte Begeisterung hat einem kalten Skepticismus Platz gemacht. Ursache hievon sind wohl die meist negativen Resultate der zahlreichen Nachprüfungen von *d'Arsonval*'schen physiologischen Versuchen, welche in letzterer Zeit publicirt wurden.

Ohne weiteres wurden nun diese Resultate mit den klinischen Erfolgen verglichen, und da letztere bei den übertriebenen Erwartungen, welche man von dieser Methode hegte, durchaus nicht glänzende genannt werden konnten, kam man jetzt schon an vielen Orten dazu, über dieses Verfahren den Stab zu brechen.

---

[1]) Cit. bei *S. Jellinek*, Wr. klin. Wochenschr., 1902, pag. 450.
[2]) Zeitschr. f. Elektrotherapie und ärztliche Elektrotechnik, Juni 1900.
[3]) Ibid.
[4]) Ibid.
[5]) Elektrotechnische Zeitschr., 1899, Nr. 4.
[6]) Cit. bei *S. Jellinek*.

Eine derartige Geringschätzung dieses Verfahrens ist aber durchaus nicht gerechtfertigt, ebenso wenig wie es gebilligt werden kann, dass die *d'Arsonval*'schen Befunde in Bausch und Bogen als unrichtig bezeichnet werden. Wenn ich auch zugebe, dass ich bei meinen Untersuchungen mit Autoconduction nicht mehr positive Resultate erhielt als andere Experimentatoren, welche *d'Arsonval's* Angaben nachprüften, so stehe ich doch nicht an zu glauben, dass der Grund der Differenz zwischen meinen Befunden und jenen des berühmten Pariser Physiologen in anderen Versuchsanordnungen, und besonders in anderen (geringeren) Qualitäten der hiebei zur Verwendung gelangenden Ströme gesucht werden muss; keinesfalls dürfen Angaben des Mannes, welchem die Entdeckung der Hochfrequenzströme und anderer hochwichtiger Thatsachen zu danken ist, ohne weiteres missachtet werden. Es wäre jedenfalls sehr erwünscht, wenn *d'Arsonval* noch nähere Details seiner Versuchsanordnungen geben würde, damit die Nachprüfungen unter denselben Bedingungen erfolgen können.

Was die therapeutische Verwendbarkeit dieser Ströme anlangt, so besteht kein Zweifel, dass sie bei manchen Affectionen Nutzen bringen, wo andere Methoden erfolglos angewendet wurden. Ganz abgesehen von dem Werthe, welchen diese Behandlung bei Schwächezuständen des Nervensystems oft besitzt, steht die Brauchbarkeit der Hochfrequenzströme bei localen oberflächlichen Affectionen ausser aller Frage. Allerdings will ich hier nochmals betonen, dass nach meiner Ansicht diese letzteren Wirkungen qualitativ jenen der faradischen und statischen Maschinen ganz gleich zu stellen sind, und dass sich diesbezüglich höchstens graduelle Unterschiede constatiren lassen.

Die Indicationen.

Aus den Versuchen auf Bakterien schliesst *d'Arsonval*, dass, während die bisher üblichen Elektrisationsmethoden auf das Nervensystem wirken und die Stoffwechselvorgänge höchstens indirect beeinflussen (auf dem Wege des sensiblen, vasomotorischen oder auch trophischen Nerven), die d'Arsonvalisation einen directen Reiz für die vitalen Vorgänge im Zellprotoplasma darstelle, während sie auf das Nervensystem ohne Einfluss bleibt. *Apostoli* sagt, die d'Arsonvalisation sei „ein Medicament der Zelle und ein mächtiger Modificator der allgemeinen Ernährung, welche sie zugleich steigern und reguliren kann".

Zufolge den Resultaten ihrer physiologischen Versuche stellten *d'Arsonval* und seine Schüler, *M. Benedict* u. A. folgende Indicationen für die Verwendung der Hochfrequenzströme auf.

1. Behufs Analgesie bei leichten Operationen und zur Schmerzstillung bei oberflächlichen Neuralgien.

2. Bei jenen Krankheiten, welche nach *Bouchard* durch Verlangsamung des Stoffwechsels entstehen (Diabetes mellitus, Gicht, Rheumatismus, Obesität).

3. Bei parasitären Affectionen (Tuberculose).

4. Bei Affectionen des Nervensystems.

5. Bei der Behandlung verschiedener localer Haut- und Schleimhauterkrankungen.

1. Analgesie.

Als Analgeticum bei Operationen wird man das Verfahren wohl wenig anwenden, weil die schmerzlindernde Wirkung, wenn überhaupt vorhanden, so geringfügig ist, dass sie von jedem anderen gebräuchlichen Anästheticum weit übertroffen wird. Das Zustandekommen dieser Anästhesie liesse sich theils aus der mechanischen Erschütterung der Gewebe ableiten, theils auf die spasmodische Anämie, welche die Entladungen verursachen, und durch welche die sensiblen Nervenenden eine schlechtere Ernährung erfahren, zurückführen. Uebrigens will *Bädeker*[1]) nach einer 5 Minuten dauernden geringfügigen Herabsetzung der Sensibilität sogar eine Steigerung der Empfindlichkeit, namentlich in Bezug auf den Temperatursinn, durch die d'Arsonvalisation hervorgerufen, constatirt haben. *Cruet* und *Oudin*[2]), *Regnier* und *Didsbury*[3]) empfehlen das Verfahren als Anästheticum in der Zahnheilkunde. Als Grundbedingung für die Wirksamkeit dieses Verfahrens geben sie an, der Strom müsse 150—300 MA. stark sein. In jüngster Zeit hat Herr Dr. *Bum* in meinem Institute einige Versuche gemacht, die locale Application der *Oudin*'schen Effluvien als Anästheticum bei Zahnextractionen zu benützen. Die Patienten gaben wohl öfters an, weniger Schmerzen empfunden zu haben, doch war diese Angabe nicht constant. Interessanter ist die Beobachtung *Bum's*, dass die Blutung eine geringere ward.

2. Stoffwechselerkrankungen.

In seiner Mittheilung an die Académie des sciences (6. Juli 1896) berichtete *d'Arsonval* über die Heilerfolge, welche er bei 2 Diabetikern und einem an Obesität leidenden Patienten erzielt hatte. Die Kranken standen dabei in einem Fussbade, in welches ein Pol tauchte, während der andere Pol mit einer gabeligen Elektrode verbunden war, die der Kranke in den Händen hielt.

Beim ersten Diabetiker ging die in 24 Stunden ausgeschiedene Harnmenge in 2 Tagen von 11 Litern auf 7 Liter zurück, der Zuckergehalt von 620 Grm. auf 180 Grm. Der arterielle Druck stieg, ebenso die Pulsfrequenz und die Temperatur. Das Körpergewicht sank zuerst rapid, ging dann aber wieder in die Höhe. Therapie: Tägliche Sitzungen von 10 Minuten Dauer.

Auch in dem zweiten Falle war eine Verminderung der Zuckerausscheidung zu constatiren. Doch wurde die Behandlung nicht so gut vertragen wie im ersten Falle, sie liess vielmehr ein Gefühl der Müdigkeit zurück.

Beim dritten Falle, einem dicken Kutscher mit 130 Kgrm. Körpergewicht und Herzarhythmie, wurden täglich Sitzungen in der Dauer von 10 Minuten verabfolgt; später, als der Kranke über Dyspnoe zu klagen begann, wurde die Sitzungsdauer von 10 auf 3 Minuten vermindert. Auch bei diesem Kranken bewirkten die Hochfrequenzströme eine Vermehrung des ausgeschiedenen Harnstoffes.

Apostoli[4]) will mit allgemeiner d'Arsonvalisation bei derartigen Affectionen des Stoffwechsels die glänzendsten Resultate erzielt haben.

In einer Beobachtungsreihe von 518 Kranken, an welchen er 2.728 Applicationen vorgenommen hatte, constatirte *Apostoli* durchwegs:

Eine progressive Wiederherstellung des Allgemeinbefindens,

---

[1]) L. c.

[2]) Soc. franc. d'électrothérapie, 1898.

[3]) Le Progrès méd., XIV. Jahrg., Nr. 13.

[4]) Compt. rend. du XII. Congr. internat. de médecine. Vol. II, Sect. IVa, pag. 69.

eine Hebung der Kraft und der Energie,
die Wiederkehr des Appetits,
einen besseren Schlaf,
eine bessere Verdauung,
das Wiederauftreten der heiteren Stimmung, der Arbeitsfähigkeit und der Leichtigkeit zu marschiren.

Sowohl Arthritis als auch chronischer Rheumatismus besserten sich unter Autoconduction sehr rasch, nach 4—30 Sitzungen, die Bewegungen wurden leichter, die Schmerzen geringer, die Schmerzanfälle kürzer.

Nach *Apostoli* sind die Hochfrequenzströme bei acutem Rheumatismus schädlich, bei subacutem wenig wirksam, vorzüglich hingegen bei chronischem Rheumatismus, desgleichen bei Obesität und Asthma (welches eine Theilerscheinung der Arthritis sein soll), der Anämie und Chloroanämie und dem Diabetes. Bei letzterem soll die Zuckermenge „oft vermindert" werden. Bei den vielen Fällen, wo die Zuckermenge unverändert blieb, soll sich der Allgemeinzustand wesentlich gebessert haben. Aehnliche Angaben macht *Th. Guilloz. Moutier*[1]) will 2 Kranke mit Harnsteinen in 25, respective 18, 2—3mal in der Woche vorgenommenen Sitzungen (Autoconduction mit folgendem statischen Bade und stiller Entladung mit 20—30 Minuten Dauer) geheilt haben. Schon nach den ersten Sitzungen sollen angeblich massenhaft Steinchen abgegangen sein. (Diese Erscheinung dürfte denn doch nur mit Vorsicht im Sinne *Moutier's* zu Gunsten der Hochfrequenzströme gedeutet werden.) Auch 2 Kranke, welche an Gallenstein litten, sollen durch Hochfrequenzstrom angeblich geheilt worden sein.

Mit Rücksicht auf die positiven Resultate der Versuche, welche *d'Arsonval* mit Bakterien angestellt hat, und die negativen Ergebnisse, welche die Behandlungen Nervöser mit Hochfrequenzströmen gaben, schliesst *Apostoli*, dass ebenso wie die statische Elektricität ein vorzügliches Medicament des Nervensystems, insbesondere des peripheren Nervensystemes ist, die Hochfrequenzströme vor allem das Medicament der Zelle und einen wirksamen Modificator der allgemeinen Ernährung darstellen. Auch *Laquerrière*[2]) berichtet über ähnliche günstige Resultate bei Stoffwechselaffectionen.

Gegenüber diesen Angaben geben *T. Cohn* und *Löwy*, sowie *Doumer*[2]) an, von einer Beeinflussung des Diabetes durch die Autoduction nichts wahrgenommen zu haben.

Bädeker behandelte 3 Patienten wegen Diabetes im grossen Solenoide. Der Zuckergehalt des Harnes änderte sich bei keinem derselben wohl aber wurden lästige Symptome, z. B. der Pruritus, die Trockenheit im Halse günstig beeinflusst.

Auch *Kindler*[2]) erzielte nur negative Resultate bei derartigen Krankheitszuständen.

Th. Guilloz[3]) theilt mit, dass ein Fettleibiger, welcher unter der Behandlung mit Gleichstrom mager geworden war, wieder fett wurde als Hochfrequenzströme mittels Autoconduction angewendet wurden.

---

[1]) Ann. d'électrobiologie, Bd. II, pag. 47.
[2]) Annales d'électrobiologie, Bd. III.
[3]) Congr. de Radiologie, Paris 1900.

Moutier[1]) will constatirt haben, dass bei Obesität kein Gewichtsabfall, wohl aber eine Verminderung des Körpervolumens, also eine Vermehrung der Dichte mit der d'Arsonvalisation zu erzielen sei.

Foveau[2]) sah von der d'Arsonvalisation keine Erfolge bei Obesitas, doch soll hiebei die Thyreoidincur besser vertragen werden. *Doumer*[3]) constatirte auf dem Congresse für Radiologie 1900 eine allgemeine Uebereinstimmung der Anwesenden über die Unwirksamkeit der d'Arsonvalisation bei Stoffwechselerkrankungen.

Meine eigenen Erfahrungen in dieser Beziehung sind nicht gross. Ich behandelte einige Fälle, welche in die Gruppe des „Arthritismus" der französischen Schule zu zählen wären, mit Autoconduction. Von einem streng objectiven Erfolge dieser Behandlung kann ich jedoch nicht sprechen. Allerdings wurden hie und da subjective Besserungen gewisser Beschwerden vermeldet, doch legte ich bei dem nervösen und äusseren seelischen Beeinflussungen leicht zugänglichen Wesen der meisten dieser Patienten keinen allzu grossen Werth auf derartige sporadische Mittheilungen. Immerhin halte ich auf Grund meiner Anschauung über die Wirkungsart dieser Ströme einen günstigen Einfluss der d'Arsonvalisation ebenso wie den jeder anderen Form der Spannungselektricität auf derartige Processe für nicht ausgeschlossen; nach meiner Ansicht ist die eigenartige Irritation der Haut durch die stillen Entladungen, namentlich wenn sie sich über grössere Flächen erstreckt, eine wesentliche Ursache der günstigen Wirkungen dieser Behandlung bei inneren Affectionen; ich glaube, dass der histologisch nachweisbare vermehrte Füllungszustand der Hautgefässe in grossen Gebieten keinesfalls ohne Einfluss auf die übrige Blutvertheilung im Körper sein, dass die dadurch herbeigeführte gewisse Entlastung blutreicher innerer Organe, die wenn auch vielleicht nur geringfügige Modification in der Wärmeproduction etc., derartige günstige Beeinflussungen und Heilerfolge plausibel machen dürften. Diese Hautirritation spielt ja auch bei der oft erfolgreichen Behandlung derartiger krankhafter Zustände mit Wasser oder Licht eine grosse Rolle. Aber diese Irritation ist bei der Allgemeinbehandlung mittels Autoconduction ausserordentlich geringfügig, bedeutender ist sie jedenfalls bei der localen Application; auf diesem Wege dürfte sich bei genügender Geduld und Ausdauer vielleicht einiges erreichen lassen.

Oudin will durch locale Application der Hochfrequenzströme ganz analoge Resultate wie *d'Arsonval* mit der Autoconduction erzielt haben. So constatirte er z. B. durch Application der Ausstrahlungen des Resonators längs der Wirbelsäule eine Steigerung des Blutdruckes, Besserungen bei Arthritis, bei alten pleuritischen Exsudaten und Schwarten sowie bei Lungentuberculose.

3. Tuberculose.

Im Jahre 1899 durchlief die politischen Zeitungen die Sensationsnachricht, dass es *Tesla* gelungen sei, die Lungentuberculose mit Hochfrequenzströmen zu heilen.

Diese Nachricht bestätigte sich nicht. Offenbar hatte *Tesla* mit Rücksicht auf die baktericide Wirkung seiner Ströme die Möglich-

[1]) Acad. d. sc., 1. Mai 1899.
[2]) Fortschr. d. Medicin, 1901, Nr. 13.
[3]) I. Congr. de Radiologie. Paris. Compt. rend.

keit eines günstigen Einflusses dieser Ströme auf den Krankheitsprocess hervorgehoben. Eine solche Möglichkeit ist ja durchaus nicht ausgeschlossen.

Jedoch lehrt die Geschichte der Medicin, dass die therapeutische Wirksamkeit einer Methode von ihrem physiologischen Werthe ganz unabhängig sein kann; was sich im Laboratorium als wirksamstes Agens erwies, versagt in der klinischen Praxis oft vollständig. Wir dürfen deshalb nicht von vornherein annehmen, dass die Hochfrequenzströme und Funkenschläge, gegen welche sich nach unseren Erfahrungen die widerstandsfähigsten Bakterienarten in Reinculturen als refractär erwiesen, auch imstande sind, alle durch pathogene Mikroorganismen erzeugten Krankheiten zu heilen.

Im 2. Hefte des Jahrganges 1900 der Annales d'électrobiologie, électrodiagnostique et d'électrothérapie berichtete *E. Doumer* über eine Reihe von 17 mit vorgeschrittener Lungentuberculose behafteten Kranken, welche er seit 4 Jahren mit Hochfrequenzströmen behandelte. Die Technik der Behandlung bestand darin, dass *Doumer* die Effluvien des *Oudin*'schen Resonators auf jene Stellen des Thorax ausstrahlen liess, welche mit den kranken Lungenpartien correspondirten, dann aber auch in den Fossae supraclaviculares und den Fossae supra- et infraspinatae. In einer anderen Reihe der Fälle benutzte *Doumer* die Effluvien aus der Secundärspule des *Tesla*'schen Transformators. Die Sitzungen fanden täglich, selten 3mal wöchentlich, in der Dauer von 5—12 Minuten statt. *Doumer* scheute, wie er ausdrücklich bemerkt, vor Funkenschlägen nicht zurück, er suchte dieselben vielmehr möglichst herbeizuführen.

Die ersten baldigen (nach 5—8 Sitzungen) und auffälligen Wirkungen dieser Behandlungsmethode waren das Verschwinden der starken Transspiration und der abendlichen Temperatursteigerungen. Die Abmagerung, der Husten und der Auswurf besserten sich erst später (nach 2 Monaten), die stethoskopischen Symptome blieben am längsten bestehen. Bacillen liessen sich im Verlaufe der Behandlung in immer geringerer Menge nachweisen, bisweilen verschwanden sie sogar gänzlich im Sputum, doch wurden sie manchmal in demselben später wieder gefunden. Infolge der Thatsache, dass die Besserung des Allgemeinbefindens immer früher eintritt als der Schwund oder die Verminderung der Bacillen, neigt *Doumer* der Ansicht zu, dass die Ursache dieser günstigen Erfolge der Hochfrequenzströme darin zu suchen ist, dass diese den Allgemeinzustand bessern und die Widerstandskraft und defensive Reaction des Organismus erhöhen.

Auch *Oudin* weiss über ähnliche Erfolge bei der Lungentuberculose zu berichten.[1]) Er wendet bei dieser Behandlung so intensive Entladungen des Resonators an, als der letztere überhaut zu produciren vermag. Die Büschel dirigirt er auf den Thorax während 10 oder 15 Minuten und legt zwei Finger an einer gegenüberliegenden prominenten Stelle des Thorax an, um die Ströme so viel als möglich zu den tuberculös kranken Lungenpartien zu dirigiren. Am Ende einer jeden Sitzung bestreicht er die Haut mit einem Pinsel, damit er die Haut auch durch zahlreiche Funken durchlöchere. *Gandil*[2]) will selbst in vorgeschrittenen

[1]) Ann. d'électrobiolog., Bd. II, pag. 382.
[2]) Compt. rend. des séances du I. Congr. internat. d'Électrologie, pag. 697, 755.

Fällen unter schlechtesten Lebensbedingungen sehr schnelle Heilungen mit dem *Oudin*'schen Resonator erzielt haben. Aehnliches berichtet *Rivière*.

R. Sudnik[1]) will einen tuberculösen Knochenabscess und auch ebensolche Drüsenabscesse mit Hochfrequenzströmen geheilt haben. (Allerdings scheint mir sein Fall keine grosse Beweiskraft zu besitzen, denn der Abscess, welcher zu Beginn der Behandlung der Spontanöffnung nahe war und auch bald den Eiter spontan entleerte, heilte nach 25 Applicationen ab. Eine derartige Heilung tuberculöser Abscesse ist auch spontan durchaus nichts ungewöhnliches.)

Alle diese Thatsachen sind ohne Zweifel sehr interessant und verdienen eine sorgfältige objective Nachprüfung. Ich habe gemeinsam mit Dr. *Max Kahane* eine Reihe derartiger Untersuchungen begonnen. Wir werden auch zu geeigneter Zeit über die Resultate derselben berichten. Bei so schwierigen Fragen halten wir es jedoch geboten, uns so lange Zurückhaltung aufzuerlegen, bis uns nicht eine lange, genaueste Beobachtung und eingehende Prüfung aller physikalischen Symptome das Recht zu Schlussfolgerungen geben.

Es soll hier darauf hingewiesen werden, dass man auch mit anderen elektrischen Entladungen, z. B. jenen statischer Maschinen, Lungentuberculose geheilt haben will (*Wassilief*[2]), *Nikolsky*[3]).

4. Affectionen des Nervensystemes.

Wohl unter dem Einflusse der Mittheilungen *d'Arsonval's*, dass die Hochfrequenzströme keine Wirkung auf die peripheren sensiblen und motorischen Nerven ausüben, perhorresciren seine Schüler (*Apostoli*, *Berlioz* u. a) die Anwendung derselben bei allen Nervenleiden. *Apostoli* will sogar bei Neurasthenikern, Hysterischen und Leuten, die an Neuritis litten, Verschlimmerungen, durch die d'Arsonvalisation hervorgerufen, beobachtet haben und bezeichnet demzufolge diese Affectionen, welche durch die statische Elektricität so vorzüglich beeinflusst werden, als Contraindicationen der Anwendung der Hochfrequenzströme.

Sowie nach meiner Ansicht kein Grund vorhanden ist, wesentliche Unterschiede zwischen den physiologischen Wirkungen der statischen Entladungen einer Influenzmaschine und jenen eines *Oudin*'schen Resonators zu machen (handelt es sich doch bei beiden vorzüglich um Funkenwirkung, wie wir bereits gesehen haben), so halte ich auch eine derartige Differenzirung in der Indicationsstellung für nicht gerechtfertigt. Ich habe mich zu wiederholtenmalen überzeugt, dass Affectionen, bei denen die Franklinisation als Medicament par excellence gepriesen wird, auch durch unipolare Entladungen von Funkeninductorien und Entladungen von *Oudin*'schen Resonatoren günstig beeinflusst wurden, und andererseits auch die Ueberzeugung gewonnen, dass es viele, leider recht viele Stoffwechselanomalien gibt, bei denen ebensowenig wie die Franklinisation auch die Hochfrequenzströme nützten. Jedenfalls scheint mir die apodictische Angabe *Apostoli's*, die Nervenaffectionen eignen sich für Hochfrequenzbehandlung nicht, nicht ge-

[1]) Ibid., pag. 312.
[2]) Klin.-therap. Wochenschr., 1898, Nr. 22.
[3]) Wratsch, 1900, Nr. 15.

nügend begründet und bewiesen zu sein. Ich glaube im Gegentheile, dass bei Nervenaffectionen sich mit dieser Art der Behandlung ein brauchbarer therapeutischer Effect viel eher ergeben dürfte, als bei den anderen schon besprochenen Erkrankungen des Gesammtorganismus. Es muss hiebei die Wirkung der Autoconduction von jener der directen localen Application streng geschieden werden.

Nach meiner Meinung handelt es sich bei dieser Wirkung der Autoconduction um eine starke Suggestivwirkung. Die Vorstellung einer neuen, bisher noch nicht erprobten Behandlungsweise, die Kenntniss von der enorm hohen Spannung der Ströme, welche den Patienten eine grosse Meinung von der Leistungsfähigkeit derselben beibringt, der Lärm und das grelle Licht des Entladungsfunkens, die Einschliessung in den Käfig sind Momente, welche auf das Vorstellungsvermögen des Kranken lebhaft einwirken und ihm die Ueberzeugung beibringen, eine so intensive Behandlung müsse helfen.

Die ganze Procedur wäre demnach als Suggestivmittel ganz specifischer Art zu betrachten, von dem man allerdings nur in äussersten Nothfällen Gebrauch machen sollte, u. zw. nach meiner Ansicht weniger bei irritablen lebhaften Nervösen als bei verstimmten melancholischen, hypochondrischen Kranken mit mangelhaftem Selbstvertrauen u. s. w. Bei derartigen Zuständen, z. B. functioneller Impotenz, erzielten wir in manchen Fällen ganz auffällige schnelle Erfolge, wo andere sorgfältige und umständliche, aber den Patienten bereits bekannte Proceduren (z. B. Hydrotherapie) versagt hatten. Hingegen erwiesen sich Patienten, welche an einer erethischen Form der Nervosität litten, gegen diese Behandlung oft refractär, und wurde durch die Aufregung, welche ihnen das ungewohnte Erlebniss erzeugte, bisweilen die Unruhe, Schlaflosigkeit etc. erhöht.

Eine andere, sozusagen materielle Wirkung muss man den Entladungen des Resonators zuschreiben. Die hiemit erzielten Effecte sind oft überraschend und können, wenn man die irritative und somit derivirende Wirkung, dann den Einfluss auf die Blutvertheilung in der Haut und die directe Einwirkung auf den Nerven in Betracht zieht, als objective bezeichnet werden. Wir verfügen über günstige Erfahrungen bei Ischias, lancinirenden Schmerzen bei Tabes, Neuritiden und Neuralgien, sowie auch bei Gelenksneurosen.

Ganz auffallend schnell änderte sich beispielsweise der Zustand eines 30jährigen Mannes, welcher seit 3 Monaten ununterbrochen von den peinlichsten neuralgischen Schmerzen gequält wurde, die längs des rechten Ischiadicus, aber auch auf den Cruralis in das Kniegelenk ausstrahlten und ihm das Gehen und Stehen erschwerten sowie die Nachtruhe raubten. Tägliche 10 Minuten dauernde Bestreichungen der Gelenksgegend, sowie der Nervenstämme mit der locker angelegten blanken Elektrode befreiten den Patienten, welcher schon nach den ersten Sitzungen Erleichterung fühlte, in 7 Sitzungen dauernd von seinem Leiden.

In jüngster Zeit stand in unserem Institute eine Kranke mit nervösem Ohrensausen in Behandlung, bei welcher Dr. *Kahane* mittelst localer Application der Hochfrequenzströme schnelle Besserung herbeiführte und damit auch die Ursache einer quälenden Schlaflosigkeit behob.

Leider gibt es zahlreiche Kranke, welche durch diese Behandlung ebensowenig wie durch irgend ein anderes Mittel geheilt werden.

Bädeker[1]) berichtet von dem günstigen Einflusse, welchen die Autoconduction auf Schlaflosigkeit bei Nervösen und hysterischen Per-

---

[1]) Wiener Klinik, 27. Jahrg., 10., 11. H.

sonen ausübte. Auch *T. Cohn*[1]) und *Boisseau du Rocher*[2]) haben gute Resultate bei derartigen Affectionen beobachtet. Desgleichen erzielte *Bädeker* durch locale d'Arsonvalisation sehr günstige Erfolge bei Neuralgien (Ischias, Cervical-, Intercostal- und Occipital-Neuralgie). Bei Trigeminus-Neuralgie nützten die Resonatorentladungen nichts, erhöhten im Gegentheil den Schmerz. Myalgien wurden durch dieselbe Methode gebessert. Auch Arthralgien und Erythromelalgie sollen nach wenigen Sitzungen gebessert worden sein. Kopfschmerzen auf nervöser, anämischer oder urämischer Grundlage wurden durch d'Arsonvalisation geheilt. *E. Kindler*[3]) sah gute Erfolge bei Neurasthenikern, bei denen Schwächezustände, Parästhesien, Hyperästhesien und Schlaflosigkeit gebessert wurden, *Apostoli* bei Migräne, arthritischen Neuralgien, Lithiasis, Varicen, Hämorrhoiden, Obstipation und Dyspepsie.

Die Methode, welche bei derartigen Affectionen zu empfehlen wäre, ist, abgesehen von den Fällen, wo man durch Autoconduction suggestiv wirken will, die Application kräftiger Büschel- und Funkenentladungen aus dem Resonator auf die kranken Hautstellen, welche so lange fortgesetzt werden sollen, bis die Haut deutliche Zeichen der Reaction gibt; dies erfordert je nach der Intensität der abgegebenen Entladungen verschieden lange Zeit. Wir pflegen die Sitzungen in der ersten Zeit täglich in der Dauer von 6—20 Minuten, später nur alle 2—3 Tage vorzunehmen.

Ganz markant sind, wie oben erwähnt wurde, die Wirkungen der elektrischen Entladungen auf narkotisirte Thiere. Es ist naheliegend, diese eminent excitirende Wirkung auch therapeutisch zu verwerthen. Heutzutage, wo fast jede chirurgische Klinik im Besitze eines Röntgeninstrumentariums ist, wäre es ein Leichtes, eine Drahtleitung von einem Pole des Inductors in den Operationssaal zu führen, um dieses Mittel bei schlimmen Unfällen in der Narkose gleich bei der Hand zu haben. Doch wird es angezeigt sein, nicht gleich die volle Kraft des Inductoriums wirken zu lassen; ich habe bei Kaninchen, bei welchen dies geschah, vorübergehende Lähmungen der hinteren Extremitäten beobachtet.

Diese excitirende Wirkung der an eine beliebige Körperstelle applicirten Polentladungen auf Narkotisirte darf nicht in Parallele gestellt werden mit jener der faradischen Inductionsströme. Letztere werden zu diesem Zwecke ausschliesslich in der Weise benützt, dass man mit ihnen den Vagus am Halse reizt. Viel eher gehören in diese Kategorie die ganz ähnlichen excitirenden Wirkungen der industriellen Wechselströme, welche *S. Jellinek* beschrieb (l. c.).

5. Haut- und Schleimhautaffectionen.

Am augenfälligsten und am wenigsten bestritten sind die Resultate, welche man mit der Behandlung oberflächlicher Affectionen durch die Entladungen des *Oudin*'schen Resonators erhält. Diese Resultate, welche nach meiner, im Vorhergehenden ausführlich begründeten Annahme auf die localen Wirkungen der Funkenschläge und stillen Entladungen zurückzuführen sind, fasse ich als unmittelbare mechanisch, chemisch oder thermisch herbeigeführte auf. Vielleicht kommt bei mancher Der-

[1]) Berliner klin. Wochenschr., 1900.
[2]) Compt. rend., pag. 351.
[3]) Fortschr. d. Medicin, 1901, Nr. 13.

matose, z. B. Pruritus, auch noch eine entfernte Wirkung der dynamischen Elektricität in Betracht, doch muss dem Funkenschlage, respective der stillen Entladung als solcher, der Hauptantheil an den Heileffecten zugeschrieben werden. Beweisend scheint mir hiefür ein oft durchgeführter Versuch zu sein. Wurde die Elektrode auf die kranke Hautstelle fest angedrückt und daselbst längere Zeit belassen, so änderte sich die Affection nicht im geringsten, auch bei langer Behandlungsdauer. Wurde jedoch die Elektrode ein wenig von der Haut entfernt, so dass Funken oder Büschel überschlagen konnten, so traten bald Aenderungen im Krankheitsbilde auf. Im ersten Falle wirkte blosse dynamische Elektricität, im letzteren daneben auch statische Entladungen.

Die Verwendung der Hochfrequenzströme in solcher Art zu dermato-therapeutischen Zwecken ist bereits eine sehr mannigfache: *Oudin*, *Bollaan* u. a. verwendeten dieselben mit Erfolg bei Mollusca contagiosa, bei Psoriasis, Ekzemen, Pruritus, Impetigo, Herpes zoster, Furunculose. Acne, Acne rosacea, Seborrhoe, Sykosis. Herpes zoster, Hauttuberculose und venerischen Vegetationen, *Oudin* und *Barthelemy* beim Keloid, *Bisserié*, *Bordier*, *Gastou*, *Chabry* und *Rieder* bei der Alopecia areata. *Pearsons* und *Rivière* beim Epitheliom, *Bisserié* bei Lupus erythematodes, *Brocq* bei Atrophia cutis u. s. w.

Aus dieser Aufzählung ist ersichtlich, dass eine Reihe von Autoren durch Anwendung einer mit der Production von Spannungselektricität und Funkenentladungen verbundenen Methode, Geschwüre und parasitäre Hautleiden günstig beeinflusst haben wollen. Lupöse, trophische, varicöse und luetische Geschwüre, Impetigo, Acne, Furunkulose, Gonorrhoe und die von den meisten dieser Autoren als parasitäres Leiden aufgefasste Alopecia areata sollen auf diese Weise geheilt worden sein.

Als erste Indication der Hochfrequenzströme bei Dermatosen würde demnach die Verwendung der Spannungselektricität bei Affectionen, bei denen eine parasiticide Wirkung erwünscht ist, gelten.

Meine eigenen Erfahrungen auf diesem Gebiete sind folgende: Durch Application von Funkenentladungen jeder Provenienz (Hochfrequenzströme. statische Entladungen etc.) auf Geschwüre sah ich entschieden günstige Beeinflussungen der Processe, und zwar in erster Linie eine Austrocknung und Reinigung des Geschwürsgrundes. Ja, bei lupösen Processen konnte ich schon nach wenigen Sitzungen eine deutliche Tendenz zur Ueberhäutung von Geschwüren constatiren, welche einer vorherigen medicamentösen Therapie gegenüber sich ausserordentlich hartnäckig erwiesen hatten.

Wenn ich aber diese auf den Process günstige Wirkung auch anerkenne, so muss ich doch hervorheben, dass es mir bisher nicht gelungen ist, ein Geschwür mit sicherer infectiöser Grundlage definitiv zur Heilung zu bringen. Ich behandelte behufs Controle der parasiticiden Wirkung der Funkenentladungen bei Geschwürsprocessen gemeinschaftlich mit *Schiff* einen weichen Schanker auf diese Weise. Wir konnten auch hiebei dieselben Beobachtungen machen wie bei lupösen Geschwüren. Der Geschwürsgrund nahm eine trockenere, reinere Beschaffenheit an. Eine schnellere Heilungstendenz desselben konnten wir aber nicht bemerken, und deshalb brachen wir diese Behandlung, welche uns keinen wesentlichen Vortheil vor den bisher üblichen darbot, nach 6 Sitzungen ab, um zur Jodoformtherapie zurückzukehren. Es ist zwar möglich oder vielleicht auch wahrscheinlich, dass das Geschwür, im Falle wir die Bestrahlung fortgesetzt hätten, auch mit dieser Therapie zur Vernarbung gelangt wäre. Uns genügte es aber in diesem Falle, festgestellt zu haben, dass der Elektrotherapie nach dieser Richtung hin keine Superiorität gegenüber anderen Behandlungsmethoden zuzuschreiben ist. *Brocq*[1]), *Bisserié*[2]) und *Gaston* beobachteten bei Lupus vulgaris eine vorübergehende oberflächliche Besserung des Processes, welche aber nicht dauernd und radical war.[3])

Ich glaube, dass die therapeutischen Erfolge bei derartigen Geschwüren aus dem Grunde so mangelhaft sind, weil die krankhafte Infiltration der Gewebe ziemlich weit in die Tiefe reicht, und die günstige Wirkung mässig kräftiger Funkenentladungen, welche, wie oben erwähnt, ja thatsächlich vorhanden ist, sich bereits an der Oberfläche erschöpft. Dies zeigen auch meine mikroskopischen Präparate.

Zwar dringen bei geeigneter Anordnung (bei genügend intensiven Strömen etc.), wie meine diesbezüglichen Versuche (s. pag. 109, 129) zeigten, die Entladungen sehr tief: nach Angaben von *Flemming* (cit. bei *Strebel*) dringen Wechselströme, namentlich solche von geringerer Frequenz, z. B. bei einer Frequenz von 100 pro Secunde etwa 26 Mm. tief in Kupfer ein (bei einer Frequenz von 1,000.000 dagegen nur $^1/_{15}$ Mm.); sie können die verschiedensten Medien (auch menschliche Haut) durchdringen und unter denselben noch kräftige baktericide Wirkungen ausüben. Eine derartige Modification der Experimente am Kranken war bisher aber noch nicht möglich.

Auch unsere Erfahrungen über die günstige Beeinflussung der Alopecia areata mit Spannungselektricität entsprechen jenen anderer Autoren nicht vollständig. Eine Reihe von Experimentatoren hat sowohl mit faradischer als auch mit statischer Elektricität und den *d'Arsonval*'schen Hochfrequenzströmen eine Abheilung des Processes constatirt. Ich selbst beobachtete bei einem mit einer derartigen Affection behafteten Knaben, dass nach längerer Application von unipolaren Polentladungen auf einer circumscripten Stelle in einer haarlosen Plaque wohl in geringem Grade Lanugo und spärliche dunklere Haare nachwuchsen. Dieser Effect war aber so minimal und verstärkte sich auch bei weiterer längerer Behandlung nicht, dass ich endlich die Geduld verlor und die Behandlung sistirte. *Schiff* behandelte denselben Patienten dann durch Wochen hindurch nach *Ehrmann's* Methode mit faradischer Elektricität auch ohne den geringsten Erfolg. Ich habe diese Versuche seither mehreremale mit nicht grösserem Erfolge wiederholt.

Ohne die richtigen Beobachtungen anderer Collegen in Frage zu ziehen, möchte ich es doch von vornherein dahingestellt sein lassen, ob eine günstige Beeinflussung des Processes durch die Abtödtung von Parasiten oder durch die Irritation und den consecutiven congestionellen Afflux des Blutes zu den mangelhaft functionirenden Haarpapillen her-

[1]) Traitement des dermatoses. Paris 1898.

[2]) Journ. des malad. cutan., 1898, pag. 372.

[3]) Ganz vereinzelt ist die Angabe *Chisholm William's* (Brit med. assoc. meeting at Manchester, 30. Juli 1902), welcher einen Gesichtslupus blos durch die tonisirende Wirkung der allgemeinen d'Arsonvalisation geheilt haben will.

beigeführt wird. Gemäss der zutreffenden Angabe *I. Neumann's* kann nur einem günstigen Resultate, das bei einer jahrelang bestehenden universellen Alopecie erzielt wird, entscheidende Beweiskraft zugeschrieben werden, denn nur in solchen Fällen lässt sich die spontane Restitution des Haarwuchses, welche auch in unserem Falle möglich war, nicht ausschliessen.

Immerhin ist es wünschenswerth, dass die Versuche nach dieser Richtung hin fortgesetzt werden und sollten namentlich ausgesprochen infectiöse Processe, z. B. Trachom, in den Bereich derselben gezogen werden.

Das zweite Hauptgebiet, in welchem mit der Spannungselektricität gute Erfolge erzielt wurden, stellen die sich durch Hypertrophien des Cutisgewebes mit fibrösem Charakter und durch chronische Zellinfiltrate in der Cutis charakterisirenden Dermatosen dar. Eine Reihe von verlässlichen Autoren berichtet von Heilungen des Keloides, von Narben, Sclerema circumscriptum, Elephantiasis, durch Spannungselektricität. In einer sehr bemerkenswerthen Arbeit[1]) stellt *Bisserié*, ein ausgezeichneter Fachmann auf diesem Gebiete, 62 Fälle von Lupus erythematodes zusammen, von denen 33 mit Hochfrequenzströmen complet geheilt und seit längerer Zeit ohne Recidive blieben. Auch *Jaquot* erzielte unter 56 Kranken mit Lupus erythematodes 39 Heilungen.

Schon wenn wir die elektrolytischen Vorgänge in den Geweben bei der Application der Spannungselektricität und die durch die Galvanolyse wiederholt erzielten günstigen Resultate bei derartigen Processen in Betracht ziehen, werden uns diese Effecte begreiflich erscheinen; man kann auch ohne Zweifel der Erwärmung, der elektrischen Massage und der mechanischen Zerstörung wesentlicher Bestandtheile der krankhaften Gewebe sowie der infolge der Gefässveränderungen mangelhaften Ernährung der Krankheitsherde eine Wirksamkeit beim Zustandekommen dieser Resultate zuschreiben.

Mir selbst stand ein derartiger Fall (Lupus erythematodes faciei) zur Verfügung. Das Resultat dieser Behandlung stimmt im allgemeinen mit jenen *Bisserié's*, indem es zunächst zu einer intensiven dunklen Röthung kam, welche das Gebiet der Affection überschritt und um dieselbe einen $^1/_2$ Cm. breiten Halo erzeugte. Nach und nach nahm die Schuppung ab, indem sich kleine Krusten abhoben. Das zuerst lebhafte Erythem nahm an Intensität ab und schwand mit Zurücklassung einer Pigmentation. Leider konnte ich die Behandlung in diesem Falle wegen Ausbleibens des Kranken nicht bis zum Ende führen.

Bei dieser Gelegenheit möchte ich aber darauf hinweisen, dass auch die Röntgentherapie in der Weise, wie ich dieselbe übe (harte Röhren), bei welcher meiner Ansicht nach auch die Spannungselektricität einen wichtigen Factor darstellt, bei derartigen Affectionen (Elephantiasis, Lupus erythematodes) sich bewährt hat.

Die dritte wesentliche Indication für die Anwendung der Spannungselektricität bilden der Pruritus und die pruriginösen Affectionen.

Sowie andere Autoren (*Brocq*, *Bisserié*, *Leredde*) und selbst *Strauss*, welcher von der Anwendung der Hochfrequenzströme sonst gar keinen weiteren Nutzen merkte, constatirte auch ich bei essentiellem und symptomatischem, d. h. andere Processe, z. B. Icterus und Ekzem, begleitendem Pruritus in den meisten Fällen eine günstige Wirkung durch

[1]) Journ. de Médecine et de Chirurgie pratiques, 25. Februar 1901.

die Anwendung von Hochfrequenzströmen, faradischer Elektricität und der unipolaren Polentladungen *Ruhmkorff*'scher Inductorien: Das quälende Jucken wurde thatsächlich auffallend gebessert, und zwar oft schon nach sehr kurzer Zeit (5 Sitzungen). Welcher Factor hiebei günstig wirkt, ist mir nicht ganz klar, denn es blieb mir leider die Exstirpation und histologische Untersuchung von so behandelten Hautstücken versagt. Die klinische Beobachtung und das theoretische Raisonnement lassen vermuthen, dass die Erwärmung und der mechanische Anprall der Funkenentladungen hiebei eine Rolle spielen. Vielleicht ist die hiedurch hervorgebrachte lebhaftere Saftströmung, verbunden mit der mechanischen Verdrängung des Exsudates aus den Knötchen und Quaddeln bei der Urticaria, die gleichsam durch ein Derivans erzeugte Irritation der Hautoberfläche oder irgend eine mechanische oder elektrochemische Einwirkung auf die peripheren Nervenendigungen beim essentiellen Pruritus das günstige Moment. Die Linderung des Juckreizes bei Impetigo, Ekzem u. dergl. lässt sich durch die Verschorfung blossliegender Nervenendigungen erklären. Jedenfalls muss die einwandsfreie Beantwortung dieser Frage späteren genaueren Untersuchungen vorbehalten bleiben.

Die sich in den oben citirten Versuchen documentirende epilatorische Eigenschaft der Polentladungen hochgespannter Inductionsströme wurde von *Schiff*[1]) an seiner eigenen Haut nachgeprüft und bestätigt. Auch *G. Kaiser*[2]) theilt ähnliche Beobachtungen mit.

Ein Gebiet, auf dem sich die Entladungen des *Oudin*'schen Resonators mit Erfolg anwenden lassen, stellen die Circulationsstörungen der Haut dar. Wir haben gesehen, dass eine zuverlässige Wirkung dieser Effluvien die spasmodische Anämie der Haut ist. Diese Erscheinung lässt sich vortheilhaft bei paretischen Zuständen der Hautcapillaren verwenden. So sind die Erfolge der Hochfrequenzbehandlung bei Frostbeulen und gewissen anderen Angioneurosen sehr günstig. So wie *Thielée, Baudet* u. a. beobachtete auch Verfasser von der Anwendung dieser Entladungen günstige Beeinflussungen von Pernionen, insbesonders in Bezug auf das Jucken. Es muss aber auch hier darauf hingewiesen werden, dass man dasselbe mit elektrischen Entladungen anderer Provenienz, z. B. faradischer Inductionsapparate, erzielen kann, wie es zuerst *Gautier* hervorhob. Die Wirkung der Funkenentladungen in jenen Fällen, wo eine intensive Desquamation den anzustrebenden therapeutischen Factor darstellt (Acne, Seborrhoe, Epheliden, Chloasmen), wurde schon oben (pag. 129) erwähnt. Ich konnte in solchen Fällen einen gewissen, wenn auch nicht besonders hervorragenden günstigen Einfluss dieser Behandlung wahrnehmen.

Eine Reihe von Autoren wandte die Hochfrequenzströme angeblich mit Erfolg bei Affectionen der Schleimhäute an. So beschreiben *E. Doumer*[3]), *R. Sudnik*[4]) und *Stembo*[5]) günstige Wirkungen bei Hämorrhoiden, welche sich sowohl als antiphlogistische, als auch als „resolutive" äussern sollen. Die entzündungshemmenden Eigenschaften sollen schon nach wenigen Sitzungen einen Rückgang der congestiven Symptome zur

[1]) K. k. Gesellschaft der Aerzte Wien, 14. Dec. 1900.
[2]) Wiener klin. Wochenschr., 1901, Nr. 31.
[3]) Ann. d'électrobiologie etc., 1898.
[4]) Ibid. 1899.
[5]) Deutsch. med. Wochenschr. 1902, Nr. 8.

Folge haben, während die resolutive Wirkung erst später, aber dann auch selbst bei sehr veralteten Leiden Heilungen bewirkt. *E. Doumer* beschreibt auch ausserordentlich günstige Resultate bei Fissura ani, welche in 2—6 Sitzungen von 3—6 Minuten Dauer vollständig geheilt worden sein soll.

Tschdanow[1]) erprobte dieses Verfahren ebenfalls bei 85 Fällen mit sehr günstigem Erfolge; er verwandte bipolare Application ohne Resonator und erzielte in 15 bis 30 Sitzungen, einen um den andern Tag, Heilung. Zuerst hörten die Schmerzen auf, dann die Spannung, später der Sphincterenkrampf, die Obstipation und die Blutung. Die Fissuren vernarbten in allen Fällen vollkommen.

Fig. 20.

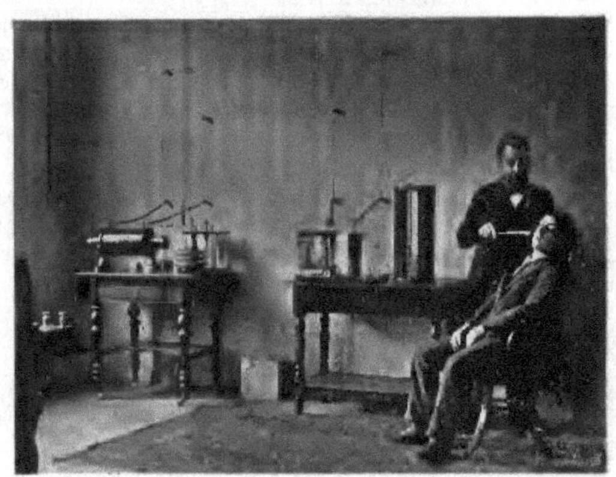

R. Sudnik[2]) will Conjunctivitis granulosa und Blennorrhoe der männlichen Harnröhre mit Paraphimosis mittelst Hochfrequenzströmen geheilt haben, und zwar Gonorrhoe auf die Weise, dass er beim Manne den Penis in Watte, dann in eine Zinkplatte einwickelt und zu letzterer die Ströme zuleitet, oder indem er das Glied in eine Glasröhre stecken lässt, welche einen metallischen Boden hat und mit Borlösung gefüllt ist. Zum Metallboden zieht die Leitung von einem Ende des Solenoides, während das andere Ende des Solenoides durch eine Leitung mit einer Elektrode in Verbindung gesetzt ist, welche man am Perineum aufsetzt. Die Urethro-Vaginitis des Weibes wird so behandelt, dass ein feuchter Wattetampon in die Scheide eingeführt und mit dem einen Ende des Solenoides in Verbindung gesetzt wird, während man das andere Ende des Solenoides mit einer Elektrode verbindet und am Unterbauche applicirt.

Durch dieses Verfahren werden angeblich die Mikroben getödtet, aber der Ausfluss nicht vollständig beseitigt. Die Application am Peri-

[1]) *Botkin's* Hospitalzeitung, 1900, Nr. 30.
[2]) Ann. d'électrobiologie, Bd. 2, pag. 313.

neum kann in frischen Fällen die Entzündung des hinteren Theiles der Harnröhre unterdrücken. Auf Grund weiterer Versuche folgert *Sudnik*, dass die antiphlogistische Wirkung der Hochfrequenzströme bei Phlegmone, Bubonen, Orchitis und acutem Gelenksrheumatismus eine bedeutende sei. *Donner*[1]) überprüft und bestätigt die Angaben *Sudnik's*. Die Entzündung ging rapid zurück, der Ausfluss und die Schmerzen schwanden bei Tripper rasch.

Bezüglich der Art der Anwendung der localen Methode (Fig. 60) sei mit Hinweis auf die schon früher dargestellte Technik dieser Behandlung bemerkt, dass es bald zweckmässig erscheint, täglich, bald hinwiederum nur 2- bis 3mal wöchentlich die Applicationen vorzunehmen. Die Dauer der Application ist verschieden; sie schwankt von 2—10 Minuten. Man wird sich durch die bald stärkere, bald schwächere Reaction der Haut in seiner Dosirung beeinflussen lassen.

Im allgemeinen erfordert jede dieser Behandlungen zur radicalen Heilung der Affectionen — insoferne eine solche auf diesem Wege überhaupt erzielbar ist — zum mindesten mehrere Wochen. *Bisserié* stellt die weiteste Grenze für die Behandlung des Lupus erythematodes auf 70 Sitzungen. Hingegen kann bei anderen Affectionen (Pruritus, Ekzem) der Erfolg von 3—5 Applicationen bereits ein vorzüglicher sein.

Resumé.

Wenn wir das Gebiet der *d'Arsonval-Oudin*'schen Behandlungsmethode überblicken, so finden wir ein Armamentarium, mit welchem sowohl elektrische Schwingungen als auch statische Entladungen erzeugt werden. Wir haben gesehen, dass, während die elektrischen Schwingungen und die Strömung der Hochfrequenzströme mit den gegenwärtig in Verwendung stehenden Apparaten nur schwer nachweisbare physiologische und therapeutische Wirkungen erzielen, diese von den statischen Entladungen des *Oudin*'schen Resonators mit Leichtigkeit meist herbeigeführt werden.

Wir haben es somit zum grössten Theile mit ähnlichen Effecten zu thun, wie solche von der Faradisation und Franklinisation bekannt sind. Der Unterschied in den Wirkungen ist vorzüglich ein gradueller, entsprechend den verschiedenen Stromintensitäten, welche diese verschiedenen Apparate abgeben.

Wenn wir die physiologischen und klinischen Ergebnisse der Behandlung mit Spannungselektricität (worunter die Entladungen der Inductions-, Influenz- und *d'Arsonval-Oudin*'schen Apparate zu verstehen sind), zusammenfassen, so werden wir constatiren, dass diese Methode im allgemeinen ähnliche Vorzüge besitzt wie die Röntgentherapie, dass sie die Anwendung von Salben, Pflastern und Verbänden entbehrlich macht, wenig Schmerzen verursacht, dass jede einzelne Application nur wenige Minuten dauert, die Standhaftigkeit und Geduld des Patienten nur wenig in Anspruch nimmt, dass sie in den Fällen, wo sie eine radicale Heilung herbeizuführen vermag, keine entstellenden Narben hinterlässt, sondern tadellose kosmetische Resultate erzielt.

Wir haben gesehen, dass sie schätzenswerthe Eigenthümlichkeiten (z. B. die baktericide, austrocknende und juckenmildernde Wirkung) be-

[1]) Congr. intern. d'électrobiologie, 1. Aug. 1900.

sitzt, welche bei verschiedenen Hautaffectionen Nutzen bringen; wir haben aber auch gesehen, dass diese Wirksamkeit keineswegs einen so hohen Grad hat und so unfehlbar ist, dass sie die bisher üblichen und bewährten Behandlungsmethoden entbehrlich machen könnte. Immerhin werden wir ein Verfahren, welches unseren therapeutischen Hilfsschatz unzweifelhaft bereicherte, gebührend beachten und wünschen, dass demselben die Vervollkommnung und der wissenschaftliche Ausbau zutheil werde, deren es noch in hohem Grade bedarf.

Zur Radiotherapie müsste eventuell auch die Behandlung mit monopolaren Voltaströmen gerechnet werden. *Narkiewicz-Jodko* und *Colombo* bedienen sich nämlich der von der Kathode eines im Betriebe befindlichen *Ruhmkorff*'schen Inductoriums ausgehenden elektrischen Wellen zu Heilzwecken. Der Arzt nimmt eine mit einer Flüssigkeit gefüllte Glasröhre, in welche die mit einer Kupferplatte endigende Zuleitung der Anode taucht, in die eine Hand. Mit der anderen Hand bestreicht er den Kranken, welcher von den von der Kathode ausgehenden elektrischen Wellen getroffen und mit negativer Elektricität geladen ist. Mit diesem Verfahren sollen dieselben Effecte erzielt werden, welche *d'Arsonval* von der Autoconduction angibt.[1])

Anhang.

§ 25. Bei der Behandlung mit sogenannter Permea-Elektricität nach *E. K. Müller* in Zürich wird der Kranke dem Einflusse eines magnetischen Feldes von sehr hoher Intensität, welches durch einen starken wellenförmigen Strom erzeugt wird, ausgesetzt.

Der Apparat besteht im wesentlichen aus einer Drahtspule mit einer verhältnissmässig grossen Zahl von Windungen (gewöhnlich über 200), welche von einem wellenförmigen Strome von hoher Intensität (etwa 20—60 Ampère), jedoch niederer Spannung und niederer Frequenz durchflossen werden, wodurch ein wellenförmiges magnetisches Feld von niederer Frequenz, aber hoher Intensität erzeugt wird, dessen Kraftlinien den zu behandelnden Körper durchdringen.

Die Drahtspule umschliesst einen aus Lamellen paramagnetischen Materiales (weiches Eisen, Nickel etc.) zusammengesetzten Kern, welcher eine centrale Höhlung besitzt, in welche Röhren münden, die Kühlungswasser zu- und abführen. Auch die Drahtspule ist mit einer Kühlungsvorrichtung versehen. Durch die Kühlung wird einer Erhitzung des Kernes infolge der durch das wellenförmige magnetische Feld entstehenden Hysteresis vorgebeugt, ebenso der Erhitzung der Drahtwindungen bei grosser Intensität des dieselben durchfliessenden Stromes.

Die Drahtspule kann mit Gleich- und Wechselstrom gespeist werden, denn es genügt für Hervorbringung der gewünschten Wirkung, dass der speisende Strom ein wellenförmiger sei, d. h. dass seine Intensität periodisch wachse und sinke, wenn er auch seine Richtung nicht wechselt. Der wellenförmige Speisestrom, gleichviel ob Gleichstrom oder Wechselstrom, wird stets in den Windungen der Drahtspirale durch Selbstinduction Wechselströme hervorrufen, welche ihrerseits ein wellenförmiges magnetisches Feld erzeugen.

---

[1]) Bulletino della R. Accad. di Roma 1899.

Der paramagnetische Kern ist an sich entbehrlich, jedoch insoferne nützlich, als er zur Erhöhung der magnetischen Wirkung wesentlich beiträgt.

Die Behandlung mittels dieses Apparates soll nach *Rodari*[1]) im Gegensatz zu der *d'Arsonval*'schen Behandlung auf den Organismus angeblich beruhigend wirken, und zwar besonders durch Verwendung eines ruhenden magnetischen Feldes, welches durch gleichgerichtete Ströme erzeugt wird.

Die Wirkung erstreckt sich hauptsächlich auf das Nervensystem und infolge dessen eignet sich die Anwendung des Apparates bei Nervenaffectionen.

Als Indicationen werden von *Rodari* angegeben: 1. Periphere Nervenleiden (Neurosen): Neuralgien des N. trigeminus, N. occipitalis, N. temporalis, diffuse Kopfschmerzen, Migräne, Neuralgien im Plexus cervicobrachialis, in den Intercostalnerven, Ischias, Krampfzustände (neuralgischer Natur), besonders Schreibkrampf, Wadenkrampf, ferner Lumbago, Muskelrheumatismus. 2. Centrale Neurosen: Irritative Form erworbener Neurasthenie mit Asomnie. 3. Sensible Erkrankungen innerer Organe: Angina pectoris; Hyperästhesien des Gastro-Intestinaltractus. 4. Locale acute Gicht. 5. Ataxie und rheumatoide Schmerzen bei Tabes dorsalis. Seit dieser ersten Publication wurde noch eine Affection angeblich mit Erfolg behandelt, nämlich: 6. Subacute Gelenkrheumatismen.

S. Kuznitzky berichtete[2]), dass eine lästige Lumbago, die vorher durch kein Mittel zu heilen war, in fünfmaliger Bestrahlung von je 20 Minuten Dauer verschwand. Ein kostbarer Bernhardinerhund, welcher an nervöser Staupe (Lähmung) seiner Hinterbeine litt, wurde angeblich durch dreimalige Behandlung geheilt. *P. Ishewsky*[3]) kam auf Grund seiner Experimente zu dem Schlusse, dass ein durch Wechselströme von starker Frequenz und hoher Spannung erzeugtes elektromagnetisches Feld in dem Organismus und in der Haut grosse Veränderungen hervorruft. Insbesonders liess sich constatiren, dass der Blutdruck stieg, der Pulsschlag langsamer und voller, die Respiration seltener und tiefer, die Hautsensibilität in Bezug auf den Raumsinn und die Empfindlichkeit auf faradische Reizungen erhöht wurde. Ausserdem war der Effect auf die Steigerung der Lebhaftigkeit und Beweglichkeit und der schnellere Eintritt von völliger Erholung nach anstrengender geistiger Beschäftigung auffallend.

Aus diesen Ergebnissen ist zu entnehmen, dass ein oscillirendes elektromagnetisches Feld nicht in dem Sinne *Rodari's* beruhigend wirkt, sondern ähnlich wie die *d'Arsonval*'schen Wechselströme incitirend. Auch hier sind es eben die Contrastwirkungen im elektrischen Gleichgewichte, die als physiologischer Reiz wirken (s. oben pag. 132).

Dass der Magnetismus unter Umständen ähnliche physische Wirkungen auszuüben vermag, wie die anderen in diesem Werke besprochenen Strahlungen, könnte der Versuch *Ph. Braham's*[4]) beweisen. Dieser brachte empfindliche Bromsilbergelatineplatten zwischen die Pole

---

[1]) Berl. klin. Wochenschr., 1901, Nr. 23, 24.
[2]) Aerztliche Rundschau, München, 1901, Nr. 50.
[3]) Nachr. d. kais. militär-med. Akad., Petersburg, 1901, Nr. 3.
[4]) Phot. News, 1889, pag. 620.

eines starken Elektromagneten mit unterbrochenem Strome; es wurde auf die Platte ein ähnlicher Eindruck wie von Licht hervorgerufen. Beim Entwickeln zeigte sich eine nebelhafte Schwärzung in den Theilen, welche direct zwischen den Polen waren, und ein intensiver Fleck in einiger Entfernung davon.

Aehnliche Beobachtungen machte *Greene*.[1]) Hingegen konnte *Ch. Graf* keine Wirkung von Magneten auf photographische Platten im Sinne einer Lichtwirkung constatiren.[2])

Zuverlässiger sind folgende Berichte:

D'Arsonval constatirte (Compt. rend. Acad. d. sc., 126. Bd., pag. 919), dass das Auge einen Lichteindruck erhält, wenn man es in ein elektromagnetisches Feld bringt. Diese Beobachtung hat jüngst Dr. *Beer* wieder mitgetheilt. Schon im Jahre 1857 gab der bekannte Baron *Reichenbach*, der Entdecker des „Od“, an, „sensitive“ Personen hätten unter dem Einflusse des Nordpoles eines starken Elektromagneten die Empfindung von bläulichem Phosphoresciren, verbunden mit dem Gefühle eines erfrischenden Windhauches, und ein gelbliches Phosphoresciren, verbunden mit dem Gefühle einer lauen, ermattenden Luftströmung unter dem Einflusse des Südpoles.

Nach *Hermann's* Untersuchungen [3]) sind thierische Substanzen diamagnetisch.

Plücker [4]) fand, dass, wenn Blut in ein magnetisches Feld gebracht wurde, unter dem Mikroskope nicht nur eine Abstossung der ganzen Flüssigkeitsmassen, sondern daneben noch eine besondere Abstossung der Blutkügelchen für sich stattfand. Aehnlich verhielt sich Milch mit ihren Fettkügelchen.

Ch. Féré [5]) unternahm es, in Versuchen darzuthun, dass der Magnet imstande sei, die Muskelthätigkeit zu steigern und herabzusetzen, und zwar soll der Magnet auf die Kraftleistung anfänglich schwächend, später aber krafterhöhend wirken. Nordpol und Südpol wirkten in demselben Sinne.

Von sonstigen physiologischen Wirkungen des Magnetismus ist auch sonst viel geschrieben worden, doch halten die meisten derartigen Berichte einer objectiven Kritik und Nachprüfung nicht stand.

---

[1]) Ibid., 1889, pag. 751.
[2]) Phot. Chronik, 1899, pag. 82.
[3]) *Pflüger's* Archiv, Bd. XLIII, pag. 217 und 218.
[4]) *Pogg.* Ann., 1848, Bd. LXXIII, pag. 549.
[5]) Soc. de biologie, 1902.

III.

Die Behandlung mit X-Strahlen.

Die Behandlung mit X-Strahlen.[1]

§ 26. Kathoden- und Röntgenstrahlen.

Wir haben früher gesehen, dass die Luft dem Durchgange der Elektricität einen grossen Widerstand darbietet, welcher nur durch ausserordentlich hohe Spannungen überwunden werden kann.

Leitet man die Entladung einer Elektrisirmaschine oder eines *Ruhmkorff*'schen Inductoriums durch einen mit verdünnten Gasen erfüllten Raum, so wird die Entladung bei demselben Potential auf grössere Strecken erfolgen.[2] Bei geringerer Dichte der Luft ist daher der Widerstand, den dieselbe dem Durchströmen der Elektricität entgegensetzt, ein geringerer.

Bekanntlich wird der Druck eines Gases durch die Höhe einer Quecksilbersäule in Millimetern, welcher er das Gleichgewicht hält, gemessen. Als Normalluftdruck — 1 Atmosphäre genannt — bezeichnet man den Druck, der einer Quecksilbersäule von 760 Mm. Höhe das Gleichgewicht hält. In einem Gefässe, worin man durch Auspumpen den Luftdruck auf 1 Mm. erniedrigt hat, ist nur der 760. Theil der vorher darin enthaltenen Luftmenge vorhanden.

Um solche höchst verdünnte Gase und Dämpfe beständig zu Versuchen benützen zu können, schlossen sie *Gassiot, Plücker* und *Geissler* in so verdünntem Zustande in Röhren und Kugeln aus Glas ein und schmolzen diese zu. An geeigneten Stellen wurden vorher Platin- oder Aluminiumdrähte (Elektroden) eingesetzt, mit denen man die Enden des Inductionsdrahtes in Verbindung setzte. Die Elektrode, welcher die positive Elektricität zugeführt wird, bezeichnet man als Anode, während die andere, der Zuleitung der negativen Elektricität dienende Elektrode

---

[1]) **Ausführliche in diesem Werke benützte Literatur-Zusammenstellungen finden sich in:** *E. P. Thompson* und *W. A Anthony*, Röntgen rays and Phenomena of the Anode and Cathode. New-York 1896. — Fortschritte auf dem Gebiete der Röntgenstrahlen. Hamburg, Jahrg. I—V. — *J. M. Eder*, Jahrbücher für Photographie etc. Jahrg. X—XVI, Halle bei Knapp. — *Pusey*, Röntgen rays in the treatment of skin diseases etc. Journ. of cutaneous and genito-urinary dis. July 1900. — Annales d'Électrobiologie, Jahrg. I, II, III, IV. — *Kalischer*, Streifzüge durch das Gebiet der X-Srahlen. Elektrotechnische Zeitschrift, 1898, H. 24 ff. — *Magnus Moeller*, Der Einfluss des Lichtes auf die Haut. Stuttgart. — *Büttner* und *Müller*, Technik und Verwerthung der Röntgenstrahlen, I. u. II. Aufl., Halle bei Knapp. — L'Année électrique par *Foveau de Courmelles*, 1890 und 1901. Paris. — *Zarubin*, Monatsschrift f. prakt. Dermatologie. 15. Mai 1899.

Lehrbücher: *Gocht H.*, Lehrbuch der Röntgenuntersuchung. Stuttgart 1898. F. Enke. — *Büttner* und *Müller* l. c. — *Donath B.*, Die Einrichtungen zur Erzeugung der Röntgenstrahlen, Berlin 1899. — *Londe A.*, Traité pratique de Radiographie et de Radioskopie. Paris 1898.

[2]) Auch den *Toricelli*'schen leeren Raum des Barometers durchströmt die Elektricität mit Lichterscheinungen.

den Namen Kathode führt. Nicht immer sind die Elektroden blosse Drähte; nach Bedarf werden an diesen Drähten im Innern der Röhre auch Platten oder Ringe befestigt.

Ein elektrischer Strom von hoher Spannung vermag eine derartige, auf einen Luftdruck von 3 Mm. ausgepumpte Röhre leicht zu durchsetzen und bringt das in ihr befindliche Gas zum Glühen.[1]) Dabei zeigen sich aber an der Eintrittsstelle des Stromes, der Anode, und der Austrittsstelle der Kathode, ganz verschiedene Lichterscheinungen: den negativen Knopf umhüllt eine dünne helle Schicht, darauf folgt ein dunklerer Raum, der dunkle Kathodenraum, an den sich wieder eine helle Schicht, die helle Kathodenschicht, anschliesst. Von ihr erstrecken sich mit abnehmbarer Helligkeit nach der Anode hin die Glimmlichtstrahlen. Es folgt nun ein dunkler Trennungsraum, hinter welchem das positive Licht beginnt. Dasselbe besteht aus einer grossen Zahl abwechselnd heller und dunkler Schichten.

Das elektrische Glimmlicht in Vacuumröhren wird jetzt allgemeiner als früher als eine Art Fluorescenz- oder Phosphorescenzerscheinung des Gases angesehen, welches unter dem Einflusse der von der Kathode fortgeschleuderten, negativ elektrischen Theilchen, der Kathodenstrahlen, luminescirt. *H. Ebert*[2]) wies nach, dass jene Vorgänge, welche die sichtbare Erscheinung des Glimmlichtes bedingen, auch nach dem Aufhören unsichtbar und doch so wirksam nachdauern, dass sie die nachfolgende Entladung und ihre charakteristische Erscheinungsform nicht unwesentlich beeinflussen. Die Nachdauer scheint hauptsächlich in dem Andauern gewisser Ladungen zu bestehen, welche dem Gase bei dem Entladungsprocesse mitgetheilt werden. Hauptsachlich sind es die die Kathode zunächst umgebenden Gasschichten, welche die nachdauernde elektrische Wirkung tragen.

Wird der Strom längere Zeit durch das Gefäss in derselben Richtung hindurchgeleitet, so bedeckt sich die Glaswand, welche der negativen Elektrode gegenüber liegt, bald mit einem Anfluge desjenigen Metalles, aus welchem die Elektrode besteht.

Bei fortgesetzter Verdünnung der Luft in einer *Geissler*'schen Röhre verschwindet das Licht in der Röhre zuerst um die Kathode, auf welcher nur noch ein leuchtender Punkt an der Spitze sichtbar bleibt, dann auch um die Anode, und nach und nach überhaupt. Dafür beginnen aber zwischen $^1/_{100}$ und $^1/_{1000}$ Mm. Druck die Röhrenwände zu leuchten, d. h. zu fluoresciren, und zwar je nach der Glasart, entweder im grünen oder blauen Lichte. Diese Fluorescenz wird verursacht von einer ganz bestimmten Gattung von Strahlen, welche von der Kathode ausgehen. Dieselben wurden von *W. Hittorf* im Jahre 1869 entdeckt.[3])

Diese Strahlen, um deren Studium sich ausser *Hittorf* noch *Goldstein, Hertz, Lenard, Crookes, Voller, Wiedemann* u. a. Verdienste erworben haben, und die *Goldstein* „Kathodenstrahlen", *Crookes* „strahlende Materie" nannte, gehen von der Kathode aus; das kann man daraus schliessen, dass in jedem Falle nur der Theil der Glaswandung zum Leuchten kommt, welcher der Kathode gerade gegenüber liegt; sie besitzen nicht die Fähigkeit, das Glas zu durchdringen, sondern sie setzen sich in Wärme um, d. h. sie werden

[1]) *Wiedemann* bewies (*Wiedemann's* Ann., V, pag. 500 (1878); VI, pag. 298 (1879), dass die Gase schon bei Temperaturen unter 100° leuchten. Man muss daher annehmen, dass die elektrischen Entladungen direct auf den Lichtäther einwirken (s. a. Elektronentheorie).

[2]) *Wiedemann's* Annalen, 1899, Bd. LXIX, pag. 372.

[3]) *Pogg.* Ann., CXXXVI, pag. 1 und 197.

vollständig absorbirt, sobald sie auf die Wände der Glasröhre auftreffen. Die Kathodenstrahlen gehen meist senkrecht von der Fläche der Kathode aus, ganz unabhängig davon, wo die Anode sich befindet. Gibt man daher der Kathode die Form eines Hohlspiegels, so werden die Strahlen auf eine kleine Stelle concentrirt, in welcher die Temperatur so hoch werden kann, dass Körper darin zum Glühen kommen. Das Glas der Vacuumröhren kann durch die Hitze erweicht und dann vom äusseren Luftdrucke durchbrochen werden. Substanzen, die auch im gewöhnlichen Lichte fluoresciren, zeigen diese Erscheinung in erhöhtem Masse unter der Einwirkung der Kathodenstrahlen.

Sehr auffallend ist das Verhalten der Strahlen, welche gleichzeitig von mehreren Kathoden ausgehen. Dieselben lenken sich dann gegenseitig ab, was man sehr leicht an den eigenartigen Fluorescenzerscheinungen auf den Wänden der Röhre erkennen kann. *Crookes* brachte in den Weg der Strahlen ein Metallkreuz; dasselbe hält die Strahlen auf, es wirft auf die sonst überall fluorescirende Glaswand einen dunklen Schatten, was ein sicherer Beweis dafür ist, dass sich die Kathodenstrahlen geradlinig ausbreiten. Nähert man den Strahlen einen starken Magnet, so werden sie von ihrem Wege abgelenkt, was sich besonders dann gut nachweisen lässt, wenn man irgend einen schattenwerfenden Körper in den Strahlengang bringt. *E. Wiedemann* und *Ebert* bemerkten, dass diese Zerstreuung fächerförmig ist.[1]) Je nach der Stellung des Magneten nimmt sodann der Schatten immer eine andere Lage und Form an.[2]) Auch eine bewegende Kraft scheinen die Kathodenstrahlen zu haben. Treffen sie auf ein leicht bewegliches Flügelrad, welches auf zwei Glasschienen verschiebbar angebracht ist, so setzen sie dasselbe in Bewegung. Nicht blos das Glas der Röhre, sondern überhaupt jeder (unmetallische) Körper, auf den sie treffen, wird von den Kathodenstrahlen zur Fluorescenz gebracht. Die Farbe dieser Fluorescenz hängt von der Natur des Körpers ab. Photographische Platten, welche den Kathodenstrahlen exponirt werden, werden in kurzer Zeit geschwärzt. *Becquerel* und *Goldstein* fanden, dass die Kathodenstrahlen die Eigenschaft besitzen, an einigen farblosen Salzen lebhafte Färbungen hervorzurufen. *E. Wiedemann* und *G. B. Schmidt* erklären diese Erscheinung durch reducirende Wirkungen. *Goldstein* fand, dass Kathodenstrahlen nicht nur Alkalihaloide, sondern auch die Sulfate, Phosphate und Carbonate färben, wenn letztere vorher geschmolzen und stark erhitzt werden.

Auch die Radiumstrahlen, das ultraviolette Licht und die Röntgenstrahlen *(Holzknecht)* vermögen ähnliche Färbungen zu erzeugen.

---

[1]) Sitzungsber. der phys.-med. Soc. zu Erlangen, Dec. 1890.

[2]) Es ist interessant, dass Prof. *Goldstein* in Berlin schon 1886 mittheilte, dass es zwei Arten von Kathodenstrahlen gebe, solche, welche sich mit Hilfe eines Magneten ablenken lassen, und solche, welche sich nicht ablenken lassen. Letztere sind, wie wir sehen werden, die Röntgenstrahlen. *Lenard* fand (Vortrag v. d. Gesellsch. Deutscher Naturforscher, Frankfurt 1897), dass die Durchdringungskraft der Kathodenstrahlen umso mehr zunimmt, je weniger sie aus ihrer Bahn durch den Magneten abgelenkt werden. So konnte er die äusseren Kathodenstrahlen (Lenardstrahlen) mit dem Magnete nicht ablenken. *Lenard* konnte nachweisen, dass sie auch ausserhalb der Röhre Fluorescenz erregen, durch undurchsichtige Körper hindurchgehen, Luft und andere Gase, durch welche sie hindurchgehen, für Elektricität leitend machen und auf photographische Platten wie die Lichtstrahlen wirken *(Goldstein)*. Je grösser die zur Herstellung der Strahlen angewandte elektrische Kraft, umso geringer die Ablenkbarkeit.

Die meisten Körper, besonders Metalle, sind für die Kathodenstrahlen undurchlässig. Eine Ausnahme macht, wie *Hertz* gezeigt hat, nur das Aluminium. Dies benützte *Lenard*[1]), um Röhren anzufertigen, deren Wand gegenüber der Kathode aus Aluminium hergestellt wurde, so dass die Kathodenstrahlen aus der Röhre selbst heraustreten und näher untersucht werden konnten.

Die von einer durchlöcherten Kathode nach rückwärts ausgestrahlten, von *Goldstein* entdeckten sogenannten **Canalstrahlen** haben nach *Wehnelt* nicht an der Kathode ihren Ursprung, sondern stellen die Fortsetzung einer Strahlung positiver Ionen dar, welche die Oeffnung in der Kathode durchsetzt haben. *Otto Berg*[2]) wies thatsächlich nach, das Canalstrahlen nichts anderes sind als **Anodenstrahlen.**

Im Jahre 1895 fand *Wilhelm Konrad Röntgen*[3]), dass die Stelle der Entladungsröhre, welche von den Kathodenstrahlen getroffen wird, den Ausgangspunkt einer neuen Art von Strahlen bildet, welche dem menschlichen Auge nicht sichtbar sind, sonst aber dieselben Eigenschaften besitzen, die *Lenard* bei den äusseren Kathodenstrahlen gefunden hatte.

Lenkt man durch einen Magneten die Kathodenstrahlen im Innern der Röhre auf eine andere Stelle der Röhre hin, dann ist die neue getroffene Stelle der Ort, wo die neuen Strahlen ihren Ursprung haben. *Röntgen* zeigte, dass die Strahlen, welchen er den Namen X-Strahlen gab, und die man dem genialen Entdecker zu Ehren auch Röntgenstrahlen nennt, die Glaswand durchdringen, sich geradlinig ausbreiten und auf eine ausserhalb der Röhre befindliche photographische Platte wirken, ferner fluorescenzfähige Körper (z. B. einen mit Bariumplatincyanür überzogenen Schirm) überall zum Leuchten erregen.

Die Fluorescenz der Röntgenröhren ist der Hauptsache nach nicht durch die Kathodenstrahlen, sondern durch die aus ihnen entstandenen Röntgenstrahlen hervorgerufen. Wenn man einer im Betriebe befindlichen, mit einem schwarzen Tuche verhüllten Röhre im abgedunkelten Raume ein Stück Glas nähert, so beginnt letzteres zu fluoresciren (*Walter*).

Sehr wichtig ist die von *Eder* und *Valenta*[4]) festgestellte Thatsache, dass man nur mit denjenigen Platten photographische Resultate erzielt, die mit Gelatine hergestellt sind. Alle Arten von Collodionplatten haben keine oder nur ganz geringe Empfindlichkeit für X-Strahlen.

Es lässt sich sagen, dass die Wirkung der X-Strahlen ebenso wie diejenige des Lichtes quadratisch mit der Entfernung abnimmt.

Diese neue Art von Strahlen geht durch Gegenstände, die für andere Lichtstrahlen undurchdringlich sind, leichter hindurch als Kathodenstrahlen.[5]) So wird z. B. ein gebundenes dickes Buch, ein doppeltes Spiel Karten, dicke Holzblöcke, Metallplatten von den X-Strahlen so leicht durchsetzt, wie Glas von gewöhnlichem Lichte.

---

[1]) *Wiedemann's* Annalen, 1894, 51, 225 und 1897, 63, 253.

[2]) *Wiedemann's* Ann., 1899, Bd. LXVIII, pag. 688.

[3]) Eine neue Art von Strahlen. Stahel'sche Hof- und Univ.-Buchhandlung, Würzburg 1895.

[4]) *Eder* und *Valenta*, Versuche über Photographie mittels der Röntgenstrahlen. Wien und Halle 1896.

[5]) Allerdings ist es auch von anderen Strahlengattungen bekannt, dass sie undurchsichtige Körper durchdringen; so lässt beispielsweise eine vollständig dunkle Jodschwefelkohlenstofflösung die strahlende Wärme ohne die geringste Schwächung hindurch. Auch die Strahlen elektrischer Kraft durchdringen, wie wir gesehen haben, feste Körper. Die Penetrationskraft der Kathodenstrahlen für gewisse opake Medien wurde schon früher erwähnt.

Da sich, wie erwähnt, photographische Platten für die „X-Strahlen“ als empfindlich erwiesen, konnte *Röntgen* im beleuchteten Zimmer Aufnahmen mit einer in eine Holzcassette oder Papierhülse verborgenen Platte machen (denn die Röntgenstrahlen durchdringen das Holz oder das Papier). Es lässt sich nun ungefähr sagen, dass ein Körper um so leichter den X-Strahlen den Durchgang gestattet, je leichter er specifisch ist, und dass die Undurchlässigkeit mit der Dichte wächst, jedoch nicht im gleichen Verhältnisse. Unterschiede in der Dichtigkeit des Körpers geben daher auch Unterschiede in der Durchlässigkeit.

V. Novak und *O. Sule*[1]), sowie *Voller* und *Walter*[2]) wiesen nach, dass es hinsichtlich der Durchlässigkeit eines Körpers für X-Strahlen weniger auf dessen Dichte als auf sein Atomgewicht ankommt.

Eder und *Valenta* fanden (l. c.), dass fast alle organischen Körper mehr oder weniger leicht für die Röntgenstrahlen durchlässig sind, wenn dieselben keine specifisch schweren Metalle etc. enthalten, sondern nur aus Kohlenstoff, Wasserstoff, Stickstoff und Sauerstoff bestehen.

Aus den von diesen Forschern publicirten wichtigen Durchlässigkeitsproben geht hervor, dass Magnesiumband ($^1/_{10}$ und $^1/_2$ Mm.) sehr durchlässig ist, ähnlich wie Stanniol; mit Schichten des letzteren von 0·1—1 Mm. Dicke brachten sie wohl abgestufte Transparentscalen zuwege, welche an die in der Photographie gebräuchlichen, staffelförmig übereinander gelegten Seidenpapierlagen der Scalenphotometer erinnern. Kupfer und Silber ist in Schichten von 0·1—0·2 Mm. Dicke nicht ganz undurchlässig. Dagegen setzt Blei, Platin und Gold dem Durchdringen der X-Strahlen einen sehr grossen Widerstand entgegen, so dass diese Metalle so gut als undurchlässig gelten können; Zink als dünnes Blech, Nickel und Eisen, besonders Quecksilber, sind ebenfalls stark undurchlässig.

Interessant ist die Thatsache, dass Bergkrystall nicht viel durchlässiger ist als Crownglas, und Flintglas die X-Strahlen stärker als Crownglas aufhält.

Eine Glasdicke von 1 Mm. schwächt, selbst wenn man das reinste Crownglas oder das sich ähnlich verhaltende weisse Solinglas anwendet, die Röntgenstrahlen stark, viel stärker als ein ebenso dickes Aluminiumblech. Dagegen hemmt 1 Cm. dickes Aluminiummetall den Durchgang der Strahlen schon bedeutend. Daraus folgt, dass es bei der Beurtheilung der Durchlässigkeit eines Gegenstandes für X-Strahlen nicht nur auf das specifische Gewicht, sondern auch auf die Dicke der betreffenden Schichte ankommt. Ein in dünner Schichte verhältnissmässig leicht durchlässiger Körper wird in grossen Massen dem Durchtritte der X-Strahlen einen grossen Widerstand darbieten. Die in der schönen Arbeit *Eder's* und *Valenta's* mittels der Röntgenstrahlen hergestellte Photographie einer Camee demonstrirt ganz deutlich das Wachsen der Undurchlässigkeit eines Materiales mit Zunahme der Schichtendicke. 1 Mm. dicke Schichten von Knochen oder Perlmutter absorbiren die Strahlen ungefähr so wie Glas. Eine Fleischschichte in 1 Cm. Dicke ist annähernd gleich durchlässig wie eine 1 Mm. dicke Knochenschichte. Horn verhält sich ziemlich ähnlich wie Fleisch. Holz schwächt in dicker Schichte die Strahlen

---

[1]) Zeitschr. f. phys. Chemie. 1896, 19, 489.

[2]) Zeitschr. f. angewandte Chemie, 1897, Heft 15.

sehr wenig, und zwar weiches Holz noch weniger als hartes. Kautschuk, Wachs, starkes Leder, Wolltuch, Leinen, Verbandzeug, Glimmer und Celluloid sind sehr durchlässig.

Kohlenstoff in Form von Steinkohle, Holzkohle, Russ, Graphit oder Diamant sind für X-Strahlen sehr durchlässig. Von Phosphor, Selen und Schwefel besitzt der Phosphor die grösste, Selen die geringste Durchlässigkeit. Nach *Marangoni*[1]) ist Lithium das durchsichtigste Metall. Die Einführung der Halogene in das organische Molekül setzt nach *Chabaud*[2]) und *Schwald* die Durchlässigkeit für X-Strahlen stark herab. Der Einfluss der Undurchlässigkeit der Halogene macht sich besonders beim Chloroform, Bromoform und Jodoform geltend. Recht tiefe Schatten gab das flüssige, wasserklare Bromoform, ebenso der flüssige Chlorkohlenstoff. Da diese Verbindungen meist für Lichtstrahlen durchlässig sind, so bilden sie, wie *Schwald* bemerkt, ein sehr gutes Filter für die X-Strahlen.[3])

Von Flüssigkeiten ist das Wasser und der Schwefelkohlenstoff für X-Strahlen sehr durchlässig. Andere bieten ihrem Durchdringen einen etwas grösseren Widerstand dar, z. B. Blut und nach meinen Untersuchungen auch das Schwefelwasserstoffwasser.

Wenn man, um alle Wirkungen des sichtbaren Lichtes auszuschliessen, die Vacuumröhre mit einem schwarzen Tuche verhüllt und in die Nähe der von den Kathodenstrahlen getroffenen Stelle des Glases einen mit einer fluorescirenden Masse (am besten Baryumplatincyanür) bestrichenen Carton (Fluorescenzschirm) bringt, so wird der letztere beim Inbetriebsetzen der Röhre hellgrün aufleuchten. Wenn man weiters zwischen Vacuumröhre und Lichtschirm einen Körper bringt, der aus einem dichten Kern und einer weniger dichten Umhüllung besteht, z. B. ein chirurgisches Etui, einen Stiefel mit Eisenbeschlag, eine Schatulle mit Gewichten, einen von Weichtheilen umgebenen Knochen, z. B. die eigene Hand, so werden im Schattenbilde die dichteren Theile intensivere Schatten werfen, als die weniger dichten.

Diese Eigenthümlichkeit der X-Strahlen, dass sie durch die Weichtheile leichter, durch die Knochen schwächer, durch Metalle (Fremdkörper) fast gar nicht hindurchgehen, dass sie verschieden intensive Schatten von lufthaltigen und luftleeren, blutreichen und blutarmen Geweben entwerfen, gibt ihnen den unermesslichen Werth für die medicinische Diagnose.

Bezüglich der chemischen Wirksamkeit der X-Strahlen an und für sich sind die Ansichten getheilt; während viele Untersucher (z. B. *Hemptinne*, s. a. a. O.) eine chemische Wirkung derselben bei ihren Experimenten nicht constatiren konnten, wollen andere aus gewissen Thatsachen auf eine solche schliessen; so z. B. *P. Villard*[4]), welcher nachwies, dass Glas von X-Strahlen violett gefärbt wird, während die Kathodenstrahlen es schwärzen.

Röntgen findet es wahrscheinlich, dass die von ihm entdeckten Strahlen Wärmewirkung auszuüben vermögen, da denselben die Fähigkeit, in Licht umgesetzt zu werden (Fluorescenzerscheinungen hervor-

[1]) Atti R. Acc. dei Lincei (5) 5. 2. Sem., 1896, pag. 403.
[2]) C. R. 122, 1896, pag. 237.
[3]) Naturwissensch. Rundschau, 11, 1896, pag. 503.
[4]) *Poggendorf's* Beiblätter zu den Annalen der Physik, 1900, pag. 135.

zurufen), zukommt. Er fand ferner, dass diese Strahlen nicht brechbar sind, dass sie also weder durch Glimmer-, noch durch Hartgummi- und Aluminiumprismen oder -Linsen eine Ablenkung erfahren. Desgleichen gelang es ihm nicht, eine merkliche regelmässige Reflexion dieser Strahlen nachzuweisen, dagegen zeigte es sich, dass, wenn man eine photographische Trockenplatte, welche mit der Glasseite gegen die Strahlenquelle gerichtet ist, auf der Schichtseite mit blankem, glänzendem Aluminium-, Eisen-, Platin-, Blei- oder Zinkblech etc. belegt und den Wirkungen der *Röntgen*'schen Strahlen aussetzt, die Schwärzung der Stellen, an denen sich die 3 letzteren Metalle befanden, besonders jene unter dem Zinkblech, eine grössere ist als jene der unbedeckten Schichte. (Aluminium ergab keine Wirkung.) Es scheinen also Blei-, Platin- und Zinkplatten die Strahlen doch reflectiren zu können, und in der That gelang es später *Carmichael* in Lille, die Reflexion von *Röntgen*'schen Strahlen mittels Stahlspiegeln zu constatiren. *Röntgen* wies ferner nach, dass die von ihm entdeckten neuen Strahlen nicht mit den Kathodenstrahlen identisch sind, sondern sich von diesen besonders durch ihre Nichtablenkbarkeit mittels des Magneten unterscheiden.

Ebensowenig wie sich die X-Strahlen beugen, brechen oder polarisiren lassen, gelang es, dieselben zur Interferenz zu bringen. Hingegen besitzen sie eine entladende Wirkung auf elektrisirte Körper. Die Blättchen eines mit Elektricität geladenen Elektroskopes fallen schnell zusammen, wenn das Instrument mit Röntgenstrahlen bestrahlt wird. Nach *H. Starke*[1]) vermindern Röntgenstrahlen, ebenso wie die ultravioletten Strahlen und Becquerelstrahlen die Verzögerung bei der Funkenentladung. Die Wirkung des ultravioletten Lichtes ist auf die Kathode der Entladung beschränkt; die Röntgenstrahlen dagegen haben gleichen Einfluss, mögen sie die positive oder die negative Elektrode treffen. Es ist dies eine bemerkenswerthe Parallelität in der Erscheinung der Elektricitätszerstreuung durch die beiden Strahlenarten. Die Wirkung auf beide Pole seitens der Röntgenstrahlen ist vielleicht nur eine scheinbare. Nach *Sagnac* senden nämlich feste Körper, welche von Röntgenstrahlen getroffen werden, neue Strahlen ähnlicher Eigenschaften aus. Diese secundären Strahlen bewirken ebenso eine Herabminderung der Verzögerung. Es ist also möglich, dass die Wirkung auf die Anode durch die von der bestrahlten Anode nach der Kathode hin emittirten secundären Strahlen veranlasst ist.

Sella und *Majorana*[2]) fanden bei einer bestimmten Versuchsanordnung eine Abhängigkeit der Entladung von der Natur des bestrahlten Körpers. Die entladende Wirkung der Röntgenstrahlen nimmt nach *J. J. Thomson*[3]), *Righi*[4]) und *Röntgen* mit dem Drucke der Luft, in welcher der geladene Körper sich befindet, zu. Nach *Röntgen* ist es die von den X-Strahlen getroffene Luft selbst, welche die Entladung bewirkt.

Perrin[5]), *Villari*[6]) und *Winkelmann*[7]) glauben, dass diese Wirkung in einer sogenannten Ionisirung des Gases bestehe, d. h. die Molecüle

---

[1]) *Wiedemann's* Ann., 1898, Bd. LXVI, pag. 1009.
[2]) Atti della R. Acc. dei Lincei (5) 5. I. Sem., 1896, pag. 116.
[3]) Electrician, 39, 7. Febr. 1896, pag. 491.
[4]) Mem. R. Acc. dell' istituto Bologna (5) 5. 1895—1896, pag. 725.
[5]) C. R. 123, 351, 1896 und 124, 455, 1897.
[6]) Atti della R. Acc. dei Lincei (5), 6, 1897, 343.
[7]) Jenaische Zeitschrift f. Naturw., Bd. XXXI, N. F., 1897, 174.

desselben werden in entgegengesetzt geladene Atome, eben die „Ionen", gespalten, von denen dann die einen von dem geladenen Körper abgestossen, die anderen aber angezogen werden und so einen Theil seiner Ladung neutralisiren.

Aehnlich dem Lichte erhöhen Röntgenstrahlen das elektrische Leitvermögen von Selen.

Zu den Bedingungen, von denen die Intensität und das Penetrationsvermögen der aus dem Vacuumrohr austretenden X-Strahlen abhängt, gehört wesentlich die Natur des Körpers, auf den die Kathodenstrahlen auftreffen, also die Natur der emittirenden Fläche. Aus den Untersuchungen von *Kaufmann*[1]) und *Roiti*[2]) scheint hervorzugehen, dass die Metalle umso stärker emittiren, je höher das Atomgewicht derselben ist. *Kaufmann* stellt folgende Reihe auf, in welcher die untersuchten Metalle mit steigendem Emissionsvermögen geordnet sind:

Ag, Fe [Ni, Cu, Sn, Zn] Ag [Cd, Pt, Pb, U].

Bei den durch eine eckige Klammer vereinigten Metallen ist das Emissionsvermögen wenig oder gar nicht verschieden.

Wenn man sich den strahlenden Theil (der Antikathode, s. w. u.) als leuchtende Flamme, das exponirte Organ als schattenwerfenden Gegenstand vorstellt, so kann man, da bei der geradlinigen Ausbreitung der X-Strahlen für diese dieselben Gesetze der Schattenbildung gelten wie in der Optik, mit Leichtigkeit eine geometrische Construction des Wirkungsgebietes derselben vornehmen. Das Bild auf dem Fluorescenzschirme oder der photographischen Platte entspricht dieser Voraussetzung vollständig.[3])

Ueber die Natur der X-Strahlen sind alle denkbaren Hypothesen aufgestellt worden. *Röntgen* meinte ursprünglich, dass sie Longitudinalwellen fortschreitende Verdichtungen und Verdünnungen des Lichtäthers seien. Dieser Ansicht scheinen hervorragende Forscher, wie *Boltzmann, Lord Kelvin, Lodge,* durchaus nicht abgeneigt zu sein. Nach dem Hinweis auf die weitgehende Analogie, welche der Lichtäther in seinen Eigenschaften mit dem Verhalten elastischer, insbesondere gelatinöser Körper darbietet, die sowohl longitudinaler als transversaler Schwingungen fähig sind, bemerkt *Boltzmann*[4]): „In allen elastischen Körpern, besonders der Gelatine, ist die Fortpflanzungsgeschwindigkeit der longitudinalen Wellen weit grösser als die der transversalen. Nimmt man dies auch beim Lichtäther an, so könnten die *Röntgen*'schen Wellen trotz sehr kleiner Schwingungsdauer noch mässig grosse Wellenlängen haben. Die kleine Schwingungsdauer würde die Fluorescenzerregung erklären, welche wahrscheinlich am kräftigsten eintritt, sobald die Schwingungen annähernd ebenso schnell wie die der Molecüle geschehen. Die grössere Wellenlänge würde die Fähigkeit dieser Wellen, die meisten Körper zu durchdringen, worin sie den *Hertz*'schen ähnlich sind, erklären. Beobachte ich doch allnächtlich, dass von der Musik im Nebenhause die tiefen Töne, welche die grössere

---

[1]) Verhandl. d. phys. Gesellsch. zu Berlin 30, 4. 1897.

[2]) Atti R. Acc. dei Lincei (5) 6. II. Sem., pag. 123. 129. 1897.

[3]) Auf den Umstand, dass auch die geometrische Figur der durch die X-Strahlen verursachten Hautveränderungen von der Entfernung abhängt, in welcher die Haut der Röhre exponirt ist, habe ich in einer von mir mit *Schiff* publicirten (pag. 196) Arbeit hingewiesen, deren wesentlicher Inhalt weiter unten angegeben ist.

[4]) Zeitschr. f. Elektrotechnik, 1896. 15. 1.

Wellenlänge haben, viel leichter als die hohen durch die Mauer gehen. Die Kathodenstrahlen dagegen wären longitudinale Wellen mit äusserst kurzer Wellenlänge, in ersterer Beziehung den *Röntgen*'schen, in letzterer daher auch in Hinsicht auf ihre Absorbirbarkeit dem ultravioletten Lichte nahestehend."

Viele Physiker sind hingegen der Ansicht, dass die Röntgenstrahlen ultraviolette Strahlen, also transversale Schwingungen kleinster Wellenlänge sind, mit denen sie die geradlinige Ausbreitung, die Fluorescenzerzeugung und — aller Wahrscheinlichkeit nach — auch die chemische Wirkung gemein haben. Das Fehlen einer Brechung und Polarisation liesse sich einestheils durch die Kleinheit der Wellenlängen, anderentheils durch die Unvollkommenheit unserer Hilfsmittel erklären.

Zahlreich sind auch die Anhänger der Ansicht, welche die Röntgenstrahlen als eine Art von Kathodenstrahlen betrachten. So hält es *Röntgen* in einer späteren Arbeit [1]) nicht für unmöglich, dass die Kathoden- und die Röntgenstrahlen gleicher Natur sind. Wir haben an früherer Stelle gesehen, dass es mancherlei Uebergänge und Beziehungen zwischen beiden gibt. Auch *Röntgen* neigt in seiner dritten Mittheilung zu der Ansicht, dass Kathodenstrahlen und X-Strahlen Erscheinungen derselben Natur sind.

Ueber die Natur der Kathodenstrahlen stellte nun *Crookes* folgende Hypothese auf: Jeden gasförmigen Körper hat man sich aus lauter einzelnen Molecülen zusammengesetzt zu denken; diese sind vollständig elastisch. Die sogenannte kinetische Gastheorie lehrt, dass die Molecüle irgend eines Gases mit Energie beladen sind und infolgedessen mit unendlicher Geschwindigkeit durch den Raum dahineilen. Aber indem sie dies thun, müssen sie schliesslich aneinanderprallen. Da sie nun vollkommen elastisch sind, stossen sie sich, gleich Billardbällen, gegenseitig ab, ändern ihre Richtung und eilen wieder in geradlinigen Bahnen vorwärts. Je mehr Molecüle des Gases in einem geschlossenen Raum vorhanden sind, um so öfter werden sie gegen die Wandung, die den Raum begrenzt, anprallen. Die Gesammtheit dieser Stösse gegen die Wandung bildet den Druck, unter dem das Gas steht. Je weniger Molecüle vorhanden sind, d. h. je geringer der Gasdruck ist, mit umso grösserer Energie und eine umso längere Strecke werden die Molecüle geradlinig forteilen können, ehe sie auf andere Molecüle stossen und durch diese abgelenkt werden. *Crookes* schliesst, dass der ausserordentlich geringe Gasdruck in seinen Röhren es den noch darin vorhandenen Gasmolecülen ermöglicht, mit besonders hoher Kraft vorwärts zu eilen und dadurch die merkwürdigen Eigenschaften zu entfalten, die man an den sogenannten Kathoden-„Strahlen" beobachtet. Danach sind diese Strahlen Theile des Gases und überhaupt von der Kathode ausgehende kleinste Massetheilchen, denen durch den elektrischen Strom eine gewaltige Bewegungskraft ertheilt ist. Die geringe Anzahl der vorhandenen Gasmolecüle verhindert es, dass die Massetheilchen in ihrer Bewegungsenergie gehemmt werden; sie prallen mit grosser Gewalt auf die in ihrer Bewegungsrichtung liegenden Körper auf, welche unter dem Bombardement der Molecüle erhitzen, zum Leuchten, zum Glühen, zum Schmelzen u. s. w. kommen.

---

[1]) Sitzungsber. d. Berliner Akad., 1897, 26, 588.

Auch *Gintl* und *Puluj* versuchten die Kathodenstrahlen durch geradlinig fortgeschleuderte materielle Theilchen der Kathode zu erklären und deren Wärmewirkung auf die lebendige Kraft des Stosses zurückzuführen.

Mit der *Crookes*'schen Theorie, nach welcher das Verhalten der Kathodenstrahlen im Magnetfelde, ihre Wärmewirkungen, ihre vermeintlichen mechanischen Wirkungen durch die Annahme erklärt werden, die Strahlen beständen aus Gasmolecülen, die von der Kathode abgestossen und in den Röhrenraum hineingeschleudert würden, liessen sich die meisten beobachteten Erscheinungen ganz leidlich deuten.

Genauere Untersuchungen, namentlich zahlenmässige Prüfungen, erwiesen jedoch sehr bald die Unhaltbarkeit der *Crookes*'schen Hypothese. Neuerdings ist diese Streitfrage wieder in Fluss gerathen, im Anschlusse an eine schon von *Hertz* mitgetheilte, dann von *Perrin*[1]), *J. J. Thomson*[2]) und *W. Wien*[3]) geäusserte Anschauung, dass die Kathodenstrahlen elektrische, und zwar negative Ladung mit sich führen, dass diese negative Ladung von ihrer Natur unzertrennlich, dass diese selbst bewegte negative Elektricität seien. Die Untersuchungen *E. Wiechert's*[4]), *W. Kaufmann's*[5]), *E. Aschkinass'*[6]), *Ph. Lenard's*[7]), *Th. des Coudres'*[8]) ergaben übereinstimmend, dass es nur einer Umänderung der *Crookes*'schen Hypothese bedürfe, um zu einer widerspruchsfreien Erklärung fast aller Erscheinungen zu gelangen: Man braucht die Kathodenstrahlen blos als geladene Massentheilchen zu betrachten, und zwar dürfen als Träger der Ladung nicht die gewöhnlichen materiellen Theilchen gelten, sondern kleinere Elementarquanta, „Ionen", „Theile des Aethers" *(Lenard)* oder Elektronen *(Stoney)*, die viel kleiner sind als die gewöhnlichen Atome. Eine ganze Reihe von messbaren Eigenschaften der Kathodenstrahlen ermöglichte es zu bestimmen, wie gross bei diesen Theilchen die Ladung ist. Die hiebei gefundenen Zahlen entsprechen annähernd denjenigen, welche *Zeemann* für die Theilchen berechnet hat, die in dem nach ihm benannten Phänomen optischer Erscheinungen in Betracht kommen, so dass die *Wiechert*'sche Hypothese[9]), in beiden Fällen habe man es mit denselben Theilchen, mit Elektronen, zu thun, begründet erscheint.

Wiechert ist es gelungen, die Geschwindigkeit eines so fortgeschleuderten Elektrons zu messen; dieselbe beträgt je nach der angewendeten Kraft $^1/_3$—$^1/_5$ der Lichtgeschwindigkeit. Infolge dieser enormen Geschwindigkeit wird das Elektron dort, wo es auf einen festen Körper anprallt, eine explosionsartige elektrische Welle in den Raum hineinsenden, genau wie ein aufschlagendes Projectil eine Schallwelle. *Wiechert* hält es nicht für unwahrscheinlich, dass die Röntgenstrahlen elektro-

---

1) C. R., 1895, 121, pag. 1130.
2) Phil. Mag. (5) 44, 1897, pag. 293.
3) Verhandlungen d. phys. Gesellsch., Berlin 19. Nov. 1897, 16, 165.
4) Sitzungsber. der phys.-ökon. Gesellsch., Königsberg 1897, pag. 1. Naturw. Rundsch. Mai 1897.
5) *Wiedemann's* Ann. 61, 544 (1897); 62, 596 (1897); 65, 431 (1898); 66, 649 (1898).
6) *Wiedemann's* Ann., 62, 588 (1897).
7) *Wiedemann's* Ann., 64, 279 (1898); 65, 504 (1898).
8) Verh. d. phys. Ges., Berlin, 17. 17 (1898).
9) Göttinger gel. Nachrichten, 1898, pag. 1, 260.

dynamische Wellenbewegungen sind, solche jedoch, bei denen die elektrodynamischen Erregungen nicht periodisch, sondern in sehr kurzen, jähen, unregelmässig auf einander folgenden Stössen hin- und herschwingen. Als eigentlicher Träger der elektrodynamischen Erregung erscheint überall, auch im Innern der Materie, der Aether.

Walter[1]), *Batelli* und *Garbaso*[2]), *Michelson*[3]), *Muraoka*[4]), *Vosmaer*, *Ortt*[5]) und andere Forscher halten die Röntgenstrahlen für Kathodenstrahlen, welche ihre Ladung an der Glaswand oder an der Antikathode, wo sie aufprallen, abgegeben und dadurch an Penetrationsfähigkeit gewonnen haben. Sie wären demnach Kathodenstrahlen, welche durch die verschiedenen Medien, welche sie durchsetzt haben, gesiebt worden sind. Mit der Annahme, die Röntgenstrahlen bestünden aus unelektrischen Theilen, liesse sich der Umstand erklären, dass sie einerseits elektrisirten Körpern ihre Ladung begierig entziehen, andererseits, dass sie vom Magneten, wie jeder andere unelektrische oder unmagnetische Körper, aus ihrer Bahn nicht abgelenkt werden. Die Beobachtung *Wehnelt's*[6]), dass das Auftreten von X-Strahlen wohl von keinem anderen Factor in so starkem Masse abhängig ist als von dem Entstehen (disruptiver) schnell gedämpfter Entladungen, d. h. von einer auch starke elektrische Wellen erzeugenden Form des elektrischen Ausgleiches, veranlasst *B. Donath*[7]) zu der Annahme, es bestünde ein Zusammenhang zwischen Röntgenstrahlen und elektrischen Wellen, die Röntgenstrahlen seien elektrische Wellen winzigster Wellenlänge.

Es ist sehr wahrscheinlich, dass analog den verschiedenen Farben des Lichtes verschiedene Arten von Röntgenstrahlen existiren, die sich sowohl hinsichtlich ihres Penetrationsvermögens für Weichtheile, Knochen u. dergl., als auch hinsichtlich ihrer physikalischen und physiologischen Wirkungen quantitativ unterscheiden. Wir wollen auf diesen Punkt bei Besprechung der Vacuumröhren noch näher zurückkommen.

§ 27. Die Vacuumröhren.

Die Vacuumröhre ist der Apparat, in welchem elektrische Energie in Röntgenstrahlen transformirt wird. Demzufolge hängt die Qualität der producirten X-Strahlen ab: 1. von der Art der elektrischen Energie, 2. von der Beschaffenheit der Vacuumröhren.

Die Intensität der Strahlen wächst mit den verbrauchten Energiemengen. Infolgedessen werden nicht nur höhere Spannungen, sondern auch grössere Stromintensitäten kräftigere Emissionen von X-Strahlen veranlassen.

Eine unerlässliche Vorbedingung zu einem erfolgreichen Arbeiten auf diesem Gebiete bildete stets die Beschaffung von Röhren, welche ein reichliches, kräftiges und constantes Licht zu liefern vermögen; waren sie es doch, deren Launen und geringe Widerstandsfähigkeit die Experimentatoren im Anfange oft in gelinde Verzweiflung brachten.

[1]) Fortschr. a. d. G. d. Röntgenstr., Bd. II, H. 4.
[2]) Nuov. Cim. (4) 3, 1896, pag. 299.
[3]) Amer. Journ. of Sc. (4) 1, 1896, pag. 314.
[4]) *Wiedemann's* Ann., 59, 1896, pag. 773.
[5]) Nature 56, 1897, pag. 316.
[6]) *Wiedemann's* Ann., 65, 511, 1898.
[7]) *B. Donath*, Die Einrichtungen zur Erzeugung der Röntgenstrahlen, Berlin 1899.

Die älteren *Crooke*'schen Röhren hatten die Form einer Birne oder einer cylindrischen Röhre, und es diente als Kathode ein Knopf, später eine scheibenförmige oder zum Hohlspiegel geformte Aluminiumplatte (Fig. 61). Als Anode war zuerst ein Stift oder ein Ring aus Aluminium in Gebrauch, später brachte man die Anode gleichfalls in die Form einer Platte, die in einem seitlichen Fortsatze der Röhre untergebracht war.

Da bei den älteren *Crooke*'schen Röhren die wirksamsten Strahlen von einer mehr minder grossen und gekrümmten Fläche ausgingen, hatten sie nur geringe Wirkung und zeichneten unscharfe Bilder. Ausserdem wurde die Stelle des Glases, welche von den Kathodenstrahlen getroffen ward, so sehr erhitzt, dass sie erweichte und dem äusseren Luftdrucke bald nachgab. Nun ist aber glücklicherweise die Entstehung der Röntgenstrahlen nicht von dem Auftreffen der Kathodenstrahlen auf Glas abhängig, vielmehr sind andere Substanzen hiezu ebenso oder besser geeignet. *Röntgen* hatte bereits gefunden, dass die X-Strahlen auch an einer Platinfläche entstehen. Es lag daher nahe, Substanzen anzuwenden, welche starken Hitzegraden widerstehen, und dazu bot sich vor allem das Platin dar. Um scharfe Bilder zu erzeugen, muss die Strahlenquelle punktförmig oder äusserst klein sein. Diese Forderung liess sich dadurch erfüllen, dass als Kathode ein Aluminiumhohlspiegel genommen wurde.

Fig. 61.

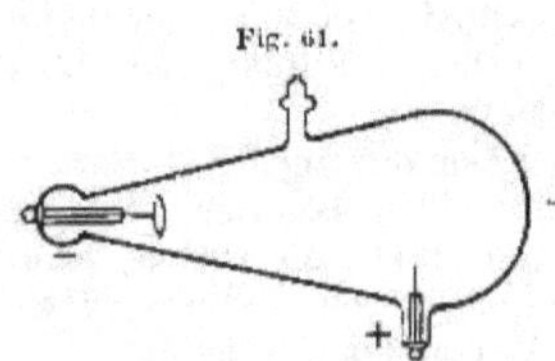

Aus *A. Londe*, Traité pratique de Radiographie. Paris 1898, pag. 61.

Röntgen, *Jackson* u. a. construirten nach diesem Principe die sogenannten Focusröhren; hiemit ist der erste und grösste Fortschritt in der Ausbildung der Strahlungsquelle erzielt worden.

Die Focusröhren sind so gebaut, dass die in ihnen erzeugten Strahlen nunmehr von einem einzigen Punkte ausgehen und daher von einer bedeutend grösseren Intensität sind. Man erreicht das dadurch, dass man als Kathode einen Aluminiumhohlspiegel nimmt, dann zwischen der scheibenförmigen Anode und der Kathode im Krümmungsmittelpunkte der letzteren eine kleine Platinplatte, die Antikathode, so anbringt, dass sie von der Spitze des Kathodenstrahlenkegels unter einem Winkel von 45° in einem Punkte getroffen wird. Nun wird jeder von Kathodenstrahlen getroffene feste Körper der Ausgangspunkt von Röntgenstrahlen; dasselbe ist auch bei diesem Punkte an der Antikathode der Fall. Sie entsendet in alle Richtungen Röntgenstrahlen, am intensivsten allerdings in die der Kathode zugewendete Hälfte des Raumes. (Die Ausbreitung geschieht aber zweifellos auch nach der entgegengesetzten Seite hin durch das Platinblech hindurch, und man kann sich mit dem Leuchtschirme ohne weiteres überzeugen, dass auch von der dunklen Hälfte der Vacuumröhre X-Strahlen ausgehen. Auch die Wandungen der Röhre und die Hilfsanode betheiligen sich an der Emission der X-Strahlen.) Durch diese Anordnung wird auch einer übermässigen Erwärmung im Innern der Glasröhre vorgebeugt. Die Antikathode ist bei diesen Röhren meist so eingerichtet, dass man sie durch eine leitende Verbindung mit der Anode zur Hilfsanode machen kann. Dadurch wird dem Zerstäuben des Platins vorgebeugt.

Bei manchen Röhren (z. B. jenen der Allgemeinen Elektricitäts-Gesellschaft in Berlin) ist die Kathode, so wie bei den vorher beschriebenen, hohlspiegelartig aus Aluminium, die Anode aber zugleich zur Antikathode gemacht, indem sie einen unter 45° geneigten Platinspiegel trägt, von welchem die Röntgenstrahlen dann ausgehen; functionirt die Antikathode gleichzeitig als Anode, dann schwärzt sich die Röhre bald, indem sich durch Zerstäubung des Metalls ein Spiegel auf der Glaswand niederschlägt, während dies nicht der Fall ist, wenn ersterer isolirt ist. Dieser Niederschlag hat die Eigenschaft, Gase aufzusaugen und vermag daher die geringen Spuren der in der Röhre noch vorhandenen Luft zu binden.

Die Ursache der Zerstäubung des Platins liegt nach *Wild* darin, dass die Antikathode stets mit negativer Elektricität überladen ist und daher zu einer secundären Kathode wird, die ihre eigenen Strahlen entwickelt, welche nach der Bombardementstheorie ein Strom materieller, von der Kathode abgeschleuderter Theilchen sind

Der „Penetrator" von *Watson & Sons* ist eine Kugel mit 2 langen seitlichen, röhrenförmigen Fortsätzen, welche die Elektroden einschliessen.

Fig. 62.

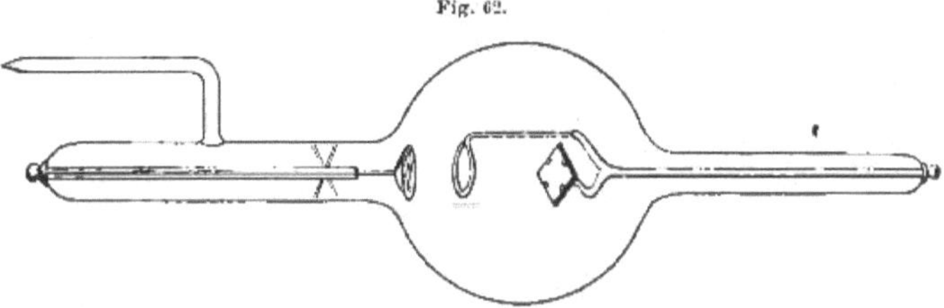

Aus *A. Londe*, l. c. pag. 64.

Die Kathode ist hohlspiegelförmig. der Anodendraht befindet sich in einem besonderen Glasröhrchen, an welchem mittels Ansatzstückes, also isolirt von dem Anodendraht, welcher in einen Ring endet, der Platinspiegel (Antikathode) sitzt. Der Kathodenstrahlenkegel geht durch den Anodenring hindurch, bevor er auf das Antikathodenblech auffällt (Fig. 62).

Eine Röntgenröhre, die mit kleiner Strommenge auf einem kleinen, streng begrenzten Gebiete ihre Wirkung entfaltet, construirte *Richard Müller-Uri* in Braunschweig; die Kathode an langem Stiel befindet sich in dem cylindrischen Theil der Röhre. Die Anode, welche durch einen Aluminiumring gebildet wird, nimmt den mittleren, etwas erweiterten Theil der Röhre ein. Ihr gegenüber ist die Hilfsanode (Reflector) eingeschmolzen. Dieser Reflector füllt den kugeligen Abschluss des sich konisch verjüngenden Glaskörpers aus. In dieser seitlichen Lagerung des Reflectors und dem fingerartig verengten Gehäuse desselben ist die Eigenart der Röhre begründet. Die Strahlen wirken nur auf eine daumennagelgrosse Stelle ein.

Die Leistung einer Röntgenröhre ist dadurch begrenzt, dass bei einer bestimmten Intensität der Kathodenstrahlen die Antikathode stark zu glühen beginnt. Das glühende Platin lässt absorbirte Gasmengen frei, die das Vacuum der Röhre ändern, ferner zerstäubt das Platin und schlägt sich als Belag an den Wänden der Röhre nieder. Beide Umstände machen die Röhre allmählich unbrauchbar. Man kann daher in den Inductorien viel grössere Energiemengen erzeugen, als man in den Röhren verwenden darf. Um die Gebrauchsfähigkeit der Vacuumröhren zu verlängern, überzieht *F. Kurlbaum*[1]) die Antikathode mit Platinschwarz. Dieses besitzt gegenüber dem Platin ein sehr hohes Emissionsvermögen für Wärmestrahlen und wird daher viel weniger heiss als blankes Platin.

Um die übergrosse Erhitzung des Platins der Antikathode, welche sich bis zum Schmelzen derselben steigern kann, zu vermeiden, vergrössern viele Fabrikanten die Masse der Antikathode, indem sie dieselbe entweder aus einem massiven Kupferklotze herstellen (Voltohmröhren) oder mit einer Hinterlegung versehen, welche eine grössere Ausstrahlungsfläche und Wärmecapacität besitzt *(Max Levy, Dessauer)*.

Die Hinterlegung aus isolirendem Materiale (Porzellan) hat die Bestimmung, einerseits die Wärme zurückzuhalten, so dass der Platinspiegel ins Glühen kommt, in welchem Zustande die Röntgenröhren die contractreichsten und penetrationsfähigsten Strahlen produciren. Dabei gibt diese Masse im erhitzten Zustande Gase nur in sehr geringem Grade ab, weshalb das Vacuum nur wenig modificirt wird. Der zweite Zweck des Isolirmateriales ist nach *M. Levy* der, einen grossen Theil der auf der Antikathode entwickelten Energiemenge in sich aufzunehmen.

Für die starken Beanspruchungen durch sehr rasch aufeinander folgende Unterbrechungen intensiver Ströme, z. B. mittels des elektrolytischen Unterbrechers, wurden Röhren mit Kühlgefässen construirt, welche die überschüssige Wärme der Antikathodenplatte zum Wasser ableiten, und nebstdem die Zerstäubung des Platins erheblich vermindern. Dadurch kann die Röhre die Beanspruchung dauernd vertragen. Die Kühlvorrichtung besteht bei den Röhren mancher Systeme in einer continuirlichen Wasserspülung, welche in der Weise erfolgt, dass von einem höher hängenden Wasserreservoir eine Zuleitung zur hohlen Antikathode führt und das erwärmte Wasser durch eine Ableitung in ein Behältniss am Boden abfliesst. Diese Röhren bewährten sich weniger als jene, bei denen die Antikathode aus einem Glasgefässe besteht, an dessen Boden der Platinspiegel befestigt oder eingeschmolzen ist. Dieses Gefäss erfordert nur eine einmalige Wasserfüllung und kann auch bei sehr starker Belastung, während das Wasser im stärksten Sieden begriffen ist, im Betriebe erhalten werden (Dr. *Walter*, Fig. 65).

Mittels dieser Vorrichtungen wird eine Erhöhung des Vacuums und damit unter den jeweiligen Umständen eine Verschlechterung der Röhre verhütet. Es findet nämlich durch das glühende Platin, das bekanntlich Gase reichlich absorbirt, eine Selbstevacuirung statt[2]); von dem Zustande des Vacuums hängt aber unter sonst gleichen Umständen die Qualität der X-Strahlen ab. Die Erhöhung des Vacuums hat das sogenannte „Hartwerden" der Röhre zur Folge, sie setzt dem Durchgange der Entladung einen grösseren Widerstand entgegen, und die Strahlung

[1]) Elektrotechn. Zeitschr. 1900, pag. 237.

[2]) Bei übermässig hohem Vacuum drückt der Luftdruck bisweilen die Röhre ein, sie „implodirt" mit grossem Getöse.

wird zwar intensiver, verliert aber gleichzeitig an Absorbirbarkeit. Liefert die Röhre bei einem bestimmten Verdünnungsgrade beispielsweise ein scharfes Schattenbild der Hand, indem die X-Strahlen nur die Fleischtheile durchdringen, von den Knochen aber absorbirt werden (weiche Röhren), so erhält man bei Erhöhung des Vacuums Strahlen, welche alle Theile der Hand nahezu gleich gut durchdringen, so dass alle Contraste fast verschwinden (harte Röhren).

Wir sehen also, dass bei verschiedener Höhe des Röhrenvacuums Strahlen verschiedener Penetrationskraft entstehen. Diese Thatsache wurde frühzeitig beachtet.

Schon *Eder* und *Valenta*[1]) machten 1896 die Beobachtung, dass die Wirksamkeit der Vacuumröhren bei verschiedenen Stadien der Evacuirung variirt; *Porter*[2]) unterschied X_1-Strahlen, welche die Knochen schwer, das Fleisch leicht durchsetzen, X_2-Strahlen, welche auch vom Fleische stark absorbirt werden, und X_3-Strahlen, für welche Knochen und Fleisch gleich durchlässig sind.

Albers-Schönberg[3]) unterscheidet 4 Grade des Röhrenvacuums: 1. hart (grau), 2. mittelweich (grauschwarz), 3. weich (tiefschwarz), 4. sehr weich[4]), wobei die Intensität des Schattens der Handwurzelknochen auf dem Baryumplatincyanürschirme als Massstab für die Röhrenbeurtheilung dient. Die Contraste sind in den von „weichen" Röhren gelieferten Schattenbildern ausgeprägter als in jenen Schattenbildern, welche von den in „harten" Röhren entstehenden X-Strahlen producirt werden.

Nach *Gassmann* und *Schenkel*[5]) wird der Härtegrad der Röhre am besten mit dem Skiameter bestimmt. Mit demselben misst man aber nur die Penetrationskraft der Strahlen, nicht aber ihre Intensität. Zwei verschiedene Röhren mit gleicher Penetrationskraft wirken meist sehr verschieden auf die photographische Platte, ebenso ist die radiochemische Wirkung bei einer und derselben Röhre bei gleichem Härtegrade, aber verschieden starkem Strom sehr verschieden. Zur Messung der Intensität ist man auf die subjective Beurtheilung der Strahlen auf dem Fluorescenzschirme angewiesen. *Gassmann* und *Schenkel* schlagen vor, das Skiameter zu aichen, d. h. die Dicke der Stanniolblätter genau zu messen und sich für die einzelnen Fensternummern eine Tabelle anzulegen, die erlaubt, ohne weiteres die Dicke der eben noch durchdrungenen Stanniolschichte in Millimetern abzulesen. Als Abstand des Skiameters von der Antikathode könnte man z. B. 30 Centimeter festsetzen. Dadurch wäre es jedem möglich, beliebige Angaben für sein Skiameter umzurechnen. Nach einem ähnlichen Principe ist der Radiochromometer von *Benoist* (s. pag. 199) construirt.

Von dem Gedanken ausgehend, dass der Grad, in welchem die X-Strahlen Körper durchsetzen, nicht nur von der Dicke, sondern auch von der Dichte (resp. dem Atomgewichte) der letzteren abhängt, beschäftige ich mich schon seit längerer Zeit mit der Construction eines Instrumentes, bei welchem eine Reihe von Plättchen aus Substanzen von verschiedenem, steigendem Atomgewichte eine für diesen Zweck passende Scala bildet.

---

[1]) Versuche über die Photographie mittelst der Röntgen'schen Strahlen. Wien und Halle 1896, pag. 5, Anm.

[2]) Cit. bei *E. Valenta*, Oesterr. Chemikerztg., I, Nr. 1, 1898.

[3]) Fortschr. a. d. Geb. d. Röntgenstr., Bd. III, H. 4, pag. 143.

[4]) *Kienböck* unterscheidet dazu noch einen 5. Grad, die „überharte" Röhre. (Wr. klin. Wochenschr., 1900, Nr. 50.)

[5]) Fortschritte auf dem Gebiete der Röntgenstrahlen, Bd. II, H. 4, pag. 131.

W. Kaufmann[1]) fand, dass die Geschwindigkeit der Kathodenstrahlentheilchen proportional ist der Quadratwurzel aus der Spannungsdifferenz zwischen Kathode und Anode.

Da zum Erregen der „harten" Röntgenröhren höhere Spannungen erforderlich sind, kann man annehmen, dass in diesen Röhren sich die Kathodenstrahlentheilchen auch mit erheblich grösserer Geschwindigkeit bewegen und mit einer erheblich stärkeren Gewalt auf die Antikathode aufprallen, als in den „weichen" Röhren.

Es muss hier darauf hingewiesen werden, dass sich der Härtegrad vieler Röhren während des Betriebes in merklicher Weise, und zwar bei verschiedenen Röhren und verschiedenen Betriebsapparaten in ungleichen Zeiträumen ändert, so dass die Angaben über den in der Radiotherapie zulässigen Härtegrad einer Röhre nur bedingten Werth haben.

Eine erhebliche Beeinträchtigung der Ausbeute an X-Strahlen bewirkt die starke Absorption derselben durch das Glas. Um diese zu

Fig. 63.

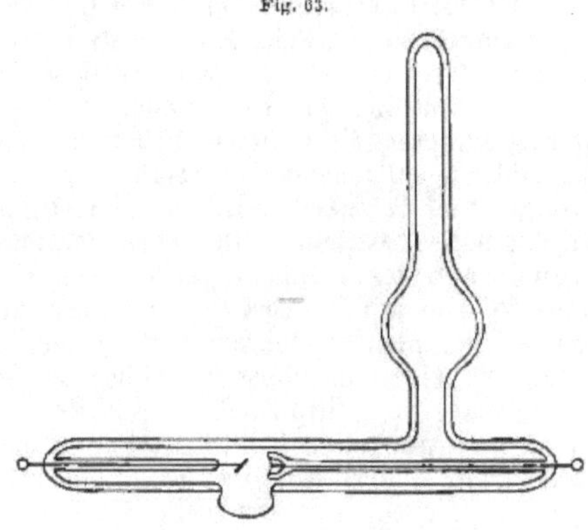

Röntgenröhre von *Colardeau*.

verringern, construirte *Colardeau* eine Röhre, an welcher die Stelle, durch welche die X-Strahlen austreten sollen, so aufgeblasen ist, dass das Glas daselbst nur mehr $^1/_{10}$ Millimeter Dicke hat. Ausserdem wird die Lebensdauer der Röhre durch einen communicirenden Glasballon von grosser Capacität, welcher diesem Rohre seitlich aufgesetzt ist, verlängert (Fig. 63).

Auch bei den Röntgenröhren der Allgemeinen Elektricitätsgesellschaft ist die Stelle der Glaswand, wo die X-Strahlen austreten, am dünnsten. Dort haben die X-Strahlen ihre grösste Intensität. Diese dünnste Stelle liegt in der zur Röhrenachse senkrechten Richtung.

In Stützerbach in Thüringen werden von *Greiner & Friedrichs* Röhren aus Boratglas hergestellt, welches die Röntgenstrahlen sehr wenig absorbirt und blau fluorescirt, *Seguy* und *Gundelach* stellen Röhren aus einem Glase her, dem gepulverte Thonerde und Chlordidymium

[1]) *Wiedemann's* Ann., 61, 544, 1897 und 62, 596, 1898

beigemengt ist. Die Fluorescenz dieses Glases ist roth und die Emission der X-Strahlen beträgt das Doppelte des gewöhnlichen Glases.

Nach längerem Betriebe zeigt eine Röntgenröhre eine gewisse Ermüdung. Diese hängt unter anderem auch mit der elektrostatischen Ladung der Wandung, welche man ja leicht nachweisen kann, zusammen. Man hat sich die Sache so erklärt, dass die Gasmolecüle infolge elektrostatischer Anziehung gegen die Wandung gedrängt werden, wodurch das Vacuum in den centralen Theilen der Röhre höher wird, und bemühte sich deshalb, durch Fortschaffen der elektrostatischen Ladung der Veränderung des Vacuums vorzubeugen.

Porter[1]) legte zu diesem Zwecke einen Drahtring in der Ebene des Kathodenspiegels um die Röhre, der äusseren Oberfläche möglichst nahe, jedoch ohne sie zu berühren, und näherte irgend einer Stelle des Ringes einen zur Erde abgeleiteten Draht.

Fig. 64.

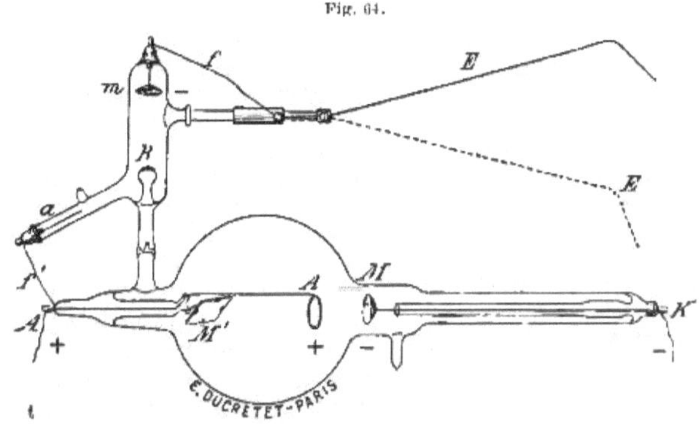

Durch diese Einrichtung schützte er die Röhre vor Ermüdung, indem durch diese Vorrichtung die Entladung der Wandung bewirkt wird. Den gleichen Zweck erreicht man, wenn man den Kathodentheil des Rohres mit Stanniol belegt und coachsial mit diesem Belage einen geerdeten Drahtring anbringt, oder wenn man über den Kathodentheil des Rohres einen Holzcylinder, dessen innere Wandung eventuell befeuchtet wird, schiebt.

Man hat noch andere Mittel gefunden, die Lebensdauer der Röhren zu verlängern.

So suchte man die Luft, welche der Metallniederschlag an der Glaswand gebunden hält, durch Erwärmen der Röhre von der Glaswandung wieder zu trennen. Dieses Verfahren nützt jedoch nur einigemale und kurze Zeit.

Man hat dann die sogenannten regulirbaren Röhren construirt, welche auf zwei Systemen beruhen. Das erste System beruht darauf, dass man Substanzen in die Röhre oder in ein Nebenrohr brachte, welche durch Erwärmen von aussen Gase oder Wasserdampf abgaben.

[1]) Nature, 54, 149, 1896.

Crookes erzielte eine Zunahme oder Abnahme des Verdünnungsgrades der Luft in einem Vacuumrohre dadurch, dass er in einen mit dem Vacuumrohre communicirenden Ansatz ein Stück kaustisches Kali brachte. Dieses Kali absorbirt die letzte Spur des Wasserdampfes, welcher noch im Rohre vorhanden war, dadurch wird das Vacuum höher. Wollte er das Vacuum herabsetzen, dann erwärmte er das Kalihydrat; dadurch wurde eine Spur absorbirten Wasserdampfes frei.

Die Erwärmung des Aetzkalis wird bei den Röhren der neueren Systeme durch den bei zu hohem Vacuum ausserhalb der Röhre überspringenden Funken automatisch besorgt.

Bei der Queen-self-regulating-ray tube von Queen & Co. in Philadelphia, sowie den Modellen von C. H. F. Müller in Hamburg und E. Ducretet in Paris (Fig. 64) befindet sich in einer dem Hauptrohre angeschmolzenen Nebenröhre R Aetzkali. Wenn im Hauptrohre das Vacuum zu hoch wird und dadurch der Leitungswiderstand für den bei den Polen *A* und *K* eintretenden Strom wächst, dann tritt er durch die Nebenschaltung *f'* in das Ansatzrohr über, welches ebenfalls eine Vacuumröhre ist, in der *m* die Kathode darstellt. Der Kathodenstrahlenkegel, welcher an derselben entsteht, trifft mit der Spitze *R*; hiebei wird das Aetzkali erhitzt und gibt Wasserdampf ab: letzterer geht in das Hauptrohr über, in welchem das Vacuum soweit erniedrigt wird, dass der Strom für seinen Durchgang kein wesentliches Hinderniss findet. In die Nebenschaltung ist ein stellbarer Hebel *E* eingeschoben, welcher die Einschaltung einer grösseren oder kleineren Funkenstrecke gestattet. Bei weiterer Stellung des Hebels (5 bis 7 Centimeter) arbeitet das Rohr „härter", bei näherer Stellung (1—3 Centimeter) haben wir ständig geringeres Vacuum, das Rohr arbeitet „weich". In dem Augenblicke, wo der Widerstand im Rohre grösser wird als jener zwischen Funkenstrecke und Kathode, geht der Funke wieder durch die Nebenschaltungen und erwärmt das Aetzkali. Man erkennt somit aus dem Umstande, dass in der Funkenstrecke Funken schlagen, dass die Regulirung vor sich geht.

Fig. 65.

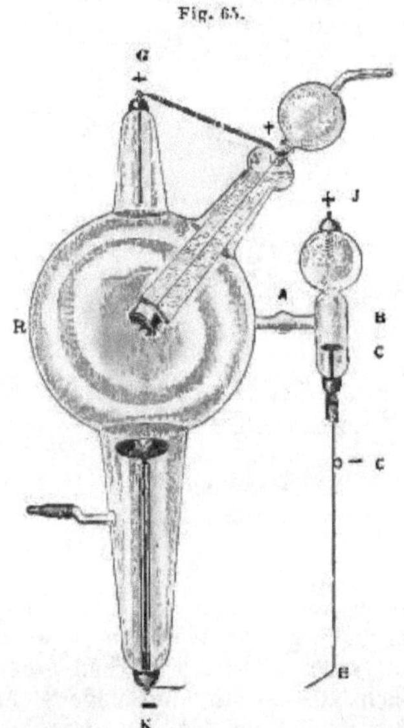

Bei den neueren Typen der Röhren C. H. F. Müller in Hamburg (s. Fig. 65) ist an dem Hebel *c* noch eine Oese zu dem Zwecke angebracht, dass man, im Falle man das Vacuum der Röhre schneller erniedrigen will, daselbst die negative Polzuleitung des Inductors befestigen und somit den Strom in seiner ganzen Stärke durch das Nebenrohr hindurchschicken kann. Doch ist es auch in diesen Fällen rathsam, mit schwächeren Stromstärken zu beginnen.

Neben dieser ersten Vorrichtung zum Weichermachen besitzt nun die hier beschriebene Röhre auch noch eine zweite zum Härten derselben, eine Vorrichtung, die z. B. dann von Nutzen ist, wenn die Röhre durch eine missbräuchliche Anwendung der soeben beschriebenen Vorrichtung zum Weichermachen, zu weich geworden sein sollte.

Zu diesem Zweck verbindet man nun den positiven Leitungsdraht des Inductors nicht wie gewöhnlich mit der Hilfsanode *G* der Hauptröhre, sondern mit der spiralförmigen Elektrode *J* der Nebenröhre, wobei noch darauf zu achten ist, dass der Messinghebel *E* nicht mit der Kathode *K* in Berührung steht. Schaltet man dann den Strom wieder in derselben Richtung wie früher ein, so wird das Metall, aus welchem die Elektrode *J* besteht, in sehr starkem Grade gegen die Glaswandung der Nebenröhre *B* zerstäubt und bindet nun in dieser veränderten Lage sofort einen Theil des Gasinhaltes der beiden Röhren.

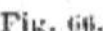

Fig. 66.

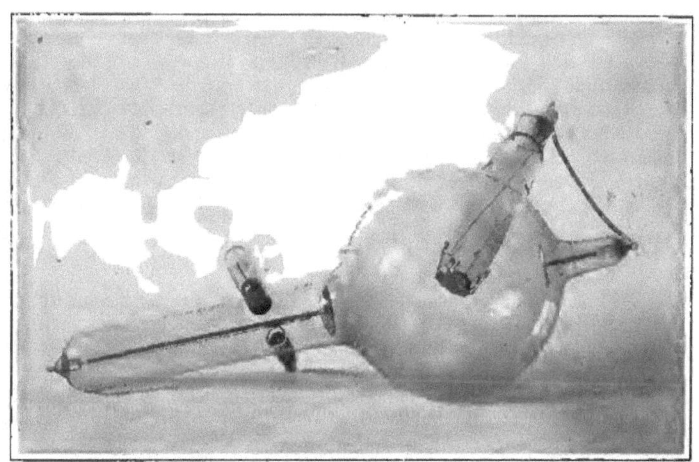

Regulirbare Röntgenröhre von *Friedrich Dessauer* u. a.

Eine andere Methode der Regeneration der Vacuumröhren beruht auf dem Principe der Osmose.

Hiebei bedient man sich der Eigenschaft des Platins, in erwärmtem Zustande für Wasserstoff durchlässig zu sein. Zu diesem Zwecke trägt das Hauptrohr einen Seitenansatz, in welches ein an seinem Ende geschlossenes Platinröhrchen eingeschmolzen ist (s. Fig. 66). Ist das Vacuum im Hauptrohre zu hoch, dann erhitzt man das Platinröhrchen mit einer *Bunsen*'schen oder Spiritusflamme. Sobald das Platin rothglühend wird, lässt es den Wasserstoff der Flamme durch seine Poren durchtreten. Dadurch wird die Menge des Gases im Innern der Röhre vermehrt, das Vacuum deshalb erniedrigt. Ist die Röhre im Betriebe, so kann man auf diese Weise das Vacuum auf jede beliebige Höhe bringen. Es wird aber vortheilhaft sein, mit der Erhitzung des

Rohres zu sistiren, sobald sich ein bläulicher Schein in dem Fluorescenzlichte der Röhre zeigt; in diesem Falle ist die Evacuation des Rohres schon eine sehr geringe.

Das Vacuum einer Röntgenröhre lässt sich nach *B. Walter*[1]) und *Lester Leonard*[2]) auch unmittelbar aus der Schlagweite der elektrischen Spannung, welche zu ihrer Erregung nothwendig ist, entnehmen, so dass man geradezu von der „Funkenlänge" einer solchen Röhre sprechen kann. Da der elektrische Widerstand der Röhre von dem Vacuum abhängt und das Penetrationsvermögen der hier entstandenen X-Strahlen dem letzteren entspricht, wird man im Masse des elektrischen Widerstandes auch ein relatives Mass der Qualität der X-Strahlen besitzen. Die Funkenstrecke des Inductors gibt dieses Mass, da der Funke im secundären Stromkreise überspringt und der Entladungsstrecke im Rohre parallel ist (s. Spintemeter, pag. 199).

Der metallische Hebel an der automatisch regulirbaren Vacuumröhre (Fig. 64, 65) lässt den Vacuumzustand der Röhre variiren, indem er den Widerstand des Hilfsstromkreises variirt, welcher wieder den Widerstand und das Vacuum der Röhre beeinflusst. Wird der Hebel der Elektrode der Röhre genähert oder entfernt, so wird hiemit der Widerstand im Hilfsstromkreise vermehrt oder vermindert.

Dadurch, dass sich das Vacuum selbst regulirt, kann man während der ganzen Exposition mit qualitativ ganz gleichen Röntgenstrahlen arbeiten. Einer „weichen" Röhre entspricht nach *Leonard* am *Ruhmkorff* ein Funken von 2—5 Centimeter; dieselbe lässt einen Strom von hoher Energie durch.

Einer harten Röhre entspricht nach demselben Autor eine Funkenlänge von 5 Cm. und mehr.

Bei dem Weichermachen der hoch evacuirten regulirbaren Röhren passirt es bisweilen, dass die Röhre zu weich wird. In diesem Falle functionirt der mit dem *Wehnelt*'schen Unterbrecher betriebene Inductionsapparat nicht. Bei Stromschluss sieht man wohl das einmalige Aufflackern eines gelblichgrünen, mit violetten Kreisen und Schatten vermischten Kreises, damit ist aber auch die Function des Apparates erloschen. Um mir zu helfen, pflege ich in einem solchen Falle den Platinstift am Unterbecher zu verlängern, und wenn das nicht hilft, eine zweite harte Röhre der regulirten vor- oder nachzuschalten und durch beide einen starken Entladungsstrom durch längere Zeit zu senden. Man sieht hiebei in dem zu weichen Rohre zuerst einen leichten violetten Schimmer, später zieht eine violette Linie zwischen Antikathode und Kathode, nach und nach erscheint ein grünlicher Schimmer, welcher immer stärker wird und das violette Licht schliesslich ganz verdrängt. Sobald dies der Fall ist, beginnen in der Funkenstrecke Funken überzugehen. Auf diese Weise (durch Hintereinanderschaltung von harten und weichen Röhren) gelang es mir bisweilen, sehr harte, fast gänzlich evacuirte Röhren wieder gebrauchsfähig zu machen. Ganz harte Röhren functioniren auch noch eine Zeit lang, wenn man den Verbindungsdraht zwischen Anode und Antikathode entfernt.

Auf einem anderen Principe der Regeneration beruhen die regulirbaren Röntgenröhren von *W. A. Hirschmann* und *Max Levy* in

[1]) Fortschritte auf dem Gebiete der Röntgenstrahlen, Bd. I, pag. 84.
[2]) Ann. d'électrobiolog., Bd. III, pag. 481.

Berlin. Eine Ventilvorrichtung gestattet bei diesen Systemen minimalen Luftmengen Eintritt, sobald das Vacuum der Röntgenröhren durch andauernden Betrieb ein zu hohes geworden ist. In diesem Falle wird das Ventil für ganz kurze Zeit geöffnet. Fig. 67 stellt das Modell einer derartigen Röhre von *W. A. Hirschmann* in Berlin dar. Durch eine Umdrehung der durch Federdruck abgeschlossenen Ventilschraube *V* tritt ein geringes Luftquantum in die Röntgenröhre hinein und macht die Röhre „weicher". Ausserdem besitzen diese Röhren eine Vorrichtung *E* für Entluftung, durch welche es ermöglicht ist, zu „weich" gewordene Röhren während des Gebrauches wieder „härter" werden zu lassen. Dies geschieht einfach dadurch, dass die Feder *F* mit einem Glasstabe von *G* soweit abgehoben wird, bis keine Funken überspringen. Die Glaskugel *E* ist nämlich mit fein zertheiltem Platinmetalle belegt, welches bei Durchleitung des Stromes Luft absorbirt.

Die Antikathode ist auch hier mit einer Wasserkühlung *L* versehen.

Fig. 67.

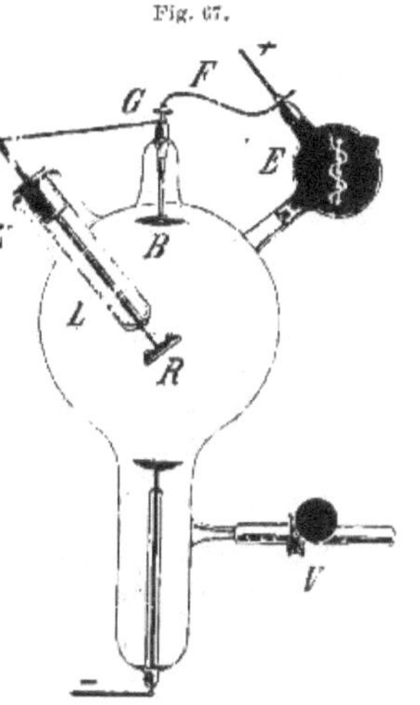

Röntgenröhre von *W. A. Hirschmann* in Berlin.

Verändert sich der Charakter der Strahlen, so verändert sich die Lage des Brennpunktes der Kathodenstrahlen. Ideal sollte ein Punkt der Antikathode zugleich Brennpunkt der von dem Hohlspiegel ausgehenden Strahlen sein und von ihm die Röntgenstrahlen entsendet werden.

Bei den meisten Röhren gehen die X-Strahlen nicht von einem Punkte, sondern von einer mehr oder weniger grossen Fläche aus, und diese Fläche ist nur bei einem bestimmten Vacuum klein. Es lag daher das Bedürfniss nach einer Einrichtung vor, welche die Kathodenstrahlen so zusammenfasst, dass sie sämmtlich in einen Punkt der Antikathode einmünden. Die Röntgenstrahlen müssen von einem Punkte ausgehen. Dieser Punkt muss unverändert derselbe bleiben, wenn auch die Durchdringungsfähigkeit der Strahlen sich ändert. Bei exacter Arbeit müssten auch die diffus verlaufenden X-Strahlen, die sogenannten vagabundirenden X-Strahlen, beseitigt sein und man muss die Qualität, die Durchdringungfähigkeit der Strahlen, beliebig während des Betriebes regeln können, ohne Luft einzulassen oder zu entluften.

Mit Berücksichtigung dieser Gesichtspunkte ist eine Röhre von *Gundelach* und *Dessauer* construirt.

Gundelach verwerthet die von *Hittorf* und *Puluj* beschriebene Thatsache, dass die statische Ladung eines Glasrohres den Durchgang der Kathodenstrahlen zu verhindern sucht. Passiren Kathodenstrahlen ein Glasrohr, so wird dieses statisch geladen und die Ladung wirkt den Kathodenstrahlen entgegen. Ist das Rohr eng, so kann die Entstehung derselben geradezu verhindert werden; hat es aber gerade eine bestimmte Weite, so passiren die Kathodenstrahlen zwar, entfernen sich aber dabei möglichst von den Rohrwandungen, werden zu einem einzigen

Strahl concentrirt, der genau in der Achsenrichtung des Rohres verläuft. Irgendwo trifft nun dieser verdichtete Kathodenstrahl auf die Antikathode, welche nunmehr mit fast mathematischer Genauigkeit von einem Punkte die X-Strahlen entsendet. *Gundelach* umgab seine Glasrohrblende noch mit einem Metallmantel, der die Wirkung wesentlich erhöht. Der Mantel hat noch einen zweiten Zweck, da, wo die Antikathode die X-Strahlen entsendet, benützt er einen pfenniggrossen Ausschnitt, der zwar die gradelinig nach vorne austretenden Strahlen passiren lässt, alle übrigen vagabundirenden Strahlen dagegen beseitigt.

F. Dessauer hatte hingegen die Beobachtung gemacht, dass die Strahlenqualität in einigen Röhren sich ändert, je nachdem man die Antikathode und Hilfsanode gemeinsam benutzte. Einige Röhren waren in letzterem Falle wesentlich weicher.

Zufolge dieser Erkenntniss erhielten die Röhren (Fig. 68) einen zwischen den Aussenpolen der Antikathode und Anode eingeschalteten, variablen Funkenwiderstand, der gestattete, mit Hilfe eines Hartgummi-

Fig. 68.

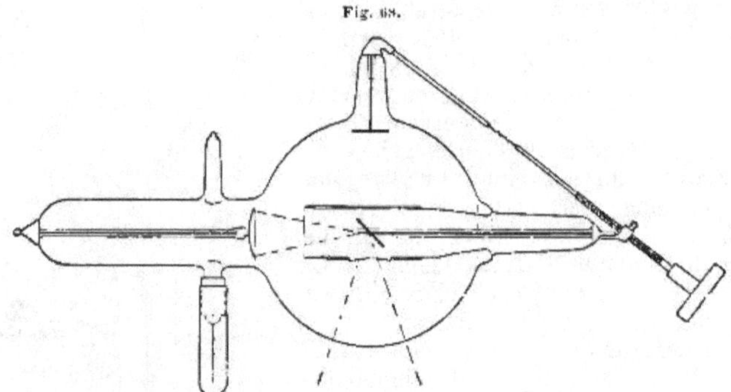

Regulirbare Röntgenröhre von *Gundelach* und *F. Dessauer*.

griffes der Hilfsanode einen beliebigen Strombetrag zuzuführen und dadurch die Durchdringungskraft beliebig zu mässigen.

Die Röntgenröhren leiden besonders durch die Schliessungsströme des Inductors, welche dieselben Wirkungen wie falsche Stromrichtung hervorbringen, was durch *Wild* und *Walter* nachgewiesen wurde.[1]) Man erkennt den Durchgang des Schliessungsstromes daran, dass die dem Objecte zugewendete Halbkugel nicht gleichmässig grün leuchtet, sondern mit fluorescirenden Flecken, Ringen und Schattenfiguren durchsetzt ist.

In der Praxis erwies sich, um eine gute Regulirung weicher Röhren zu ermöglichen, als auch um diese vom Schliessungsstrom des Inductors frei zu halten, die Construction von Primärspulen mit veränderlicher Selbstinduction als nothwendig, bei welchen, wie schon früher gezeigt wurde [2]), letztere, im Falle weiche Röhren in Betrieb

[1]) Fortschritte auf dem Gebiete der Röntgenstrahlen, Bd. II, pag. 60, Anmerkung 149, und Bd. IV, H. 1, pag. 48.

[2]) S. pag. 52 ff.

gesetzt werden sollen, leicht erhöht werden kann. Solche Spulen werden nach den Angaben *B. Walter's* hergestellt, und zwar in der Weise, dass man die Drahtwindungen derselben in mehrere Abtheilungen theilt und nun durch eine entsprechende Umschaltevorrichtung den Strom entweder nur durch eine oder, wenn man die Selbstinduction erhöhen will, durch zwei oder noch mehr dieser Abtheilungen fliessen lässt.

Ein anderes Verfahren, um die Schliessungsströme von der Röhre abzuhalten, besteht in der Einschaltung der sogenannten Drosselröhren, welche in den secundären Stromkreis des Inductors eingeschaltet werden. Nach *Puluj* gehen die Kathodenstrahlen, respective die elektrischen Entladungen in einem Vacuumrohre, das eine freie und eine eingeschlossene Elektrode enthält, nur von der eingeschlossenen Elektrode zur freien hin, während dem Strom in umgekehrter Richtung ein grösserer Widerstand sich entgegenstellt. Die Drosselröhre ist nach diesem Principe construirt. Dieselbe bietet für Oeffnungsinductionsstösse keinen besonderen Widerstand, hingegen wird von ihr die Schliessungsinduction, welche das Rohr in entgegengesetzter Richtung passiren müsste, abgehalten.

Man wendet die Drosselröhre in der Weise an, dass man sie in eine Oese der Röntgenröhre einhängt und den Zuleitungsdraht anstatt in jene in die Drosselröhre einhängt. Meist enthält die Drosselröhre auch eine Vorrichtung zur Regulirung des Vacuums. (Röhren von Dr. *Max Levy, Fr. Dessauer, Chabaud.*)

Was meine eigenen Erfahrungen auf diesem Gebiete anlangt, so muss ich sagen, dass mir unter den zahlreichen Röhrentypen, mit welchen ich bisher gearbeitet habe, jene mit dem durch Osmose regulirbaren Vacuum am meisten zusagt. Diese Röhren scheinen thatsächlich unverwüstlich zu sein. Ich habe beispielsweise zwei derartige Röhren seit fünf Monaten in Gebrauch, benütze sie täglich durch mehrere Stunden hindurch und habe bisher keine wesentliche Beeinträchtigung ihrer Leistungsfähigkeit wahrgenommen.

Das stete Nachbestellen der, namentlich beim Betrieb mit dem *Wehnelt*'schen Unterbrecher, schnell zugrunde gegangenen, nicht regulirbaren Röhren, fand ich umständlich und störend, so dass ich gegenwärtig von der Verwendung nicht regulirbarer Röhren vollständig abgekommen bin.

§ 28. Einige praktische Winke für die Installation und den Betrieb von Röntgenapparaten.

Bei der Anschaffung eines Apparates wird man zunächst auf die Stromquelle bedacht sein. Von der Verwendung von Primärelementen ist man wohl allgemein abgekommen. Meist erfolgt jetzt der Betrieb der Röntgenapparate mit Accumulatoren oder mit dem dem Strassennetze entnommenen Gleich-, Wechsel- oder Drehstrome. In den seltenen Fällen, wo man zum Betriebe von Röntgenröhren statische Maschinen (s. pag. 19) verwendet, ist die Installation wohl am einfachsten; doch sind diese Generatoren wegen allzugeringer Leistung im allgemeinen nicht zu empfehlen.

Sobald Accumulatorenbetrieb gewählt wird, informire man sich zunächst, welche Stromintensität und welche Spannung das Inductorium erfordert. Bedarf der Apparat z. B. einer Spannung von 12 Volt, dann sind zum mindesten 6 Zellen nöthig. Man nehme aber die Batterie etwas grösser, weil kleine Batterien durch zu starke Beanspruchung leiden; auch mit Rücksicht darauf, dass die Ladung der Zellen später unter 2 Volt sinkt und man noch verschiedene Nebenapparate in den Stromkreis einschalten muss. Die nachfolgende Tabelle der Allgemeinen Elektricitäts-Gesellschaft in Berlin zeigt, welche niedrigste Spannung für einen Inductor erforderlich ist, um mit einem Quecksilber-Unterbrecher, der in der Secunde 18mal (in der Minute 1080mal) den Strom unterbricht und dessen Stromöffnung gleich seiner Stromschlussdauer ist, die vorgeschriebene maximale Funkenlänge zu erhalten.

Funkenlänge des Inductors in Cm.	Mindestspannung in Volt	Erforderliche geringste Zellenzahl der Acc.-Batterie	Für Röntgenzwecke geeignete	
			Mindestspannung	Zellenzahl
18	12	6	16	8
23	14	7	16	8
28	16	8	20	10
33	20	10	24	12
43	24	12	28	14
54	28	14	32	16
65	32	16	40	20
75	40	20	48	24

Bei schnelleren Unterbrechungen braucht man noch mehr Zellen, sonst lässt sich der Funkeninductor nicht auf seine volle Leistung bringen.

Laden der Accumulatoren. Das Laden der Accumulatoren soll nur mit einer bestimmten Ladestromstärke geschehen, welche vom Fabrikanten angegeben wird; es erfolgt entweder mit Primärelementen oder einer Thermosäule oder mittels des Gleichstromes einer Dynamomaschine. Von den beiden ersten Stromquellen wird man nur im äussersten Nothfalle, wenn keine Gelegenheit vorhanden ist, die Accumulatoren an einer Gleichstromanlage zu laden, Gebrauch machen. Man verwendet im allgemeinen zwei Bunsenelemente zum Laden einer Zelle. Eine Accumulatorenbatterie von 6 Zellen bedarf daher 12 Elemente zur Ladung. Man kann die Ladung übrigens auch so vornehmen, dass man je 3 Zellen nacheinander ladet und dann verbindet.

Behufs Ladung der Accumulatoren mit einer Thermosäule verbindet man den Apparat einerseits mit der Gasleitung durch einen Schlauch und zündet dann alle Flämmchen an. Man überzeugt sich dann, dass alle Flämmchen brennen. Da die Thermosäule nur geringe Spannungen liefert, muss die Accumulatorenbatterie für die Ladung durch eine Thermosäule mit einer Vorrichtung (Pachytrop) versehen sein, mittels welcher man sämmtliche Zellen parallel zu schalten vermag; hiebei ist, wie bekannt, die Spannung der Batterie nicht grösser als die eines einzigen Elementes. Nachdem sich die Thermosäule erwärmt hat, verbindet man ihre mit + bezeichnete Klemme mit der gleichnamigen Klemme der Accumulatorenbatterie, ebenso die mit — bezeichneten Klemmen untereinander. Das Laden mit einer Thermosäule dauert viel länger als an einer Gleichstromlichtanlage.

Die beste Art der Ladung erfolgt durch den Gleichstrom einer Dynamomaschine. Vor dem Laden muss untersucht werden, ob die Klemmen der Lichtanlage richtig bezeichnet sind. Zur Bestimmung der Polzeichen kann man sich folgender, auf chemischer Wirkung beruhender Verfahren bedienen:

a) Taucht man die blanken Enden der beiden Drähte in verdünnte Schwefelsäure (z. B. den Inhalt des *Wehnelt*'schen Unterbrechers), so zeigt sich an dem mit dem —Pol verbundenen Drahtende lebhafte Gasentwicklung, während das mit dem +Pol verbundene Drahtende nur schwache Gasentwicklung, dafür aber einen Ueberzug von schwarzem Kupferoxyd zeigt.

b) Berührt man mit den blanken Enden der Drähte angefeuchtetes, mit Jodkaliumlösung getränktes Papier, so hinterlässt das mit dem +Pol verbundene Drahtende einen schwarzen Fleck. Das ebenso zu handhabende *Wilke*'sche Polreagenzpapier bezeichnet den —Pol durch einen rothen Fleck. Dasselbe ist für obigen Zweck in Form kleiner Bücher gebunden im Handel zu haben.

c) Es gibt auch einen kleinen Apparat — Polsucher —, welcher aus einem kurzen mit einer Flüssigkeit gefüllten Rohre besteht, in welche von beiden Seiten Platindrähte ragen. Werden diese mit den Leitungsdrähten verbunden, dann färbt sich die Flüssigkeit am negativen Pole röthlich. Diese Färbung verliert sich beim Schütteln des Apparates.

Fig. 69.

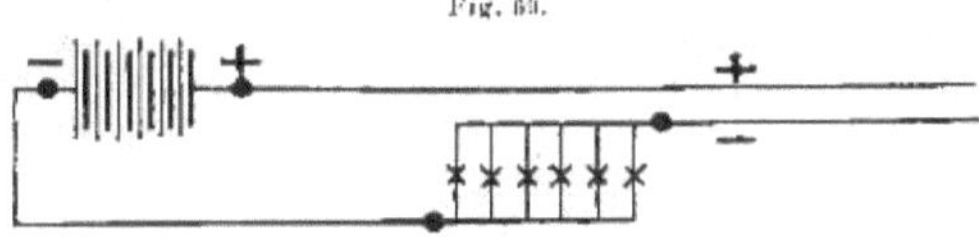

Schema zur Schaltung von Glühlampen als Vorschaltwiderstände beim Laden von Accumulatoren (nach *M. Kohl*, Chemnitz).

Die Polzeichen des Accumulators sind, wenn nicht bezeichnet, an der Farbe der Elektroden zu erkennen; die positiven Elektroden sind braun, die negativen grau.

Beim Laden muss die positive Klemme der Batterie an die positive Klemme der Lichtleitung und die negative Klemme an die negative Lichtleitungsklemme angeschlossen werden.

Um die Batterie vor den Schäden zu bewahren, welche ein zu starker Ladestrom herbeiführen kann, trägt man in diesem Falle für die Einschaltung eines Rheostaten und eines Ampèremeters Sorge oder benützt als bequeme Vorschaltwiderstände von bekannter Grösse parallel geschaltete Glühlampen, welche dann ein Ampèremeter entbehrlich machen. Der Stromverbrauch der einzelnen Lampe ist gleichzeitig ein Mass für die Stromstärke, welche sie hindurchlässt. Verbraucht beispielsweise eine der eingeschalteten Glühlampen von 98 Volt und 25 Kerzen Leuchtstärke 1 Ampère Strom, so lässt sie bei der Parallelschaltung (Fig. 69) ebensoviel in den Accumulator gelangen, eine zweite Glühlampe ein zweites Ampère, 6 derartige Glühlampen 6 Ampère u. s. f.

Wenn die Batterie nicht richtig angeschlossen ist, brennen die Lampen heller als normal. Eine in den Stromkreis eingeschaltete, für die maximale Ladestromstärke berechnete Bleisicherung schützt die Lichtleitung vor Ueberanstrengung.

Die Stromstärke ist während des Ladens im allgemeinen auf der vorgeschriebenen Höhe zu erhalten, keinesfalls darf mit zu hoher Stromstärke geladen werden, da sonst die Zellen Schaden leiden; gegen Ende des Ladens lässt man die Stromstärke um 30—50% sinken. Durch zu schwache Stromstärke beim Laden wird die Ladezeit unnöthig verlängert.

Im regelrechten Betriebe wird das Laden am besten bis zum Auftreten mässiger Gasentwicklung fortgesetzt. Man beachte zu Beginn der Gasentwicklung, ob dieselbe in allen Zellen gleich stark auftritt; ist dies bei einer nicht der Fall, so liegt der Grund meist in kurzem Schluss, welcher durch zwischen den Elektroden sich lagernde leitende Körper entsteht. Letztere werden mit einem dünnen, in die Zwischenräume passenden Glasstäbchen entfernt. Ist der Schaden so nicht zu beheben, dann schalte man die Zelle aus. Luftdicht verschlossene, zur Aufnahme der Elektroden dienende Gefässe müssen während des Ladens z. B. durch Herausnahme eines Stöpsels geöffnet werden.

Beim Entladen der Accumulatoren darf die Stromstärke die zulässige, von der Fabrik angegebene Grenze nicht übersteigen. Die Spannung bei Beginn des Entladens beträgt für jede Zelle ungefähr 2 Volt, dieselbe zeigt im weiteren Verlaufe des Entladens eine allmähliche und erst bei beginnender Erschöpfung der Zellen eine rasche Abnahme. Die Grenze für das Entladen soll eine Klemmenspannung von 1·83 Volt an jeder Zelle bilden; nie sollen die Zellen so weit erschöpft werden, dass die Klemmenspannung bis auf 1·8 Volt sinkt, da zu weitgehende Erschöpfung die Dauerhaftigkeit der Zellen schädigt.

Beim Betriebe der Röntgenapparate mit Accumulatoren wäre noch folgendes zu beachten:

Sollen die Accumulatoren längere Zeit ohne Benützung stehen bleiben, so müssen dieselben vollständig geladen und mindestens alle 4 Wochen bis zur Sättigung nachgeladen werden, da eine voll geladene unbenützt stehende Batterie sich in 2—4 Wochen von selbst entladet.

Die verdunstete Flüssigkeit aus den Zellen wird durch Nachfüllen von destillirtem Wasser oder von Säure in der ursprünglichen Concentration ersetzt. Bei der Manipulation mit der Schwefelsäure hüte man die Kleider vor Verunreinigung mit derselben; Flecken, welche so entstanden, sollen baldigst mit Ammoniak betupft werden. Die Hände, welche durch Einwirkung der Säure rauh werden, wasche man mit Sodalösung.

Der Transport der Batterien muss mit Sorgfalt und stossfrei erfolgen. Man sorge dafür, dass die Batterie nie zu lange beansprucht und dass sie rechtzeitig wieder geladen werde.

Bei der Zusammenschaltung der Accumulatoren mit dem Inductorium (Fig. 70) wird der eine Pol der Batterie mit der einen Klemme der Primärspule n_2 durch einen Draht verbunden. Den zweiten Batteriepol verbinde man zunächst mit einer Bleisicherung, diese mit einem Ampèremeter (Ap), einem Rheostat (W_1) und Stromunterbrecher (a_1), und erst letzterer schliesst durch eine zur zweiten Klemme der Primärspule n_1 ziehende Leitung den Stromkreis ab. Im Nebenschluss (parallel) geschaltet wird ein Voltmeter V, welches die jeweilige Spannung in der Accumulatorenbatterie angibt. Diese Anordnung ist für die Fälle ausreichend, wo man den *Neef*'schen Hammer benützt. In der überwiegend grossen Zahl der Fälle, wo man sich zu radiotherapeutischen Zwecken schneller gehender Unterbrecher bedient, ist eine zweite Batterie B_2 zum Betriebe des Unterbrechers nothwendig. Der eine Pol dieser Batterie steht mit der einen Klemme m_1 des Unterbrechermotors in Verbindung, in die Verbindung des anderen Poles mit der zweiten Klemme m_2 ist noch ein Stromunterbrecher a_2 und ein Rheostat W_2 eingeschaltet, mit welchem man die Schnelligkeit der Unterbrechungen reguliren kann. Ausser diesen beiden Klemmen befinden sich an dem Unterbrecher noch drei weitere Klemmenpaare, von denen eines n_1 n_2 den Hauptstrom für die primäre Spule des Inductoriums aufnimmt, das zweite p_1 p_2 an die Pole der Primärspule angeschlossen wird und das dritte K_1 K_2 mit den Klemmen des Condensators verbunden wird.

Seiner Aufgabe (s. pag. 49), die Elektricitätsmengen, welche an der Unterbrechungsstelle durch den Extrastrom entstehen, aufzunehmen, entsprechend, ist der Condensator mit seinen Leitungen an beiden Seiten der Unterbrechungsstelle verbunden.

Der Stromwender an den Eintrittsstellen des Hauptstromes n_1 n_2 gestattet die Stromrichtung jederzeit zu wechseln. Die zur Verbindung dieser Theile des Instrumentariums bestimmten Drähte müssen wohl isolirte dicke Kupferkabel sein.

Fig. 70.

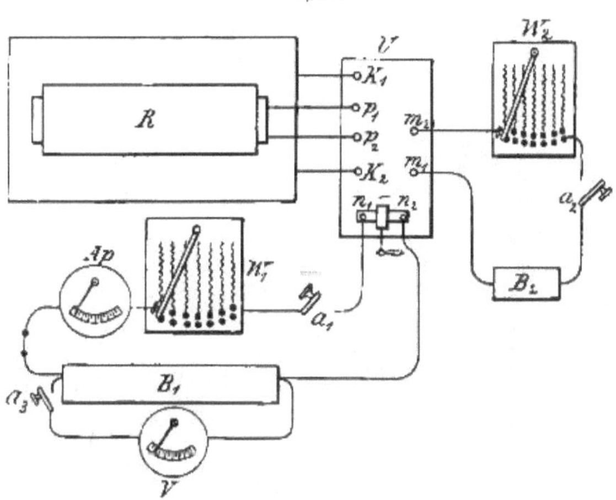

Schaltungsschema eines Röntgenapparates mit Accumulatorenbetrieb nach Dr. *B. Donath*, l. c., pag. 91.

Wo ein Anschluss an eine Gleichstromleitung von 110 Volt zu erlangen ist, soll dieser gewählt werden. Abgesehen davon, dass die Apparate, welche für den Anschluss an eine Lichtleitung gebaut werden, viel billiger sind als jene für Accumulatorenbetrieb, ist man in der Wahl des Unterbrechers nicht beschränkt und kann seine Apparate besser ausnützen.

Der Anschluss des Instrumentariums an die Lichtleitung erfolgt in der durch die Skizze (Fig. 71) angedeuteten Weise. Von der links oben eintretenden Lichtleitung zweigen die schwächere Leitung L_1 für den Betrieb des Unterbrechers und die stärkere Leitung L_2 für den Betrieb des Inductoriums ab. In beide Zweigleitungen sind Widerstände (AW und RW) sowie Ausschalter (A) eingeschaltet; in die Leitung L_2 überdies noch ein Ampèremeter (Ap) und im Nebenschluss ein Voltmeter (V).

12*

Wird der *Wehnelt*'sche Unterbrecher benützt, dann wird die Lichtleitung ohneweiters an die Primärspule geschaltet (Fig. 72) und nur für die Einschaltung einer Bleisicherung *S*, eines Rheostaten *JW*, eines Ampèremeters *Ap* und eines Stromunterbrechers *A* Vorsorge getroffen. Hiebei hat man zu beachten, dass der positive Pol der Lichtleitung stets mit dem Platinstifte, der negative hingegen mit der Bleiplatte verbunden werde.

Beim Betriebe der Röntgenapparate mit Quecksilbermotorunterbrechern kann der Starkstrom wohl direct zum Betriebe der Motoren benützt werden; zum Betriebe der Inductoren ist jedoch die Spannung des Lichtstromes zu hoch.

Hohe Spannungen können nicht benützt werden, weil die starke

Fig. 71.

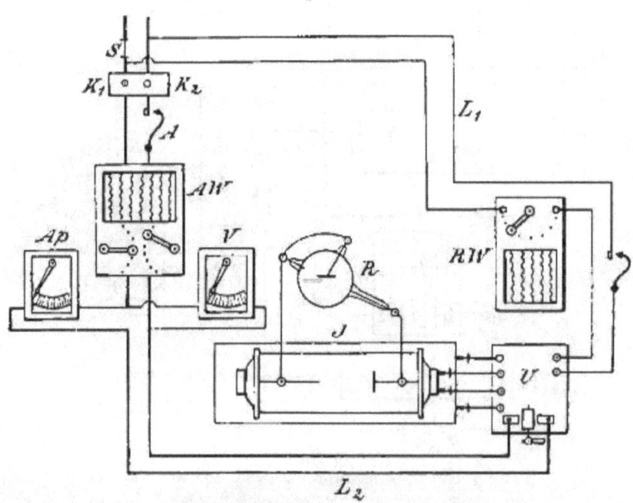

Schaltungsschema für den Anschluss an eine Gleichstromlichtleitung nach Dr. *B. Donath*, l. c. pag. 96.

Funkenbildung am Unterbrecher sehr störend wirkt und seine Abnützung beschleunigt, dann aber auch, weil die Unterbrechungen so langsam erfolgen, dass bei jedem Stromschlusse die Stromstärke in den Primärwindungen des Inductors zu einer für den Apparat gefährlichen Höhe ansteigt, so dass eine schädliche Erwärmung der inneren Theile und infolgedessen Verschlechterung der Isolation eintritt *(B. Donath)*. Um dies zu verhindern, ist man genöthigt, Widerstände einzuschalten, die dann aber den grösseren Theil der zugeführten Energie absorbiren.

Meist werden zur Regulirung der Stromzufuhr Widerstände verwendet, mit welchen die Spannung auf 35—5 Volt und zugleich die Stromstärke bis auf etwa 3 Ampère herabgesetzt werden kann. Der Inductor wird hiebei nicht direct von der Centrale aus betrieben, sondern im Nebenschluss zu einem Widerstand, dem Abzweigwiderstande. Der Quecksilberstrahlunterbrecher und der Turbinenunterbrecher vermögen jedoch auch hohe Spannungen und Stromstärken präcise und dauernd zu unterbrechen, so dass die erwähnten Verschaltwiderstände bei solchen Anlagen entbehrlich werden und man die höhere Spannung des Betriebsstromes in vollem Masse ohne Energieverlust ausnützen kann. Der Motor des Unterbrechers ist in eine Nebenschaltung der Hauptlinie eingeschaltet (s. Fig. 71). Zur Erleichterung der Handhabung werden meist alle zu dem Röntgenapparate gehörigen Schalt-, Regulir- und Messapparate auf eine Holz- oder Marmortafel montirt, welche in leicht erreichbarer Höhe für den die Behandlung leitenden Arzt an der Mauer befestigt wird. Bei den neuen Röntgeneinrichtungen mit elektrolytischem Unterbrecher und Primärspulen mit veränderlicher Selbstinduction ist die Schalttafel als kleiner fahrbarer Tisch construirt (Fig. 73), welcher auf seinen Rollen auf jeden beliebigen Platz geschoben werden kann. Bei diesen Apparaten besitzen die Widerstände mehr Abstufungen zur feineren Einstellung und es können vom Schalttische aus alle Combinationen zwischen den verschiedenen

Fig. 72.

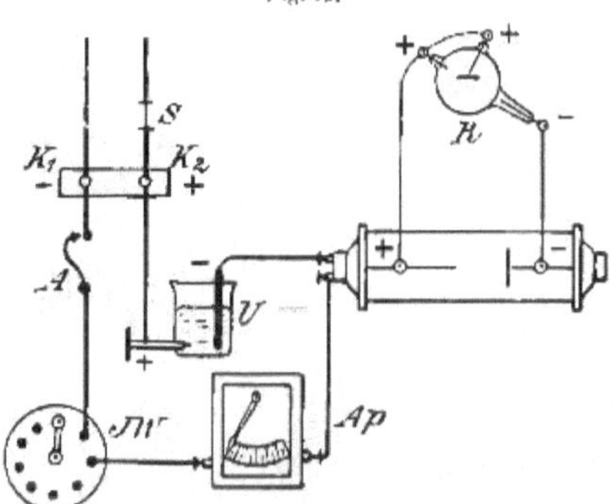

Schaltungsschema für einen Apparat mit elektrolyt. Unterbrecher. Nach *B. Donath*, l. c. pag. 96.

activen Elektroden des Unterbrechers (s. pag. 118) und den verschiedenen Abtheilungen der Primärwicklung hergestellt werden (Apparate von Siemens & Halske, Rich. Seifert & Comp., Max Kohl etc.). Um das laute Geräusch des Unterbrechers aus dem Behandlungszimmer zu eliminiren, wird dieser Apparat an eine entlegene Stelle versetzt. Beim Betriebe mit Turbinenunterbrecher kann man, um diesem Uebelstande vorzubeugen, die Anordnung treffen, dass die Polleitungen der Secundärrolle durch zwei Löcher in der Wand in das benachbarte Zimmer geführt und erst hier, wo die Behandlung des Kranken stattfindet, an die Vacuumröhre angeschlossen werden. Dadurch wird nicht nur der Lärm des Unterbrechers vermieden, sondern auch dem unerfahrenen ängstlichen Patienten der Anblick der gelegentlichen Entladungen in der Funkenstrecke erspart. Ein Ausschalter, welcher an eine in das Behandlungszimmer geführte Schleife des Hauptstromes angebracht ist, bringt nach Bedürfniss den ganzen Apparat in Thätigkeit oder setzt ihn ausser Betrieb.

Sobald man die Absicht hat, mit dem zur Erzeugung der X-Strahlen dienenden Inductorium auch einen *d'Arsonval-Oudin*'schen Apparat betreiben zu lassen, dann wird man zweckmässig die Verbindungsleitungen in der Weise anlegen lassen, wie es Fig. 60, pag. 146 zeigt.

Zwischen den beiden von den Polen der Secundärspule zu den inneren Belegen der Leydener Flasche ziehenden Leitungen kann man auch eine Erdleitung anbringen lassen. Dieselbe soll wenn möglich nicht zu der Gas-, sondern zu der Wasserleitung geführt werden, weil die Gasrohre oft in der Nähe der übrigen elektrischen Lichtleitungen ziehen und durch überspringende Funken die Isolation der letzteren geschädigt werden könnte, was dann zum unangenehmen Erdschluss Veranlassung

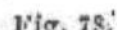

Fig. 78.

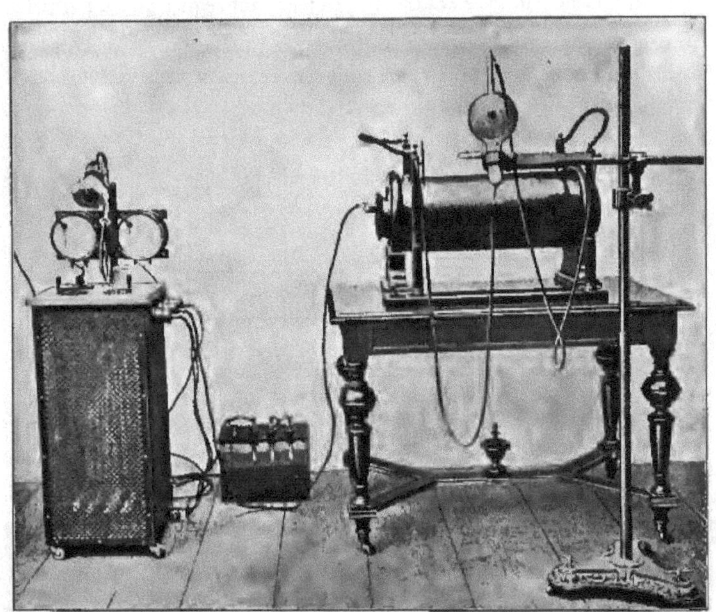

Röntgeninstrumentarium von *Siemens & Halske.*

gibt. Beim Betriebe mit *Wehnelt*'schem Unterbrecher functionirt der Apparat zur Erzeugung unipolarer Polentladungen des *Ruhmkorff*'schen Inductoriums nicht.

Wo der Anschluss an eine Gleichstromcentrale unthunlich ist, sondern nur Wechsel- oder Drehstrom zur Verfügung steht, dort bestehen drei Möglichkeiten zum Betriebe des Röntgenapparates: 1. Mittels elektrolytischen Unterbrechers. Mit Rücksicht auf die stärkere Abnützung des Platinstiftes ist letzterer ein wenig dicker ausgeführt. Von der Firma Siemens & Halske wird der *Wehnelt*-Unterbrecher für den directen Anschluss an Wechselstromanlagen in der Weise brauchbar gemacht, dass eine Funkenstrecke ganz einfach in Reihenschaltung mit der Röhre in den secundären Stromkreis eingeschaltet wird und diese nur die von der einen Phase des Wechselstromes herrührenden Unterbrechungen des Unterbrechers in die Röhre gelangen lässt, während sich die der anderen Phase durch Funkenschläge in der Funkenstrecke ausgleichen. 2. Mittels Turbinen-Quecksilberunterbrechers. Der Strom wird bei diesen Apparaten immer in der einen, und zwar stets in derselben Hälfte der Stromphase geschlossen, so dass in die Wicklung der Primärspirale nur Stromstösse einer Richtung eintreten, ihre Wirkung daher mit der eines unterbrochenen Gleichstromes identisch ist. Wie bereits an anderer Stelle erwähnt, muss der Turbinenwechselstromunterbrecher mit der Hand an seinem Schwungrade angedreht werden, bis der Motor den synchronen Lauf hat. Die Unterbrechungszahl ist genau gleich der Periodenzahl des Wechselstromes. 3. Am vortheilhaftesten ist in diesen Fällen die Transformation des Wechsel- oder Drehstromes in einen Gleichstrom. Dies geschieht durch einen Motor, der mit einem Gleichstromdynamo gekuppelt ist. Letzterer liefert den Betriebsstrom für das Röntgeninstrumentarium. (Einen Umformer braucht man auch, wenn nur Gleichstrom von zu hoher Spannung [440—500 Volt] zur Verfügung steht.) Steht auch kein Wechselstrom zur Verfügung und besitzt man den betreffenden Dynamo, so muss letzterer durch einen kleinen Dampf-, Gas- oder Benzinmotor in Betrieb gesetzt werden.

Der Stromwender muss stets so eingestellt werden, dass in der Funkenstrecke die Funken von der Spitze (Anode +) aus auf die Mitte der Platte (Kathode −) überschlagen. Bei falscher Stellung des Stromwenders schlagen sie von der Spitze zum Rande der Platte (s. Fig. 23, pag. 54).

Die Röhre muss so eingeschaltet werden, dass ihre Anode mit dem positiven Pole (Spitze) der Secundärspule, ihre Kathode (der Hohlspiegel) mit dem negativen Pole (Platte) der Secundärspule verbunden ist.

Die Drähte, welche die Röhre mit der Secundärspule verbinden, können dünner sein, als jene, welche zur Verbindung der übrigen Theile des Apparates dienen. Zum Schutze vor elektrischen Schlägen bringt man verschiedene Arten von wohl isolirten Hochspannungskabeln in den Handel. Ich habe gefunden, dass kein einziges derselben vollkommen entspricht und verwende ganz einfach Kupferlitzen. Der beste Schutz vor elektrischen Schlägen ist die Vorsicht; solange der Apparat im Betrieb ist, mache man sich mit diesen Leitungen nichts zu schaffen und meide deren Nähe.

Bezüglich der Stellung der Röhre zum exponirten Objecte untersuche man vorerst bei jeder Röhre, wo die intensivsten Röntgenstrahlen austreten. Man bewerkstelligt das sehr leicht, wenn man den Fluorescenzschirm oder eine photographische Platte ganz nahe an die für einen Moment in Betrieb gesetzte Röhre heranbringt. Man erhält so nicht nur die Form des bestrahlten Feldes, sondern kann auch so die Stelle der intensivsten Strahlenwirkung erkennen. Bei den meisten Röhren liegt diese in der zur Röhrenachse senkrechten Linie, welche zu jenem Punkte auf der Oberfläche der Antikathode zieht, der von der Spitze des Kathodenstrahlenkegels getroffen wird. Es gibt aber auch Röhren, bei welchen die Zone der grössten Helligkeit in der auf die Antikathode senkrechten Linie zu finden ist. Im ersteren Falle wird man die Röhre am besten zunächst parallel zum Objecte stellen und dann so verschieben, bis die Mitte der Kugel dem zu bestrahlenden Punkte gerade gegenüber sich befindet. Im zweiten Falle gibt man der Röhre eine Vierteldrehung, bis die Antikathode dem Objecte parallel und gerade gegenüber steht.

Die Inbetriebsetzung ist bei einem Apparate mit elektrolytischem Unterbrecher einfach: Man schaltet am Rheostaten Widerstände aus und regulirt an der Schraube die Länge des Platinstiftes nach Bedürfniss. Versagt der Unterbrecher, dann können verschiedene Ursachen dafür vorhanden sein. Häufig kommen folgende in Betracht:

a) Die Bleisicherung des Apparates ist durchgeschmolzen. In diesem Falle muss sie durch eine neue ersetzt werden. Es ist nicht erlaubt, statt eines zerstörten Schmelzeinsatzes einen stärkeren oder gar einen Kupferdraht einzusetzen, da hiedurch die Sicherung ihre Wirksamkeit verliert und beim Vorhandensein eines Fehlers die Leitungen glühend würden. Auch soll es nicht versäumt werden, bei nächster Gelegenheit die Prüfung der Isolation der Leitung vornehmen zu lassen.

b) An der Platinspitze hängt eine Glasblase. Dieselbe muss durch Beklopfen oder Erschütterung des Deckels losgelöst werden.

c) Die Röhre ist zu weich oder im Falle keine Röhre eingeschaltet ist, ist der Widerstand (die Funkenstrecke) im secundären Stromkreise zu klein. Um diesen Fehler zu beheben, verlängere man die Funkenstrecke, resp. schalte ein härteres Rohr ein, oder mache das Rohr härter, indem man es für einige Secunden verkehrt schaltet.[1]) (S. auch pag. 172.)

d) Die Säure im Unterbrecher ist zu heiss. Man hilft diesem Uebelstande dadurch ab, dass man kältere Säure zugiesst. Die Säure kann auch zu concentrirt sein. Am geeignetsten ist die Verdünnung 1 : 20 von 1·06 spec. Gew. = 8° Beaumé.

e) Die Lichtung des Porzellanrohres wird im Bereiche des Platinstiftes nach längerem Betriebe oft weiter; das Porzellanrohr muss dann ausgetauscht werden.

Das Ausschalten des Stromes darf nicht am Rheostaten, sondern nur am Ausschalter vorgenommen werden.

Bei Apparaten, welche mit Unterbrechern arbeiten, welche nicht durch den Primärstrom selbst betrieben werden, muss, bevor der Hauptstrom für den Inductor geschlossen wird, zuerst der Unterbrecher in Gang gebracht werden. Umgekehrt ist der Vorgang beim Ausschalten des Apparates; zuerst wird der Hauptstrom, dann erst jener für den Unterbrecher geöffnet. Sollte der Strom verkehrt eingeschaltet worden sein, was man aus der Bildung von grünen Flecken am Glase des Rohres und aus dem Fehlen der hellgrün fluorescirenden Halbkugel erkennt, dann muss man die Stromrichtung sofort ändern, indem man den Umschalter um 180° dreht.

---

[1]) Beim Betriebe eines *d'Arsonval*'schen Instrumentariums kann sich auch eine Unterbrechung des Ganges dadurch ergeben, dass die beiden Bestandtheile der Funkenstrecke stark verrostet sind, oder dass der Entladungsstrom seinen Weg nicht durch die Funkenstrecke, sondern auf Nebenwegen (längs der feuchten Stative der Funkenstrecke, an den Wänden des Apparates etc.) nimmt. Man behebt diese Störungen durch Abfeilen und Poliren der Metalltheile, peinliche Isolation aller leitenden Theile und durch Trockenhaltung der Luft durch Aufstellen eines Gefässes mit ausgeglühtem Natronkalk nächst der Funkenstrecke.

Die Mittel zur Regulirung des Betriebes der Apparate solcher Construction bestehen 1. in der Aenderung der Schnelligkeit der Unterbrechungen durch den Unterbrecherrheostaten, beim Turbinenunterbrecher überdies durch den Einsatz anderer Contactringe, beim Quecksilberstrahlunterbrecher durch Verstellen des Contactringes nach oben oder abwärts; 2. in der Modification der Stromschlüsse und Stromöffnungen, welche am Motorquecksilberunterbrecher durch das Heben oder Senken des Quecksilbergefässes effectuirt wird, und 3. durch die Regulirung der Intensität des Hauptstromes mittels des in letzterem eingeschalteten Widerstandes.

Folgende Massregeln sind noch beim Betriebe der bisher besprochenen Apparate zu beachten:

In dem Raume, wo die Apparate installirt sind, lasse man keine Drähte am Boden oder auf den Tischen umherliegen. Auch vermeide man es, mit Drähten in den Händen beim lebhaften Sprechen zu gesticuliren; vielmehr sollen alle ungebrauchten Drähte glatt gestrichen in einem Winkel über einen Nagel gehängt werden.

Ebenso vermeide man die von der Secundärspule zur Vacuumröhre ziehenden Leitungen auf dem Inductor anliegen zu lassen. Der Inductor soll an einem schattigen Orte, nicht beim Fenster, aufgestellt werden. Fällt das directe Sonnenlicht auf ihn, so schmilzt, namentlich im Sommer, das die Windungen isolirende Paraffin und tropft heraus, wodurch natürlich die Isolation der Spiralen, auf welche die Constructeure so viele Sorgfalt verwenden, mangelhaft wird. Bei jeder höheren Temperatur muss der Inductor gekühlt werden (durch feuchte Tücher oder einen elektrischen Ventilator).

Vor allem anderen vermeide man es, den Apparat in Betrieb zu setzen, solange jemand noch an den Leitungen zu thun hat, und ebenso hüte man sich, den secundären Leitungen eines in Betrieb befindlichen Apparates nahe zu kommen.

Ueber die maximale Entfernung, in welcher noch ein Funke von der Spitze zur Platte der Funkenstrecke überspringt, darf die Funkenstrecke niemals ausgezogen werden, auch nicht, wenn die Vacuumröhre eingeschaltet ist. Es könnte sonst vorkommen, dass, wenn der Widerstand zwischen den beiden Secundärpolen zu gross ist, der Funke die Isolirungen im Innern der Spirale „durchschlägt“. Man stelle vielmehr die Funkenstrecke auf eine kleinere Distanz als die maximale ein und erhält dadurch in der Funkenstrecke eine Art von Sicherheitsventil, indem die Entladung, im Falle der Widerstand der Röhre zu hoch wird, ihren Weg nicht um die Röhre herum oder durch die Isolirungen im Innern des Inductors ihren Weg nimmt, sondern von der Spitze zur Platte.

Steht ein Platinunterbrecher in Verwendung und bleibt derselbe kleben, so hilft entweder das Abfeilen der corrodirten Stellen oder es muss ein neuer Platincontact (resp. Hammer) eingeschaltet werden. Die Motoren der Motorquecksilberunterbrecher müssen täglich geputzt und geölt werden. Nach Schluss des Betriebes muss der Stift aus dem Quecksilber entfernt werden, weil er sonst amalgamirt und zerfressen wird. Man gebe darnach in alle Oeler ein Stückchen Baumwolle, um ein Verstauben derselben zu verhüten. Man beachte das Heisslaufen der Motoren; bei langem Gebrauche der Apparate, namentlich wenn der Betrieb mit einem zu starken Strome erfolgt, kann die Wickelung des Motors leicht irgendwo durchglühen. Wird Spiritus zur Deckfüllung des Quecksilbers in dem Gefässe benützt, so kann sich derselbe leicht entzünden und zu einem Unglücke Veranlassung geben.

Zur Bedeckung des Quecksilbers im Motorunterbrecher bewährte sich mir am besten Wasser, welches gegenüber dem Petroleum und dem Alkohol nicht nur feuersicher ist, sondern auch den Vortheil der leichten Reinigung bietet. Dieselbe wird ganz einfach in der Weise vorgenommen, dass man das Gefäss unter den Hahn der Wasserleitung bringt und einen kräftigen Wasserstrahl in dasselbe schiessen lässt. Der Schlamm wird in dem entstehenden Wirbel fortgerissen, während das schwere

Fig. 74.

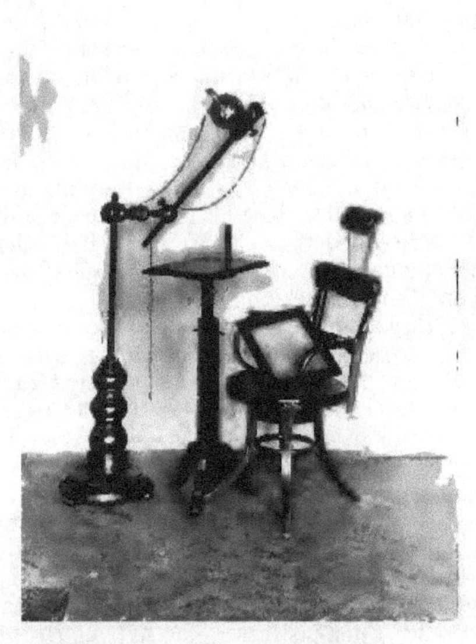

a *b* *c* *d*

Quecksilber am Boden liegen bleibt. Diese Procedur muss täglich vorgenommen werden.

Beim Turbinenunterbrecher ist eine so häufige Reinigung nicht nothwendig, es genügt hier, sie alle zwei Wochen vornehmen zu lassen. Zunächst giesse man den reinen Alkohol in ein Gefäss ab und stelle dieses beiseite. Dann giesse man den Rest des Unterbrecherinhaltes in ein eisernes Becken und zünde den Alkohol an. Derselbe verbrennt bald und lässt das reine Quecksilber auf einer Schichte Schlamm zurück. Man giesse das Quecksilber ab, verrühre dann den Schlamm mit einem Holzspann, wodurch noch der Rest des reinen Quecksilbers zum Vorschein kommt. Die ganze Operation muss wegen der giftigen Quecksilberdämpfe im Freien (im Hofe) vorgenommen werden. Man verabsäume es nach allen Manipulationen an den Apparaten und mit den Bleimasken (s. w. unten) nicht, sich stets die Hände mit Seife und Wasser abzuwaschen, damit man vor Blei- oder Quecksilbervergiftungen bewahrt bleibe.

Beim Betriebe mit elektrolytischem Unterbrecher ist es angezeigt, die Elektroden zur Zeit, wo der Apparat sich nicht im Gange befindet, aus der Säure herauszunehmen. Ich halte zu diesem Zwecke ein Holzkistchen von der Grösse des Unterbrechers bereit, welches mit einem Deckel versehen ist. Nach Schluss des Betriebes wird der Deckel sammt den Elektroden vom Unterbrecher abgehoben und in das Kistchen gestellt, während das Glasgefäss mit dem Holzdeckel zugedeckt wird.

Die Vacuumröhren sollen an einem trockenen Orte, vor Stoss und heftiger Erschütterung geschützt, aufbewahrt werden. Am besten ist es, den Schrank oder die Kiste, in welcher sie sonst ihren Platz haben, mit Holzwolle oder Watte auszupolstern.

Folgende Nebenapparate sollen in einer derartigen Installation nicht fehlen:

1. Ein Röhrenstativ, entweder ein fixes an der Mauer angebrachtes, oder ein bewegliches, welches womöglich mit zwei Armen versehen sein soll, um zwei Röhren gleichzeitig einschalten zu können (Fig. 74 *a*).

2. Ein Behandlungsstuhl mit einer stellbaren Kopflehne *d*.

3. Ein Tischchen mit verstellbarer Platte *b*.

4. Eine Behandlungsuhr, welche den Ablauf der verordneten Expositionszeit mit einem Glockenschlage anzeigt.

5. Ein Ruhebett.

6. Ein Fluorescenzschirm, um die Qualität der Röhren untersuchen zu können (*c*, Fig. 74). Ist eine Verfinsterung des Arbeitslocales nicht möglich, dann benützt man das Kryptoskop. d. i. eine guckkastenartige Vorrichtung, bestehend aus einem Pappetrichter, an dessen Boden ein Fluorescenzschirm angebracht ist. Drückt man seine Augen an den Trichter, so sieht man in einen ganz finsteren Raum, an dessen Ende man die Fluorescenzerscheinungen erblickt, sobald die X-Strahlen den Schirm treffen.

In Ermanglung dieses Apparates kann man sich auch so helfen, dass man seinen Oberkörper inclusive der Arme mit einem dichten Tuche verhüllt und innerhalb des so künstlich geschaffenen dunklen Raumes mit dem Baryumplatincyanürschirm die Fluorescenzerscheinungen prüft.

7. Mehrere $\frac{1}{2}$ Mm. dicke Bleiplatten, ebenso dicker Carton, Bändchen, Pappemasken, 1 Probirlampe, Bleisicherungen, die nothwendigsten Werkzeuge zur Montage (Flachzange, Rundzange, Kneipzange, Feile, Schraubenzieher etc.).

§ 29. Die Entwicklung der therapeutischen Anwendung der Röntgenstrahlen.[1])

Die Rücksicht auf den Umstand, dass die Röntgentherapie schon einen ziemlichen Grad der Ausbildung erfahren, ihre bestimmten Indicationen und Methoden erhalten hat, während die theoretische Erforschung der detaillirten physiologischen Wirkungen dieser Bestrahlung

[1]) Eine übersichtliche Darstellung der Röntgentherapie enthält der ausgezeichnete Artikel des Herrn Prof. *Kopp* im Handbuche der physik. Therapie, Th. II, Bd. I.

erst in allerletzter Zeit begonnen wurde und noch verhältnismässig wenige befriedigende Resultate ergeben hat, veranlasst mich, das Capitel der Röntgentherapie vor jenem der Röntgenphysiologie zu besprechen. Dies geschieht auch aus dem Grunde, weil manche Thatsachen aus diesem Abschnitte für die Physiologie Bedeutung haben und dann später nicht nochmals wiederholt zu werden brauchen, sondern es dann nur eines Hinweises auf dieses Capitel bedarf.

Die Entstehung und Entwicklung der Therapie von Hautaffectionen mittels der Röntgenbestrahlung datirt von einem Versuche, den ich 1896 unternahm, um die Behaarung eines grossen Naevus pigmentosus pilosus bei einem Mädchen mit X-Strahlen zu entfernen.

Diese Versuche wurden im Juni 1896 durch eine Zeitungsnotiz angeregt, deren Provenienz ich nicht näher eruiren konnte, welcher zufolge bei einem mit X-Strahlen arbeitenden Herrn eine Dermatitis mit gleichzeitigem intensiven Haarausfall am Kopfe entstand; weiters durch eine bald darnach in Nr. 30 der „Deutschen Med. Wochenschr." erschienene Publication des Dr. *W. Marcuse* in Berlin, welcher bei einem jungen Manne nach einer 14tägigen Beleuchtung dasselbe Resultat am Kopfe bemerkte.

Die Anordnung, welche ich bei diesem Versuche traf, war folgende[1]:

Es wurde ein *Ruhmkorff*'scher Inductionsapparat von *Keiser* und *Schmidt* in Berlin von 25 Cm. Funkenlänge mit Accumulatoren in Betrieb gesetzt und Vacuumröhren eingeschaltet, bezüglich deren mit Hilfe von Fluorescenzschirmen und photographischen Probeaufnahmen festgestellt war, dass sie sehr reichlich Strahlen aussenden. Um die Intensität des ausgestrahlten Lichtes beiläufig zu charakterisiren, sei erwähnt, dass bei dem Abstand von circa 15 Cm. die Röntgen-Photographie einer Männerhand in einer Minute leicht möglich war. Zeitweilig wurde mit Hilfe des Fluorescenzschirmes die richtige Functionirung dieser Vacuumröhren controlirt. Die Vacuumröhren waren solche mit Platinantikathoden und Aluminiumelektroden, und zwar bewährten sich am besten die von *Frister* in Berlin bezogenen. Nur bei jenen Versuchen, bei welchen ich die Kathodenstrahlen thunlichst ausschalten wollte, wurden gewöhnliche *Hittorf*'sche Röhren (ohne Antikathode) verwendet. Das Kind wurde mit entblösstem Rücken auf einen Sessel mit durchbrochener Lehne gesetzt, die Vacuumröhre in einer Entfernung von circa 10 Cm. dem Rücken gegenüber derart postirt, dass das mit dem Baryumplatincyanürschirm bestimmte intensivste Strahlenbündel der X-Strahlen auf den Nacken auffiel, auch konnte auf dieselbe Weise constatirt werden, dass ein grosser Theil des Naevus vom behaarten Kopfe bis etwa zur Mitte der Wirbelsäule von X-Strahlen getroffen wurde. Eine Blende aus einer dicken Bleiplatte mit einer centralen, quadratischen Oeffnung, die zu dem Zwecke angebracht worden war, um zu Controlzwecken eventuell eine viereckige, kahle Stelle zu erzeugen, wurde bald entfernt, weil das Versuchsergebniss ein zweifelhaftes war. Die Beleuchtung wurde täglich durch zwei Vormittagsstunden durchgeführt.

Hiebei überzeugte ich mich zu wiederholtenmalen, dass keinerlei merkliche Wärmeentwicklung von der Röhre ausgehe. Die Kleine war während der Sitzungen ganz munter und, wiewohl sonst sehr sensitiv, zeigte sie während der ganzen Zeit nie das geringste Missbehagen oder schmerzliche Empfindung. Während der ersten 10 Tage trat absolut keine Veränderung auf. Wiewohl die Mutter des Kindes und ich täglich nachsahen, konnten wir nie den Abgang auch nur eines Haares bemerken. Am 11. Tage (3. December 1896) zog die Mutter bei ihrer morgendlichen Visitation der Kleinen mehrere Haarbüschel aus dem Haarkleid in der Interscapularregion aus. Auch ich konnte bei meiner Untersuchung dieselbe Beobachtung machen. Es blieben bei leichtem Zuge an den Haaren jedesmal Büschel von 5–10 Haaren zwischen den Fingern, bei welcher Procedur das Kind ab-

[1]) Wiener med. Wochenschr., 1897, Nr. 10. Die von Prof. Dr. *E. Schiff* in letzter wiederholt publicirte Angabe, ich hätte diese Versuche unter seiner Controle gemacht, entspricht nicht den Thatsachen. Dieselben wurden von mir ganz selbstständig in der k. k. graphischen Lehr- und Versuchsanstalt in Wien ausgeführt; Herr Hofrath Director Dr. *J. M. Eder* allein stand mir damals in den rein physikalischen Fragen als Berather zur Seite.

solut keine Schmerzempfindung hatte. Die einzelnen Haare waren dünn, zeigten makroskopisch keine Wurzelanschwellung; bei der mikroskopischen Untersuchung der Haare, die Herr Prosector Dr. *Ad. Zemann* vornahm, ergab sich, dass bei denselben ein Schwund an den Haarwurzeln wahrzunehmen war. Die Haut der beschriebenen Partie war ganz glatt und zeigte weder Röthung, noch sonst eine Veränderung. Der Haarausfall ging am Nacken, trotzdem aus später anzuführenden Gründen die Beleuchtung dieser Gegend nicht fortgesetzt wurde, stetig weiter, ja steigerte sich am 8. December bis zu einer, den untersten Theil des Hinterkopfes einnehmenden Alopecie. Durch sieben Tage hielt diese Erscheinung an. Vom 10. December ab verminderte sich die Zahl der täglich ausfallenden Haare, doch dauerte das Effluvium in geringem Grade noch längere Zeit fort. Am 11. December, also acht Tage nach Beginn des Haarausfalles, entwickelte sich von vorher schon vorhandenen zwei kleinen Excoriationen aus am Nacken eine Dermatitis, welche in einer diffusen Röthung bestand, innerhalb welcher mehrere linsen- bis pfenniggrosse, excoriirte, stark nässende Stellen auftraten. Diese Dermatitis heilte unter einer Ichthyolsalbe binnen weniger Tage ab und nach ihrem Ablaufe waren die noch wenigen übriggebliebenen Haare am Nacken mit verschwunden. Man erblickte dann den Hinterkopf und Nacken, sowie die obere Partie zwischen den Schulterblättern ganz kahl und und eine geringe Röthung im Nacken als Residuum der überstandenen Dermatitis; doch muss bemerkt werden, dass ein grosser Theil der gegenwärtig kahlen Stellen überhaupt nie irgend eine Spur von Dermatitis gezeigt hatte.

Ich muss hier nachtragen, dass am 10. Tage durch ein Versehen meinerseits der Commutator am *Ruhmkorff*'schen Apparate derart geschlossen wurde, dass durch circa 15—20 Minuten keine Kathodenstrahlen auf die Haut des Kindes fielen. Als die Haare am 11. Tage auszufallen begannen, trat mir der Gedanke nahe, dass diese kurze Beleuchtung vielleicht mit „Anodenstrahlen“ [1]) den therapeutischen Effect erzielt haben mochte. Um darüber Gewissheit zu bekommen, brach ich die erste Versuchsreihe ab und exponirte jetzt durch 12 Tage hindurch, den Naevus am rechten Arme, also eine von der ersten Stelle weit entlegene und von den früher benützten Röntgenstrahlen nicht getroffene Gegend, einer verkehrt eingeschalteten Röhre. Dabei wurden Vacuumröhren in Anwendung gebracht, bei denen die Elektroden rechtwinkelig gegen einander eingeschmolzen waren, so dass die Kathodenstrahlen beim Polwechsel senkrecht gegen das Object dirigirt oder auch seitlich vorbei, ohne das Object in bemerkenswerther Weise zu treffen, vorbeigelenkt werden konnten. Es trat aber weder während der Zeit, da nur die Anodenstrahlen einwirkten, noch später irgend ein Erfolg ein, abgesehen vom Ausfalle von 1—2 Härchen, die wohl spontan oder höchstens durch Wirkung der den Anodenstrahlen beigemischten sehr spärlichen Kathodenstrahlen ausgefallen sein mögen.

Nun galt es, noch eine etwaige Wirkung der bei den Funkenentladungen, respective bei den Erregungen der Röntgenröhren auftretenden elektrischen Ströme oder elektrischen Wellen auf die Haut auszuschliessen. Zu diesem Zwecke wurde eine entlegene Stelle, und zwar die unterste Partie des Naevus, den X-Strahlen ausgesetzt, doch zwischen Röhre und Haut ein Schirm von dünnem Pappendeckel geschoben, der mit einer Aluminiumfolie, die für Röntgenstrahlen ausserordentlich durchlässig ist, bespannt war. Die Aluminiumfolie wurde mit dem Hahne der Wasserleitung in leitende Verbindung gesetzt. Der Schirm liess also die X-Strahlen ungehindert durch, gegenüber der Elektricität der Röhre fungirte er jedoch als Entlader, wie zahlreiche, vom Leitungsdrahte in die Wasserleitung überspringende Funken bewiesen. Mit dieser Anordnung ward am 18. December 1896 begonnen. 8 Tage später begannen in der hinter dem Schirme gelegenen Partie die Haare auszugehen. Der Haarausfall blieb bis zum 2. Jänner ein ziemlich spärlicher, täglich 5—6 Haare. Von diesem Tage an gingen die Haare wieder in Büscheln von 5—10 Stück ab. Am 5. Jänner trat leichtes Erythem der beleuchteten Region auf. Das Haarkleid in dieser Gegend erschien bedeutend gelichtet, ja in der Mitte fast ganz geschwunden. Im Ganzen wurde diese Stelle 42 Stunden exponirt.

Die drei Versuchsreihen ergaben, dass die Ursache der besprochenen Erscheinungen auf die Kathoden-, beziehungsweise auf die Röntgenstrahlen zurückzuführen war. Weder die Anodenstrahlen, noch die hochgespannten elektrischen Ströme oder Wellen konnten die Wirkung erzielt haben. Im übrigen hatte ich in der zweiten Serie meiner Versuche oft genug Gelegenheit, von der stark genäherten Vacuumröhre Funken auf den Arm überspringen zu sehen, auch sträubten sich die Haare zur Röhre, was gewiss als ein Zeichen für das Ueberströmen von Elektricität auf die Haut genommen werden konnte, und doch trat kein Haarausfall am Arme ein.

---

[1]) Thatsächlich hat 3 Jahre später *O. Berg* die Existenz von Anodenstrahlen physikalisch nachgewiesen. S. pag. 156.

Ein weiteres Moment, das durch die Versuche hervortrat, ist, dass durch die Kathodenstrahlen das normale dünnere und lange Haupthaar leichter zum Ausfall gebracht wurde, als das starke kurze Haar am Naevus, und auch hier fielen die kleineren und feineren Lanugohärchen zahlreicher und nach kürzerer Beleuchtungsdauer aus als die grösseren.

Als dritte wichtige Thatsache möchte ich die Erfahrung bezeichnen, dass die X-Strahlen erst nach längerer Exposition (11—22 Stunden) ihre Wirkung ausüben, dass diese darnach aber durch längere Zeit (8—12 Tage) anhält; sie wirken also sozusagen cumulirend.

Ob der Haarausfall von der später auftretenden Dermatitis veranlasst wird, etwa analog der bekannten Alopecia symptomatica nach Ekzem und Erysipel, wollte ich vorläufig nicht entscheiden; immerhin schien mir die verhältnissmässig geringe Entzündung und das späte Auftreten derselben (7 Tage nach dem ersten Haarausfall) dagegen zu sprechen.

Das weitere Verhalten der bestrahlten Haut und die Schlüsse, die sich aus dem ganzen Reactionsverlaufe ergaben, publicirte ich in der Wiener med. Wochenschrift, 1897, Nr. 19. Dieser Publication ist zu entnehmen, dass die Nackenregion bis zum 22. Februar keine Veränderung zeigte. An diesem Tage war am Occiput ein ganz feiner Flaum zu erkennen. Diese Haare blieben vorerst aufs Occiput beschränkt, ja sobald sie eine gewisse Grösse erreicht hatten, war deutlich zu unterscheiden, dass der Haarwuchs an den zwei normaliter gegen das Nackengrübchen ziehenden bogenförmigen Linien halt machte. Der Nacken blieb bis zum 14. März ganz kahl. Dann trat auch hier der Nachwuchs auf, doch hatten die Haare ihre ursprüngliche Grösse noch jetzt nicht erreicht. Ueberraschend kamen jedoch die Veränderungen an der Rückenpartie. Am 15. Jänner 1897 war diese Stelle nach circa 42stündiger Exposition zum letztenmale beleuchtet worden. Am 18. Jänner wurde das Erythem intensiver, gleichzeitig fielen sämmtliche Haare an der exponirten Gegend aus. Aber nicht nur hier, sondern am ganzen Rücken trat an diesem und den folgenden Tagen ein so intensives Effluvium auf, dass abgesehen von den zwei ganz enthaarten Stellen, auch der übrige Rücken eine nur sehr spärliche Behaarung zeigte. Am 20. Jänner und den nächsten Tagen veränderte sich die erythematöse Hautpartie derart, dass sich innerhalb derselben die Epidermis hie und da in ganz kleinen dünnwandigen Bläschen abhob, die bald platzten; rasch ging die Epidermis im Bereiche der exponirten Stelle ab und liess das ganz oberflächlich entblösste Corion in folgender Ausdehnung frei: Vom 6. Brustwirbel bis 2 Cm. über die Analfurche und beiderseits 10 Cm. weit von der Dornfortsatzreihe. Die entzündete Partie zeigte eine intensive Röthung und erhöhte Temperatur, sowie eine schwache Infiltration und nässte stark. In den folgenden Tagen verkleinerte sich die Excoriation ein wenig. Am 6. Februar trat innerhalb der hellrothen, ein granulirtes Aussehen darbietenden Excoriation in der Gegend des 9. Brustwirbels eine kindshandgrosse weisslichere Stelle auf, von welcher ebensolche Fortsätze in die Umgebung ausstrahlten; hieher waren die Centralstrahlen des Lichtkegels aufgefallen. Der Grund der ganzen Excoriation erschien vertiefter, am unteren Rande konnte man zwei runde Epithelinseln erkennen. Bemerkenswerth erscheint, dass das Kind trotz der bedeutenden Hautalteration in der betreffenden Gegend keine sonderliche Schmerzempfindung hatte, sondern nur hauptsächlich über Jucken und Zwicken in den Randpartien klagte, woselbst infolge des Reizes der abfliessenden Secrete sich Ekzeme etablirt hatten. Die Temperatur war nicht erhöht. Im Urin kein abnormer Bestandtheil. Es wurden nunmehr statt der bisher angewandten Umschläge mit in Eis gekühltem Liquor Burowii Salbenverbände (Ung. Paraffin., Ung. Borac., schwache Lapissalben etc.) und später auch Bäder angeordnet, doch konnte die Dermatitis durch keines der versuchten Mittel beeinflusst werden. Im übrigen mochte zu dieser Verschlechterung auch die unrichtige Pflege des Kindes beigetragen haben, indem ohne mein Wissen alle möglichen Hausmittel, Petroleum etc. auf die Wunde geschmiert wurden, wodurch dieselbe natürlich noch mehr gereizt wurde.

Ende Februar begann sich auch das Allgemeinbefinden des Kindes zu verschlimmern; es wurde unlustig, blass, lag den ganzen Tag im Bette, hatte geringes Nahrungsbedürfniss und schlief schlecht. Jetzt wurden auch die Schmerzen an der von Epidermis entblössten Hautgegend heftiger. Auffällig erschienen während einiger Tage plötzliche Schmerzanfälle, die besonders des Nachts auftraten und das Kind aus dem Schlafe weckten. Dieselben dauerten bis zu 15 Minuten und waren in den Seitentheilen des Thorax und Abdomens localisirt; die Kleine gab an, dass dieselben schief gegen die Blase hinzögen. Druckempfindlichkeit bestand nirgends. Diese Anfälle, die so heftig waren, dass das Kind darnach ganz mit Schweiss bedeckt war, hörten immer plötzlich auf und meist hatte das Kind jetzt heftigen Harndrang. Die Untersuchung des Harnes ergab saure Reaction, etwas Eiweissgehalt und Urate im Sedimente, sonst aber keine abnormen Beimischungen, weder Blut, noch Nierenbeckenepithelien, noch Eiterzellen oder sonstige geformte Bestandtheile. Am 7. März konnte man bemerken, dass die erwähnte weissliche Stelle deutlicher von der Umgebung sich abhob; aber auch die übrige Excoriation hatte das frische Aussehen verloren und eine blassröthlich-gelbliche Farbe angenommen. Der Grund derselben war erheblich vertieft und an den teigig infiltrirten Rändern konnte man einen zarten rothen Halo bemerken. Dieser Gewebszerfall ging rasch weiter; am 9. März war die ganze entzündete Hautstelle in einen Substanzverlust umgewandelt, dessen unebener Grund mit schwarzbraunen, missfärbigen, stinkenden Gewebstrümmern bedeckt war. Das Kind hatte hohes Fieber, lag ganz darnieder, sprach nichts, verlangte keine Nahrung; im Harn war reichlich Albumen nachzuweisen. Unter Sublimatgaze und Bädern erholte sich die kleine Patientin einigermassen und wurde behufs geregelter Pflege, die sie zu Hause nicht finden konnte, auf die hiesige dermatologische Klinik aufgenommen. Hier erholte sich das Kind sichtlich binnen weniger Tage, auch begannen sich die Schorfe abzustossen und die Ränder sich zu nähern, leider entzogen aber die Eltern das Kind am 29. März der Spitalspflege und einer continuirlichen Behandlung.

Im weiteren Verlaufe begann sich die Wunde langsam zu verkleinern und zu granuliren. Es bildete sich eine hypertrophische Narbe aus, welche im Mai 1901 bis auf eine Guldenstück grosse Stelle geschlossen war, und auch diese Excoriation verkleinerte sich bis nahe zur völligen Ueberhäutung. Leider platzte die überhäutete Stelle infolge Narbenzuges und machte eine weitere chirurgische Behandlung nothwendig.

Aus dem beschriebenen Reactionsverlaufe zog ich folgende Schlüsse: Erstens mahnt das unerwartete Auftreten der Nekrose zur Vorsicht bei Experimenten mit X-Strahlen und zu mässiger Anwendung derselben, besonders wenn auch grössere Empfindlichkeit der Hautdecke eines Individuums oder eine Idiosynkrasie gegen X-Strahlen mitspielen sollten. Zu lange fortgesetzte Bestrahlung kann lästige, ja, wie wir sahen, bedrohliche Erscheinungen veranlassen; hiebei scheint mir nicht nur die absolute Beleuchtungsdauer massgebend zu sein, sondern auch die relative Expositionszeit, d. h. die Dauer der jedesmaligen Sitzungen Einfluss zu besitzen. Andererseits sehen wir, dass kürzere Beleuchtungsdauer (20 Stunden und weniger) genügt, um den therapeutischen Effect der Epilation zu erzielen, ohne der Haut oder dem Organismus wesentlichen Schaden zuzufügen. Allerdings hat man während des Beleuchtens wenige oder gar keine Anhaltspunkte für die Zeit, wann man genug oder schon zuviel exponirt hat, denn wegen der eminent cumulativen Wirkung der X-Strahlen zeigen sich die ersten Reactionserscheinungen sehr spät, und man könnte der Haut, wollte man bis zum Auftreten der ersteren mit der Belichtung nicht aussetzen, leicht grosse Schäden zufügen, welche sich erst spät (wie in unserem Falle fast nach zwei Monaten!) zeigen. Ich habe den Haarausfall bei anderen Individuen, die zu anderen Versuchszwecken beleuchtet wurden, auch schon nach viel kürzerer Beleuchtungszeit eintreten gesehen. Dass neben der Dauer der Bestrahlung auch die Lichtintensität und die Grösse der Entfernung der Vacuumröhre von der getroffenen Hautstelle wesentliche Momente bilden, ist selbstverständlich. Da sich, wie die erste Versuchsreihe gezeigt hat, unangenehme Begleiterscheinungen bei dieser Epilation vermeiden lassen, anderseits der Effect über $2^1/_2$ Monate (81 Tage) anhielt, kann man die Röntgenbeleuchtung unter genannten Cautelen zu versuchsweisen Epilationsbehandlungen wohl empfehlen; denn, abgesehen von der durch längere Zeit anhaltenden Wirkung, der Schmerzlosigkeit des Eingriffes und der Kürze der Behandlung gegenüber anderen Behandlungsmethoden der Hypertrichosis glaube ich, dass man den Erfolg zu einem dauernden gestalten könnte, wenn man von der Erklärung *Kaposi's* ausgehend, die paretischen Papillargefässe in dem Zustande der Erschlaffung zu erhalten trachten würde. Dies dürfte durch von Zeit zu Zeit wiederholte kurze Beleuchtungssitzungen erzielt werden. Da nun ein durch längere Zeit hindurch paretischer Nerv sich oft überhaupt nicht mehr erholt, so wird vielleicht durch genannte Massnahmen eine derartige Beeinflussung der Vasomotoren der Papillargefässe erzielt werden, dass letztere ihre Function, für die Ernährung der Haarpapille zu sorgen, für immer verlieren; damit wären auch die Existenzbedingungen der Haare abgeschnitten. Die epilatorische Eigenschaft der X-Strahlen könnte noch bei anderen Dermatosen Verwendung finden, so bei Sykosis. Nach erfolgter Entfernung der Barthaare vermittels der X-Strahlen dürfte, da das die Entzündung der Haut unterhaltende Agens beseitigt erscheint, die Heilung früher erfolgen; andererseits erleidet der Pat. an seinem Barte keine Einbusse, da ja die Haare wieder nachwachsen. Aehnliches könnte man vielleicht auch bei Favus erwarten. Natürlich müssen weitere Versuche den praktischen Erweis für diese Suppositionen erbringen.

Die aus dieser Arbeit sich ergebenden Anhaltspunkte für die Wirkungsweise und eine rationelle therapeutische Anwendung der Röntgenbestrahlung waren mir trotz der von autoritativer Seite *(Kaposi)* ausgesprochenen Warnungen doch massgebend, diese Untersuchungen nicht fallen zu lassen, sondern auf dem einmal betretenen Wege fortzuschreiten. Da eine Wirksamkeit der Röntgenbestrahlung auf die Haut hiedurch experimentell erwiesen war, lag es nahe, dieselbe zur Behandlung von Dermatosen und namentlich Processen, welche in der Tiefe der Haut ihren Sitz haben, heranzuziehen.

Es war verlockend, ein Agens, welches so ausserordentlich prägnante Wirkungen auf der Hautdecke ausübte, und welches nach bald darnach erschienenen Berichten auch auf die Impftuberculose der Thiere einen günstigen Einfluss hatte, auch als therapeutischen Factor bei der localen Hauttuberculose (Lupus vulgaris) zur versuchsweisen Anwendung zu bringen.

In der That zeigte sich die Röntgenbestrahlung bei derartigen Affectionen als ein Mittel, mit welchem sehr schöne Resultate sowohl in Bezug auf radicale Ausheilung, als auch auf den kosmetischen Endeffect erzielt werden konnten. Die erste diesbezügliche Mittheilung machte *Kümmel* auf dem Congress der deutschen chirurgischen Gesellschaft zu Ostern 1897. Zur selben Zeit und unabhängig von *Kümmel* hatte ich mit *E. Schiff* (welch letzterem ich die alleinige Publication dieser Versuche überliess [1]), gleichfalls zwei Fälle von Lupus vulgaris mittels Röntgenbestrahlung behandelt und geheilt.

Es mehrten sich die Indicationen und in rascher Aufeinanderfolge erschienen Publicationen, welche von günstigen Wirkungen der Röntgenbestrahlung bei den verschiedensten Hautaffectionen zu berichten wussten.

So wendete *Hahn* [2]) dieselbe zuerst bei chronischem Ekzem, *Schiff* [3]) bei Lupus erythematodes, Verfasser [4]) bei Sycosis und Favus, *Ehrmann* [5]) bei Dermatitis papillaris, *Ziemssen* [6]) bei Psoriasis, *Sorel* [7]) bei Elephantiasis, *Pokitonoff* [8]) bei Acne vulgaris, *Jutassy* [9]) bei Naevus flammeus, *Kienböck* und *Holzknecht* [10]) bei Alopecia areata, *Scholtz* [11]) bei Lepra und Mycosis fungoides, *Sjögren* und *Stenbeck* [12]) bei Epitheliom an.

Von allen diesen Indicationen sind bisher zunächst diejenigen Affectionen allgemein anerkannt, bei denen die temporäre oder dauernde Entfernung von Haaren eine wesentliche Heilungsbedingung darstellt (Hypertrichosis, Sykosis, Favus); auch die Behandlung des Lupus vulgaris

[1]) Archiv f. Dermatologie und Syphilis, Bd. XLII, 1. Heft.
[2]) Fortschr. auf d. Gebiete der Röntgenstr., Bd. II, Heft 1.
[3]) Ibid., Bd. II, Heft 4.
[4]) Wiener dermatol. Gesellschaft, 10. Mai 1899.
[5]) Wr. med. Wochenschr., 1901, Nr. 30, 31.
[6]) Aerztl. Verein München, 8. Juni 1898, u. Congr. f. innere Medicin, Wiesbaden 1898.
[7]) La Normandie médicale, Februar 1898.
[8]) XII. Intern. med. Congr., Moskau 1897, Dermatol. Section.
[9]) Fortschr. auf d. Gebiete d. Röntgenstr., Bd. II, Heft 6.
[10]) K. k. Gesellsch. d. Aerzte, 2. Nov. 1900, und Wr. klin. Rundschau, 1901, Nr. 41.
[11]) Arch. f. Dermatologie und Syphilis. Bd. LIX, Heft 3.
[12]) XIII. intern. med. Congr., Paris 1900.

und des Epithelioms mittels X-Strahlen wird von den meisten Autoren gelobt; über den Werth der Röntgentherapie als Specificum bei den anderen Affectionen sind bei der Kürze der Erfahrungen die Urtheile noch ziemlich widersprechend.

Vielfach wurde und wird noch immer die Ansicht geäussert, dass ein richtiger therapeutischer Effect der Röntgenbestrahlung ohne sichtbare intensive Reactionserscheinungen nicht erreichbar ist. Ja viele Radiotherapeuten bemühen sich geradezu, recht heftige Entzündungserscheinungen hervorzurufen, weil man nach ihrer Ansicht nur so in der Behandlung vorwärts kommt.

Unter solchen Umständen ist es begreiflich, dass vorsichtige Therapeuten (z. B. *Riehl*), welche Patienten im floridesten Reactionsstadium zu Gesichte bekamen, von dieser Behandlungsmethode nicht sehr erbaut waren.

Dass diese Behandlung jedoch unter gewissen Umständen vollkommen glatt ohne jede unangenehme Nebenerscheinung vorgenommen werden könne und dennoch befriedigende Resultate biete, bewies schon eine Literaturzusammenstellung, welche ich auf dem XII. internationalen Congresse in Moskau vorwies:

Beobachter und Ort der Publication	Röhrenabstand	Expositionsdauer	Expositionsgebiet	Physiologischer Effect	Anmerkung
Schrwald, Deutsche med. Wochenschr., 1896, Nr. 42	14 Cm.	Einmal 45 Minuten	Abdomen eines $13^1/_2$jährigen Knabens	Nach 14 Tagen leichte Dermatitis und Pigmentbildung, Ausfall der Lanugohärchen, kleine Talg- und Schweisssecretion	
Marcuse, Deutsche med. Wochenschr., 1896, Nr. 30	25 Cm.	Durch 4 Wochen 1–2 mal täglich je 5—10 Minuten	Gesicht und Kopfhaut	An einer Stelle Dermatitis, an einer anderen Alopecie, die kahle Stelle nicht entzündet	Nach 3 Monaten Haarnachwuchs
Conrad, Codex Medic., August 1896	—	Ein Photograph arbeitete oft und lange mit X-Strahlen		Der Schnurrbart fiel aus, seine Farbe war geändert	
Macintyre, Nature 1896, Nr. 1412, Vol. 55, 19. November	Arbeitete monatelang mit X-Strahlen		Hand	Ausfall der Haare	
E. E. King, Canadian Practitioner, Novemb. 1896	Arbeitete $2^1/_2$ Monate täglich 2—6 Stunden mit X-Strahlen		—	Nach 5 Wochen Ausfall der Haare (Augenbrauen, Bart, Hand) und Nägel	
Kolle, Brooklyn Med. Journ., 1896, X, 12		Einmal 40 Minuten	Kopf	Nach 16 Tagen Alopecie, keine Dermatitis	Später Haarnachwuchs
J. Daniel, Medic. Record, 1896, Vol. 49, 17	$1^1/_3$ inches	Einmal 1 Stunde	Kopf	Nach 21 Tagen Alopecie, keine Dermatitis.	

Beobachter und Ort der Publication	Röhrenabstand	Expositionsdauer	Expositionsgebiet	Physiologischer Effect	Anmerkung
University of Minnesota, Medic. Record. 1896, Vol. 50, Nr. 25	—	Längere Zeit	Ohr und Kopfhaut	Haut wie erfroren, Haare waren ausgefallen, keine subjectiven Symptome	
W. B. Banister, Medic. Record, 1897, Vol. 52, Nr. 4	—	Zahlreiche Expositionen	Abdomen, Brust u. Hals	Schwere Dermatitis, Bart wurde grau, fiel stellenweise aus	
Broca, Séances d. Soc. fr. d. Phys., 18. Dec. 1896	—	—		Lange nach Einwirkung der Strahlen Abfallen der Haut und Haare	
Paul Richer und *Albert Londe*	Durch 2—3 Monate tägl. durch mehrere Stunden mit X-Strahlen gearbeitet		Hand	Dermatitis, Ausfall der Härchen, Alteration der Nägel	
Forster, Deutsche med. Wochenschr., 1897, Nr. 5	10 Cm.	Zweimal je 25 Minuten	Kopf eines 30jährigen Mannes	Nach 6 Tagen Alopecie, Pigmentation der Haarwurzeln, gestörte Temperaturempfindung, keine Dermatitis	
Derselbe	8—10 Cm.	Einmal 15 Minuten. Nach 7 Tagen wieder 30 Min.	Kopf eines 40jährigen Mannes	Nach 3 Tagen Alopecie, keine Dermatitis	
J. Mies, Deutsche med. Wochenschr., 1897, Nr. 26	1 Cm.	Durch 16 Tage täglich 2 mal 10 Minuten	Wange eines 23jährigen Mädchens	Am 16 Tage Dermatitis und Alopecie. An der kahlen Stelle keine Dermatitis. Gestörte Sensibilität	
J. Jutassy, Orvosi Hetilap, 1897, XLI, 24—25	ca. 10—40 Cm.	Sieben 2stündige Sitzungen	Gesicht, Hals, Brust eines Mädchens	An den der Röhre nahen Stellen Dermatitis, an den von der Röhre sehr entfernten Alopecie ohne Dermatitis	Länger als 3 Monate kein Haarwuchs
Foveau de Courmelles, Soc. de Biolog., 17. Juli, 1897	—	—	—	Alopecie ohne Entzündung	
Freund, Wr. medic. Wochenschr., 1897, Nr. 10	15 Cm.	12 Tage durch je 2 Stunden	Hinterkopf eines 5jähr. Mädchens	Alopecie, am Nacken leichte Dermatitis, am Hinterkopfe keine Dermatitis	Nach 81 Tagen Nachwachsen der Haare
Derselbe	15 Cm.	42 Stunden	Rücken desselben Indiv.	Alopecie, schwere Dermatitis	

Aus dieser Tabelle war schon ersichtlich, dass sich eine Enthaarung mittels der Röntgenbestrahlung ganz glatt ohne lästige unerwünschte Nebenerscheinungen von Seite der bestrahlten Haut bewerkstelligen lässt.

Es war blos nöthig, die Erfahrungen meines ersten Versuches zu berücksichtigen, um von einer zu intensiven Bestrahlung, der Ursache der Röntgendermatitis, abgehalten zu werden.

In einer weiteren Mittheilung [1]) gab ich mit *Schiff* nun an, auf welche Weise wir in einer Reihe von Fällen diese nun abgeschwächte, „wohldosirte" Bestrahlung angewendet und so befriedigende Resultate erzielt hatten.

„Diese Dosirung des Mittels beruht:

1. In einer Verstärkung oder Abschwächung der X-Strahlen.
2. In der mehr oder minder intensiven Application derselben.

Ersteres wird beeinflusst:

a) von der Beschaffenheit des Apparates (Inductorium, Unterbrecher, Vacuumröhre).
b) von der elektromotorischen Kraft und der Stromstärke des zur Erzeugung der X-Strahlen benutzten elektrischen Stromes.

Beim zweiten Punkte sind von Wichtigkeit:

a) Die Entfernung der Strahlenquelle vom exponirten Objecte.
b) Die Dauer der einzelnen Expositionen.

Um uns von vornherein zu vergewissern, ob die exponirte Haut auf Röntgenstrahlen nicht unerwartet schnell und heftig reagirt, wie dies nach den Mittheilungen einiger Autoren vorkommen soll, exponiren wir nach dem Vorschlage *Freund's* jeden Patienten zu Beginn der Behandlung in einer oder zwei Sitzungen von je 15 Minuten Dauer und 20 Cm. Abstand mit mittelstarken X-Strahlen. (Dies ist nämlich das geringste Mass von Bestrahlung, welches, Literaturberichten zufolge, noch Dermatitis zu erzeugen vermochte.) Wir beobachten hierauf den Patienten durch 3 Wochen. Sollte sich während dieser Zeit irgend welche Reaction von Seite der Haut zeigen, so müsste eine Modification in der Dosirung eintreten; dieser Zwischenfall ist uns aber bis jetzt nicht vorgekommen. Sodann werden jene Patienten, welche zur Behandlung von Hypertrichosis bestrahlt werden, angewiesen, während der Behandlungsperiode das meist geübte Auszupfen der Haare zu unterlassen, damit wir durch das auftretende Effluvium die Grenze erhalten, inwieweit wir mit der Exposition gehen dürfen. Die auf solche Art gewonnenen Resultate sind die genauesten, die wir gegenwärtig erzielen konnten; wir dürfen uns aber nicht verhehlen, dass dieselben noch lange nicht den idealen Grad von Vollkommenheit besitzen, welcher allein den Anforderungen der exacten Wissenschaft entspricht. Abgesehen von der Stärke des primären Stromes, der Art der Unterbrechung, d. h. dem Verlaufe des primären Stromes und dem Grade der Verdünnung des Gasinhaltes der Vacuumröhre, ist nämlich die Intensität und Qualität der ausgesendeten Strahlen noch von verschiedenen, bis jetzt nicht genügend erkannten Vorgängen im Innern der Entladungsröhre abhängig. Man ist daher auch nicht imstande, die Intensität der Strahlen in absoluten Massen anzugeben. Man muss sich daher mit dem Fluorescenzschirm helfen, so gut es eben geht, und die relative Intensität der Strahlen in dem Einzelfalle approximativ so bestimmen, dass man die Entfernung des Schirmes von der Röhre notirt, bei welcher man noch eben im Röntgenbilde Knochen und Weichtheile differenziren kann. Je grösser diese Entfernung, desto intensiver die X-Strahlen."

Bei den zur Behandlung gelangten zwei Lupuskranken hatte der Reactionsverlauf im allgemeinen folgenden Charakter [2]): „Es wurden nach und nach nicht nur die sichtbaren Lupusknötchen intensiv dunkelroth und turgescent, sondern es manifestirten sich auch bald an Stellen, die früher normal erschienen waren, einzelne dunkle Flecke, die dann die Charaktere von Lupusknötchen annahmen. Später fielen die Knötchen aus, um stecknadelkopfgrossen, scharfbegrenzten, wie mit dem Locheisen ausgeschlagenen Substanzverlusten Platz zu machen." Das Endresultat war folgendes:

---

[1]) Wiener medic. Wochenschr., 1898, Nr. 22–24.

[2]) Derselbe wurde schon in der früher erwähnten, von *Schiff* besorgten Publication angedeutet.

13*

„An Stelle der Knötchen befinden sich zum grossen Theile kleine, noch intensiv rothe, unter das Hautniveau deprimirte Narben, während die dazwischen liegende Haut glatt und weiss erscheint."

Bei den behufs Epilation exponirten Individuen konnten wir durch vorsichtige Dosirung des Mittels den besten therapeutischen Effect in 17—30 kurzen Sitzungen erzielen, ohne die Patienten durch irgend welche unangenehme Begleiterscheinungen des Reactionsprocesses zu belästigen. Bis auf ein gelegentlich auftretendes minimales Erythem war der ganze Verlauf der Behandlung vollkommen reactionslos, und wenn die ausfallenden Haare die Patienten nicht von dem Erfolge der Behandlung überzeugt hätten, wären diese bei dem Mangel eines fühlbaren Eingriffes oder einer merklichen Reaction der Wahrscheinlichkeit, von ihrer Entstellung befreit zu werden, sehr skeptisch gegenübergestanden. Bei mehreren Patienten kamen einzelne benachbarte Hautstellen (z. B. Nacken und Rücken) nach einander zur Exposition. Natürlich wurde an der zuletzt exponirten Stelle der therapeutische Effect in bedeutend kürzerer Zeit erreicht, da ja dieselbe schon bei der Bestrahlung der ersten Partie von einem Theile der Strahlen getroffen worden war.

Bei mehreren Fällen machten wir die Beobachtung, dass sich die Haut 1 bis 2 Tage vor Beginn des Effluviums bräunlich verfärbte. Die Pigmentanhäufung nahm bis zum Beginne des Haarausfalles zu, um dann rapid innerhalb 3—4 Tagen zu verschwinden. Merkwürdiger ist die Beobachtung, die wir bei einigen brünetten Patientinnen machten und die darin besteht, dass die Haare kurz vor dem Ausfallen schneeweiss wurden; bei einem Falle wiederholte sich dieses Spiel sogar auch dann, als wir die nachgewachsenen schwarzen Härchen ein zweites- und ein drittesmal bestrahlten. Ein drittes bemerkenswerthes Moment besteht darin, dass die vor der Behandlung durch Folliculitiden und Narben (die oft eine Folge der vorausgegangenen galvanolytischen Behandlung waren) rauhe und unebene Haut der Patientinnen sich nach der Behandlung glatt präsentirte.

Die cumulative Wirkung der X-Strahlen, auf welche *Freund*, später *Forster* u. A. aufmerksam gemacht haben, war in allen unseren Fällen deutlich zu constatiren.

Auf Grund seiner ersten Versuche nahm *Freund* an, dass die physiologischen Effecte nicht durch gewöhnliche elektrische Entladungen, sondern durch eine Strahlung veranlasst werden, welche wahrscheinlich mit den X-Strahlen identisch ist. Diese Versuche wurden von mehreren Experimentatoren wiederholt und die Annahme *Freund's* zum Theile bestätigt. Wir können heute bezüglich dieses Punktes über einige Beobachtungen berichten, welche gleichfalls für eine Strahlung und gegen gewöhnliche elektrische Entladungen mit X-Strahlen sprechen. Zunächst der Umstand, dass die enthaarte Hautfläche in unseren Fällen immer den Theil einer Kreisfläche darstellte, dass somit die Begrenzungslinie deutlich im Kreisbogen zog. Die epilirte Kreisfläche erschien um so kleiner, je näher der Tubus der Haut gegenüber postirt war, und um so grösser, je weiter der Abstand war, ein Zeichen, dass die wirksamen Strahlen in Kegelform vom Innern der Röhre ihren Ausgang nahmen, wo bekanntlich auch die X-Strahlen ihren Ausgangspunkt haben. Hieher gehören noch zwei andere Erscheinungen. Zum Schutze der Kopfhaare und Augenbrauen hängten wir immer eine Bleiplatte vor das Gesicht, welche nur die zu exponirende Partie der Gesichtshaut frei liess. Wären die elektrischen Entladungen das wirksame Agens, dann wäre es im hohen Grade auffallend, dass diese Bleiplatte thatsächlich einen wirksamen Schutz gegenüber den Strahlen abgab, denn hinter derselben konnten wir nie den geringsten physiologischen Effect constatiren, wiewohl zahlreiche Funken von ihr auf die Patienten geradehin absprangen. Es wäre überdies nicht gut erklärlich, warum der elektrische Funke zunächst in der Tiefe der Haut seine Wirkung entfalten und erst viel später Erscheinungen an der Hautoberfläche zustande bringen sollte, da ja in den meisten Fällen zunächst das Effluvium und erst viel später etwaiges sehr geringes Erythem auftritt. Schliesslich wäre, falls es sich wirklich um gewöhnliche elektrische Entladungen handelt, zu erwarten, dass hoch evacuirte Röhren, welche zum Inbetriebsetzen intensiverer elektrischer Ströme bedürfen und bei denen elektrische Entladungen von der Röhre oder den Leitungsdrähten auf gute Leiter, die sich etwa in der Nähe befinden, eine häufig beobachtete Erscheinung sind, bedeutendere physiologische Effecte zustande bringen, als neue, noch niedrig evacuirte Röhren, zu deren Betrieb schwächere Ströme nöthig sind. Wir konnten aber gerade das Gegentheil feststellen. Erstere zeichneten sich zwar zu unserem Leidwesen durch wiederholte starke Entladungen aus, producirten aber nur wenig wirksame X-Strahlen und brachten schlechte therapeutische Effecte zuwege, während wir mit gut arbeitenden frischen Röhren prompte Resultate erzielten."

Einen wichtigen Fortschritt in der Entwicklung der Röntgenbehandlung stellen die Arbeiten *Kienböck's*[1]), *Strätter's*[2]) und *Scholtz'*[3]) dar, welche die Bedeutung des Röhrenvacuums für die Röntgentherapie nochmals eindringlich hervorhoben und den Beweis erbrachten, dass „weiche" Röhren wirksamer sind als „harte" Dieses Moment hatte ich schon im Jahre 1897 auf dem internationalen medicinischen Congresse in Moskau angedeutet, dann mit *Schiff* in der soeben citirten Arbeit stark betont. Allerdings hatten mich die Umstände, welche zu meinen Untersuchungen über die physiologischen Wirkungen der Funkenentladungen die Veranlassung gaben, und die Ergebnisse derselben, welche eine ganz ähnliche Wirkung der letzteren feststellten, bewogen, anzunehmen, dass die X-Strahlen selbst keine Wirkung haben. Die durch zahlreiche Experimente belegten Arbeiten von *Kienböck*, *Strätter* und *Scholtz* erbrachten jedoch den Beweis, dass mein Analogieschluss zu weitgehend war und meine ursprüngliche Ansicht zu Recht besteht.

Die Beachtung der Thatsache, dass verschieden hoch evacuirte Röhren verschiedene Wirkungsweisen haben, ist für eine rationelle Röntgentherapie von grosser Bedeutung, ist man ja durch die Erkenntniss eines weiteren, die Entstehung von Dermatitiden begünstigenden Factors mit noch grösserer Sicherheit in der Lage, diese unerwünschten Nebenwirkungen der Bestrahlung thunlichst zu vermeiden.

Während man anfangs blos strebte, das Anwendungsgebiet der Methode zu erweitern und diese selbst zu vervollkommnen, die theoretische Untersuchung der Wirkungsweise der Röntgenbestrahlung aber nur nebensächlich behandelte, haben die beiden letzten Jahre sehr beachtenswerthe Arbeiten auch aus diesem vernachlässigten Gebiete gebracht. Diese behandeln nicht nur die Frage, welches das wirksame Agens in der Radiotherapie ist, und brachten sie einer Lösung näher, sondern wir verzeichnen auch Publicationen, welche über histologische Untersuchungen röntgenisirter gesunder und kranker Haut, über Versuche an Bakterien, Protozoen, Rhizopoden u. a. niederen Organismen berichten und ein Verständniss der biologischen Wirkung der Röntgenbestrahlung anbahnen. Ich verweise in dieser Richtung auf die wichtigen Arbeiten von *Gassmann*[4]), *Grouven, Ehrmann*[5]), *Scholtz*[6]), *Joseph* und *Prowazek*[7]) u. a.

§ 30. Methode der Behandlung mit X-Strahlen.

Die Umstände, von welchen die Art des Bestrahlungseffectes abhängt und die man bei der Röntgenbehandlung beachten muss, sind folgende:

1. die Stromstärke des primären Stromes,
2. die Leistungsfähigkeit des Inductoriums,
3. die Intensität der Strahlen und der Vacuumzustand der Röhre,
4. die Dauer und die Häufigkeit der Bestrahlungen,

[1]) Wiener klin. Wochenschr., 1900, Nr. 50.
[2]) Deutsche med. Wochenschr., 1900.
[3]) Archiv f. Dermat. u. Syph., Bd. LIX, H. 3.
[4]) Fortschr. auf d. Gebiete d. Röntgenstr., Bd. II, Heft 4.
[5]) Wiener med. Wochenschr., 1901, Nr. 30, 31.
[6]) Arch. f. Dermat. u. Syph., Bd. LIX, Heft 3, pag. 421.
[7]) Zeitschr. f. allg. Physiologie, Bd. I, Heft 2, 1902.

5. der Abstand der Vacuumröhre von der exponirten Stelle,
6. die individuelle Reactionsweise des bestrahlten Gewebes.

Zu hohe Intensitäten des primären Stromes müssen vor allem vermieden werden, mag dies mit Rücksicht auf den Umstand geschehen, dass Röntgenstrahlen eine transformirte elektrische Energie darstellen, und eine höhere Energie auch intensivere Röntgenstrahlen produciren muss, oder wenn man die Wirkung der von den Vacuumröhren abgehenden elektrischen Entladungen im Auge hat, mit Rücksicht auf die früher (pag. 109) erwähnte Erfahrung, dass intensivere Ströme kräftigere elektrische Entladungen und solche auch intensivere Effecte produciren.

Der Anfänger arbeite nie mit intensiveren Strömen als solchen von 1½—3 Ampère, aber auch Geübtere werden sich in Fällen, wo hohe Stromstärken (bis zu 6 Ampères) unvermeidlich sind, der grössten Vorsicht befleissigen.

In einem gewissen Connex mit dieser Bedingung steht das zweite Postulat. Man wähle zur Behandlung solche Ströme, welche am Funkeninductorium nur geringe Funkenlängen geben. Steht nur ein grösserer Apparat zur Verfügung, dann nütze man nicht seine volle Leistungsfähigkeit aus, sondern setze ihn durch Einschaltung von Widerständen nur mit derartigen Strömen in Betrieb, dass die maximale Funkenlänge 15 Cm. beträgt. Man kommt zur Radiotherapie mit Funkeninductoren von 30 Cm. vorzüglich aus.

Wie oben angedeutet wurde, hat sich herausgestellt, dass weiche Röhren physiologisch wirksamer sind, als harte Röhren. Dies gilt jedoch nur für den Fall, als sonst gleiche Verhältnisse vorliegen. Wird jedoch eine harte Röhre mit einem intensiveren Strom in Betrieb gesetzt, dann kann sie, mehr X-Strahlen als früher producirend, ganz ähnliche Wirkungen zustande bringen wie eine von schwachen Strömen beschickte weiche Röhre.

Zu dieser Erkenntniss brachte mich folgender Vorfall: Eine ältere, sehr nervöse Frau war wegen Hypertrichosis ungefähr ein Jahr lang intermittirend mit Röntgenbestrahlung (harten Röhren und *Kohl*'sches Inductorium von 30 Cm. Schlagweite) behandelt worden, ohne dass sich neben dem stets nach 21—30 Sitzungen eintretenden Effluvium irgendwo die Spur einer Dermatitis gezeigt hätte. Die Behandlung dauerte der Patientin zu lange und sie ersuchte um eine Beschleunigung derselben. Es wurde nunmehr die Bestrahlung mit einer vorherigen Application unipolarer Polentladungen des Inductoriums combinirt. Nach 11 Sitzungen von 15—20 Minuten Dauer trat jetzt eine ziemlich intensive Dermatitis (jedoch ohne Ulceration) auf, welche bis zur vollständigen Abheilung mehrere Wochen in Anspruch nahm. Nach mehreren Monaten wurde die Behandlung der noch behaarten Hautstellen wieder aufgenommen. 2—3 kurze Nachbehandlungen von je 10—12 eine Viertelstunde dauernden Sitzungen mit harten Röhren erzielten wieder stets glattes Effluvium ohne jede Nebenerscheinung. Die Patientin wurde nunmehr wieder dringend, forderte ungestüm eine stärkere Entzündung, denn sie hatte die Beobachtung gemacht, dass die Haut an den entzündet gewesenen Stellen definitiv haarlos blieb. Indessen hatte ich jetzt nur mehr einen Apparat zur Verfügung, der mir wegen der grösseren Intensität der Secundärströme, die er producirte, noch mehr Vorsicht zu erheischen schien. Ich bestrahlte daher mit meiner härtesten, aber jetzt doch stark fluorescirenden Röhre nur 8mal je 7—10 Minuten lang und liess mich durch das Drängen der Frau noch zu einer 9. Sitzung verleiten. Die Folge davon war eine sehr heftige Dermatitis, welche an einer kronengrossen Stelle eine Ulceration herbeiführte.

Aus dieser Behandlungsgeschichte [1]) ist ersichtlich, dass eine harte Röhre, welche im Betriebe mit einem schwächeren Strome ganz brauch-

[1]) Für die Wirkung harter Röhren spricht auch folgende Beobachtung: *Bernard* und *Ruotte* (cit. bei *Foreau de Courmelles*, L'Année électrique, Revue de 1901, pag. 350) bestrahlten einen jungen Mann in der Höhe der ersten linken Rippe durch 35 Minuten

bare Wirkungen hervorruft, ganz andere Effecte bewirkt, wenn sie von einem stärkeren Inductorium (intensiveren Strömen) erregt wird.

Abgesehen von dieser Eventualität wird aber der mit einem einzigen Apparate arbeitende Radiotherapeut weiche Röhren stets als wirksamer anzusehen haben gegenüber den harten.

Die auf pag. 173 u. 174 näher beschriebenen Vacuumröhren von *Gundelach* und *F. Dessauer*, sowie jene von *Hirschmann* gestatten den Vacuumzustand der Röhren nach Bedarf zu reguliren.

Nach *Béclère*[1]) ist man durch Verwendung von 3 Apparaten imstande, nach Wunsch mehr oder minder in die Tiefe wirkende Strahlen zu erzeugen, weiters den Grad der Penetrationsfähigkeit derselben festzustellen. Diese Instrumente sind: 1. die „Ampoule à osmo-régulateur" von *Villard*, welche einerseits die Gebrauchsfähigkeit einer Vacuumröhre bis ins Unendliche steigert, andererseits gestattet, die Penetrationsfähigkeit der Strahlen nach Wunsch zu regeln; 2. der Spintemeter von *Béclère;* dieser Apparat gestattet einen indirecten Schluss auf die Penetrationskraft der Strahlen, indem er die Phänomene in der Funkenstrecke des Inductoriums berücksichtigt, wo sich entsprechend dem verschiedenen Widerstande, den harte und weiche Röhren dem Durchgange der Secundärströme darbieten, verschiedene Erscheinungen (Funken) zeigen (s. pag. 172). Bei harten Röhren ist der „äquivalente" Funke lang, bei weichen hingegen kurz. Der Apparat ist nichts anderes als eine graduirte Funkenstrecke, wie solche von vielen deutschen Fabriken ihren Apparaten seit Jahren beigegeben werden; sein Werth scheint mir ein nur relativer zu sein; 3. der Radiochromometer von *Benoist;* dieser gibt die Stärke der verschiedenen X-Strahlen an. Das Instrument besteht aus einer dünnen Silberscheibe, welche von einem breiten Aluminiumrand umgeben ist, welch letzterer in 12 Felder getheilt ist. Diese Felder sind von wachsender Dicke. Die Ablesung erfolgt in der Weise, dass man die Schatten der Silberscheibe und der verschieden dicken Felder auf dem Fluorescenzschirme vergleicht und die Nummer jenes Feldes notirt, dessen Schatten die gleiche Intensität wie die der Silberscheibe hat. Nach meinem Dafürhalten ist auch dieses Instrument nicht auf einwandfreier physikalischer Grundlage construirt, denn das Penetrationsvermögen der X-Strahlen hängt nicht nur von der Dicke, sondern auch von der Dichte der betreffenden Schichte ab.

Aus den Ergebnissen des ersten und dritten Versuches meiner oben recapitulirten Arbeit ergab sich ohne weiteres, dass die Qualität des Bestrahlungseffectes in hohem Grade von der Dauer der Bestrahlung abhängt.

Während man mit einer kürzeren Bestrahlung einen brauchbaren therapeutischen Erfolg erzielen kann, ist eine zu lange Bestrahlung als ausserordentlich gefährlich zu betrachten.

Was versteht man unter einer zu langen Behandlungsdauer?

---

mit einer sehr harten Röhre, welche 15 Cm. von der Haut entfernt war. Der Primärstrom hatte 15 Volt und 4 Ampère. Funkenlänge des Inductors 25 Cm. Eine mit der Gasleitung leitend verbundene Aluminiumplatte stand zwischen Röhre und Haut. Darnach erschien nach 15 Tagen eine Dermatitis auf der bestrahlten Hautstelle, welche noch nach 10 Monaten nicht verheilt war.

[1]) Journ. des malad. cut. et syph., 1902, Heft 8.

Wir müssen eine **absolute** Bestrahlungsdauer von einer **relativen** Expositionszeit, d. h. der Dauer der jedesmaligen Sitzungen unterscheiden. Es ist für den Endeffect nicht gleichgiltig, ob ich die Expositionsdauer, welche ich für die Behandlung einer Affection für zweckmässig erachte, in einer oder in vielen Sitzungen absolvire. Eine Bestrahlungsdauer unter einer bestimmten Grenze hat **keinen** Effect. Die zur Erzielung eines bestimmten Effectes nothwendige Gesammtbestrahlungsdauer ist verschieden gross, je nachdem die Bestrahlung in einer oder in mehreren Sitzungen erledigt wird.

Wenn ich z. B. einen Menschen ununterbrochen 50 Minuten lang bestrahle, so wird die hiedurch hervorgerufene Veränderung in der Haut desselben eine viel intensivere sein, als wenn ich ihn an fünf aufeinanderfolgenden Tagen je 10 Minuten lang bestrahle. Diesen Umstand muss man insbesonders in Erwägung ziehen, wenn man mit kräftigen Mitteln, d. h. mit sehr intensiven Strömen und stark wirkenden Röhren arbeitet. Wenn ich meine Behandlung in einer oder nur in wenigen Sitzungen absolviren will, und mich dazu sehr kräftiger Ströme und Röhren bediene, dann ist eine längere Exposition schon eine äusserst intensive Behandlung, bei welcher die Ueberexposition von nur wenigen Minuten Dauer den Endeffect schon wesentlich beeinflussen kann.

In einem solchen Falle ist darum die äusserste Vorsicht nöthig und dies insbesonders mit Rücksicht auf den Umstand, dass der Effect bei gleich intensiver Bestrahlung verschiedener Individuen durchaus nicht in genau derselben Zeit einzutreten pflegt, vielmehr da kleine Unterschiede obwalten.

Die **Energie der Röntgenstrahlung** nimmt gerade so wie die des Lichtes mit dem Quadrate der Entfernung vom Ausstrahlungspunkte ab. Eine photographische Platte, deren Bromsilber bei einer gewissen Distanz von den Strahlen schwach zersetzt wird, zeigt bei der halben Entfernung einen Effect, welcher dem vierfachen des früheren entspricht. Diese Thatsache muss deshalb bei der Bemessung des Abstandes der Röhre vom Objecte sorgfältig in Berücksichtigung gezogen werden, denn eine Differenz von 1—2 Cm. kann im Zusammenhange mit den vorher erwähnten Momenten (Stromstärke, Vacuumzustand der Röhre, relative Expositionszeit) von hervorragendem Einflusse sein.

Von höchster Bedeutung für eine rationelle Behandlung mit X-Strahlen ist die richtige Beurtheilung der **Intensität** der zur Wirkung gelangenden Strahlen. Es wurden hiefür verschiedene Methoden angegeben, doch lassen dieselben in Bezug auf Zuverlässigkeit viel zu wünschen übrig. Praktisch bewährte sich mir am allerbesten folgendes Verfahren: Ich beachte den Grad und die Nuance der Fluorescenz, in welcher die Röhre erstrahlt. Bei weichen Röhren ist das Fluorescenzlicht fast gelb, intensiv gesättigt, während es bei harten Röhren grünlich, durchscheinend, wässerig erscheint. Da die Fluorescenz bis zu einem gewissen Grade mit der Strahlungsintensität parallel geht, kann man durch Abschätzung der ersteren ein annähernd richtiges Urtheil von letzterer erhalten.

Nicht leicht zu beurtheilen ist die Rolle, welche die **Zahl der Unterbrechungen** des primären Stromes bei der Entstehung des physiologischen Effectes spielt. So wurde von einer Seite den langsameren, von einer anderen den schnelleren Unterbrechungen eine grössere Wirksamkeit zugeschrieben. Die Vertreter der ersten Ansicht erklären ihre

Beobachtung mit der bei langsameren Unterbrechungen erhöhten Stromspannung[1]), die der zweiten mit der grösseren Zahl von Röntgenlichtschlägen, indem bei der doppelten Zahl der Unterbrechungen in der gleichen Zeit doppelt so viel einzelne Strahlenbündel die exponirte Haut treffen.

Das Richtige scheint auch hier in der Mitte zu liegen. Bis zu einer bestimmten Grenze (ca. 40—50 Unterbrechungen pro Secunde) haben schnellere Unterbrechungen auch grössere Effecte zur Folge. Erfolgen die Stromunterbrechungen aber mit noch grösserer Schnelligkeit, dann nimmt die Intensität der physiologischen Effecte nicht in proportionaler Weise zu: die Effecte sind geringfügiger, als man nach der Schnelligkeit der Unterbrechungen erwarten sollte. So habe ich z. B. zur Erzielung eines bestimmten physiologischen Effectes mit einem von *Wehnelt* betriebenen Apparate (1700 Unterbrechungen pro Secunde) mehr Sitzungen bedurft, als ich unter sonst gleichen Umständen mit einem Turbinenapparate (100 Unterbrechungen pro Secunde) nöthig hatte.

Ein Moment von nicht zu unterschätzender Bedeutung für den Ausfall der Reaction bildet die verschiedene Empfindlichkeit, welche die Gewebe verschiedener Individuen gegenüber der Bestrahlung besitzen.

Diese Thatsache wird allerdings von manchen Autoren nicht anerkannt: es ergibt sich aber aus den Behandlungsvorschriften derselben Forscher ohne weiteres, dass auch sie individuellen Unterschieden in der Reactionsweise verschiedener Personen begegneten.[2])

Von anderer Seite wurde hingegen bestimmten Körperpartien, der Constitution, der Haut- und Haarfarbe (blond: *Jutassy*) des bestrahlten Individuums eine gewisse Eigenthümlichkeit in Bezug auf die Reactionsweise zugeschrieben. So will *Scholtz* bemerkt haben, dass es am behaarten Kopf und Bart leichter als an anderen Stellen zu plötzlich einsetzenden Dermatitiden und Excoriationen kommt. Damit stimmen auch *Bissériés'* und meine Erfahrungen überein, nach welchen ein Knochen, welcher dicht unter der bestrahlten Haut liegt, die Wirkung der Strahlen zu verstärken scheint, indem es an solchen Stellen leichter zu Reactionen kommt.

Jutassy, Benedikt und *Kienböck* beobachteten, dass Kinder und im allgemeinen Ernährungszustande herabgekommene Personen empfindlicher sind[3]), dass Schleimhäute, Gesicht und Handrücken leichter reagiren, als die Extremitäten und der Rumpf. Dass das Tragen eines Schleiers von Einfluss für die Röntgenbestrahlung und dass das Gesicht der Frauen durch diese Gewohnheit weniger abgehärtet und mithin vulnerabler ist, wie *Hahn* und *Albers-Schönberg* fanden, habe ich nicht constatirt. Hingegen wurde meine Beobachtung[4]), dass bei der Bestrahlung sykotisch oder favös afficirter, also zur Zeit der Bestrahlung sich schon in einem

---

[1]) *Gassmann* und *Schenkel*, Fortschr., Bd. II, H. 4, pag. 130.

[2]) Diese Autoren sagen nicht: „Die Reaction tritt nach n Bestrahlungen auf", sondern: „es müssen zur Erzielung eines Effectes n—m Sitzungen gegeben werden". Wäre die Reactionsweise aller Menschen vollkommen gleich, dann müsste der Effect mehrerer ganz gleich intensiver Bestrahlungen bei allen Menschen zu ganz gleicher Zeit eintreten. Das ist durchaus nicht der Fall, wie von allen Autoren angegeben wird.

[3]) *Hahn* und *Albers-Schönberg* finden dagegen, dass Kinder widerstandsfähiger sind (Münchener med. Wochenschr., 1901, 9—11).

[4]) Wiener med. Presse, 1899, Nr. 31.

entzündlichen Zustande befindlicher Hautpartien, die Reaction früher als sonst eintritt, seither von anderen Collegen (*Schiff, Kienböck, Scholtz* und auch von mir) wiederholt bestätigt.

Das Vorkommen einer „Idyosinkrasie" in dem Sinne, dass ein gesunder Mensch ein Röntgenulcus durch eine Bestrahlung, welche auf die meisten Menschen völlig wirkungslos ist, acquiriren könne, leugnet *Kienböck*. Derselbe Autor wies mit Recht darauf hin, dass der Grad des Effectes von der Menge der absorbirten Strahlen abhängt.

In den Ansichten über die Röntgentherapie, wie sie sich gegenwärtig dem ärztlichen Publicum darstellen, laufen verschiedene Strömungen gegen- und durcheinander, so dass dem weniger Erfahrenen nicht ganz leicht wird, sich auf diesem Gebiete zurechtzufinden oder sich für das

Fig. 75.

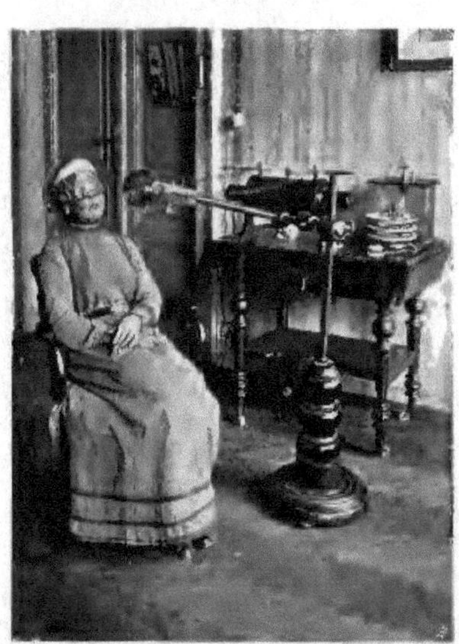

wirklich Richtige zu entscheiden. Widersprechen sich schon einerseits die Meinungen, ob der Röntgentherapie überhaupt eine Existenzberechtigung zukommt, ob sie überhaupt physiologische Wirkungen herbeizuführen vermag[1]) oder ob letztere nicht jederzeit nur gefährliche Schädigungen des Körpers darstellen[2]), so ist der Gegensatz in den Ansichten derjenigen, welche über ihren Werth allerdings einig sind, in Bezug auf die einzelnen Details derselben, insbesonders auf die Methode doch noch lange nicht ausgeglichen.

Am lebhaftesten bewegt sich die Discussion um die Frage, was für eine Vacuumröhre man bei der methodischen Röntgenbehandlung anwenden solle.

---

[1]) *Bergmann*, Vers. der Naturforscher und Aerzte in München 1899.

[2]) *Oudin, Barthélemy*, Soc. de dermatolog. et de syph., 3. Juli 1902.

Dem Umstande Rechnung tragend, dass weiche Röhren kräftiger wirken als harte, empfiehlt *Kienböck* folgende Methode.[1])

Mit einem Primärstrome von 3—6 Ampères, welcher circa 15- bis 20mal in der Secunde (mittels Turbinenunterbrecher) unterbrochen wird, wird eine regulirbare Röntgenröhre, deren Vacuum auf „weich" oder „mittelweich" gebracht wurde, in Thätigkeit gesetzt. Die Röhre muss ein Licht geben, welches den Thorax eines Erwachsenen bei einer Entfernung von 1—2 M. genügend zu durchleuchten vermag. Die Röhre wird in der Entfernung von 15—25, gewöhnlich 20 Cm. von der Haut angebracht. Es werden entweder blos eine „normale Exposition", oder 2—6, im allgemeinen 3—5 Sitzungen an auf einander folgenden Tagen applicirt; jede Sitzung dauert 5—20, meist 10—15 Minuten. Nun setzt man die Bestrahlung aus, obwohl noch keine Hautveränderung zu Tage tritt, und wartet 2—3 Wochen zu, bis die Reaction eintritt. Erst nach Ablauf der Reaction sind weitere Serien von Sitzungen der beschriebenen Art gestattet.

Ich muss gestehen, dass ich mich mit dieser Methode nicht befreunden kann. Sie erweckt in mir das unheimliche Gefühl, ein Mittel, von dem mir bekannt ist, dass es, unrichtig applicirt, schlimme Folgen herbeiführen kann, anzuwenden, ohne zu wissen, ob ich des Guten zu wenig oder zu viel gethan. Wie *Kaposi* richtig bemerkte[2]), wäre es ein Capitalfehler der Röntgentherapie, dass man gleichsam im Dunklen arbeite und nie wisse, was man eigentlich angestellt habe.

Thatsächlich babe ich in einer Reihe von Fällen, welche behufs Nachprüfung genau nach den Angaben *Kienböck's* behandelt wurden, bei zwei Sykotikern gute Resultate erhalten, bei einer Frau mit Hypertrichosis hatte ich negativen Erfolg, d. h. die Bestrahlung erwies sich als nicht ausreichend, und bei einer Favösen entstand eine ziemlich heftige Entzündung, welche mehrere Wochen zur Abheilung bedurfte.

Die Methode, welche ich und *E. Schiff* im Jahre 1898 angaben, und welcher ich mich seither mit einigen Modificationen bediene[3]), ist folgende: Als Apparat dient ein *Ruhmkorff*'sches Inductorium von 30 Cm. Schlagweite.[4]) Dasselbe wird entweder vom Strassenstrom oder von einer 6zelligen Accumulatorenbatterie in Betrieb gesetzt; die Stromstärke schwankt zwischen $1^1/_2$—3 Ampères. Die Unterbrechung des Primärstromes erfolgt 16mal in der Secunde. Die Röhre ist hart, d. h. hoch evacuirt, doch muss das (grünliche) Flackern des Kathodenlichtes stets wahrgenommen werden.

Die Röhre muss so eingestellt werden (s. Fig. 75), dass die intensivsten, von der Antikathode ausgehenden Strahlen das Centrum der zu behandelnden Stelle treffen. Wie die intensivsten Strahlen ermittelt werden, wurde an anderer Stelle (s. pag. 183) gezeigt.

Als Abstand der Röhre von der behandelten Hautpartie nehme ich zu Beginn 15 Cm., gehe dann aber successive bis auf 5 Cm. herab. Ebenso verlängere ich die anfängliche Sitzungsdauer von 5 Minuten auf

---

[1]) Wiener klin. Wochenschr., 1900, pag. 1163.

[2]) K. k. Gesellsch. d. Aerzte, 27. October 1899.

[3]) Diese Methode bewährte sich, wie ich einer Reihe von privaten und öffentlichen Mittheilungen entnehme, einer grossen Zahl von Collegen (*Georg J. Müller*, *Grouven*, *Haras*, *Pusey*, *Zechmeister*, *Merk*, *Török*, *Schein*, *Gastou*, *Vieira*, *J. F. Hall-Edwards*, *Boczar* etc.).

[4]) Ich habe bisher mit Inductorien aus den Fabriken von *Keiser* und *Schmidt*, *Kohl*, *Siemens & Halske*, *Reiniger*, *Gebbert* und *Schall* und *Dessauer* gearbeitet.

10 Minuten. Seit einigen Monaten mache ich es, analog der Methode *Scholtz'* mit **weichen** Röhren (s. a. a. O.), umgekehrt. und nehme anfangs die kürzeren Distanzen und längeren Expositionen, später wird die Bestrahlungsdauer kürzer und die Röhrendistanz grösser.

Es wird so lange bestrahlt, bis der therapeutische Erfolg eintritt. Ich habe an der grossen Zahl von Fällen, die ich nach dieser Methode behandelte, mit besonderer Aufmerksamkeit die Symptome beachtet, die als erste Zeichen der Röntgenreaction zu betrachten sind.[1]) Sobald sich dieselben zeigen, muss mit der Bestrahlung ausgesetzt werden. Die Wirkung der Bestrahlung dauert ohnedies auch dann noch längere Zeit fort.

Die ersten Zeichen der Reaction sind:

1. Eine Turgescenz der Haut;
2. Aenderungen in der Pigmentation der Hautgebilde:
3. Erytheme;
4. Haarlockerungen;
5. subjective Symptome.

Die **Turgescenz** oder Intumescenz der Haut ist ein Frühsymptom, welches man am häufigsten zu constatiren in der Lage ist. Betrachten wir z. B. eine wegen Hypertrichosis, so wie oben beschrieben wurde, bestrahlte Wange, so werden wir finden, dass sie nach ca. 3 Wochen zum Unterschiede von der anderen Seite im ganzen voller. gerundeter erscheint; die Haut hat auf der behandelten Seite ein pralleres Aussehen, sieht ein wenig fettig aus und gibt vielleicht auch einen helleren Lichtreflex als die unbehandelte Wange. Bezüglich der Hautfarbe kann man jedoch in solchen Fällen oft jetzt noch keinen Unterschied wahrnehmen. Diese Veränderungen sind **nicht** sehr auffallend und entgehen dem nicht Erfahrenen bei flüchtiger Untersuchung. Hingegen werden sie von den sich selbst meist sehr genau beobachtenden Patienten erkannt; dieselben kommen zum Arzte mit der Mittheilung, „dass ihnen die Cur sehr gut anschlage, sie sähen viel besser aus, als früher". Infolge dieser Intumescenz, welche bei den in längerer Röntgenbehandlung stehenden Individuen natürlich länger persistirt, werden auch Niveauunebenheiten der Haut, Narben und Erhebungen ausgeglichen, so dass die Haut dadurch ein besseres Aussehen erhält. Selbstverständlich bildet sich diese Erscheinung nach Aussetzen der Bestrahlung zurück, immerhin kann aber die Haut auch durch die einer Röntgenreaction folgende Desquamation in ihrem äusseren Aussehen gewinnen. Es muss hervorgehoben werden, dass man sich die Turgescenz nicht etwa als eine circumscripte Schwellung oder Beule vorstellen darf; sie ist im Gegentheile stets diffus, betrifft grössere Hautflächen und verläuft ganz unscheinbar in die benachbarten unveränderten Partien. Auch ist sie mit dem Gesichtssinne viel leichter zu constatiren als durch die Betastung. Die Differenzen, welche sich bei der Palpation bestrahlter und normaler Haut ergeben, sind ganz minimale.

Selbstverständlich drängt sich die Frage auf, auf welche anatomische Veränderungen diese klinische Erscheinung zurückzuführen sei.

Behrend nahm an[2]), dass bei röntgenisirter Haut eine Durchtränkung der Gewebe mit seröser Exsudationsflüssigkeit vorhanden sei,

[1]) Wiener med. Presse, 1899, Nr. 31, k. k. Ges. d. Aerzte in Wien, 27. October 1899. Congr. d. deutsch. dermatolog. Gesellsch. Breslau 1901.

[2]) Berliner klin. Wochenschr. 1898, Nr. 23.

welche sich nicht allein auf die gefässhaltigen Theile der Haut, sondern gleichzeitig auf die Epidermis erstreckt, die in ihren tieferen Lagen von der Flüssigkeit in der Weise durchtränkt wird, dass sie zunächst die zwischen den Elementen des Stratum spinosum befindlichen Lymphräume anfüllt und ausweitet. Hiedurch werden die einzelnen Zellelemente auseinander gedrängt, ja es entstehen bei stürmischer Exsudation durch Zerreissung selbst grössere Hohlräume, in denen sich viel Flüssigkeit ansammelt, die von der widerstandsfähigen Horndecke überwölbt werden und das klinische Bild der Bläschen zeigen.

Es ist mir nicht bekannt, ob diese Annahme *Behrend's* auf histologischen Befunden seinerseits basirt; indessen hat *Scholtz* diese seröse Durchtränkung der Gewebe bei röntgenisirten Thieren thatsächlich mikroskopisch festgestellt (s. w. u.).

Die Röntgenbestrahlung bringt oft merkwürdige Pigmentverschiebungen hervor, und zwar erscheinen dieselben oft als erstes Symptom der beginnenden Reaction. Diese Veränderungen kennzeichnen sich entweder durch das Auftreten von ephelidenartigen Flecken, oder die Haut nimmt an der bestrahlten Partie eine diffuse, leicht gelbliche, bräunliche oder grauliche Färbung an, welche meist nach kurzer Zeit wieder verschwindet. Vorher bestandene Epheliden, Chloasmen etc. färben sich dann oft dünkler, in anderen Fällen entfärben sie sich einigermassen. Ich muss betonen, dass diese Pigmentationen sehr oft ohne vorausgegangenes Erythem auftreten und nicht erst die Residuen einer solchen Röthung sind.

Andererseits haben wir wiederholt beobachtet, dass als erstes Zeichen der Röntgenreaction eine Entfärbung der Haare sichtbar wurde; namentlich bei Brünetten war dies der Fall. *Schwald*[1]), *Gocht*[2]), *Gassmann* und *Schenkel*[3]) beobachteten eine Depigmentirung der bestrahlten Partie und Hyperpigmentirung am Rande derselben. Ich habe diese Erscheinung als Spätfolge der Röntgenbestrahlung gleichfalls wiederholt constatiren können, namentlich bei dem von *Schiff* behandelten Falle von Lupus erythematodes[4]), wo die Abbildung den Hof ganz deutlich wiedergibt.

Bei diesem Falle hatte man den Eindruck, als ob das Pigment aus der nunmehr ganz weissen Stelle in die Umgebung herausgepresst worden wäre (*Schiff* und *Freund*, Beiträge zur Radiotherapie. Festschr. f. Hofrath Prof. *Neumann*, pag. 806). Auch in jüngster Zeit sah ich einen ähnlichen Fall, wo bei einem brünetten Fräulein, welches ein College wegen Hirsuties mit X-Strahlen behandelt hatte, Dermatitiden und nach deren Ablauf weisse Flecken in der Haut entstanden waren, welche von tief dunkelbraunen Pigmentringen eingesäumt waren.

Ganz unwillkürlich fällt die Analogie dieser Erscheinung mit der Thatsache auf, dass Lentigines, Epheliden, vorzüglich bei blonden, lichten Menschen, sowie dass Melanosen bei insbesonders weissen Thieren vorkommen. *Ph. J. Pick*, der in einer geistvollen Arbeit (Vierteljahrschr. f. Derm. u. Syph., 1884, pag. 24) auf diese Momente aufmerksam machte, meint, „dass der Pigmentdefect der Haare (bei letzterer Thierkrankheit) als ursächliche Bedingung des Pigmentexcesses an anderen Stellen aufzufassen ist.

Zufolge meinen Untersuchungen über die physiologischen Wirkungen von elektrischen Entladungen auf die Haut nahm ich an, dass die Pigmentanhäufungen von Hämosiderin stammen, das wiederum von den Hämorrhagien in die Gewebe herrührt.

---

[1]) Deutsche med. Wochenschr., 1901, Nr. 30.

[2]) Fortschr., Bd. I, H. 1.

[3]) Ibid., Bd. II, H. 4.

[4]) Ibid., Bd. II, H. 4.

S. Ehrmann[1]) gab für das Auftreten des Pigmentes folgende, auf mikroskopische Untersuchungen gestützte Erklärung:

Durch directen Einfluss der Bestrahlung auf die Capillaren, deren Wand für die Diapedese einzelner Blutkörperchen (Durchtritt, nicht Hämorrhagie!) geeigneter wird, wird Hyperämie erzeugt. Zu gleicher Zeit erfolgt reichlicherer Austritt von Blutplasma, in welchem Hämoglobin aufgelöst ist. Dadurch entsteht die gelbliche Tingirung der hyperämischen Haut. In kurzer Zeit schlägt sich aus dem Blutfarbstoff in die Gewebsinterstitien goldgelbes Hämosiderin nieder, bis zu dessen Resorption — die in wenigen Wochen stattfindet — die Haut einen gelblich-bräunlichen Ton behält. Wo jedoch die Sonnenstrahlen oder X-Strahlen eine solche Haut treffen, in welcher Melanoblasten, d. h. Zellen, die melanotisches Pigment — ein nur von Zellen, nicht in Interstitien gebildetes, chemisch von Hämosiderin verschiedenes, braunes Melanin — bilden, dort entwickelt sich aus dem reichlicher zugeführten Materiale und unter der Anregung, welche die Zellen von den X-Strahlen erhalten, Melanin, und daraus resultirt die sepiabraune, manchmal jahrelang bestehende Braunfärbung.

Da blondhaarige Menschen zumeist in der Haut weniger Melanoblasten enthalten, so kann man sehen, dass sie zumeist von dieser ferneren Braunfärbung verschont bleiben.

L. Török und *M. Schein*[2]) beobachteten nach Röntgenbestrahlung der Gesichtshaut das Auftreten zahlreicher, dicht nebeneinander stehender Comedonen.

Das Erythem, welches man als Frühsymptom der Röntgenreaction oft zu beobachten Gelegenheit hat, besitzt nicht den Charakter der gewöhnlichen Erytheme, es sieht nicht so aus wie ein Erythem, welches z. B. nach äusserer oder innerer Darreichung von gewissen Medicamenten entsteht (Erythema venenatum); vielmehr hat es mehr den Charakter eines Erythema caloricum s. solare. Die Haut der bestrahlten Personen erscheint an der betreffenden Stelle so, als ob erstere viel in der Sonne oder über einen Gletscher gegangen wären; sie hat anfangs ein zartes, helles Colorit, später einen braunrothen Farbenton mit einem leichten Stich ins Bläuliche. Diese Dunkelfärbung der erythematösen Stellen rührt wohl einerseits von der Combination von Erythem mit Pigmentation, andererseits davon her, dass die Hyperämie der bestrahlten Partien passiven Charakter besitzt. Die erythematöse Verfärbung der Haut ist entweder diffus oder fleckig.

In einer grossen Zahl von Fällen, welche an behaarten Körperstellen bestrahlt werden, lässt sich die Lockerung der Haarschäfte als erstes Symptom einer beginnenden Röntgenreaction feststellen. Es ist unrichtig, was hie und da angegeben wird, dass ein Haarausfall nur dann eintritt, wenn schon andere Entzündungserscheinungen sichtbar sind. Ich pflege, um diese Thatsache festzustellen, 1—3 Haare mit zwei Fingerspitzen unmittelbar über der Wurzel anzufassen und dann mit leichtem Drucke längs des Haarschaftes langsam zum freien Ende des Haares zu fahren. Ein normales Haar wird durch dieses Verfahren in seiner Lage nicht im mindesten alterirt, gelockerte Haare werden hingegen auf diese Weise mit Leichtigkeit zum Ausfall gebracht. Das Aus-

[1]) Wiener med. Wochenschr., 1901, Nr. 30, 31.
[2]) Wiener med. Wochenschr., 1902, Nr. 18 ff.

rupfen der Haare durch einen Ruck an dem irgendwo festgehaltenen Haare, oder das Ausziehen der Haare mit einer Epilationspincette ist absolut verwerflich, denn durch ein derartig rohes Verfahren lassen sich subtile Unterschiede frühzeitig nicht feststellen.

Um sich der Möglichkeit, eine Röntgenreaction frühzeitig zu erkennen, nicht selbst zu berauben, darf der Arzt keinem für die Röntgenbehandlung bestimmten Kranken mit Sykosis, Favus, Trichoptylosis, Alopecia areata, Hypertrichosis etc. gestatten, sich während der Behandlung zu rasiren oder sich die Haare kurz schneiden zu lassen, vielmehr darf bei derartig kurz Geschorenen die Behandlung erst dann begonnen werden, wenn die Haare eine bestimmte Länge erreicht haben. Bei eitlen Frauen, welche sich wegen Hypertrichosis des Gesichtes, gegen welche sie sich mit Epilatorien oder Zupfen zu helfen gewohnt waren, behandeln lassen wollen, wird dieses Verlangen auf Widerstand stossen. Man wird zu hören bekommen, dass die Frau das aus dem Grunde nicht thun könne, weil sie mit einem Barte durch längere Zeit, vor und während der Behandlung, in keine Gesellschaft gehen könne. Es ist aber immer empfehlenswerth, bei seiner Anforderung zu beharren, denn ganz kurz geschorene oder mit Epilatorien in der Höhe des Hautniveaus abgesengte Haare bleiben, auch wenn eine starke Reaction eintritt und die Haarwurzel vollständig gelockert ist, infolge der Reibung des Haares an den Wänden des Haarbalges in diesem stecken: ein spontaner Ausfall der Haare, welcher sonst ja auch nur durch andere Momente (z. B. das Streifen der Hände oder der Kleidungsstücke an dem freien Haarende, oder die Schwere des letzteren) veranlasst wird, ist in solchen Fällen mangels eines Angriffspunktes für extrahirende Kräfte äusserst selten, meist bleiben die lockeren Haare im Haarbalge stecken und werden erst nach vielen Wochen durch die nachrückenden, neu wachsenden Haare hinausgeschoben. Dass man unter solchen Umständen ein Ausfallen der Haare nicht als das Zeichen dafür betrachten dürfte, wann die Bestrahlung unterbrochen werden muss, ist selbstverständlich.

Sehr häufig kündigt sich die Reaction mit subjectiven Empfindungen des Patienten an. Als solche werden angegeben Jucken, Brennen und Spannung, welche namentlich Nachts empfunden werden. Spontan dürfte wohl in den seltensten Fällen ein Patient diese Empfindungen vermelden; sie werden ihm als unbedeutend erscheinen; indessen muss jeder Kranke von vorneherein ernstlich darauf aufmerksam gemacht werden, dass er von jeder Empfindung, von jeder Veränderung an der bestrahlten Haut, auch wenn sie ihm als ganz harmlos vorkäme, dem Arzte zu berichten habe, und sind ihm die eventuellen schlimmen Folgen, welche eine Nichtbeachtung dieser Vorschrift zur Folge haben könnte, vor Augen zu führen. Im übrigen tritt manchmal, namentlich bei nervösen Personen, und zwar meist nicht bei der ersten Behandlung sondern erst gelegentlich der Nachbehandlung ein intensiver Pruritus, oft mit Urticaria vergesellschaftet, direct an den bestrahlten Hautstellen auf, welcher die Indication zur Sistirung der weiteren Behandlung abgibt.

Die hier beschriebenen Veränderungen, welche als erste Reactionserscheinungen der Haut nach der Bestrahlung auftreten, sind bei richtigem Vorgange sehr wenig intensiv und entgehen oft dem Blicke des Unerfahrenen. Wer sie aber nur einmal gesehen hat, behält ihr Bild im Gedächtnisse und wird in ihnen ein willkommenes Hilfsmittel erblicken, welches ihm gestattet, seine Action ohne Furcht bis zu einem Zeitpunkte auszudehnen, an welchem der Kranke, ohne gefährdet worden zu sein, die genügende und nöthige Dosis seines Mittels erhalten hat. Es scheint hier angebracht, darauf aufmerksam zu machen, dass man, an diesem Zeitpunkte mit der Bestrahlung aussetzend, fast stets auf einen Widerstand von Seiten der Patienten stösst. Die Kranken, ohnedies gegen eine Behandlung misstrauisch, von welcher sie (wegen der Masken) nichts sehen und fühlen, wollen es absolut nicht einsehen, dass zu einer Zeit, „wo sie noch fast gar nichts spüren", genug behandelt worden seien. Insbesonders drängen die meist hysterischen Frauen, mit Hypertrichosis, welche ja leider das Hauptcontingent der Röntgenbehandlung darstellen, stets nach weiterer Bestrahlung; besonders wenn sie in einer früheren Röntgenbehandlung die Freuden des Effluviums genossen hatten, sind sie unersättlich und bringen bisweilen die Tugend des standhaftesten Radiotherapeuten zu Falle.

Im allgemeinen darf man wohl diesen Wünschen, welche nur der Unkenntniss der möglichen Folgen einer zu langen Bestrahlung entspringen, nicht nachgeben. Es gibt meiner Meinung nach jedoch auch Fälle, wo der Arzt entschuldigt werden kann, wenn er eine Dermatitis provocirt hat. Wenn z. B. ein Lupöser seinen Krankheitsherd, eine Frau ihren Bart, um schneller fertig zu sein, unter allen Umständen in einer einmaligen Behandlungsserie radical entfernt haben will, auf die Gefahr hin, eine schwere, langsam heilende, schmerzhafte, eine Narbe zurücklassende Entzündung zu bekommen, wenn diese Patienten ausdrücklich erklären, diese für sie lästigen Nebenumstände auf sich zu nehmen, dann darf sich der Arzt vielleicht ausnahmsweise dazu herbeilassen, ein wenig intensiver zu bestrahlen, gerade so, wie es etwa dem Chirurgen unter ähnlichen Umständen gestattet ist, einen schmerzhaften, längere Zeit heilenden und eine Narbe zurücklassenden operativen Eingriff zu unternehmen. Selbstverständlich darf aber auch diese Bestrahlungsintensität nicht über rationelle Grenzen hinausgehen.

Die beiden im Vorhergehenden ausführlich dargelegten Methoden haben, ich wiederhole es, das Gemeinsame, dass sie durch eine empirisch festgestellte normale Bestrahlungsintensität und Expositionszeit, welche ohne Gefahr nicht überschritten werden darf, einen Effect herbeizuführen streben. Derselbe Effect ist mit harten und weichen Röhren, wenig und sehr intensiven Strahlen, grossen und kleinen Röhrenabständen etc., eine entsprechende Dosirung vorausgesetzt, erzielbar. Die normale Bestrahlungsintensität und Expositionszeit ist bei der ersten Methode auf wenige, bei der zweiten auf viele Sitzungen vertheilt. Die Gesammtwirkung der beiden Factoren ist bei beiden Methoden dieselbe. Während jedoch die Beeinflussung der Hautgewebe in einer einzigen Bestrahlung nach der zweiten Methode eine sehr schwache ist, wird (infolge der Verwendung stark wirkender Röhren) in einer Bestrahlung nach der ersten Methode in einer einzigen Sitzung schon ziemlich stark eingewirkt, und stellt ein kleiner Bruchtheil einer solchen Sitzung schon eine ziemlich intensive Application dar. Der Verfasser ist jetzt sowie früher, auf Grund seiner Nachprüfungen der Ansicht, dass bei der ersten Methode die Gefahr besteht, dass der Arzt ein starkes Mittel, dessen Wirkungen er hier nicht zu controliren vermag, in zu intensiver Weise applicirt; andererseits ist aber bei der ungleichen Reactionsweise verschiedener Individuen die Möglichkeit nicht ausgeschlossen, dass die als normal bezeichnete Bestrahlung sich als ungenügend erweist, und dass man durch das vergebliche 4wöchentliche Warten auf einen Effect diese Zeit verloren hat.

Einen sehr interessanten Beleg für diese Behauptung gibt ein Versuch *Oudin's* und *Berthelemy's*. [1]) Dieselben exponirten hintereinander 12 Kranke unter sonst ganz gleichen Umständen (gleiche Expositionsdauer, Distanzen etc.) einer nicht regulirbaren Vacuumröhre, welche zu Beginn des Versuches sehr weich, am Schlusse desselben aber schon „überhart" geworden war. Die erste Kranke, welche der überweichen Röhre exponirt worden war, zeigte nicht die geringste Läsion. In dem Grade, als die Röhre dann weicher und mittelweich geworden war, wiesen die nächsten Kranken Erytheme, Phlyctänen, Blasen auf, daneben allerdings auch Epilation, dann schwere Dermatitiden. Die elfte Kranke, bei welcher die Röhre schon sehr hart war, wies blos eine totale Epilation ohne weitere Complicationen auf. Die zwölfte Kranke hatte wiederum gar keine Läsion.

Mein oben ausgesprochener Grundsatz [2]), dass man eine Popularisirung der Röntgenbehandlung in Aerztekreisen nur dann erwarten dürfe, wenn sie in der Weise ausgebildet wird, dass sie durch entsprechende Dosirung Erscheinungen hervorbringt, deren Gegenwart den Arzt belehrt, dass er genügend eingewirkt, aber noch immer nicht geschadet hat, wird heute wohl allgemein anerkannt. Dies veranlasst wohl die Vertreter der ersten Behandlungsmethode, dieselbe in einem Sinne zu modificiren, welcher unserer Anforderung entspricht und die beiden Methoden einander näher bringt.

So empfiehlt *Kienböck* [3]), welcher anfangs unsere Methode „complicirt, verwirrend, unnöthig, unpraktisch und schleppend" nannte, neben seiner früheren Methode neuerdings selbst noch zwei andere Methoden, bei denen man die gesammte erforderliche Expositionszeit auf mehrere Sitzungen von geringer Wirksamkeit vertheilt und dadurch erfahrungsgemäss so lange bestrahlen darf, bis die Wirkung eintritt. Als Sitzungen von geringer Wirksamkeit bezeichnet *Kienböck* [4]) tägliche Bestrahlungen von 5 Minuten Dauer; mittelkräftig wirkende Bestrahlungen gibt er zweimal wöchentlich solange, bis die Wirkung — nach circa 14 Tagen — eintritt.

Scholtz [5]) beginnt mit einer relativ kräftigen Bestrahlung, um sich möglichst schnell der Schwelle der Reaction, respective dem gewünschten Grade einer Dermatitis zu nähern, und lässt dann rasch in der Intensität der Bestrahlungen nach. Die späteren, milden Bestrahlungen werden dann aber so lange fortgesetzt, bis der gewünschte Effect aufzutreten beginnt.

Diese Methode schlagen auch *Török* und *Schein* ein. Auch ich habe mich derselben wiederholt mit bestem Erfolge bedient.

V. Lion [6]) gebraucht zur Bestrahlung mittelweiche Röhren bei einer Funkenlänge des Inductors von 30—40 Centimeter, 3—4 Ampère

[1]) II. Congr. intern. d'électrologie et de radiologie, 1. Sept. 1902.

[2]) Derselbe wurde vom Verfasser auf dem VII. Congresse der Deutschen dermatolog. Gesellschaft, Breslau 1901, einem grossen Kreise von Fachleuten vorgetragen.

[3]) 73. Versamml. d. Naturf. u. Aerzte in Hamburg, Fortschr. a. d. Geb. d. R., V. Bd., H. 1, pag. 34.

[4]) Fortschr. a. d. Geb. d. Röntgenstr., V. Bd., H. 1, pag. 34.

[5]) Arch. f. Derm. und Syph., 59. Bd., 3. H., pag. 424.

[6]) VII. Congr. d. deutsch. dermatolog. Gesellsch. in Breslau, 1901.

Stromstärke, 30 Volt Spannung und 1500—1800 Unterbrechungen pro Minute. Die Sitzungen werden bei einem Röhrenabstand von 30—50 Centimeter begonnen und ihre Dauer zunächst auf 5—10 Minuten bemessen. Im weiteren Verlaufe kann die Entfernung bis auf 5—10 Centimeter vermindert, die Expositionsdauer bis zu 30 Minuten vermehrt werden.

Gaston, Vieira und *Nicolon*[1]) verwenden harte Röhren, welche einem äquivalenten Funken von 15 Centimeter und der Nr. 6 des Radiochromometers von *Bennoît* entsprechen. Der Primärstrom hat eine Intensität von 5 Ampère und eine Spannung von 25 Volt. Röhrendistanz 15—30 Centimeter. Dauer der Sitzungen, die jeden zweiten Tag vorgenommen werden, 10 Minuten. Der Haarausfall beginnt nach dieser Methode nach 6—11 Sitzungen. Entzündungserscheinungen wurden nicht beobachtet.

Oudin[2]) exponirt die zu behandelnde Haut in sehr kurzen Sitzungen einer weichen Röhre, welche möglichst nahe an die Haut herangebracht wird (auf 5 Centimeter). Er beginnt mit $^1/_2$ Minute und steigt allmählich auf 5 Minuten. Behandelt wird so lange, bis sich Röthung oder Jucken zeigt.

Bevor ich dieses Capitel abschliesse, will ich mich nochmals ganz unumwunden zu der Ansicht bekennen, dass mir im Interesse des Kranken eine wenn auch länger dauernde, so doch ungefährliche und ein sicheres Resultat herbeiführende Behandlung mit schwächer wirkenden Mitteln annehmbarer erscheint als eine solche, die in sehr energischer Weise auf ihr Ziel losgeht, allerdings kürzer, aber doch einmal zu kräftig ist und dadurch unangenehme Ueberraschungen herbeiführt, ein andermal sich als unzureichend erweist und grosse Zeitverluste bedingt. Allerdings ist die erste Behandlungsmethode die langsamere. Sie ist aber auch die ungefährlichere, wenngleich auch sie Uebung und Erfahrung voraussetzt. Es gereicht wohl diesem jungen Zweige der alten Heilkunde nicht zum Nachtheil, dass er als Kunst aufgefasst werden will.

Es scheint mir übrigens bei der verschiedenen Leistungsfähigkeit verschiedener Apparate für den Anfänger geboten, sich mit seinem Apparate einzuüben und die richtigen Expositionszeiten dadurch zu ermitteln, dass er bei den ersten zur Behandlung gelangenden Fällen mit sehr kleinen (z. B. 4 Minuten dauernden) Expositionszeiten beginnt, die letzteren, wofern eine dreiwöchentliche Bestrahlung keinen Erfolg hatte, nach einer dreiwöchentlichen Ruhepause sehr vorsichtig vergrössert (auf 5, 6, 7—9 Minuten pro Sitzung) und so nach und nach bis an das richtige Expositionsmass gelangt: die Stromqualitäten, die Distanz, die einzustellende Funkenlänge sollen dieselben sein, wie oben angegeben wurde; es mögen harte Röhren gewählt werden, die aber noch deutlich fluoresciren (s. pag. 200). (Bei Verwendung weicher Röhren soll die Gesammtexpositionszeit 40 Minuten nicht übersteigen.) Wurde einmal auf diese Weise die zur Erzielung eines Haarausfalles nöthige jedesmalige Expositionszeit ermittelt, dann hat man die Sicherheit zur Behandlung auch anderer Affectionen ge-

[1]) Soc. de dermatologie et de syph., 3. Juli 1902.
[2]) Ibid.

wonnen und kann nun beherzter vorgehen sowie die Dauer der Behandlung durch Modification derselben gemäss den obigen Vorschriften abkürzen. Am besten und ungefährlichsten scheint es mir, dass der Anfänger mit der Behandlung der Sykosis beginne und dann erst bei einer gewissen Erfahrung und Uebung sich an schwierigere Behandlungen, z. B. die der Hypertrichosis, heranwage, wo man genöthigt ist alles in Betracht zu ziehen, was das Aussehen der Haut beeinträchtigen könnte.

Da es doch mitunter vorkommt, dass eine einzige, auch nicht sehr intensive Bestrahlung eine Dermatitis veranlasst, sollte eine kurze Probebestrahlung bei jedem neu eintretenden Falle vorgenommen werden, um eine eventuell grössere Empfindlichkeit zu erkennen und die Bestrahlungsintensität dementsprechend anpassen zu können.[1])

Mit Rücksicht auf das Gesetz, dass die Intensität einer Strahlung im quadratischen Verhältnisse mit der Entfernung vom Strahlungspunkte abnimmt, die Grösse der Wellenfläche hingegen hiebei zunimmt, wird man, falls grössere Flächen zu bestrahlen sind, eine grössere Distanz zwischen Röhre und Object bringen, dementsprechend aber länger zu exponiren haben. Man wird daran denken, dass an derjenigen Stelle, welche der Röhrenoberfläche am nächsten ist, und der Stelle entsprechend, welche am Fluorescenzschirme am hellsten erscheint, die Effecte am ausgeprägtesten sind. Bei Bestrahlungen des ganzen Gesichtes exponire man beide Wangen nach einander, hernach das Kinn, nehme aber darauf Bedacht, dass hiebei manche Partien (z. B. das Os zygomaticum) zweimal bestrahlt werden.

Zur Röntgenbehandlung sind noch Schutzvorrichtungen nothwendig, welche die gesunde Haut vor einer Einwirkung der Bestrahlung zu schützen haben.

Unna[2]) empfahl Zinkleim mit Zusatz eines die X-Strahlen aufhaltenden Körpers (z. B. Wismut); *Scholtz*[3]) versuchte ein Quecksilberpflaster, *Kaiser*[4]) benützt einen Trichter aus Bleiblech, mit welchem er die X-Strahlen auf die zu bestrahlende Hautstelle direct concentriren will (wobei er aber vergisst, dass die Röntgenstrahlen nicht brechbar und reflectirbar sind). *Schürmayer*[5]) empfiehlt Bleischirme mit Bodenleitung. Ich habe gefunden, dass sich Bleimasken noch immer am besten bewähren. An Stelle der früher benützten steifen, schweren Masken, welche der Spängler um hohen Preis herstellte, construire ich mir meine Bleimasken jetzt selbst, und zwar auf folgende Weise:

Aus einer $1/2$ Mm. dicken Bleiplatte wird ein Stück in folgender Weise geschnitten (Fig. 76). Die Masse betragen $ad = 42$ Cm., $ae = 8$ Cm., $kg = 16$ Cm., $ab = cd = 9$ Cm., $bf = ch = 12$ Cm.

Diese Platte wird an einer Seite mit Billrothbattist unternäht, bei *m* und *n* kommen durch Blei und Unterlage hindurch zwei Schlitze, durch welche je ein Bändchen geführt und an der Unterlage angenäht wird. Damit ist die Maske für den Obertheil eines Gesichtes fertig. Soll diese Schutzvorrichtung (z. B. in der ambulatorischen Cassenpraxis)

---

[1]) Diesen Vorgang halten auch *Albers-Schönberg* (Fortschr. II, 4, 181) sowie *Scholtz* (l. c.) ein.

[2]) Monatschr. f. prakt. Dermatologie, 1898, Bd. 26.

[3]) L. c.

[4]) Wiener klin. Wochenschr., 1901, Nr. 31.

[5]) 73. Versamml. d. Naturf. u. Aerzte, Hamburg 1901.

von mehreren Patienten benützt werden, dann werden letztere angewiesen, sich stets ein frisches Taschentuch mitzubringen, welches sie sich dann ausgebreitet unter die Maske auflegen. Diese Maske kann der Gesichtsformation entsprechend leicht modellirt werden. Für die Behandlung kleinerer circumscripter Krankheitsherde macht man in eine ähnliche, der Configuration des Körpertheiles angepasste Maske Fenster von entsprechender Grösse. Selbstverständlich müssen alle im Bereich des Strahlenkegels liegenden nicht zu behandelnden Partien mit überall genau anliegenden Bleiplatten geschützt werden, also bei Bestrahlung des Kinns neben der oberen Hälfte des Gesichtes auch die Brust, bei Bestrahlung des Kieferwinkels die Schulter etc.

Für manche Fälle empfiehlt es sich, auch die Vacuumröhre in einen mit Blei ausgeschlagenen Kasten zu postiren, welcher an einer Seite eine Oeffnung besitzt, die mit Blenden versehen werden kann, deren Oeffnung der Form nach der zu bestrahlenden Fläche entspricht (*Ehrenfeld*).

Als besondere Schutzmassregel empfahl *Kaiser*[1]), Vacuumröhren aus rothem Glase zu benützen; *Jutassy*[2]) will hingegen von den blauen Bleioxyd-Gläsern nie schlimme Nebenwirkungen gesehen haben.

Fig. 76.

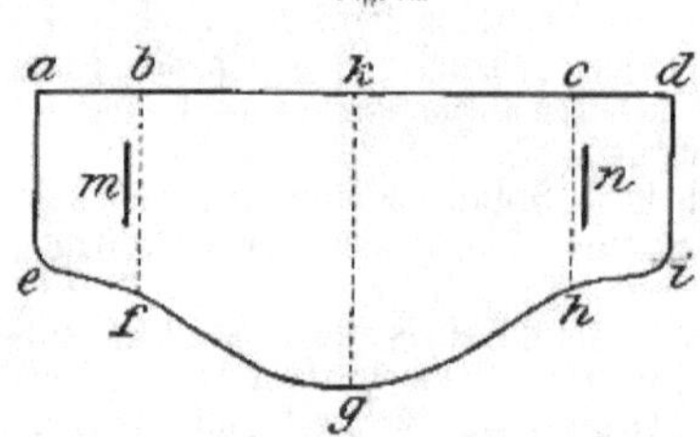

Bei dieser Gelegenheit soll noch auf den persönlichen Schutz des Arztes vor Dermatitiden seines eigenen Körpers hingewiesen werden. Es sind mir allerdings Fälle bekannt, wo bei eifrigen Radiographen, welche stundenlang mit dem Fluorescenzschirme in unmittelbarster Nähe der in Betrieb befindlichen Vacuumröhre herummanipulirten, kräftige Dermatitiden entstanden. Wohl mit Rücksicht darauf wurden in jüngster Zeit allen Aerzten, die sich mit Röntgenstrahlen beschäftigen, gewisse Vorsichtsmassregeln empfohlen und die fürchterlichen Folgen der Ausserachtlassung der letzteren mit den düstersten Farben gemalt. Dass diese Warnungsrufe nicht ungehört verhallen, beweist mir die Mittheilung eines gewissenhaften Collegen, welcher nur in einer Bleiblechrüstung, gewappnet mit einem Bleihelm auf dem Kopfe, in seinem Röntgenzimmer arbeitet, wohl nicht zum Troste und zur Erbauung seiner Patienten, welche sich einem so unheimlich schrecklichen Apparate direct und in der nächsten Nähe exponirt sehen.

Derartige Vorkehrungen und Warnungen sind übertrieben und grundlos. Wenn der Operateur immer vor Augen hat, dass eine in Betrieb befindliche Röhre auf der Haut nur dann Veränderungen hervorruft, wenn dieselbe der Röhre in unmittelbarer Nähe und lange exponirt wird, so wird er es eben vermeiden, seinen eigenen Körper durch längere Zeit hindurch den Strahlen zu exponiren. Eine kurze Manipulation, eine kurze Schirmuntersuchung, eine Aenderung der Stellung des Patienten etc. kann täglich wiederholt vorgenommen werden, ohne dass die Gesundheit den geringsten Schaden nehmen würde. Seit beinahe 6 Jahren arbeite ich täglich 6—7 Stunden in meinem Röntgenlaboratorium und habe nicht die geringste Veränderung an meiner Haut erlebt, trotzdem es mir nicht beifällt, irgend eine Schutzvorrichtung, die mich nur hindern würde, anzulegen.

§ 31. Indicationen.

Wir kommen nunmehr zu den Indicationen der Röntgenbehandlung. Aus den physiologischen Untersuchungen ist zu entnehmen, dass die Röntgenbestrahlung ebenso wie jene mit Licht und elektrischen

[1]) Wiener klin. Wochenschr., 1901, Nr. 31.

[2]) Fortschr., Bd. 2, H. 5, pag. 195.

Strahlen im allgemeinen in geringerer Intensität anregend, in stärkerer Dosis hingegen destruirend auf gewisse Körperbestandtheile (Zellen) wirkt. Entsprechend dieser verschiedenen Wirkungsweise kann man annehmen, dass sie einerseits bei schlecht heilenden Geschwürsprocessen, bei paretischen Zuständen gewisser Gewebsbezirke die Ernährungsvorgänge modificiren und dadurch die Vernarbung der Geschwüre, respective die Aufnahme der Function der betreffenden Gebilde (Haarpapille bei Alopecia areata) anbahnen. Es scheint mir nicht ausgeschlossen, dass der physikalische Reiz der Bestrahlung in ähnlicher Weise wie gewisse chemische Agentien (Arg. nitr., Cupr. sulf., Campher etc.) die Bindegewebszellen zu lebhafterer Function und damit zur Bindegewebe-(Narben-)Bildung anregt. Da dieser Reiz weiter in die Tiefe reicht, erscheint er zur Behandlung von Processen verwendbar, bei denen die chemischen Agentien, deren Kraft sich schon in oberflächlichen Schichten erschöpft, keine Wirkung haben.

Für die Behandlung mit x-Strahlen kommen vorzugsweise ausgebreitete Processe in Betracht, während für localisirte circumscripte Krankheitsherde die chirurgische, medicamentöse, respective Lichtbehandlung, wo sie nur irgendwie thunlich sind, vorgezogen werden sollen.

Bei der überwiegend grossen Zahl von Krankheitsprocessen ist jedoch weniger diese Eigenschaft der Röntgenbestrahlung erwünscht, als vielmehr die zerstörende Eigenschaft derselben ein brauchbarer Factor; dies ist namentlich der Fall bei Affectionen, welche nur oder vorzüglich in zelligen Gebilden (Oberhaut, Drüsen, Haarfollikeln) localisirt sind, oder bei denen das Wesen der Krankheit mit einer Ueberproduction von zelligen Elementen verbunden ist (Psoriasis, Epitheliom).

Selbstverständlich kann aber auch dieselbe Affection Angriffspunkte für jede dieser beiden Wirkungsweisen bieten; so kann die Heilung des Lupus sowohl durch den Reiz der Bestrahlung, durch die angeregte Bildung von Narbengewebe, durch die Hyperämie und bessere Ernährung der kranken Gebiete, als auch durch Zerstörung pathologischer Zellanhäufungen bewirkt werden.

In Bezug auf die Krankheitsformen, bei welchen sich die Röntgenbestrahlung bewährt hat, wollen wir folgende Gruppen unterscheiden, wobei uns lediglich empirische und histologische Gesichtspunkte leiten.

1. Die sogenannten Haarkrankheiten (Krankheiten der Haare und der behaarten Hautstellen).

Darunter fasse ich alle abnormen Zustände im Bereiche der behaarten Haut zusammen, bei welchen die Epilation ein anzustrebendes Moment bildet, wenn auch gewiss noch andere Wirkungsweisen der Bestrahlung in Betracht kommen müssen. (Favus, Sycosis parasitaria et non parasitaria, Folliculitis barbae, Blepharitis, Dermatitis papillaris capillitis, Trichoptylosis, Hypertrichosis, Herpes tonsurans, Alopecia areata.)

2. Geschwürsprocesse in der Haut.

In dieser Gruppe vereinige ich sowohl die einfachen, nicht infectiösen Ulcerationen, bei welchen wohl die anregende Wirkung der Bestrahlung günstig wirkt, als auch die durch infectiöse Momente bedingten Hautaffectionen und die Geschwüre, zu welchen letztere oft führen, bei welchen nebst der ersteren Wirkung noch die Zerstörung krankhafter Gewebselemente herbeigeführt und der Weiterentwickung der krankhaften Keime der Boden entzogen wird (Lupus vulgaris, Scrophuloderma, Tuberculosis cutis, Epitheliome, Ulcus rodens, Lepra, Mycosis fungoides, atonische und varicöse Geschwüre, Mal perforant).

3. Acute und chronische exsudative Dermatosen (Entzündungen) und Granulationsbildungen.

Die Ursache der bei den Affectionen dieser Gruppe erzielten Heilerfolge ist noch unklar; vielleicht gibt der zerstörende Einfluss der Bestrahlung auf die Entzündungsproducte, welchen *Grouven* und *Scholtz* bei Lupus und Psoriasis festgestellt haben, einen Fingerzeig für eine richtige Erklärung.

Es scheint nicht unwahrscheinlich, dass die von der Röhre abströmende Spannungselektricität in dem früher (pag. 180) erwähnten Sinne hiebei eine Rolle spielt (Ekzem, Psoriasis, Prurigo, Lichen ruber, Pemphigus, Lupus erythematodes, Acne vulgaris und rosacea, Furunculosis).

4. Dermatosen, welche von krankhaften Veränderungen der Gefässe ihren Ausgang nehmen.

Die histologisch nachweisbaren Veränderungen in den Gefässen der Haut nach der Bestrahlung geben die Erklärung für die günstigen Wirkungen bei derartigen Processen (Naevus flammeus).

5. Progressive Ernährungsstörungen der Haut (Verrucae, Naevi spili, Elephantiasis).

1. Krankheiten der Haare und behaarter Körperstellen.

Favus capillitii.

Bei der Röntgenbehandlung dieser Affection muss unter jeder Bedingung die Epilation des ganzen behaarten Kopfes herbeigeführt werden, denn wollte man nach der Epilation einer kleineren Kopfpartie die Behandlung abschliessen, dann kann man mit grosser Wahrscheinlichkeit auf das Auftreten von neuen Favusherden rechnen, welche an anderen Stellen der Kopfhaut in den Follikeln versteckt waren, nach und nach an die Oberfläche wachsen und von da aus zur neuerlichen Verbreiterung der Affection Veranlassung geben. Es muss deshalb der ganze Kopf kahl gemacht werden. Dies erreicht man auf die Weise, dass man die Röhre zunächst über die Mitte des Vorderkopfes, dann, nachdem diese Stelle bestrahlt wurde, gegenüber den beiden Seitenpartien des Kopfes (Antikathode in der Mitte der Verbindungslinie von der äussersten oberen Spitze des Ohres zum Scheitel) und schliesslich vor die Mitte des Hinterkopfes placirt. Die Entfernung wähle man gross (25—30 Centimeter), damit möglichst viel auf einmal bestrahlt werde. Die Sitzungsdauer schwankt jedesmal zwischen 6 und 10 Minuten.

Im allgemeinen ist zur Röntgenbehandlung des Favus eine etwas intensivere Bestrahlung nöthig als bei anderen Dermatosen; vielleicht hängt das mit der dichten Haarbedeckung der kranken Partien zusammen. (Haare hindern zwar die Röntgenstrahlen nicht wesentlich am Eindringen, sind jedoch sehr schlechte Elektricitätsleiter - Isolatoren.) Es scheint mir angezeigt, die Haare, welche ja ohnedies zum Ausfallen bestimmt sind, vor dem Beginne der Behandlung auf 2 Centimeter Länge zustutzen zu lassen.

Der Verlauf der Behandlung ist gewöhnlich der, dass nach circa 3 Wochen (wenn harte Röhren und schwache Ströme verwendet wurden) die Haare sich beim Anfassen als gelockert erweisen, oder dass man beim Auseinanderziehen der Haare eine schwache Röthung der Kopfhaut bemerkt. Innerhalb der nächsten 2 Wochen fallen dann die Haare auf einer kreisförmigen Stelle aus. Waren an dieser Stelle Scutula, dann exfoliiren sich dieselben und hinterlassen oberflächliche, blassröthliche, stark nässende Excoriationen, welche sehr bald (in circa 8 Tagen) überhäuten. Darnach repräsentiren die behandelten Stellen ganz glatte, weisse billardkugelähnliche Flächen (s. Fig. 77), auf welchen 6—8 Wochen nach Abschluss der Bestrahlung die nachwachsenden Haare in Form eines Flaumes sichtbar werden und bald zu ihrer vollen Länge heranwachsen. In vielen Fällen bleibt dieses günstige Resultat ein definitives, und sind die Kranken, wenn innerhalb der nächsten 10 Wochen kein neuer Nachschub auftaucht, als gesund zu betrachten; in anderen Fällen macht aber eine kleine Recidive eine kurze Nachbehandlung nothwendig.

Fig. 77.

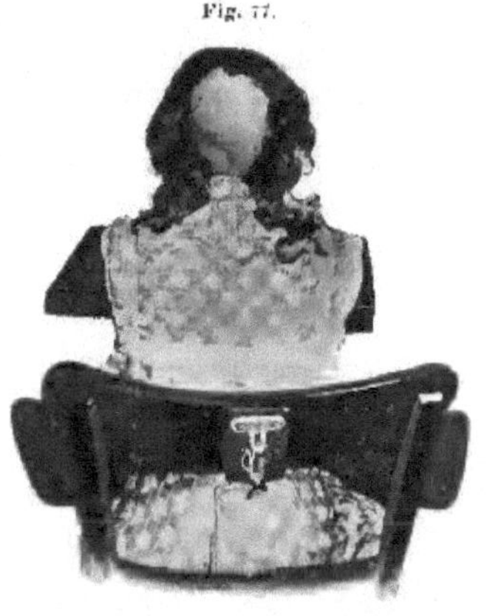

Favus cutullaris capillitii.
Hinterkopf mit X-Strahlen behandelt.

Török und *Schein* glauben, dass Recidiven nicht deshalb vorkommen, weil Pilze in den Haarfollikeln zurückbleiben, sondern darum, weil letztere von aussen neuerdings inficirt werden. Um solches zu verhüten, empfiehlt es sich, den von mir empfohlenen Vorgang, bei jedem Favusfalle den ganzen Kopf zu behandeln, stets einzuhalten.

Um Rückfälle möglichst zu vermeiden, pflege ich die kahlen Stellen nach Ablauf der Reaction mit folgender Salbe einreiben zu lassen.

Rp. Acid. carbolici glycerino soluti 2·5
Lanolini 50·0

Die Kranken werden angewiesen, diese Salbe des Morgens und am Abend successive zu appliciren, und zwar in der Weise, dass sie in jedes thalergrosse Hautstück eine erbsengrosse Salbenportion durch 5 Minuten unter einem festen Drucke verreiben. Auf diese Weise bemühe ich mich, die Carbolsäure, welche nach *Calderone*[1]) Favuspilze noch am besten abtödtet, in die Haarfollikel zu etwa noch zurückgebliebenen Keimen zu bringen. Bei diesem Vorgange gelingt es, sehr rebellische Affectionen in wenigen Wochen gründlich zu heilen.

Ich kenne mehrere Fälle, welche seit ihrer vor 1—3 Jahren vorgenommenen Behandlung bis jetzt vollkommen recidivfrei geblieben sind.

Sollte die Carbolbehandlung gleichfalls nicht ausreichen, um eine Recidive zu verhüten, dann muss man die Röntgenbehandlung noch einmal oder das andermal wiederholen. Man hüte sich aber, stärkere Reactionen herbeizuführen, denn im Falle sich dieselben öfters wiederholen, bleibt die Haut für immer kahl.

[1]) Giornale Italian. delle malatt. vener., 1. Fasc., 1899.

Auch auf einem mit Röntgenbestrahlung correct behandelten und wieder mit Haaren bewachsenen Kopfe sieht man sehr oft kahle Stellen, auf welchen nie mehr Haare erscheinen. Diese Kahlheiten fallen natürlich nicht dem Röntgenverfahren zur Last, sie verdanken vielmehr ihr Entstehen der meist sehr langen Dauer der früher bestandenen Krankheit, welche zu Ulcerationen und Narben geführt hat.

Die Wirkung der Röntgenbestrahlung bei Favus beruht gewiss weniger auf den parasiticiden Eigenschaften derselben, welche ja, wie wir sehen werden, minimal oder gar nicht vorhanden sind (so erwiesen sich die in den ausgefallenen Haaren vorhandenen Pilze als vollkommen vegetationsfähig und in ihrer Vitalität durchaus nicht gestört); vielmehr ist in der umfänglichen Epilation grösserer Hautbezirke, welche eine längere Zeit anhaltende Alopecie zur Folge hat, ein Vorgang zu erblicken, durch welchen ein grosser Theil der die Haarwurzelscheiden und den Haarbalg durchwuchernden Pilzmassen nebst dem Haare, dessen Gegenwart die Verheilung der kranken Stellen ebenfalls verzögert, entfernt wird. Man wird wohl nicht fehlgehen, wenn man als weitere günstige Factoren dieser Behandlung einerseits eine anregende, die Ernährungsverhältnisse der Follikel verbessernde Wirkung, andererseits aber auch die Eigenthümlichkeit der Bestrahlung, zellige Elemente, zwischen denen der Pilz wuchert, zur Degeneration zu bringen und damit die Existenzbedingungen des letzteren zu beeinträchtigen, betrachtet. Genauere histologische Untersuchungen liegen bisher nicht vor.

Die günstigen Resultate dieser vom Verfasser[1]) eingeführten (später mit *Schiff* gemeinsam publicirten) Behandlungsmethode werden von *Ziemssen*[2]), *I. Neumann*[3]), *Albers-Schönberg*[4]), *Hahn*[5]), *Grouven*[6]), *Lion*[7]), *Norman Walker*[8]), *Scholtz*[9]) und *Spiegler*[10]), *Gaston* und *Nicolou*[11]), *Boczar*, *Bukofsky* anerkannt und bestätigt.

Spiegler betont, „dass diese Behandlungsart nach Allem, was bisher darüber bekannt ist, den Favus in so kurzer Zeit vollkommen heilt, wie keine andere Methode und dieselbe daher vor allen anderen als souverän bezeichnet werden muss"

Sycosis vulgaris und Folliculitis barbae.

Die Art und Weise, wie bei dieser Dermatose die Röntgenbehandlung eingeleitet werden soll, hängt von zweierlei Umständen ab: erstens ist der Charakter der sycotischen Affection für die Behandlung massgebend; zweitens geben äussere Verhältnisse für das entsprechende Vorgehen die Richtschnur ab. Wenn wir es mit einer stark pustelnden, eiternden und zu Excoriationen führenden Bartflechte zu thun haben, werden wir uns oft schon mit wenigen (4—6) Sitzungen (von 8—10 Minuten Dauer, 15 Centimeter Röhrenabstand und harten Röhren) begnügen, denn eine so kurze Behandlung genügt meist, um in solchen Fällen einen sichtbaren Effect herbeizuführen, indem die Haut, noch bevor ein Haar ausfällt, trockener wird, die Pustelbildung sistirt, die

---

[1]) *Freund*, Wiener med. Wochenschr., 1897, Nr. 19; Wiener dermatol. Gesellsch., 10. Mai 1899; Fortschr., Bd. 3, pag. 109.

[2]) Aerztl. Verein in München, 8. Juni 1898.

[3]) K. k. Gesellsch. d. Aerzte, 19. Oct. 1900.

[4]) Aerztl. Verein in Hamburg, 18. Oct. 1898, u. Fortschr., III., H. 4, pag. 160.

[5]) Aerztl. Verein in Hamburg, 19. Nov. 1900.

[6]) Fortschr., IV., H. 5, pag. 183.

[7]) VII. dermatol. Gesellsch. in Breslau, 1901.

[8]) Lancet, 1900, Jan., pag. 27.

[9]) Arch. f. Derm. u. Syph., Bd. 59, H. 3.

[10]) Wiener klin. Wochenschr., 1900, pag. 1094.

[11]) Soc. de dermatolog et de Syph., 3. Juli 1902.

vorhandenen Bläschen eintrocknen, die Infiltrate sich abflachen, das Jucken, der Schmerz, die Spannung nachlässt u. s. w. Diese Erscheinungen neben einer dunkleren Rothfärbung der kranken Haut, als sie vor der Bestrahlung aufwies, sind mir die Zeichen, wann mit der Bestrahlung zu sistiren ist. Es erübrigt nur mehr, abzuwarten, ob nach einigen Wochen die Affection wiederkehrt; in letzterem Falle hat man diese Behandlung noch einmal oder auch noch mehreremale zu wiederholen. Energischer, aber radicaler wirkt die mittelst kräftigerer Bestrahlungen (s. w. u.) herbeigeführte Epilation (Fig. 78 und 79).

Bei der Behandlung dieser Form der Bartflechte mittelst der X-Strahlen kommt es auch gelegentlich vor, dass die Haut schon nach wenigen (3–5) schwachen Bestrahlungen sehr heftig reagirt, und zwar nicht im Sinne einer gewöhnlichen Röntgendermatitis, sondern indem der sycotische Process eine Steigerung erfährt: Es schiessen zahlreiche neue Pusteln auf, welche oft confluiren; die ganze Haut ist gespannt, äusserst schmerzhaft. Oft bilden sich förmliche Senkungsabscesse, indem der Eiter an abhängigen Stellen sich zu grösseren Massen ansammelt. Da die Haut an und für sich stark intumescirt ist, und die Röntgenbestrahlung einen solchen Zustand noch sehr steigern

Fig. 78.

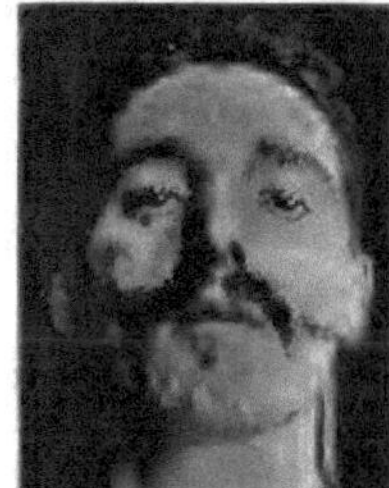

Fig. 79.

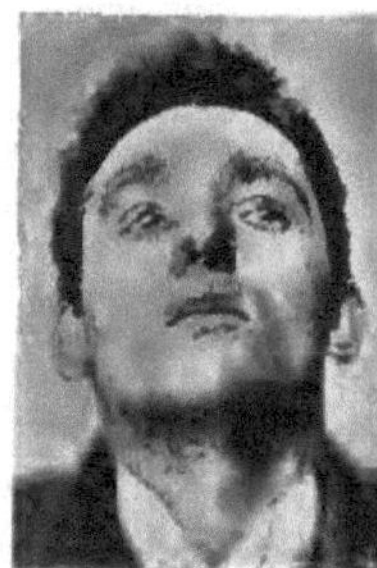

und dadurch zu Druckbrand des Gewebes führen könnte, pflege ich in solchen Fällen die Behandlung zu sistiren und solange Umschläge appliciren zu lassen, bis die acute Entzündung nachgelassen hat, dann beginnt erst die vorsichtige Bestrahlung wieder.

Die zweite Möglichkeit ist die, dass sich die Sycosis in kleinen, rothen, infiltrirten, an der Oberfläche schuppenden Knötchen äussert, welche an den Follikeln localisirt und von durchdringenden Haaren durchbohrt werden. Bei dieser Form (Acne pilaire *Besnier*, Ulerythema sycosiforme, Folliculitis barbae) ist, vorausgesetzt, dass es die socialen Verhältnisse des Kranken gestatten, eine Zeitlang bartlos zu sein, eine Fortsetzung der Behandlung bis zum Ausfallen der Haare zu empfehlen. Da wegen der präexistenten Entzündungsvorgänge in der bestrahlten Haut die Reaction auch in diesen Fällen früher erreichbar ist, soll auch mit harten Röhren nicht länger als 14 Tage bestrahlt werden, nach welcher Zeit schon gewöhnlich ein Prallerwerden der Haut, das Glattwerden des unebenen Niveaus, eine dunklere Röthung als die kranke Haut früher aufwies, den Eintritt der Reaction ankündigt, welche sich auch bald durch Lockerung und den Ausfall aller Haare (nicht blos der in den sycotisch afficirten Partien befindlichen, welche ja auch ohne Bestrahlung vorhanden ist) kundgibt.

Um das sehr wichtige Symptom der Lockerung der Haare constatiren zu können, muss man jedem Sycotiker vor Einleitung der Behandlung verbieten, sich die Haare rasiren zu lassen oder auszurupfen, auch nehme man ihn nicht früher in die Cur, bevor die Barthaare nicht so lange sind, dass man sie mit den Fingerspitzen fassen kann.

Man wird sich aber sehr oft in der Lage befinden, die Behandlung nicht radical, d. h. mit Epilation der kranken Haare durchführen zu können, indem manche Patienten ihren Bart aus gesellschaftlichen Rücksichten nicht entfernen können. In solchen Fällen wird man, so wie in den Fällen der ersten Art angedeutet wurde, gleichsam palliativ vorgehen und nur so lange bestrahlen, bis die Pustel-, resp. Knötchenbildung sistirt und das in dreiwöchentlichen Zwischenräumen so lange wiederholen, bis keine neuen Nachschübe mehr auftreten.

Auch bei dieser Affection ist es bis jetzt nicht klar, in welcher Weise die Röntgenbestrahlung günstig wirkt.

Die Beobachtung, dass die Epilation der Haare im Bereiche einer sycotisch afficirten Haut auf den Process besser wirkt als das Rasiren, liess mich annehmen, dass das günstige Moment weniger darin zu suchen sei, dass nach der Entfernung der Haare Medicamente leichter zur Haut gelangen können als darin, dass ein die Entzündung im Follikel weiter unterhaltendes Agens entfernt wird; gerade so wie eine Abscesshöhle, in welche, trotzdem sie granulirt, immerfort Gazestreifen eingeführt werden, nicht zum Verschlusse kommt, so kann ein Follikel mit entzündeten Wänden, so lange ein todtes Haar darin steckt, nicht leicht zur Heilung kommen. Ich nahm deshalb an, dass eine durch längere Zeiträume persistirende Haarlosigkeit auf den Process günstig wirken werde und empfahl aus diesem Grunde die Behandlung der Sycosis und des Favus mittelst der X-Strahlen.[1])

Kaposi meinte zwar gelegentlich der Demonstration eines derartigen Falles von mir und *Schiff*[2]), dass, wenn eine Sycosis durch Reizung infolge einer gewissen Anomalie im Wachsthum der Haare bedingt ist, etwa dadurch, dass in einem Follikel mehrere Haare stecken oder dass der Durchschnitt des Haares in einem Missverhältnisse zum Lumen des Follikels steht, dann könne mit dem Wiederauftreten der Haare auch die Sycosis wieder zum Vorschein kommen. Nun kommen allerdings bei manchen Sycosisfällen Recidiven vor. Trotzdem ist *Kaposi's* Ansicht wohl nicht berechtigt, denn wäre in diesen Fällen die Sycosis dadurch provocirt, dass von zwei oder mehreren in einem Follikel sich bildenden Haaren das eine die Wandung des Follikels mechanisch reizt oder wäre sie durch den mechanischen Reiz des in seinem Querdurchmesser im Verhältniss zu seiner Haartasche zu grossen Haares entstanden, dann wäre anzunehmen, dass mit dem Sichtbarwerden der Haare auch die ersten Spuren der Bartflechte sich auch wieder einstellen müssten. Dem ist aber nicht so. Die Haare kehren in allen diesen Fällen recht bald wieder. Dann wachsen sie in normaler Weise fort. Die Haut erscheint noch immer gesund und bleibt es noch einige Zeit, dann erscheint eines Tages, wenn der Patient sich schon längere

[1]) *Freund*, Wiener med. Wochenschr., 1897, Nr. 19. — Die Verwendbarkeit des Lichtes etc. Compt. rend. du XII. Congr. internat. de médecine. Moscou 1897. Dermatolog. Sect., pag. 414.

[2]) Wiener dermatolog. Gesellsch., 10. Mai 1899.

Zeit hindurch eines stattlichen Bartes ungestört erfreut hatte, eine Recidive seiner Sycosis. Mit 4—5 Sitzungen kann man diese beheben, ohne dass es zu einer Lockerung oder einem Ausfalle von Haaren kommen muss.

Es wäre bei derartigen Wachsthumsanomalien der Haare nach *Kaposi* eine radicale Heilung einer Sycosis mit Röntgenbestrahlung ausgeschlossen. Dies ist aber nicht der Fall.

Unter den 17 Fällen von Sycosis, welche ich bis November 1901 behandelte, wurden 5 Fälle durch die erste Behandlung vollständig geheilt, bei 5 Fällen war eine, bei 3 Fällen waren zwei und bei einem Falle waren drei Nachbehandlungen zur definitiven Heilung erforderlich. Die übrigen 3 Fälle stehen theils noch in Behandlung, theils habe ich dieselben nach der ersten Behandlung nicht wieder zu Gesicht bekommen. Eine Heilung der Sycosis scheint mir nach diesen Resultaten wohl erreichbar. Auch *Gassmann* und *Schenkel* berichten [1]) über einen so behandelten Fall, bei welchem die Heilung 1 Jahr lang anhielt. *Albers-Schönberg* und *Hahn* [2]), *Grouven* [3]), *Spiegler* [4]), *Lion* [5]) und *Scholtz* [6]), *G. H. Lancashire* [7]), *Gastou* und *Nicolou* [8]) erzielten bei hartnäckigen Fällen radicale Heilung.

Aus allen diesen Mittheilungen ist ersichtlich, dass eine Radicalheilung der Sycosis in relativ sehr kurzer Zeit oft in einer einzigen Sitzungsserie erreichbar ist, und dass in den weitaus meisten Fällen absolut keine Nothwendigkeit besteht, einen Röntgenschorf oder eine dauernde Haarlosigkeit mittels Röntgenbestrahlung herbeizuführen, wie von zwei Seiten vorgeschlagen wurde.

Die Prognose dieser von mir zuerst empfohlenen und versuchten Therapie ist demnach eine sehr günstige. Will man diese Behandlung ebenfalls mit einer medicamentösen combiniren, dann ist nach Ablauf aller entzündlichen Reactionserscheinungen die Application eines 15—30% Schwefelöles zu empfehlen.

Ein Moment, das man gegen die Radiotherapie des Sycosis ins Treffen führt, sind die Recidiven, welche gelegentlich vorkommen. Wer Gelegenheit hat, Leute zu behandeln, die seit vielen Jahren krank waren, durch ebenso lange Zeit in fast ununterbrochener Behandlung standen, die alltäglich die wunde Haut rasiren und epiliren mussten, durch unförmliche Salben- und Pflasterverbände dem Berufe und gesellschaftlichen Verkehr entzogen waren, der wird die Freude derselben begreifen, wenn sie sich nach kaum drei Wochen durch eine Behandlung, die sie gar nicht spürten, vollständig hergestellt sehen, der wird mit diesen Kranken durchaus nichts Schlimmes darin erblicken, sie nach sechs Wochen und dann vielleicht nochmals nach sechs Wochen einigemale bestrahlen zu müssen. Diese kleine Unannehmlichkeit wird reichlich durch das Bewusstsein des Kranken aufgehoben, dass er als Mensch in menschlicher Gesellschaft nicht Anstoss erregt und kein Gegenstand der Furcht oder des Ekels ist.

Jedenfalls belästigt die radiotherapeutische Methode den Patienten sehr wenig und liefert ausserordentlich rasche und augenfällige Resultate.

---

[1]) Fortschritte auf dem Geb. d. Röntgenstr., Bd. 2, pag. 1.

[2]) Ibid., Bd. 3, pag. 160: Aerztl. Verein in Hamburg, 19. Nov. 1900.

[3]) Niederrh. Gesellsch. f. Natur- und Heilkunde zu Bonn, 2. Februar 1900.

[4]) Wiener dermatolog. Gesellsch., 14. Nov. 1900.

[5]) VII. Congr. d. deutschen dermatolog. Gesellsch. in Breslau, 1901.

[6]) Arch. f. Dermatolog. u. Syph., Bd. 59, H. 3.

[7]) Brit. med. Journ., 31. Mai 1902.

[8]) L. c.

In letzter Zeit hat *Ehrmann* gezeigt[1]), dass die von ihm Sycosis sclerotycans, von *Kaposi* Dermatitis papillaris capillitii genannte Affection auf keine andere Weise zu heilen ist als mit Röntgenbehandlung oder mit Elektrolyse.

Ich hatte Gelegenheit, einen derartigen chronischen Fall, bei welchem die Affection zu knolligen, walnussgrossen, drüsigen Infiltraten in der Haut geführt hatte, zu behandeln. Nach 7 Sitzungen begannen die Haare sich zu lockern, die Infiltrate zu verkleinern und abzuflachen. Eine zweite Behandlung wirkte in diesem Sinne noch stärker. Die Methode ist der bei der gewöhnlichen Sycosis angewendeten ähnlich.

Sycosis parasitaria hyphogenes (Trichophytosis).

Grouven[2]), *H. Zechmeister*[3]) und *Lion*[2]) berichten über günstige Resultate bei dieser Affection. *Zechmeister* erzielte mit einer einmaligen Behandlungsserie von 21 Sitzungen von 5—15 Minuten Dauer, 25—15 Cm. Röhrenabstand und harten Röhren bei einem derartigen Falle radicale Ausheilung und beobachtete gleichzeitig, dass ein haselnussgrosser fluctuirender Knoten, welcher sich im Bereiche der sycotisch erkrankten Partie befand, spontan zurückging.

Bruno Chaves[4]) empfahl diese Behandlung bei Herpes tonsurans cap. In der That erzielte *J. Pollitzer* bei dieser Affection gute Erfolge. (Nach einer mündlichen Mittheilung.)

Blepharitis.

Wiederholt hatte Verfasser bei Kranken, welche wegen Sycosis barbae, Eczema faciei, Acne rosacea, Lupus vulgaris des Gesichtes behandelt wurden, Gelegenheit zu beobachten, dass eine Blepharitis, welche gleichzeitig bestand, kurze Zeit nach Einleitung der Röntgenbehandlung glatt abheilte. Den ersten derartigen Fall publicirte Verfasser mit *E. Schiff*. Es handelte sich hiebei um eine Blepharitis, welche neben einem chronischen Bartekzeme bestand. Seither hatte ich noch Gelegenheit, drei Fälle zu behandeln, bei denen blos die Lidrandaffection bestand.

Im allgemeinen reagirte diese Affection, mochte es sich um ulceröse oder blos squamöse Lidrandentzündungen handeln, sehr rasch und prompt schon auf wenige, 4—9 schwache Bestrahlungen des kranken geschlossenen Auges mit harten Röhren, die Krusten lösten sich, die Röthung blasste ab, Excoriationen überhäuteten und die Haut erhielt bald ein ganz gesundes Aussehen, ohne dass die Wimpern ausgefallen wären oder dass die Behandlung der übrigen Gesichtspartien einen sichtbaren Erfolg gezeitigt hätte. Eine sonstige medicamentöse Behandlung des Leidens war in den Fällen, welche ich beobachtete, nicht nöthig. Der begleitende Conjunctivalkatarrh besserte sich nach Heilung der Blepharitis sehr schnell.

Trichoptylosis (Trichorrhexis nodosa).

Bei dieser merkwürdigen, ihrer Ursache nach noch unklaren Affection der Haare habe ich in einem ausserordentlich hartnäckigen Falle,

---

1) Wiener med. Wochenschr., 1901, Nr. 30, 31.
2) L. c.
3) Monatsh. f. prakt. Dermatologie, Bd. 32, Nr. 7.
4) Giorn. Italiano delle Mal. Ven. e della Pelle, Fasc. III, 1900.

welcher seit Jahren jeglicher medicamentösen Therapie trotzte, die Röntgenbestrahlung angewandt.

Der Kranke, dessen Schnurrbart seit vielen Jahren, allerdings mit gelegentlichen Remissionen, das charakteristische, bürstenförmige, weisslich bestaubte Aussehen darbot, und dessen Haare sich mikroskopisch durchwegs an den abgebrochenen Enden in ihrer Rindensubstanz als pinselförmig aufgefasert erwiesen, wurde im September 1901 in 12 Sitzungen mit meinem jetzigen Apparate von 25 Cm. Funkenlänge, einem Primärstrome von 6—8 Amp., 110 Volt, einer harten Röhre, durch 12 Sitzungen von 7—10 Minuten Dauer hindurch, bei 10 Cm. Distanz bestrahlt. Darnach trat leichtes Erythem und partieller Haarausfall ein. Leider musste die Behandlung damals unterbrochen werden. Nach 6 Wochen begannen die Haare in normaler Weise nachzuwachsen. Gegenwärtig (anfangs April 1902) besitzt der Patient einen normalen Schnurrbart mit Haaren von 2—2½ Cm. Länge, welche mikroskopisch ganz normale Verhältnisse darbieten.

Nachschrift: An den Stellen, welche früher nicht epilirt worden waren, ist am 15. April eine geringfügige Recidive wahrnehmbar. Trotz nur theilweiser Behandlung hatte der nachwachsende Bart ½ Jahr ein normales Aussehen behalten. Dem Kranken wird eine nochmalige intensive Behandlung empfohlen.

Alopecia areata.

R. Kienböck[1]) bestrahlte einen 26jährigen Mann, der seit über drei Jahren mit schwerer Alopecia areata des ganzen Kopfes behaftet war, am Vorderkopfe in sechs Sitzungen zu je 15 Minuten bei 20 Cm. Spiegelhautdistanz und sehr gutem Röntgenlicht.

Im Bereiche des exponirten Gebietes fielen bald die gelben Wollhärchen aus und nach zwei Monaten wuchsen neue kräftige, dunkle, normale Haare nach. Das übrige Gebiet des Kopfes, welches nicht bestrahlt worden war, behielt den früheren krankhaften Zustand der Alopecie weiter, aus welcher Thatsache *Kienböck* den Schluss zog, dass die Röntgenbestrahlung und Epilation einen Nachwuchs von normalen Haaren herbeigeführt habe.

G. Holzknecht demonstrirte bald nach *Kienböck's* Mittheilung einen zweiten Fall[2]), bei welchem nach ähnlicher Methode durch fünf Bestrahlungen von je 10 Minuten Dauer aus 20 Cm. Focushautdistanz dasselbe Resultat erzielt wurde. Der Haarausfall, welcher der Bestrahlung folgte, war jedoch in diesem Falle kein vollständiger; es blieben nämlich von den dicken, schwarzen Haaren diejenigen bestehen, welche direct an die kahlen Herde grenzten, so dass daher jeder Alopecieherd von einem schmalen Kranze schwarzer Haare umgeben war. Gleichzeitig röthete sich die Haut im Bereiche der Plaques drei Wochen nach der Bestrahlung, während die übrige Kopfhaut, deren Reaction schon nach acht Tagen begonnen hatte, blass blieb. Der Nachwuchs der Haare begann zuerst an den vor der Behandlung kahlen Flecken und waren dieselben schon bald und zu einer Zeit mit weichen dicken schwarzen Haaren besetzt, wo die früher behaarte, scheinbar normale Umgebung noch kahl erschien.

Die Behaarung der letzteren erfolgte, wie gewöhnlich nach der Röntgenepilation, zwei Monate nach Aussetzen der Behandlung. Bei zwei weiteren Fällen ergaben sich ähnliche Erscheinungen.[3])

---

[1]) K. k. Gesellsch. d. Aerzte in Wien, 2. Nov. 1900.

[2]) K. k. Gesellsch. d. Aerzte in Wien, 7. Dec. 1900. Wiener klin. Rundsch., 1901, Nr. 41, und 73. Versamml. d. Naturf. und Aerzte in Hamburg, 1901. Fortschr. a. d. Geb. d. R., V. Bd., H. 1, pag. 62.

[3]) Wiener dermatolog. Gesellsch., 20. Februar 1901.

Holzknecht empfiehlt zwei Methoden der Behandlung der Alopecia areata: 1. Es werden blos die einzelnen Herde inclusive eines ca. 1 Cm. breiten peripheren Ringes ihrer „latent" kranken Peripherie bestrahlt, während die übrige Haut mittels Bleiblech abgedeckt wird; oder 2. der ganze Kopf, soweit er von Herden besetzt ist, wird einschliesslich der dazwischen liegenden gesunden Haut bestrahlt.

Aus den Ergebnissen dieser Beobachtungen ergab sich unzweideutig, dass die Röntgenbestrahlung in diesen zwei Fällen von Alopecia areata das Nachwachsen von Haaren an früher kahlen Stellen veranlasst hatte. Es drängte sich somit von selbst die Frage auf, ob wir in der Röntgenbestrahlung ein specifisches Mittel zur Behandlung dieser Affection besitzen.

Ich konnte bei einem 12jährigen, am Kopfe mit Alopecia areata behafteten Knaben, welcher mit einer sehr harten Röhre achtmal je 10 Minuten lang bestrahlt worden war, auf allen kahlen Stellen das Auftreten eines Lanugoflaumes, an einer Partie den Nachwuchs schwarzer Haare constatiren.[1]) Bei diesem Falle war es vorher zu keinem Ausfall der vorhandenen Haare gekommen. Die Besserung machte hier auch bei fortgesetzter langer Behandlung keine Fortschritte.

Mit Recht fordert *I. Neumann*[2]), dass man in jedem derartigen Falle in Erwägung ziehen müsse, ob und was von einer Spontanheilung zu erwarten wäre. Aus Erfahrung kann man in dieser Hinsicht sagen, dass eine Alopecia areata, welche die ganze Kopfhaut befallen hat, bei älteren Leuten in der Regel unheilbar ist; bei jüngeren Individuen heilt sie aber meist aus. Weiters ist bekannt, dass die in mehrfachen inselförmigen Herden auftretende Alopecia areata in der Regel von selbst ausheilt.

Aus dem Wenigen, was über die Resultate dieser Therapie bis jetzt in die Oeffentlichkeit drang, lässt sich entnehmen, dass sich dieselbe nicht bei allen derartigen Fällen bewährte. So constatirte *Holzknecht*[3]), dass sich einige seiner Fälle absolut refractär erwiesen. Dasselbe berichtet *Kienböck* selbst.[4])

Ich habe bei zwei Fällen dieselbe Erfahrung gemacht und aus den privaten Mittheilungen einiger Wiener Dermatologen ersehen, dass diese Behandlung auch bei mehreren ihrer Fälle versagte.

Nach diesen Berichten muss man wohl vorläufig die Hoffnung aufgeben, dass diese Behandlung die als incurabel geltende universelle Alopecie heilen kann. Dadurch, dass sich diese Methode selbst bei leichteren, in inselförmig auftretenden kahlen Plaques äussernden Fällen oft als nutzlos erweist, verliert sie wohl überdies an Werth.

Nach *Kienböck* ist die günstige Wirkung der Röntgenbestrahlung auf die Alopecia areata sowohl mit Rücksicht auf den mykotischen Charakter der letzteren (parasiticide Wirkung der Bestrahlung) als auch bei Annahme der Alopecia areata als Trophoneurose begreiflich. Gegen diesen Erklärungsversuch haben sich frühzeitig Bedenken erhoben. Es ist erstens der infectiöse Charakter aller derartigen Fälle noch nicht unwiderleglich dargethan und andererseits kann von einer parasiticiden Wirkung der Bestrahlung hier nicht gut die Rede sein. Denn angenommen, die X-Strahlen hätten thatsächlich die parasiticide Wirkung,

---

1) K. k. Gesellsch. d. Aerzte, 7. Dec. 1900.
2) K. k. Gesellsch. d. Aerzte in Wien, 2. Nov. 1900.
3) Wiener klin. Rundsch., 1901, Nr. 41.
4) Verhandlungen d. deutschen dermatolog. Gesellsch., 7. Congr., pag. 447.

welche ihnen einige Autoren zuschreiben, dann müsste die Bestrahlung, um diesen Effect auszuüben, so intensiv und so lange durchgeführt werden, dass es ohne schwere Hautschädigungen wohl nicht abginge. Ein experimenteller Nachweis, dass die Mikroorganismen, welche nach *Sabouraud* diese Affection verursachen, durch die Bestrahlung der kranken Hautstellen vernichtet werden, ist bisher nicht erbracht worden.

Viel wahrscheinlicher erscheint die von mehreren Autoren (Verfasser[1]), *Schiff*[2]), *Ehrmann*[3]), *Holzknecht*[4]) gegebene Erklärung, dass es sich hier lediglich um eine irritirende Wirkung handle.

Vielfach wurde früher die Wahrnehmung gemacht, dass wenige kurzdauernde Röntgenbestrahlungen keinen Haarausfall, sondern blos eine leichte Irritation veranlassen, welche vielleicht die Ursache davon ist, dass die Behaarung anstatt zu schwinden im Gegentheile noch stärker wird. Es drängt sich ohneweiters ein Vergleich dieser Wirkung mit jener gewisser chemischer Agentien (Tct. Aconiti, Veratri, Cantharidum etc.) auf, welch letztere infolge ihrer irritirenden Wirkung in der bisher üblichen Therapie verwendet, gelegentlich auch genützt hatten. Nur scheint der Effect der Röntgen- (und auch Lichtbestrahlung nach *Finsen* siehe den nächsten Abschnitt) einen besseren Erfolg aus dem Grunde zu versprechen, weil die Irritation bei diesem Verfahren infolge des Penetrationsvermögens dieser physikalischen Agentien tiefer und daher auch besser auf die haarproducirenden Gebilde einwirkt, als die Irritation durch Chemikalien, welche sich schon in den obersten Hautschichten erschöpft. Wir wissen, dass man mit anderen physikalischen Irritamenten unter Umständen eine Alopecia areata heilen kann; so hat dies z. B. *Ehrmann* von der Faradisation nachgewiesen. Der Röntgenbestrahlung würde nach dieser Annahme allerdings ein therapeutischer Werth bei der Alopecia areata zukommen, thatsächlich gibt sie den Anstoss zum Nachwuchse der Haare, wobei es vorläufig in suspenso bleiben mag, ob die X-Strahlen selbst oder die von der Vacuumröhre abströmende Spannungselektricität oder ob beide zusammen diese gewünschten Wirkungen ausüben. Dass zu denselben eine wirkliche Epilation nicht unbedingt nothwendig ist, beweist meine obige Beobachtung. Es scheint, dass sich die Bestrahlung blos bis zu einer bestimmten Reizwirkung zu erstrecken braucht, um die Haarpapillen zur Thätigkeit anzuregen.

Im ganzen genommen, dürfte sich die Röntgenbehandlung der Alopecia areata in vielen Fällen, welche vielleicht auch spontan oder auch mit anderen therapeutischen Methoden heilen würden, bewähren, und zwar gibt sie in diesen Fällen viel schnellere Resultate, als z. B. die Behandlung mit Medicamenten. Allerdings ist diese Wirkung keine specifische und so sichere, wie z. B. die enthaarende Wirkung der Bestrahlung.

Immerhin ist die von *Kienböck* beobachtete Thatsache sehr interessant und gibt den Beweis, wie ein und dasselbe Mittel bei ver-

---

[1]) Sitzungsbericht d. kais. Akademie d. Wissensch. in Wien, Mathem.-naturw. Cl., 12. Juli 1901, Bd. CIX, Abth. III, pag. 646.

[2]) IV. Intern. dermatolog. Congr. Paris 1900.

[3]) Wiener med. Club, 30. Jan. 1901.

[4]) L. c.

nünftigem Vorgehen zwei ganz diametral gegenüberstehenden Zwecken nutzbar gemacht werden kann.

Holzknecht versuchte diese Behandlung bei Alopecia pityrodes, wie er angibt, ohne wesentlichen Erfolg.

Hypertrichosis.

Die Methoden der Behandlung dieser Hautaffection sind die in der allgemeinen Methodik der Röntgenbehandlung angegebenen. Fast jeder Radiotherapeut hat seine eigene Methode und hält dieselbe für die beste. Dasjenige, worauf es ankommt, ist, sich mit der Leistungsfähigkeit seines Apparates vertraut zu machen; nur wenn man dieselbe kennt, dann darf man unter Berücksichtigung der Eigenthümlichkeiten der Wirkungsweise dieses Agens Modificationen in die Bestrahlung bringen.

Mir selbst bewährt sich seit Beginn meiner einschlägigen Arbeiten das Bestrahlen mit harten Röhren, in denen man das Licht noch grünlich flackern sieht (auch im unverdunkelten Zimmer), Funkeninductoren von 30 Cm. Schlagweite und Ströme von 2—3 Ampères bei 110 Volts, Röhrendistanz (Haut-Glas) 15 Cm. Sollen die Wangen und das Kinn bestrahlt werden, dann nehme man eine Maske, welche von der Stirne bis zur Nasenspitze, eventuell bis über das Lippenroth der Unterlippe reicht. Man bestrahlt das Kinn, indem man den Kopf weit nach rückwärts strecken lässt. Gleichzeitig verabsäume man es nicht, die Brust mit Bleiblech zu decken. Soll die Oberlippe bestrahlt werden, dann nehme man eine Maske, welche das ganze Gesicht deckt und schneide darin ein der Oberlippe entsprechendes Loch aus. Auch bei dieser Behandlung empfiehlt es sich, die Bestrahlung nicht früher zu beginnen, bevor die Haare wenigstens fassbar geworden sind, und sollen die Patienten verhalten werden, das meist geübte Auszupfen der Haare zu unterlassen (siehe pag. 207). Hiebei treten meist nach 20—25 Sitzungen die ersten Zeichen der beginnenden Hautreaction ein, welche ich auf pag. 204 ff. genauer beschrieb. Die anderen Bestrahlungsmethoden wurden schon früher (pag. 203, 209, 210) genauer erörtert, so dass hier auf dieselben nicht wieder eingegangen werden soll. Unterschiede in Bezug auf die Reactionsweise blonder und brünetter Individuen sind mir nicht aufgefallen. Manchmal kommt Lanugo leichter zum Ausfalle als die dicken Markhaare; weitaus häufiger ist das Umgekehrte der Fall.

Der weitere Verlauf der Röntgenreaction ist folgender: Nach einigen Tagen, in welchen die Vorboten der Röntgenreaction an Intensität zunahmen, fallen die Haare in starken Büscheln aus, wenn man sie nur leicht anfasst, oder sie bleiben bei der Morgentoilette des Patienten im Handtuche haften. Die Haarwurzeln sind dünn atrophisch (siehe Physiologie der Röntgenbestrahlung), die Haut pastös, glatt und weiss, oft fühlen die Kranken ein leichtes Brennen und Spannen. Nach einigen (5—8) Tagen verschwinden alle diese Symptome, die auch namentlich bei Brünetten bisweilen stärkere Pigmentation, und die Haut sieht jetzt vollkommen tadellos aus. Bleibt sie nunmehr unbehandelt, dann kehren nach 6—8 Wochen die Haare als feine Stiftchen in die Haut zurück, und wachsen dann bis zu ihrer früheren Länge.[1]) Wird jedoch nach 4—6 Wochen, bevor noch auch nur eine Andeutung der Recidive vor-

[1]) War die Bestrahlung eine kräftigere, dann tritt das Recidiv später, nach 3—4 Monaten ein.

handen war, eine kurze Nachbehandlung eingeleitet, dann bleibt der Haut das gute Aussehen noch durch weitere 4 bis 6 Wochen erhalten, nach welcher Zeit dasselbe Verfahren eingehalten werden muss. Dieser Vorgang wiederholt sich durch 12—18 Monate, nach welcher Zeit ein definitives Resultat zu gewärtigen ist.

Ich verfüge gegenwärtig schon über eine grössere Reihe von Erfahrungen, welche unzweifelhaft darthun, dass diese von mir angegebene Nachbehandlung den ursprünglich vorübergehenden depilatorischen Effect der Röntgenbehandlung zu einem definitiven gestalten kann. Es sind mir eine Anzahl von Frauen bekannt, welche wegen starker Hypertrichosis bestrahlt wurden, seit mehr als zwei Jahren aus der Behandlung entlassen sind, und bei denen die seither wiederholt vorgenommene Inspection keine Recidive entdecken konnte.

Nach Abschluss der Behandlung sieht die Haut anfangs prall und wohlgenährt aus, wie wir oben (pag. 204) beschrieben haben. Nach einigen Monaten verliert sich das jedoch und die Haut nimmt dann je nach der Intensität, in welcher die Behandlung durchgeführt wurde, ein verschiedenes Aussehen an.

Am idealsten ist der Effect, wenn während der ganzen Behandlungsdauer die Intensität der Bestrahlung so zugemessen war, dass es nie zu stärkeren sichtbaren Hautveränderungen kam.

In diesem Falle erscheint die Haut dann ganz normal, dem Alter des Patienten entsprechend mehr oder weniger glatt, den Follikeln, welche allein die destructiven Veränderungen betreffen, entsprechend, findet man entweder ganz feine weissliche winzige Fleckchen, welche nach einiger Zeit verschwinden, oder es zeigen sich hier an den weniger bestrahlten Partien winzige weisse, lanugoartige Härchen, welche nicht länger werden und gar nicht auffallen.

Jutassy und *K. Minich* erhoben an der enthaarten Haut eines Kaninchens folgenden mikroskopischen Befund[1]). Das Stratum Malpighii umgibt die Cutis in einer geraden Linie und nur hie und da ist ein Haarfollikel sichtbar. Diese Follikel reichen in verschiedene Tiefen, grösstentheils finden sie sich in der oberflächlichen Schichte der Cutis. Lumen besitzen sie gar nicht, an Stelle der Haare befinden sich verwaschene atrophirte Epidermiszellen oder deren Trümmer. Einige Follikel dringen bis in eine tiefere Schichte der Cutis, in ihnen sind dünne schwarzgefärbte Haarreste zu sehen, die vor der Papille gefasert enden. Selbst die Papilla pili erscheint atrophirt, besteht aus kleinen, lichten, verstümmelten Zellen. Die Haargruppen, die die normale Haut charakterisiren, fehlen hier vollkommen, es sind auch deren Follikel nicht zu entdecken. An ihrer Stelle findet sich in der Cutis ein zellenreiches Bindegewebe. In den tieferen Schichten der Cutis finden sich hie und da Pigmentkörner; daselbst sind die Blutgefässe stark dilatirt mit Blutzellen ausgefüllt, Thrombose ist aber nicht vorhanden. Abnormitäten der grösseren Nerven sind nicht zu constatiren. Das Wesentlichste dieses Befundes ist die Atrophie des Follikels und der Haarpapille.

Kam es während der Behandlung zu stärkeren Schwellungen, lebhaften Erythemen oder gar zu gelegentlichen Excoriationen, so werden neben den Follikeln auch andere Gewebspartien verändert und man findet je nach der Ausdehnung und Localisirung dieser regressiven Vorgänge die narbenartigen Depressionen im Bereiche der Follikelmündungen ausgeprägter, oder die Haut erscheint im Bereiche des früheren Bestrahlungsbezirkes dünner und faltiger als es dem Alter des Individuums eigentlich zukommt. Namentlich erscheint diese Runzelung[2]) beim Sprechen.

[1]) Orvosi Hetilap, 1898, 21—23. Sz.

[2]) Dieselbe rührt nach *Ehrmann* von der Atrophie kleiner Bindegewebszüge in der Haut her.

Lachen oder Kauen, während sie bei ruhigen Gesichtsmuskeln meist gar nicht oder nur wenig sichtbar ist. In anderen Fällen, namentlich bei brünetten Personen, bleibt die Haut monatelang dunkler als sonst, doch verliert sich diese Hyperpigmentirung mit der Zeit. In einem Falle, bei einem blonden Mädchen, das wegen Hypertrichosis an den Vorderarmen durch 1¼ Jahre intermittirend behandelt worden war, und wo dreimal stärkere Erytheme (ohne Excoriationen) aufgetreten waren, blieb nach Abschluss der Behandlung eine braunrothe fleckige Röthung zurück, welche nur sehr langsam abblasste. Die von manchen Autoren (*Balzer* und *Monseaux, Salomon, Barthélemy, Behrend, Hallopeau* und *Gadeau*) beschriebene elephantiastische oder sclerodermieartige, alabasterähnliche Verdickung der Haut als Residuum der Röntgenbestrahlung habe ich bisher nicht beobachtet. Wohl aber bekam ich mehrere Patienten zu Gesicht, bei denen die von Collegen durchgeführte Bestrahlung zu Excoriationen und Geschwüren geführt hatte. Im Bereiche der Narben fanden sich ausgedehnte Teleangiectasien, welche den Eindruck der sonst glatten und nicht sehr auffallenden Narben wesentlich beeinträchtigten.

Eine andere Folgeerscheinung der zu intensiven und zu häufigen Röntgenbestrahlungen beschrieb *James C. Johnston.*[1] Bei einem Arzte, der seit 4—5 Jahren mit X-Strahlen arbeitete, wurde die Haut auf dem Rücken beider Hände roth, trocken, leicht schuppend und mässig juckend, und es entwickelten sich ungefähr 20 stecknadelkopf- bis ½ Zoll grosse, erhabene, harte, glänzende, hornartige, im Centrum deprimirte, von einem rothen Halo umgebene Wucherungen, die sich bei der mikroskopischen Untersuchung als Epithelanhäufungen erwiesen. Die Epidermis war in allen ihren Schichten beträchtlich verbreitert: ausserdem fanden sich massenhafte Epithelzellen in Strängen und kleinen Haufen, aber nicht in eigentlichen Nestern, angeordnet zwischen dem Bindegewebe. *Johnston* betrachtet die Affection als eine jener Keratosen, welche wie die Leucoplacia oris oder die Verruca seborrhoica etc. als Vorläufer des Carcinoms gelten.

Wägen wir ganz objectiv die Vor- und Nachtheile dieser Behandlungsmethode ab, so haben wir ein Verfahren vor uns, welches in Bezug auf seine Wirkungsweise eines der zuverlässigsten Mittel ist, welche die Medicin besitzt, indem es nicht vorkommt, dass es hinsichtlich des erstrebten Epilationseffectes versagen würde. Wir müssen constatiren, dass es Lanugohaare ebenso wie die dicken Markhaare zum Ausfalle bringt, dass es grössere Körperpartien auf einmal in demselben Sinne beeinflusst, dass es das definitive Heilresultat, wenn auch erst nach einem relativ längeren Zeitraum, doch nach einer absolut kurzen Behandlungsdauer herbeiführt; es stellt somit die Geduld und Ausdauer der Patienten und des Arztes auf keine allzu grosse Probe, namentlich mit Rücksicht darauf, dass man bei richtigem Vorgehen und rechtzeitiger Einleitung der Nachbehandlungen die durch die erste Behandlung herbeigeführte Haarlosigkeit dauernd aufrecht erhalten kann. Wir besitzen in der Röntgenbehandlung ein vollkommen schmerzloses Epilationsverfahren, eine Methode, welche jedes Medicament, jede Bandage, jede Manipulation von Seite des Patienten entbehrlich macht, eine Methode, welche unauffällig ist und den Patienten nicht zwingt, seine gewohnte Beschäftigung und seinen gesellschaftlichen Verkehr zu unterbrechen.

Wir stellen aber andererseits auch fest, dass das Verfahren eine bestimmte limitirte Dauer hat, einerlei, ob man eine kleine nagelgrosse

[1]) Philad. med. Journ., 1. Februar 1902.

Hautstelle oder ein ganzes Gesicht zu epiliren hat; wir müssen in Betracht ziehen, dass die Behandlung unter Umständen gewisse Hautveränderungen im Gefolge hat, welche dem Teint nicht zum Vortheile gereichen.

Allerdings ist vorauszusehen, dass die zunehmende Erfahrung und Geschicklichkeit diesen Nachtheil zu vermeiden lernen wird; immerhin scheint es uns geboten, bei der Einleitung jeder derartigen Behandlung diese Eventualität in Berücksichtigung zu ziehen und es der Patientin (und um diese handelt es sich ja meist) anheimzustellen, ob sie ihren jetzigen Bart einigen eventuell sich später zeigenden Gesichtsfalten vorziehe. Für kleinere behaarte Gesichtsstellen und Mäler möchte ich mit *Ehrmann* und *Schiff* entschieden der Elektrolyse den Vorzug geben. Unter allen Umständen scheint es geboten, jede sichtbare Reaction zu vermeiden und nur die Methode anzuwenden, bei welcher das unvorhergesehene Auftreten einer solchen ausgeschlossen ist.

Bei den unzweifelhaften zahlreichen und günstigen Erfolgen, welche nicht nur der Autor nnd *Schiff*, sondern auch viele österreichische, deutsche, englische, amerikanische, ungarische und schwedische Autoren (*Grunmach*[1]), *Levy-Dorn*[2]), *Grouven*[3]), *Hahn*[4]), *Benedikt*[5]), *Sjögren* und *Sederholm*[6]), *Sharpe*[7]), *Dumstrey*[8]), *Neville Wood*[9]), *James Startin*[10]), *Kienböck*[11]), *Jutassy*[12]), *Havas*[13]), *Ullmann*[14]), *Pusey*[15]), *G. H. Lancashire*[16]) mit der Röntgenbehandlung erzielt haben, Erfolgen, welche auf vielen Congressen, wo diesbezügliche Fälle demonstrirt wurden, von ersten dermatologischen Autoritäten anerkannt wurden, erscheinen die Bedenken *Oudin's* nnd *Barthélemy's*[17]) gegen diese Methode nicht recht verständlich; augenscheinlich stehen diese Autoren unter der Suggestion, dass die Röntgenbestrahlung innere Organe schädige. Es ist für den Erfahrenen sehr wahrscheinlich, dass die nervösen Störungen und „visceralen Zufälle", welche diese Autoren beobachtet haben und welche sie auf eine Beeinflussung des Sympathicus zurückführen, Kundgebungen hysterischer Personen darstellen, an denen im Prostituirtenmateriale der Pariser Hospitäler wohl kein Mangel ist.

Unter Umständen kann die Epilationswirkung der Röntgenstrahlen noch anderweitig therapeutisch in Verwendung gezogen werden. So berichtet *Gocht*[18]) von einem Kranken, bei welchem im Anschlusse an eine Lymphomoperation am Halse eine Wunde zurückblieb, deren Ränder sich umgeschlagen hatten, und welche infolge des Reizes durch die Barthaare nicht zuheilte. Durch die Epilation wurde dieses Hinderniss beseitigt und die Wunde der Vernarbung zugeführt.

2. Ulcerationen und zu Ulcerationen führende Hautaffectionen.

Lupus vulgaris.

Ein Gebiet, welchem die Dermatologen ihre grösste Aufmerksamkeit zuwenden, ist die Radiotherapie des Lupus. Liegt es doch allen am

---

[1]) Deutsche med. Wochenschr., 1899, 37.
[2]) *Eulenburg's* „Real-Encyclopädie". Artikel „Röntgenstrahlen".
[3]) Niederrh. Gesellsch. f. Natur- u. Heilk. zu Bonn, 12. Februar 1900.
[4]) Aerztl. Verein in Hamburg, 19. Nov. 1900.
[5]) Wiener med. Wochenschr., 19. Nov. 1900.
[6]) Fortschr., IV. Bd., pag. 163.
[7]) Archives of the Röntgen, Rays 1901, Jan.
[8]) *Schmidt's* Jahrbücher, Bd. 256.
[9]) The Lancet, 27. Januar 1900.
[10]) Ibid., 3. März 1900 und 16. November 1901.
[11]) Wiener med. Club, 6. Februar 1900.
[12]) L. c.
[13]) Festschr. f. Prof. *Kaposi*.
[14]) K. k. Gesellsch. d. Aerzte in Wien, 26. October 1900.
[15]) The Journ. of the American Medical Association, 28. Sept. 1901.
[16]) Brit. med Journ., 31. Mai 1902.
[17]) La Radiographie, 1900, Nr. 39.
[18]) Fortschr., Bd. I, H. 1, pag. 17.

Herzen, ein wirklich sicheres, unfehlbares Mittel für diese schwerste und hartnäckigste Dermatose zu erhalten, gegen welche sie seit Jahrzehnten mit nicht völlig zureichenden Methoden ankämpfen. Ob aber diese hochgespannten Erwartungen auf ihre Rechnung kommen werden, ob wir berechtigt sind die Röntgenbestrahlung als ein Specificum gegen Lupus anzusehen, welches alle anderen Methoden zu verdrängen berufen ist, möge dahingestellt bleiben.

Sicher ist, dass man mit der Röntgenbestrahlung Lupus vulgaris heilen kann. Es ist aber noch nicht unwiderleglich dargethan, dass man dies mit der Röntgenbestrahlung in leichterer und schnellerer Weise zuwege bringt als mit anderen Methoden. Ich glaube, dass der Vorzug der Röntgenbehandlung 1. darin liegt, dass sie eine unblutige Methode ist und 2. in ihren schönen kosmetischen Resultaten zu suchen ist (s. Fig. 80 u. 81). In Bezug auf die nothwendige Dauer der Behandlung concurriren mit ihr sowie mit der *Finsen*'schen Lupustherapie die altüblichen Methoden.

Sowie bei der Röntgenbehandlung der Hypertrichose stehen sich bei jener des Lupus die Verfechter zweier Methoden gegenüber: Die Vertreter der einen Richtung perhorresciren jede Dermatitis bei der Behandlung, da sie für den Verlauf nicht nur überflüssig, sondern sogar schädlich ist und die Heilung verzögert *(Schiff, Verfasser, Albers-Schönberg, Hahn, Grouven, Kümmel).*

Die Vertreter der anderen Richtung suchen hingegen mit Absicht eine stärkere Reaction, ja sogar einen oberflächlichen Schorf herbeizuführen, weil sie durch diesen Vorgang eine kosmetisch schöne Narbe und eine durch längere Zeit anhaltende Recidivefreiheit zu erreichen glauben *(Lion, Scholtz).*

Die Technik dieser beiden Methoden wurde in diesem Buche schon wiederholt erörtert. Ich verweise hier nur kurz darauf, dass bei der einen Methode mit harten Röhren und weiten Röhrenabständen eine relativ grosse Zahl von Sitzungen erforderlich ist, während bei der zweiten Methode mit weichen Röhren und kurzen Röhrenabständen schon eine geringe Zahl von Sitzungen ausreicht, um heftige Reactionen herbeizuführen.

Der Verlauf der Behandlung wird sich bei der einen Methode so gestalten, dass bei beginnender Reaction, welche sich durch eine vom Charakter der schon vorher bestandenen Röthung abweichende Hyperämieröthung, sowie durch eine pastöse Schwellung der lupös veränderten Gebiete kundgibt, die sichtbaren Knötchen dunkelroth werden, es kommt zur Abstossung derselben, nach deren Ausfall oft kleine, scharfrandige Substanzverluste zurückbleiben. Gleichzeitig bilden sich tiefere Infiltrate und oft auch geschwellte regionäre Lymphdrüsen zurück. Bald flachen sich die stark secernirenden Substanzverluste ab und es entstehen kleine Narben, welche besonders in den ersten Wochen nach Abschluss der Behandlung, solange die Intumescenz des lupösen Gewebes noch nicht geschwunden und die ganze früher bestrahlte Fläche noch gespannt ist, sehr schön und vollkommen gesund aussehen. Selbstverständlich gibt eine in diesem Stadium gemachte diagnostische Tuberkulinreaction positiven Ausfall, ein Beweis, dass wirkliche Heilung noch nicht erreicht ist *(Neisser, Lion, Scholtz).* Erst nach und nach, wenn die Schwellung schwindet und die Haut lockerer wird, werden tiefer gelegene Knötchen sichtbar.

welche von der ersten Behandlung nicht beseitigt wurden. Nach einigen Wochen muss deshalb die Behandlung nochmals wiederholt werden, und zwar so lange, bis keine neuen Knötchen auftauchen, was bei einem handtellergrossen Lupusherde, welcher sonst auf keine andere Weise behandelt wird, frühestens nach einem Jahre der Fall ist.

Erwähnt zu werden verdient, dass nach längerer Einwirkung der Bestrahlung oft bis jetzt ganz unsichtbare Lupusknotchen in der scheinbar ganz normalen Haut für Gesichts- und Tastsinn wahrnehmbar werden; es handelt sich somit um eine elective Action der X-Strahlen, eine Eigenthümlichkeit, welche vom Physiker *S. P. Thompson* an vielen Substanzen den Röntgenstrahlen gegenüber festgestellt wurde.

Fig. 80. Fig. 81.

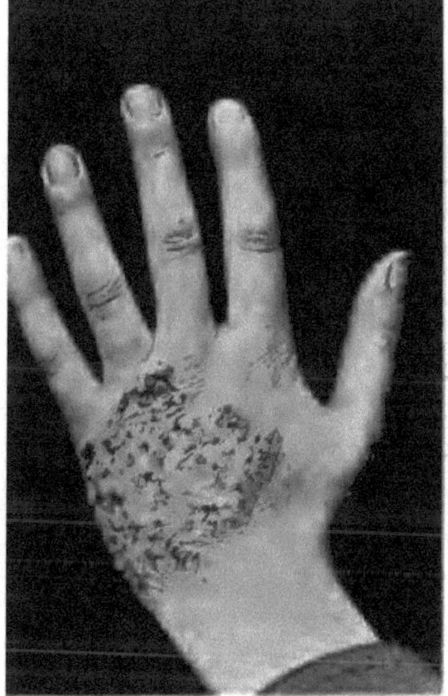

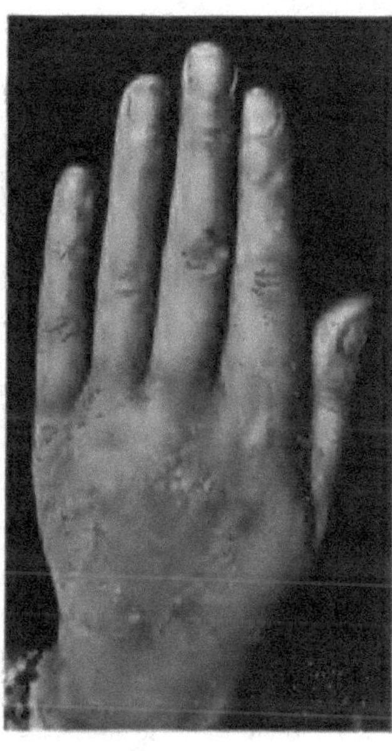

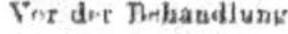
Vor der Behandlung.

Nach einjähriger intermittirender Behandlung mit X-Strahlen.

Die andere Methode besteht ganz einfach darin, dass der ganze Lupusherd auf einmal zerstört wird, sie kann also vergleichsweise (aber unrichtig) als eine Cauterisation oder Verätzung eines Lupusherdes mittels der Röntgenbestrahlung angesehen werden. Diese Methode ist sicher die radicalere. Die Dauer der eigentlichen Behandlung ist hiebei sehr kurz: allerdings gewinnt der Patient hiebei nicht sehr viel, denn ein Geschwür, welches durch die energische Behandlung einer grösseren Lupusplaque erzeugt wurde, bedarf zu seiner Heilung oft vieler Monate und ist, was hervorgehoben werden muss, sehr schmerzhaft, so dass der Kranke bei diesem Verfahren um den Hauptvortheil dieser neuen Heilmethoden kommt, den der Schmerzlosigkeit. Bei der ersten Methode sind, wie *Scholtz* gezeigt hat, die Vorgänge in den bestrahlten Gebieten ganz analoge wie bei der zweiten: Moleculärer Zerfall der die Lupusknötchen zusammensetzenden Zellen, reactive Entzündung und Ersatz des lupösen Gewebes durch neu gebildetes Bindegewebe. Doch ist der ganze Reactionsverlauf ein viel milderer, dem Kranken werden Schmerzen erspart und dabei wird conservativ vorgegangen, indem das zwischen den einzelnen Lupusknötchen befindliche gesunde Gewebe geschont und erhalten bleibt, während unter der energischen Bestrahlung, wie erwähnt, das ganze exponirte Hautgewebe mortificirt wird und durch Narbengewebe substituirt werden muss. Die erstere Methode erfordert aber, wie schon an anderer Stelle hervorgehoben wurde, eine gewisse Uebung und Kunstfertigkeit. Beide Methoden müssen mehreremale wiederholt werden, bevor eine definitive Heilung erreicht ist. Vergleichen wir diese beiden Methoden mit der *Finsen*'schen Behandlung, dann sehen wir, dass letztere mit dem einen Verfahren wohl die Schmerzlosigkeit gemein hat, gegenüber demselben aber eine viel einfachere Handhabung und geringere Uebung erfordert. Die zweite Röntgenmethode ist zwar einfacher, aber sie legt dem Kranken Schmerzen, Salbenverbände und somit alles das auf, was ja die neuen physikalischen Methoden entbehrlich machen sollten, welchem Postulate ja die Finsenbehandlung entspricht.

In Bezug auf die Radicalheilungen sprechen die bisher publicirten Resultate zu Gunsten der *Finsen*'schen Behandlung, indem letztere nach mehrjährigen Aufzeichnungen einen viel grösseren Procentsatz an definitiven Resultaten aufweist.

Allerdings ist eine derartige Statistik nicht ganz ausschlaggebend, denn während die nach *Finsen* behandelten Patienten in staatlichen, wohlausgerüsteten Anstalten aufgenommen wurden, handelt es sich bei den mit X-Strahlen behandelten Kranken vorzüglich um ambulantes Materiale, denn die Aerzte, welche bisher die Röntgenmethode ausübten, waren zumeist nicht in der glücklichen Lage *Finsen's*, ihre Kranken in Spitalsabtheilungen aufnehmen zu können. Da ich jetzt, Dank dem Wohlwollen des Herrn Hofr. Prof. *I. Neumann* klinisches Material behandeln darf, hoffe ich nach entsprechender Zeit zuverlässige Daten geben zu können.

Immerhin muss ich nochmals hervorheben, dass es mir mit der Röntgenbehandlung in einer grösseren Anzahl von Fällen gelungen ist (allerdings einigemale mit Nachhilfe von Lapiscauterisation), radicale, jahrelang anhaltende Dauerresultate mit ausserordentlich schönen Narben zu erhalten. Ich möchte meine Ansicht daher so formuliren, dass man dort, wo nur geringere Mittel zur Verfügung stehen, wo man auch die anderen Eigenschaften der Röntgenbestrahlung in therapeutische Verwendung zu ziehen gedenkt, einen Röntgenapparat anschaffen möge; dort aber, wo man in seinen Mitteln nicht so beschränkt ist, und in öffentlichen Krankenhäusern sollte daneben auf eine *Finsen*'sche Einrichtung nicht Verzicht geleistet werden.

Bezüglich der engeren Indication für die eine oder die andere Röntgenmethode wäre zu empfehlen, für alle grösseren Krankheitsherde das mildere Verfahren zu wählen; ganz kleine Lupusherde darf man aber (unter sorgfältigem Schutze der Umgebung mit Bleiplatten) wohl mit Röntgenbestrahlungen zerstören, wofern man es nicht vorzieht — und das halte ich für das Richtige —, dieselben mittels Exstirpation zu entfernen und den Defect zu vernähen oder nach *Thiersch* zu transplantiren.

G. H. Lancashire[1]) hält Lupus vulgaris für die Behandlung mit X-Strahlen dann geeignet, 1. wenn die krankhafte Partie eine für die Finsentherapie zu grosse Ausdehnung hat, 2. bei ulcerativen Processen, 3. bei Fällen, welche mit ungünstigen Narben vergesellschaftet sind, und 4. bei Schleimhautlupus.

I. Neumann hält die Wirkung der Röntgenbestrahlung bei einer Form des Lupus, dem Lupus tumidus und exfoliativus der Gesichtshaut, sowie bei lupösen Wucherungen, die in der Haut und selbst manchmal in den Fascien und Muskeln vorkommen, und welche geradezu als unheilbar galten, für eine exquisite.[2])

Lupöse Geschwüre mit torpidem Charakter nehmen nach einer vorsichtigen Bestrahlungsserie einen frischeren Charakter an, es bilden sich gesunde Granulationen und die Substanzverluste beginnen zu vernarben. — Lupus der Schleimhäute kann mit der Bestrahlung gleichfalls günstig beeinflusst werden. Das erste deutliche Symptom einer Reaction von Seiten der Schleimhaut ist eine stärkere Secretion (bei Nasenlupus bekommen die Kranken Schnupfen). Man behandelt diese Affectionen in der Weise, dass man Röhren aus Bleiblech, oder mit Quecksilberbelag versehene *Fergusson*'sche Specula, deren Ende auf die kranke Stelle gerichtet ist, in die betreffenden Höhlen einschiebt, dabei auch die äussere, der Höhle angrenzende Haut mit Bleiblech schützt.

Himmel[3]) fand bei Schnitten aus lupösen Knötchen folgende pathologisch-histologische Veränderungen:

Das Epithel, das einen dünnen, schmalen Saum aus einer homogen erscheinenden Masse bildete, war von sehr kleinen Oeffnungen durchlöchert, deren Grösse den Durchmesser eines Zellkernes nicht übertraf. Die Grenzen der einzelnen Epithelzellen waren nirgends zu sehen. Das Corium erschien zusammengeschrumpft. Die einzelnen Bündel des Bindegewebes waren näher aneinandergerückt und dabei glasartig verdickt. Elastische Fasern waren nicht zu bemerken. An den gefärbten Präparaten erschienen die Zellen des Bindegewebes stark geschrumpft, liessen sich sehr schwach und dabei nur diffus färben. Dort, wo lupöse Knötchen zu finden waren, erschienen diese stark verändert. Die Riesenzellen z. B. waren klein, stellten eher kleine zusammengeschrumpfte Klümpchen aus homogener Masse dar, in der man mit Mühe nur stellenweise einen schwach gefärbten Kern unterscheiden konnte, die epitheloiden Zellen waren gleichfalls um das 4—5fache verkleinert, hatten ihre normale Form eingebüsst, erschienen zusammengeschrumpft, homogen, und der Kern liess sich nicht färben. Die lymphoiden Zellen hatten sich in kleine formlose Klümpchen verwandelt. Die Grenzen der einzelnen Zellen waren wegen der dichten Anreihung derselben an einander oft nicht zu unterscheiden.

Das ganze mikroskopische Bild liess darauf schliessen, dass sowohl die Schichten der Haut, das Epithel und ein Theil des Corium, als auch die lupösen Knötchen einer allmählichen Nekrose verfallen und eintrocknen. *Hueter*[4]) constatirte, dass das ursprüngliche lupöse Gewebe

---

[1]) Brit. med. Journ. 31. Mai 1902.

[2]) K. k. Gesellsch. d. Aerzte in Wien, 26. October 1900.

[3]) Arch. f. Dermatologie und Syph., 50. Bd., pag. 335.

[4]) Cit. bei *Hahn* und *Albers-Schönberg*, Münchener med. Wochenschr., 1900, Nr. 9--11.

von bis auf kleine Reste noch erhaltenen Tuberkelgruppen eine fibröse Umwandlung erfährt. Auffällig erschien die grosse Zahl der Riesenzellen. Diese lagen häufig excentrisch oder ganz an der Peripherie, manche Knötchen schienen fast nur aus Riesenzellen zu bestehen. Die Leukocytenzone am Rande der tuberculösen Herde war äusserst schmal oder fehlte ganz. Letztere werden nur von den Zügen dichten, kernreichen Bindegewebes eng umschlossen, die Grenze der Tuberkel gegen dieses war äusserst scharf. Tuberkelbacillen wurden nicht gefunden.

Der um die Bearbeitung dieses Gegenstandes sehr verdiente Dr. *Grouven* erhob folgenden mikroskopischen Befund[1]):

Schon bei schwacher Vergrösserung fällt das hochgradig vermehrte Bindegewebe auf, welches in Form dicker Faserbündel die einzelnen Lupusherde abkapselt und in mehr oder minder derben Zügen in das Innere derselben vordringt (Fig. 82), auf diese Weise ein engmaschiges

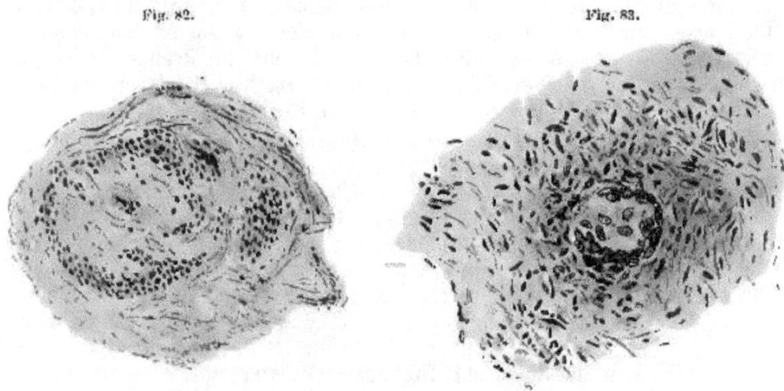

Fig. 82.

Aus *C. Grouven*, Histologische Veränderungen des lupösen Gewebes nach Röntgenbehandlung. Fortschr. a. d. Geb. d. Röntgenstr. Bd. V, Heft 3, pag. 186

Fig. 83.

Eine in junges Bindegewebe eingeschlossene Riesenzelle bei starker Vergrösserung. Aus *C. Grouven*, l. c. pag. 187.

Netzwerk erzeugend, welches die Reste der lupösen Infiltration umschliesst. Die reichlich vorhandenen Spindelzellen (s. Fig. 83) weisen auf eine lebhafte Bindegewebsneubildung hin. Bei stärkerer Vergrösserung erweisen sich sowohl die epitheloiden als die Lymphzellen als hochgradig degenerirt, und zwar äussert sich die Degeneration als herabgesetzte Kernfärbbarkeit, Kernzerfall und Vacuolisirung des Zellprotoplasmas. Die Veränderungen sind analog denen, die von *Gassmann* in den Gefässwänden bei Röntgenulcerationen beschrieben worden sind.

Nach *Doutrelepont* spielt sich der Vorgang bei der Verheilung des Lupus unter Röntgenbehandlung folgendermassen ab: Zunächst ruft die Bestrahlung eine Hyperämie hervor, welche zu einer gesteigerten Leukocytenauswanderung aus den Gefässen führt. Analog der Tuberkulinwirkung beginnt die Leukocyteninfiltration an der Peripherie des Herdes,

...

[1]) Niederrh. Ges. f. Nat. u. Heilw., Bonn, 17. Juni 1901. — Fortschr. a. d. G. d. Röntg., V. Bd., Heft 1.

dringt aber auch in den Herd ein, um sich hier wahrscheinlich in Spindelzellen und fibrilläres Bindegewebe umzuwandeln. Die Lupuszellen selbst degeneriren, und so kommt es zur allmählichen Resorption des kranken Gewebes und zum Ersatze desselben durch Narbengewebe.

Nach *Scholtz*[1]) ist das Primäre nicht die Hyperämie, die Leukocytenauswanderung und die Bindegewebsneubildung, sowie die Zerstörung der Lupusknötchen das Secundäre; vielmehr ist der Vorgang ein umgekehrter: Es kommt bei Lupus unter dem Einflusse der Röntgenbestrahlungen zunächst zu Degenerationsvorgängen an den zelligen Elementen, speciell auch den Riesen- und epitheloiden Zellen der Lupusknötchen selbst, auf welche dann reactive Entzündungserscheinungen folgen. Die Ausheilung des Lupus kommt wesentlich durch die reactive Entzündung und Hyperämie zustande. Infolge der in den Lupusknötchen selbst auftretenden Degenerationsvorgänge ist die reactive Entzündung gerade auf die kranken Punkte concentrirt. Wir haben somit thatsächlich eine elective Wirkung der Bestrahlung auf Lupusknötchen vor uns.

Neisser[2]) vergleicht den Effect der Röntgenbestrahlung mit der Tuberkulinreaction. Doch spielt sich der Vorgang bei ersterer langsamer ab und wird durch die venöshyperämische Gefässbetheiligung complicirt. Dadurch scheint die narbige Abkapselung und unter Umständen die Einschmelzung und Verödung der eigentlich tuberculösen Herde herbeigeführt zu werden. „Gerade bei der sogenannten Röntgendermatitis kann man sehen,“ sagt dieser Autor[3]), „dass die alte Anschauung von den Entzündungsreizen falsch ist, und dass *Weigert* vollständig Recht hatte, wenn er dem gegenüber die Lehre aufstellte, dass es sich bei allen diesen Vorgängen stets um primäre Gewebsschädigungen handle, welchen die entzündliche Erscheinung gleichsam als Reaction nachfolge.“ Das, was wir bei den hochgradigen Röntgennekrotisirungen sehen, spielt sich nun höchstwahrscheinlich auch bei denjenigen milden Alterationen ab, bei denen mikroskopische Zerstörungen nicht sichtbar werden.

Eine grosse Anzahl von Autoren berichtet über günstige Resultate dieser Behandlungsmethoden. Die erste diesbezügliche Publication stammt von *Kümmel* (26. Congr. d. deutsch. chirurg. Gesellschaft 1897). Unabhängig von diesem hatte ich mit *Schiff* 2 Fälle behandelt, über welche ich auf dem XII. intern. med. Congr. in Moskau, *Schiff* auf der Naturforscherversammlung in Braunschweig 1897 berichteten. Weitere diesbezügliche Mittheilungen stammen von *Gocht*[4]) und *Albers-Schönberg*[5]), denen sich noch folgende Autoren anschlossen: *Sonnenburg*[6]), *Neisser*[7]), *v. Ziemssen*[8]), *Gassmann* und *Schenkel*[9]), *Stenbeck*[10]), *Ch. Schmid*[11]),

[1]) Arch. f. Derm. und Syph., LIX. Bd., Heft 3.

[2]) *Ebstein-Schwalbe's* Handbuch der prakt. Medicin, III. Bd. (Hautkrankh.).

[3]) Cit. bei *Scholtz*, pag. 242.

[4]) Fortschr., I., 1, 15.

[5]) Ibid., I, 2 und 3; II, 1, 23; Münchener med. Wochenschr., 1900, 9—11.

[6]) Freie Vereinig. d. Chirurg. Berlins, 10. Januar 1898.

[7]) Schles. Gesellsch. f. vaterl. Cultur, 20. Mai 1898.

[8]) Aertzl. Ver. München. 8. Juni 1898.

[9]) Fortschr. II, 4, 1.

[10]) Hygiea, LXI. Bd., pag. 568.

[11]) Fortschr., III, 1, 1.

Grunmach[1], *Sharpe*[2], *Neumann*[3], *Edwards Hall*[4], *Sholefield*[5], *Rona*[6], *Jutassy*[7], *Grouven*[8], *I. Neumann*[9], *Himmel*[10], *Lion*[11], *Schell*[12], *Sjögren* und *Sederholm*[13], *Clark* und *Smith*[14], *Pusey*[15], *Geyser*[16], *Jones*[17], *Knox*[18], *Lapinski*[19], *Kirmisson*[20], *Norman Walker*[21], *Judassohn*[22], *van Dort*[23], *Thurnwald*[24], *Jeney*[25], *Du Castel* und *Foveau de Courmelles*[26], *J. de Nobele*[27], *Stenbeck*[28], *Holland*[29], *P. R. Egan*[30], *G. H. Lancashire*[31], *G. H. Radman*[32], *J. C. Squance*[33], *P. A. Morrow*[34] u. a.

Fast alle diese Autoren kommen zu dem Schlusse, dass die Röntgenbestrahlung bei Lupus grossen Nutzen bietet, dass die Behandlungsdauer aber eine sehr lange sei, und dass es wohl angezeigt scheine, diese Methode mit anderen (Cauterisation, Ausschabung u. s. w.) zu combiniren.

Eine ähnliche günstige Wirkung wie beim gewöhnlichen Lupus beobachteten *Grouven* und *N. H. Aronstam*[35] von der Röntgenbehandlung des Scrophuloderma.

Ivar Bagge[36] heilte tuberculöse Geschwüre, welche sich in alten Verbrennungsnarben auf der Brust und am Rücken eines älteren Mannes etablirt hatten, mit X-Strahlen, und zwar heilten nicht nur die Geschwüre auf der Vorderseite der Brust, auf welche die Bestrahlung gerichtet war, sondern auch jene am Rücken, zu welchen die Strahlen nur nach Penetration des Körpers gelangt sein konnten.

---

[1] Deutsche med. Wochenschr., 1899, Nr. 37.
[2] The Röntgen Soc. London, 6. Nov. 1899. Arch. of the Röntgen Rays, Jan. 1901.
[3] The Röntgen Soc., London, 6. Nov. 1899.
[4] Edinb. med. Journ., März 1900.
[5] Brit. med. Journ., 5. Mai 1900.
[6] Königl. Gesellsch. d. Aerzte, Budapest, 9. Nov. 1899.
[7] L. c.
[8] L. c.
[9] K. k. Gesellsch. d. Aerzte, 26. Oct. 1900.
[10] Arch. f. Dermatol. und Syph., 50. Bd., pag. 335.
[11] L. c.
[12] Arch. d'électr. médic. experiment. et clin., 1900, Nr. 96.
[13] Fortschr., IV, 5, 149.
[14] Buffalo med. Journ., Jan. 1901.
[15] The Journal of the American Medic. Association, 8. Dec. 1900 und 28. Sept. 1901.
[16] Aerztegesellsch. New-York, Januar 1901.
[17] Philadelphia med. Journ., 6. Januar 1900.
[18] Journ. americ. med. Assoc., 10. November 1900.
[19] Gazetta lekarska, Vol. XIX.
[20] Soc. de Chirurgie, Paris 1898, 2, II.
[21] Lancet, Januar 1900.
[22] Encyclop. d. Haut- und Geschlechtskrankheiten, 1900.
[23] Tijdschr. v. Geneesk., 1900, Nr. 18.
[24] K. k. Gesellsch. der Aerzte, 26. Oct. 1900.
[25] Wissensch. Verein d. Militärärzte der Garnison Wien, 26. Januar 1901.
[26] Annales d'électrobiologie, 1898, 15. November.
[27] Ibid., III. Bd., pag. 236.
[28] Cit. bei *Moeller*, Der Einfluss des Lichtes etc., Biblioth. med., pag. 121.
[29] Arch. of the Röntgen Rays, 1901, Mai.
[30] American Medicin, 16. Nov. 1900.
[31] Brit. med. Journ., 31. Mai 1902, pag. 1329.
[32] Lancet, 16. November 1901.
[33] Ibid.
[34] New York Dermatolog. Soc., 25. März 1902.
[35] Journ. of. Tuberculosis, October 1901.
[36] Fortschr. auf d. G. d. Röntgenstr., III, 6, pag. 218.

Sjögren und *Sederholm* behandelten 5 Fälle, welche sie als Tuberkulide auffassten, mit sehr günstigem Erfolge mittels der Röntgenstrahlen. Die Fälle erschienen nach ihrer Angabe dem chronischen Kälteerythem, dem Pernio, verwandt, näherten sich aber andererseits dem Lupus erythematodes.

Nach 15—58 Sitzungen gingen die Anschwellungen und Infiltrate zurück, die Empfindlichkeit verschwand. Bei einigen Fällen blieb eine unbedeutende Verdünnung der Haut zurück.

Epithelioma, Ulcus rodens.

In seiner schönen Monographie „Ueber den Einfluss des Lichtes auf die Haut", auf welche wir im nächsten Abschnitte noch eingehender zu sprechen kommen werden, erwähnt *Magnus Möller* einen von *Sjögren* behandelten Fall von Epithelioma faciei, bei welchem die Röntgenbestrahlung, wie aus der Abbildung ersichtlich ist, Wunderbares leistete. Die Bestrahlung erfolgte mit harten Röhren bei 2·5—3 Amp. Stromstärke, 15 Cm. Röhrendistanz und einer Sitzungsdauer von 10 Minuten. Nach 15 Sitzungen lösten sich die Krusten, und die Ulcerationen fingen an, sich mit dünner Epidermis zu bekleiden. Nach zwei Monaten war das Geschwür, ohne dass eine stärkere Entzündung vorgekommen wäre, verheilt, die Haut erschien von fast normaler Farbe. Später entstand am Augenlide eine heftige Dermatitis, welche zu einem Ektropium des unteren Augenlides führte. Im ganzen waren ungefähr 100 Bestrahlungen verabfolgt worden.

Sequeira[1]) berichtete über 4 Fälle von Ulcus rodens, deren Diagnose mikroskopisch festgestellt war, bei welchen die Röntgenbestrahlung einen vorzüglichen Erfolg erzielt hatte. In einem weiteren Berichte[2]) referirt derselbe Autor über 12 Fälle derselben Affection und Mal perforant, die mit Röntgenbestrahlung behandelt wurden. 5 Fälle wurden davon geheilt. Von Dauerheilungen kann vorläufig noch nicht gesprochen werden. In einer dritten Mittheilung (Congr. z. Manchester 1902) gibt *Sequeira* an, dass er zwar Recidiven nach der Behandlung mit X-Strahlen beobachtete, doch gelang es dieselben durch weitere Behandlung gründlich zu beseitigen. Unter 80 Fällen von Ulcus rodens wurden 34 geheilt. Ungeeignet sind für die Behandlung jene Fälle, wo der Process auf Knochen oder Knorpel übergreift. Der harte Rand widersteht sehr lange der Behandlung.

Th. Stenbeck[3]) behandelte 2 Fälle von Epitheliom mit X-Strahlen. Die Bestrahlung wurde täglich durch einige Monate vorgenommen. Nach 8 Tagen trat Reaction auf. Bei Druck liessen sich ziemlich lange, gelbliche Pfropfen aus dem Krankheitsherde auspressen. Darnach trat vollständige Vernarbung ohne Recidive auf. Nach *Stenbeck's* Ansicht wirkt die Bestrahlung electiv.

Bei 4 weiteren Fällen constatirte *Sjögren*[4]) nach 25—33 Sitzungen einen Rückgang der Indurationen, Abfallen der Krusten, Ueber-

---

[1]) Röntgen Soc. London. 3. Jan. 1901.

[2]) Treatment, März 1901, Nr. 1.

[3]) Congr. internat. d'Electrologie et de Radiologie médicales, Paris 1900; Annales d'électrob., Sept., Oct. 1900.

[4]) Fortschr., IV, 4. pag. 160.

häutung der Geschwüre, Verschwinden des subjectiven Unbehagens, Prickelns, der Druckempfindlichkeit etc. Die Haut erscheint in allen Fällen weich und glatt, etwas dunkler. Die Behandlung wurde stets vorsichtig, mit möglichster Vermeidung von Reactionen durchgeführt.

Stenbeck und *Bolleau* publicirten im Juli-Hefte der Archives d'électricité medicale 1901 fünf neue Fälle von Cancroiden.

In seinem Referate für die 73. Naturforscherversammlung in Hamburg[1]) bezeichnete es *Sjögren* als nothwendig, durch Hervorrufung einer kräftigen Reaction die Nekrotisirung und Abstossung des pathologisch veränderten Gewebes zu veranlassen. Der Verlauf gestalte sich dann so, dass eine kleine Neubildung wie eine gewöhnliche Wundkruste abfällt und eine normale Haut in einer kleinen schalenförmigen Vertiefung zurücklässt, oder, wenn die Affection eine grössere ist, bildet sich eine reine, offene Wunde, welche mit einer hellen atrophischen Narbe zuheilt. Von den behandelten Fällen blieben bis jetzt mehrere $^1/_2$—1 Jahr recidivfrei.

Johnson und *Merill*[2]) beobachteten bei 5 Fällen von Epitheliom, dass die Röntgenbestrahlung (bis zu 50 Sitzungen) die Eiterung verminderte und die Heilung fast ohne sichtbare Narbe herbeiführte. Beide Experimentatoren verwendeten weiche Röhren, bemühten sich, Röntgenverbrennungen (sic!) herbeizuführen. *Chamberlain*[3]) erzielte bei 13 Fällen von Hautkrebs mit harten Röhren bei 4—6 Zoll Distanz, 6 Minuten Expositionsdauer und täglichen oder zweimal wöchentlich vorgenommenen Bestrahlungen nach verschieden langer Behandlungsdauer sehr günstige Resultate. Nach den exacten Angaben dieses Autors eignen sich für die Röntgenbehandlung vorzüglich Fälle, bei denen noch keine Drüsenschwellungen vorhanden sind. Gute Resultate bei Carcinom publicirten noch *Smith*[4]), *Williams*[5]), *Pusey*[6]), *G. B. Ferguson*[7]), *J. B. Lerack*[8]), *J. F. Rinehart*[9]), *Walker*[10]), *Morgan*[11]), *Pugh*[12]), *Morton*[13]), *Taylor*[14]), *Williams*[15]) und *Schiff*[16]). *Pusey* bemerkt, dass er sich meiner und *Schiff's* Methode (harter Röhren) bedient habe. Vortrefflich schildert *Lancashire* den Reactionsverlauf eines mit X-Strahlen behandelten Ulcus rodens folgendermassen: Zuerst wird der harte Randwall des Geschwüres weicher, die Umgebung wird erythematös, desgleichen macht die wachsbleiche Färbung einem dunkleren Colorit Platz, die Glätte verschwindet und es erscheinen Granulationen an der Ober-

[1]) Fortschritte, Bd. V, H. 1, pag. 38.
[2]) Philadelphia medical Journal, 1900, Nr. 8.
[3]) Journal of électro-therapeutics de New York, Mai 1901.
[4]) Philadelphia med. Journal, 1. December 1900.
[5]) Boston M. and S. Journ., 17. Januar und 4. April 1901.
[6]) The Journal of the American Medical Association, 28. September 1901.
[7]) Brit. med. Journ., 1. Febr. 1902.
[8]) Scot. Journ., Febr. 1902.
[9]) Philad. med. Journ., 1. Febr. 1902.
[10]) Liverp. med. Inst., 17. April. 1902.
[11]) Ibid. 13. Febr. 1902.
[12]) Brit. med. Journ., 12. April. 1902.
[13]) Med. News, 5. April. 1902.
[14]) Brit. med. Journ., 3. Mai 1902 und Brit. med. Assoc. Meeting at Manchester, 30. Juli 1902.
[15]) Ibid.
[16]) K. k. Gesellschaft der Aerzte in Wien, 21. Februar 1902.

fläche, welche immer mehr an Zahl zunehmen. Nach einiger Zeit liegt die Basis des Geschwüres in der Höhe der umgebenden Haut, ja die Granulationen können so wuchern, dass sie das Hautniveau überragen. Von den Rändern erfolgt dann die Ueberhäutung.

Im ganzen genommen, kann bei der relativ geringen Erfahrung, welche man mit der Behandlung dieser Affection gewonnen hat, gesagt werden, dass sich die Röntgenbestrahlung bei cancroiden Processen der Haut, welche noch nicht zu Infiltrationen der regionären Lymphdrüsen geführt haben, als ein wirksames Mittel darstellt, mit welchem die Affection vielleicht für längere Zeit beseitigt werden kann, und welches schöne kosmetische Narben ergibt. Die Frage, ob man die Behandlung so einzurichten habe, dass eine Reaction mit nachfolgender Nekrotisirung und Abstossung der Neubildung eintrete, oder ob man die Abheilung der Krankheit mit Vermeidung einer sichtbaren Reaction durchführen solle, scheint mir in dem gleichen Sinne lösbar wie bei der Lupustherapie.

Im allgemeinen berichten mehrere der Autoren *(Sjögren, Chamberlain, Pusey, Schiff)*, dass sie mit der milderen Behandlung auskamen und mit harten Röhren gute Resultate erzielten.

Ich behandle seit mehreren Wochen gemeinschaftlich mit Herrn Professor *S. Ehrmann* einen 60jährigen Dienstmann, welcher ein thalergrosses, 1 Cm. tiefes, histologisch festgestelltes Krebsgeschwür auf der Schleimhaut des weichen Gaumens trägt. Die Ränder desselben waren hart, der Grund grobknollig und leicht blutend, der Mann klagte über Schmerzen. Die Behandlung erfolgt in der Weise, dass der Mann ein mit Bleiblech ausgekleidetes Rohr so in den Mund nimmt, dass dessen Mündung auf das Geschwür gerichtet ist. Die äussere Mündung ist durch ein entsprechendes Loch einer Bleiplatte gesteckt, welche das Gesicht vor der Bestrahlung schützt. Die harte Röhre wird vor die äussere Mündung postirt und täglich 10 Minuten lang bestrahlt. Seit der 7. Sitzung fühlt sich der Geschwürsrand merklich weicher an, das Geschwür hat sich auf Kreuzergrösse centripetal verkleinert, ohne dass es bisher zu irgend einer sichtbaren Reaction kam. Gleichzeitig war das Nachlassen der Schmerzen und der Rückgang der Schwellung einer regionären Lymphdrüse ganz auffallend. Sollte die Besserung derartiger Fälle anhalten und zur Verheilung führen, dann dürfte man wohl annehmen, dass die Röntgenbestrahlung ein werthvolles Mittel zur Behandlung der bösartigen Schleimhautcarcinome bietet.

Die mikroskopische Untersuchung von röntgenisirten Carcinomen ergab *Scholtz* [1]), dass die Krebszellen unter dem Einflusse der Röntgenstrahlen ganz ähnlich wie die normalen Epithelzellen degeneriren und schliesslich zugrunde gehen. In einem Präparate waren massenhaft Ansätze zu Mitosen vorhanden.

Mycosis fungoides, Lepra, Hautsarkom.

Scholtz berichtet über 3 Fälle von Mycosis fungoides, bei welchen eine energische Röntgenbestrahlung, die zu einer oberflächlichen Nekrotisirung führte, nicht nur prämykotische Herde, sondern auch ausgebildete Tumoren dauernd zum Verschwinden brachte. Auch *Norman*

[1]) L. c.

Walker und *Henry A. G. Brooke* beobachteten bei dieser Affection günstige Wirkungen.[1]) Auch ein Hautsarkom wurde durch diese Behandlung in sehr günstiger Weise beeinflusst. Bei 2 Leprafällen erzielte aber *Scholtz* keinen Erfolg, ebenso wenig wie *de la Camp.*[2])

Scholtz untersuchte die histologischen Veränderungen in bestrahlten Lepraknoten. Die lepröse Infiltration war an der bestrahlten Partie ein wenig geringer und die massenhaft vorhandenen Bacillen zum Theil etwas mehr gekörnt als an den nicht belichteten Stellen, im übrigen aber gut färbbar und an Zahl nicht vermindert. Die Bestrahlungen hatten also auf die Bacillen so gut wie gar keinen Einfluss ausgeübt.

Chronische Ulcerationen verschiedenen Charakters.

Eine Reihe von publicirten Krankengeschichten beweist, dass chronische Ulcerationen verschiedenen pathologischen Charakters, welche mit anderen Behandlungen schwer oder gar nicht zu beeinflussen waren, mittels Röntgenstrahlen oft ohne besondere Schwierigkeit zur Ueberhäutung gebracht werden konnten.

So berichtete *Sjögren* und *Sederholm*[3]) über 4 Ulcerationen von nicht ganz klar gestellter Natur, bei welchen 17—38 Bestrahlungen von 10 Minuten Dauer (schwachen Strömen) genügten, um Heilungen herbeizuführen.

Colleville[4]) behandelte varicöse Geschwüre. *Sequeira*[5]) einige Fälle von Mal perforant mit gutem Resultate. Weitere Erfahrungen über diesen Gegenstand sind jedenfalls sehr erwünscht.

3. Acute und chronische exsudative Dermatosen und Granulationsbildungen.

Die Indicationen der Röntgenbehandlung wurden auch auf einige in diese Classe gehörige Dermatosen ausgedehnt. *Hahn* und *Albers-Schönberg*[6]) constatirten, dass diese Behandlung beim

chronischen und acuten Ekzem

ein Aufhören des Nässens, eine Austrocknung der Haut, die Beseitigung des Juckens und die Abschuppung oft schon nach wenigen (4) Sitzungen herbeiführe. Diese Beobachtung wurde von einer Reihe von Autoren (*Grunmach*[7]), *v. Ziemssen*[8]), *Jutassy*[9]), *Sharpe*[10]), *Sjögren* und *Sederholm*[11]), *Payne*[12]), *Scholtz*[13]), *Schiff*[14]) u. a.) bestätigt; alle diese konnten

[1]) Brit. med. Assoc. Manchester, 30. Juli 1902.
[2]) Fortschritte, Bd. IV.
[3]) Fortschritte, Bd. IV, H. 4, pag. 162.
[4]) L'Union med. du Nord Est, 30. August 1897.
[5]) Medical Record, 1901.
[6]) Fortschritte, Bd. II, H. 1, pag. 16 und 24.
[7]) Deutsche med. Wochenschr., 1899, Nr. 37.
[8]) Congr. f. innere Medicin, Wiesbaden 1898.
[9]) Fortschritte, Bd. III, H. 3, pag. 118.
[10]) Röntgen Society London, 6. November 1899.
[11]) Fortschritte, Bd. IV, H. 5, pag. 175.
[12]) Röntgen Society London, 6. November 1899.
[13]) L. c.
[14]) Dermatologen-Congress, Breslau 1901.

feststellen, dass eine Behandlung von 6—20 Sitzungen dieses Leiden wesentlich besserte. *Sjögren* und *Sederholm* sahen besonders bei lichenificirten und nässenden Affectionen gute Resultate.

Meine eigenen Erfahrungen auf diesem Gebiete sind nicht sehr gross: denn ich habe mich in meiner dermatologischen Praxis bisher noch nicht veranlasst gesehen, die alte bewährte medicamentöse Ekzemtherapie, welche die Wiener Schule lehrt, aufzugeben und die Röntgentherapie zu Hilfe zu nehmen. Nach meiner Ansicht hat eine neue Therapie nur dann die Existenzberechtigung, wenn sie dort wirksam ist, wo andere Methoden versagten oder, wenn sie Eigenartiges oder Besseres leistet als letztere. Ich kam bisher mit der üblichen medicamentösen Behandlung immer aus und habe keinen Grund, mit derselben unzufrieden zu sein.

Trotzdem wandte ich die Röntgenbehandlung bei einigen Fällen versuchsweise an und kann die Resultate *Hahn's* und *Albers-Schönberg's* nur bestätigen. Wie gewöhnlich bestrahlte ich nur mit harten Röhren aus ziemlich grossen Distanzen und setzte beim ersten Zeichen einer Reaction mit der Behandlung aus. Die Ekzeme boten dann das Stadium desquamationis dar, welches ungefähr jenem Aussehen des classischen Ekzemes entspricht, das durch die *Lassar*'sche Paste herbeigeführt wird: diffuse Röthung, geringgradige Schwellung, leichte Ansätze zur Abschuppung. In 2 Fällen war die Wirkung nicht nachhaltig, sondern die Affection recidivirte. Bei einem tylotischen Ekzem der Flachhände war die Behandlung wirkungslos.

Die Röntgenbehandlung der

Psoriasis

wurde von *Albers-Schönberg*[1]), *Grunmach*[2]), *v. Ziemssen*[3]), *Rubinstein*[4]), *Sharpe*[5]), *Payne*[6]), *Grouven*[7]), *Hahn*[8]), *Sjögren* und *Sederholm*[9]), *Scholtz*[10]) mit mehr weniger günstigem Erfolge durchgeführt. Schon nach den ersten 4—6 Bestrahlungen fielen die Schuppen ab, ohne dass die für Psoriasis charakteristische Blutung auftrat *(Hahn, Albers-Schönberg)*. Zweckmässig bestrahlt man grössere Plaques aus weiterer Entfernung und sorgt dabei durch Verschiebung der Röhre dafür, dass alle Nachbarbezirke in die Behandlung mit einbezogen werden. 2—3 Tage wird täglich, später jeden zweiten und schliesslich jeden dritten Tag bestrahlt *(Scholtz)*. Ich selbst pflege diffuse weit verbreitete Affectionen aus grösserer Entfernung (30 Cm.) und in längeren Seancen (10 bis 12 Minuten), kleinere Herde aus kleinerer Entfernung und nur kürzere Zeit zu bestrahlen.

Zuerst (nach 3—4 Sitzungen) werden die intensiv rothen Plaques lichter, am Rande derselben tritt eine gelblich-braune Pigmentation auf,

---

[1]) Fortschritte, Bd. II, H. 4, pag. 141.
[2]) L. c.
[3]) Aerztl. Verein München, 8. Juni 1898.
[4]) Berliner med. Gesellsch., 8. November 1899.
[5]) L. c.
[6]) L. c.
[7]) L. c.
[8]) Fortschritte, Bd. IV, H. 5, pag. 96 und Bd. V, H. 1, pag. 39.
[9]) L. c.
[10]) L. c.

welche immer dunkler bis braunschwarz wird. Die Schuppen fallen ab, die Hyperämie verschwindet und die Pigmentation dehnt sich auf den ganzen Psoriasisherd aus. Sie verschwindet übrigens sehr bald.

Diesen Erfolg erzielte *Scholtz* bei seinen meisten Fällen; derselbe blieb bei einigen stationär, bei anderen traten Recidive auf. Andere Autoren wollen nur Recidive beobachtet haben, und zwar bisweilen schon während der Behandlung.

Scholtz empfiehlt nach Ablauf der Reaction und der Schuppung die gebräuchliche Behandlung zur Unterstützung anzuwenden.

Die mikroskopischen Untersuchungen von mit Röntgenstrahlen behandelten Psoriasishautstellen ergaben *Scholtz* fast nichts mehr von den typischen Psoriasisveränderungen. Nur die Stachel- und Körnerschicht waren an den betreffenden Stellen noch etwas breiter als an den gesunden Hautpartien und im Corium fanden sich noch geringe Infiltrationen im Papillarkörper und um die subpapillaren Gefässe. Die Epithelzellen zeigten die an der normalen bestrahlten Haut gefundenen Veränderungen. Ausserdem liessen sich eigenthümliche Pigmentationen im Papillarkörper und Rete Malpighii constatiren. Dieses Pigment liegt nach *Scholtz* nicht intercellulär, sondern in den Grenzen der Epithelzellen selbst und in den Protoplasmafasern.

Prurigo

wurde von *Scholtz* versuchsweise, aber ohne deutlichen Erfolg mittels Röntgenbestrahlung behandelt. Hingegen sah sowohl dieser Autor als auch *Sjögren* und *Sederholm* entschiedene Besserung bei Pruritus vulvae et ani nach Röntgenbehandlung, und zwar schon nach wenigen Sitzungen (6 *Sjögren* und *Sederholm*) auftreten. Leider scheint nach den wenigen Mittheilungen auch dieser Erfolg kein anhaltender zu sein. Bei Pemphigus foliaceus erzielte *Scholtz* eine vorübergehende Besserung. Hingegen beobachtete er einen auffallenden Erfolg bei Lichen ruber planus, indem Rückbildung der Knötchen unter Schuppung und Pigmentation stattfand.

Der Reactionsverlauf und die Besserung (Jucken) der mit Röntgenbestrahlung behandelten Fälle dieser Gruppe ist sehr ähnlich dem, welchen man mit der d'Arsonvalisation dieser Affectionen herbeiführen kann. Es sei an dieser Stelle darauf hingewiesen, dass die an der Oberfläche der Vacuumröhre angesammelte Spannungselektricität wohl imstande wäre, derartige Effecte hervorzubringen.

Lupus erythemathodes.

E. Schiff behandelte 1898 eine Patientin, deren Gesichtshaut von einem schmetterlingsförmigen Herde von Lupus erythematodes eingenommen wurde, links mittels Röntgenbestrahlung, während die rechte Wange unbehandelt blieb. Er machte die Beobachtung[1]), dass sich der bestrahlte Herd stark dunkelroth färbte und dass sich von demselben die Schuppen loslösten, die Ränder abflachten und einzelne stecknadelkopf- bis linsengrosse Flecke durch besonders intensiv rothe Färbung hervortraten.

Nach und nach schwanden die Infiltrate an der beleuchteten Partie vollkommen, die Haut erschien vollkommen glatt, hellweiss und eben, der ursprüngliche Herd war von einem schmalen dunklen Pigmentringe

---

[1]) Wiener med. Presse, 1899, Nr. 2.

eingefasst. Ein merkwürdiges Verhalten bot der weitere Verlauf dieses Falles dar, welchen ich mit *Schiff* ein Jahr später veröffentlichte.[1])

Wie bemerkt, heilten die ursprünglichen Krankheitsherde vollkommen ab. Nach einiger Zeit traten jedoch in der Umgebung dieser Herde Erscheinungen auf, die den Symptomen eines Lupus erythematodes vollkommen entsprachen: Es bildeten sich rapid, gerade so, als ob die Affection aus dem ursprünglichen Gebiete in die Umgebung *hinausgepresst* worden wäre, rings um den primären Herd derbe, rothe, flache Infiltrate, die sich bald mit festhaftenden weissen Schüppchen besetzten, unter denen die erweiterten Follikelmündungen deutlich sichtbar wurden. In der Schläfegegend fielen dort, wohin der Strahlenkegel noch gereicht hatte, sämmtliche Haare binnen wenigen Tagen aus, so dass diese ganze Hautpartie vollkommen kahl wurde. Diese Veränderungen blieben jedoch nur zum Theile stationär; während sich die Infiltrate, die Desquamation etc. im Verlaufe der nächsten Wochen zum Theile verloren, und die Haut daselbst dieselbe weisse, glänzende Beschaffenheit annahm, wie jene am primären Krankheitsherde, *persistirte die Alopecie; die Haare an der Schläfe kehrten nicht wieder*, wiewohl die Kranke seither nicht mehr bestrahlt wurde. Ein derartiger Dauereffect der Epilation nach einer *einmaligen* Röntgenbehandlung (ohne stärkere Reaction) steht in unserer Erfahrung einzig da. Wir können die Entstehung der Alopecie nur durch den Lupus erythematodes veranlasst erklären, dessen Localisation auf dem behaarten Kopfe ja bekanntlich fast stets von bleibendem Haarverluste gefolgt ist. Die bis dahin ganz normale Haut der Schläfe und in der Umgebung des ursprünglichen Krankheitsherdes wurde unter dem Einflusse der Bestrahlung afficirt, und zwar trat an diesen Stellen Lupus erythematodes auf. Da diese Bestrahlung in keinem anderen Falle, bei keinem anderen, aus irgend einem Grunde bestrahlten Patienten diesen Effect je verursachte, wir überdies wissen, dass auch andere Reize, z. B. Aetzmittel *(Kaposi)* bei derartig Kranken die Eruption frischer Lupus erythematodes-Herde provociren, so müssen wir schliessen, *dass die Haut gewisser mit Lupus erythematodes behafteter Individuen eine bestimmte Disposition für diese mit den Erscheinungen der Entzündung auftretende und zur Atrophie führende Hautaffection besitzt.* Der Effect oft wiederholter Beeinflussungen der Haut durch Röntgenbestrahlung ist ein ähnlicher wie der häufig beobachtete Endausgang des Lupus erythematodes: Wir sehen in den zu Ende behandelten Hypertrichosisfällen die Folgen einer in den Haarpapillen localisirten Atrophie; der Lupus erythematodes führt ebenfalls meistens zu narbiger Atrophie. Durch den Umstand, dass zu dem eigenthümlichen Entzündungsprocesse des Lupus erythematodes unter dem Einflusse der Röntgenbestrahlung ein Moment gesetzt wurde, welches die Affection dem gleichen Ausgange zutrieb, ist vielleicht der Umstand zu erklären, dass man mit dieser Behandlung einen derartig raschen Ablauf der Krankheit erzielen konnte. *Die Behandlung wäre in diesem Falle nur eine Beschleunigung des gewöhnlichen, sozusagen natürlichen Ablaufes der Affection.*

Bezüglich der in diesem Falle angewandten Technik ist zu erwähnen, dass die Behandlung sehr vorsichtig, mit Vermeidung jeder stärkeren sichtbaren Reaction (mit harten Röhren) durchgeführt wurde.

Sjögren[2]) bemüht sich im Gegentheil eine heftige Reaction (Röthung, Schwellung, Exsudation und Krustenbildung) herbeizuführen, nach deren Ablauf die Krusten abfallen und eine dünne hellrothe Haut ohne Follikelmündungen zurücklassen. Ebenso geht *Scholtz* vor.

Sowie *Schiff* und ich haben fast alle anderen Autoren (*Jutassy*[3]), *Hahn*[4]), *I. Neumann*[5]), *Grouven*[6]), *Ulaberia*[7]), *Lion*[8]), *Scholtz*[9]), *Woods*[10]),

---

[1]) Beiträge zur Dermatologie u. Syphilis. Festschrift für Hofrath *Neumann*, 1900.

[2]) L. c.

[3]) Fortschr., III. Bd., H. 3. pag. 119.

[4]) Ibid. IV, 2, 86.

[5]) K. k. Gesellsch. d. Aerzte, 14. Nov. 1900.

[6]) L. c.

[7]) Fortschr., V, 1, 56.

[8]) Dermatologencongr., Breslau 1901.

[9]) L. c.

[10]) The Americ. Journ. of med. sc., December 1901.

Taylor[1]), die sich mit diesem Gegenstande beschäftigt haben, anfangs recht befriedigende Resultate erzielt, waren aber wegen stetiger Recidive genöthigt, die Behandlung wieder aufzunehmen. Durch lange fortgeführte Behandlung lässt sich in manchen Fällen eine definitive Heilung mit glatten, auffallend weissen, im Hautniveau gelegenen Narben erzielen, während allerdings auch sehr viele Fälle durch die Bestrahlung verschlimmert werden (*I. Neumann, P. S. Abraham*).

Acne vulgaris rosacea, Furunculosis.

Gautier und *Pokitonoff* referirten im Jahre 1897[2]) über 17 Fälle von Acne vulgaris und rosacea, welche sie in täglichen Sitzungen von 5—6 Minuten Dauer mit Betriebsströmen von 4 Amp. und 18—20 Volt und einem Röhrenabstande von 30 Cm. geheilt hatten. Schon nach der sechsten Sitzung begann der Erfolg; die Haut blasste ab, die Gefässe schwanden, zwischen den Pusteln, Knötchen und den Plaques wurden weisse Streifen sichtbar.

K. Ullmann beobachtete[3]) bei einer inveterirten Acne der Rückenhaut nach 10—15 Sitzungen unter diffuser Röthung eine Intumescenz der Knötchen, die aber nicht vereiterten, sondern vertrockneten, während die Haut über ihnen exfoliirte. Die Affection heilte nach 50 Sitzungen mit Zurücklassung einer intensiven starken Pigmentation.

Gute Resultate bei beiden Affectionen erzielten auch *Hahn*[4]) und *Jutassy*.[5])

Meine eigenen Erfahrungen erstrecken sich auf einen Fall von Rosacea und zwei Fälle von Acne vulgaris. Hiebei waren deutliche Besserungen (Abflachung der Haut und der Knötchen) erzielt worden, allerdings nach längerer Behandlungsdauer mit schwachen Bestrahlungen. An den Stellen der Knötchen persistirten kleine rothe, später bräunliche Flecken. In einem Falle von Acne vulgaris trat nach einigen Monaten Recidive auf. Die anderen Patienten sind erst vor kurzer Zeit aus der Behandlung entlassen worden, so dass ich über die Nachhaltigkeit des Erfolges noch kein Urtheil gewonnen habe.

In einem Falle von chronischer Furunculose am Halse verschaffte die bis zur Epilation der Härchen daselbst fortgesetzte Bestrahlung dem Patienten durch längere Zeit Ruhe von dieser ungemein belästigenden Affection.

Török und *Schein* erklären die günstigen Erfolge der Röntgenbestrahlung bei diesen Affectionen einerseits mit der parasiticiden Wirkung der Strahlen (?), andererseits mit dem Einflusse derselben auf die Talgdrüsen, welche ebenso wie die Schweissdrüsen infolge der Bestrahlung weniger Secret produciren.[6]) Nach meiner Ansicht dürfte auch die nach der Bestrahlung oft eintretende Desquamation der Epidermis ein curatives Moment bilden.

4. Naevus flammeus.

Auch diese Affection hat man mit Röntgenbestrahlung zu beseitigen versucht. *Jutassy*[7]) will einen ausgeprägten derartigen Fall durch

[1]) L. c.
[2]) Compt. rend. du XII. Congr. internat. de Medécine Moscou, IV. Bd., pag. 382—386.
[3]) Wiener dermatol. Gesellsch., 28. Nov. 1900.
[4]) Fortschr., IV. Bd., H. 2, pag. 96. — V. Bd., 1, pag. 39.
[5]) L. c.
[6]) L. c.
[7]) Fortschr., II. Bd., H. 5, pag. 197.

Herbeiführung einer Dermatitis geheilt, respective zum Abblassen gebracht haben. Dieser Autor erklärt diesen Erfolg damit, dass die Bestrahlung eine Contraction, Obliteration und Thrombose der Gefässe herbeiführe. Minder gute Erfahrungen wurden an der Breslauer Klinik *(Lion, Scholtz)* gemacht.

Zum Schlusse registriren wir noch, dass *Sorel* und *Sorel* eine plötzlich entstandene elephantiastische Verdickung der Hand in drei Sitzungen von je 10—25 Minuten Dauer geheilt haben wollen.[1]) *Sjögren* und *Sederholm* beseitigten Warzen, andere Autoren *(Gocht, Scholtz)* Naevi spili, *Török* und *Schein* Urticaria pigmentosa mittels der Röntgenbestrahlung.

Die Behandlung innerer Krankheiten mit X-Strahlen.

Das Capitel von der therapeutischen Anwendung der Röntgenstrahlen darf ich nicht abschliessen, ohne vorher jene Thatsachen mitzutheilen, welche zu Gunsten der Annahme zu sprechen scheinen, dass die Röntgenstrahlen auch bei gewissen inneren, d. h. unter der Haut localisirten Krankheiten eine Rolle spielen könnten.

Einige hochangesehene und als objectiv geltende Fachautoritäten haben diesbezüglich ganz merkwürdige Beobachtungen mitgetheilt.

So berichtete *Voigt*[2]) von der Besserung (Schmerzlinderung) eines Pharynxcarcinoms bei einem 89jährigen Greise, *Gocht*[3]) von zwei Fällen mit inoperablem Mammacarcinom, bei welchem tägliche Röntgenbestrahlungen die heftigsten Neuralgien sofort linderten, ohne dass sich die Geschwulst sonst in irgend einer Weise geändert hatte. Eine ähnliche Beobachtung machten *Johnson* und *Merril*.[4])

Ich verdanke der privaten Mittheilung eines hervorragenden Klinikers und Operateurs an der Wiener med. Facultät die Kenntniss der Thatsache, dass bei einer Frau mit disseminirten Carcinommetastasen im Peritoneum die Bestrahlung mit Röntgenstrahlen die Befreiung von den peinlichsten Schmerzen brachte, ohne allerdings den Process sonst irgendwie zu beeinflussen. *Clark* will bei einem exulcerirten Mammacarcinom nach circa 30 Sitzungen von $^1/_4$ Stunde Dauer eine deutliche Verkleinerung des Brusttumors sowie der Achseldrüsen beobachtet haben.[5]) *Despeignes*[6]) berichtet über einen alten Mann, welcher an Magenkrebs litt, und bei welchem nach 80 Sitzungen (zweimal täglich $^1/_4$—$^1/_2$ Stunde) eine bedeutende Besserung sich wahrnehmen liess. *P. H. Eijkman*[7]) will ein Mammacarcinom und auch *John G. Gilmann* in Chicago soll nach den Berichten Dr. *Weldor's* in New-York[8]) 50 Krebskranke mit Röntgenbestrahlung geheilt haben. *Quénisset* und *Seguy* berichteten, dass sie ein recidivirendes und metastasirendes Sarkom gebessert hätten.[9])

[1]) La Normandie médicale, Februar 1898.
[2]) Aerztl. Verein, Hamburg, 3. Februar 1896.
[3]) Fortschr., I. Bd., H. 1.
[4]) Philadelphia medic. Journ., Nr. 8, 1900.
[5]) Brit. med. Journ., 8. Juni 1901.
[6]) Lyon méd., 20. Dec. 1896.
[7]) Krebs und Röntgenstr., Harlem 1902.
[8]) Revue des Revues cit. Wissen f. Alle, 1902, Nr. 1, pag. 14.
[9]) Cit. bei *Foveau de Courmelles*, Ann. de médecine et Chirurgie infantiles, 5. Jahrg., Nr. 5, pag. 164, Anm.

C. Beck bestrahlte das recidivirende Sarkom am Unterschenkelknöchel eines 36jährigen Mannes 2—3mal wöchentlich, jedesmal 10—45 Minuten lang, wodurch er Heilung und neun Wochen (!) lang Recidivfreiheit erzielte.[1])

Auf Veranlassung eines hiesigen Arztes bestrahlte ich das unoperable Chondrosarkom der linken Parotis bei einem 70jährigen Manne durch 20 Tage (mit einer harten Röhre, 6—8 Minuten Sitzungsdauer, 15 Cm. Röhrenabstand) täglich. Ich konnte nicht den geringsten curativen Effect von dieser Behandlung constatiren.

Auch bei einem zweiten Falle, der von einem anderen Collegen in ähnlicher Weise behandelt worden war, wurde kein besseres Resultat erzielt.

Eine andere, schon im Vorhergehenden angedeutete Eigenschaft der Röntgenbestrahlung, die analgesirende Wirkung derselben, bot die Indication zu therapeutischen Versuchen mit derselben bei schmerzhaften Affectionen. *Stembo* gelang es[2]), unter 28 Fällen von Neuralgien 21 in 3—10 Sitzungen in der Dauer von ebensovielen Minuten zur Heilung zu bringen. Durch Controlversuche will der Verfasser nachgewiesen haben, dass es sich um keine Suggestivwirkung handle, indem beim Betriebe der Röhren mit einem verkehrt eingeschalteten Strome keine Beruhigung der Schmerzen verspürt wurde. Der Verfasser glaubt, dass infolge der elektrischen Reizung der peripheren sensiblen Nerven eine Functionshemmung der in der Tiefe befindlichen Gefühlsnerven und damit eine Beruhigung der neuralgischen Schmerzen auftrete.

Auch ich constatirte, dass bei einem älteren Herrn mit einer schweren, selbst mit Morphium kaum zu beeinflussenden Trigeminusneuralgie, welcher mir behufs Röntgenbehandlung zugewiesen worden war, nach wenigen (11) Sitzungen eine merkliche Erleichterung seiner Schmerzen eintrat, trotzdem es zu keiner sichtbaren Reaction kam. In einem zweiten Falle war die Bestrahlung allerdings erfolglos.

Grunmach[3]) verwandte die Bestrahlung therapeutisch bei einer Reihe schmerzhafter Leiden, so bei Neuralgien des Gesichtes, des Hinterkopfes und der Intercostalnerven, beim Gelenk- und Muskelrheumatismus mit wechselndem Erfolge. *Southgate Leigh* berichtete in der Seabord Medical Association[4]) von einem Kranken, bei welchem die nach einem Schuss in den Oberschenkel eingetretene Schmerzhaftigkeit im Kniegelenke nach einer vierstündigen Exposition verschwunden war. In einem anderen Falle soll die Bestrahlung Gallensteinkoliken behoben haben.

Auch rheumatische und tuberculöse Gelenksaffectionen sollen durch die Röntgenbestrahlung günstig beeinflusst worden sein. *Sokolow* behandelte die acut oder chronisch rheumatisch erkrankten, schmerzhaften und geschwellten Gelenke von Kindern in der Weise, dass er die mit einer Wolldecke bedeckten kranken Gelenke in einer Distanz von 50—60 Cm. vor der Röhre 10—20 Minuten lang exponirte. Nach 1—4 Sitzungen schwanden angeblich die Schmerzen, die Geschwulst der Gelenke nahm augenfällig ab und die Beweglichkeit besserte sich zusehends.[5])

Nach den Berichten von *Southgate Leigh* soll eine Ellenbogengelenkstuberculose durch eine 2—3mal wöchentlich vorgenommene, zwei Stunden lang dauernde Bestrahlung vollständig geheilt worden sein.

[1]) Münchener med. Wochenschr., 1901, Nr. 32.
[2]) D. Therapie d. Gegenw., 1900, Nr. 6.
[3]) Deutsche med. Wochenschr., 1899, Nr. 37.
[4]) The American X-ray Journ., IV. Bd., April 1899.
[5]) Wratsch, 1897, Nr. 46.

Kirmisson besserte angeblich[1]) in 65 Sitzungen von je 10 Minuten Dauer eine tuberculöse Entzündung des Handgelenkes bei einer vierzehnjährigen Kranken. Aehnliche gute Erfolge wurden von *Bazy*, *Lancaster*, *Sainton*[2]) und *Escherich*[3]) berichtet.

Sogar die Lungentuberculose und acute Entzündungen der Brustorgane wollten einige Autoren (*Rendu* und *du Castel*[4]), *Bergonié* und *Mongour*[5]), *Sinapius*[6]), *Chanteloube*, *Descamps* und *Rouillés*[7]), *Destot* und *Dubard*[8]) u. a. mit Röntgenstrahlen geheilt haben. *Aussel* und *Bédard* sahen[9]) bei einem Falle von chronischer tuberculöser Peritonitis auf tägliche halbstündige Anwendung intensiver Röntgenstrahlen bei einem Röhrenabstande von 20—15 Cm. nach 50 Sitzungen den Ascites sich resorbiren, die harten knolligen Massen, welche man durch die Bauchhaut gefühlt hatte, verschwinden, das Allgemeinbefinden besser werden. Zwei Jahre später berichteten sie über einen ähnlichen Fall mit ähnlichem günstigen Resultate.

Schliesslich soll noch erwähnt werden, dass *Paulin Méry* und *Campenon*[10]) mit Röntgenstrahlen die Consolidation vor langsam verheilenden Knochenfragmenten beschleunigt und *A. de Lancastre*[11]) eine eitrige Osteoperiostitis auf diese Weise geheilt haben sollen.

Was meine eigenen Erfahrungen auf diesem Gebiete betrifft, so ergaben dieselben wenig Positives; ich hatte kaum Gelegenheit, irgend einen physiologischen oder therapeutischen Effect zu beobachten, der sich auf die Beeinflussung eines inneren Organes hätte zurückführen lassen.

Indessen will ich eine mögliche Wirkung doch nicht so ohne weiteres ausschliessen und scheint mir *Kienböck*[12]) zu weit zu gehen, wenn er lehrt, dass die X-Strahlen in der Tiefe nur dann Veränderungen zu erzielen vermögen, wenn an der Oberfläche ein Ulcus entsteht. Denn es ist ja nicht bewiesen, ob Strahlen anderer Penetrationskraft als jene, welche in der Haut Veränderungen hervorrufen, nicht Wirkungen auf andere Gewebe ausüben.

§ 32. Physiologische Wirkungen der X-Strahlen.

Dass die Bestrahlung eines lebenden Organismus mit X-Strahlen einen gewissen Einfluss auf einzelne Theile desselben und auf das Protoplasma der bestrahlten Zelle ausübe, wurde bald nach der Entdeckung *Röntgen's* bekannt. Hiedurch wurden einige Untersuchungen veranlasst, deren Ergebnisse hier mitgetheilt werden mögen.

Der Hauptsache nach hatten diese Arbeiten zum Gegenstande:

1. den Einfluss der Röntgenbestrahlung auf höhere Organismen, auf bestimmte Theile und Functionen derselben,

2. die histologischen Veränderungen in den bestrahlten Geweben,

[1]) Soc. de chirurgie, 2. Februar 1898.
[2]) Cit. bei *Bergonié*, La sem. médic., 1898, pag. 349.
[3]) Revue mensuelle des maladies de l'enfance, Mai 1898.
[4]) Soc. méd. des hôpitaux, 15. Jänner 1897.
[5]) Acad. de médec., Juli 1897.
[6]) Die Heilung der Lungentuberculose durch Röntgenbestrahlung, Leipzig 1897.
[7]) Arch. d'électric. méd., 15. Mai 1897.
[8]) Gaz. des hôpit., 13. August 1898.
[9]) Echo méd. du Nord, 1898, Nr. 461.
[10]) Cit. bei *Foveau de Courmelles*, Ann. de médec. et chirurg., 1901, Nr. 5, pag. 164.
[11]) Revista portugueza de medic. e cirurgia praticos, Nov. 1897.
[12]) Wr. med. Presse, 1901, Nr. 19.

3. den Einfluss dieser Bestrahlung auf niedere Lebewesen (Bakterien),
4. die Einwirkung der Röntgenbestrahlung auf die Plasmathätigkeit verschiedener niederer Organismen.

Nach der sub 1 angegebenen Richtuug besitzen wir ausser den im vorigen Capitel mitgetheilten, zum Theile hieher gehörigen, nur wenige anderweitige Erfahrungen. *Capranica*[1]) bemerkte, dass Maulwürfe durch die Röntgenbestrahlung in eine mehrere Stunden nachwirkende Erregung versetzt werden, dass sich aber in ihrer Kohlensäureausscheidung nichts änderte.

Hingegen will *Tarkhanoff*[2]) an Fröschen nachgewiesen haben, dass durch die Bestrahluug des Grosshirus die Reflexerregbarkeit herabgesetzt wird. Wurden diese Thiere wieder ins Wasser gesetzt, so blieb ihre Haut auffallend dunkel, um erst nach mehreren Stunden wieder heller zu werden.

Gaston Seguy und *F. Quénisset* constatirten[3]) an sich selbst nach längerer Bestrahlung mit X-Strahlen unerträgliche, heftige und irreguläre Herzpalpitationen. Eine Kranke, welche zu therapeutischen Zwecken mit Röntgenstrahlen bestrahlt worden war, klagte gleichfalls über diese Beschwerden nebst einem grossen Oppressionsgefühl. Eine dicke Metallplatte, welche vor die bestrahlte Stelle placirt wurde, erwies sich als wirksamer Schutz.

Sabrazès und *Rivière*[4]) prüften das Verhalten des Herzens bei Kaltblütlern (Fröschen) bei der Röntgenbestrahlung, konnten aber selbst bei langer Exposition keine Aenderung im Rhythmus der Herzaction wahrnehmen.

Destot[5]) studirte das Verhalten des Pulses, wenn die Hand von einer Vacuumröhre bestrahlt wurde, die von einer statischen Maschine in Betrieb gesetzt war, und andererseits, wenn ein Inductorium als Elektricitätsquelle diente. Die Dauer der Bestrahlung währte je eine Stunde, Röhrenabstand 5 Cm. Die Pulscurve wurde mittels eines *Marey*schen Sphygmographen geschrieben. Die statische Maschine erzeugte nach 10 Minuten ein Verschwinden der Dicrotie, der Puls hob sich, die Zahl der Pulsschläge veränderte sich nicht. War die Vacuumröhre von einem Inductorium in Betrieb gesetzt, so zeigte der Puls zunächst eine vorübergehende Spannung, welche aber bald beträchtlich sank. Darauf folgten Arhythmie und aussetzende Pulsationen.

In beiden Fällen hatte die Strahlung die gleiche Intensität. Auf Grund dieser Erfahrung schliesst *Destot*, dass die Ursache der im Anschlusse an die Röntgenbestrahlung beobachteten physiologischen Störungen in einer Wirkung derselben auf die sensiblen Nerven zu suchen sei, welche ihrerseits im Rückenmarke Eindruck macht und secundär durch Vermittlung des Gefässsystems die klinischen Erscheinungen hervorbringt.

L. Lecercle[6]) bestrahlte den rasirten Hintertheil mehrerer Kaninchen und mass die Temperatur der Haut und im Rectum vor und nach

---

[1]) *Prometheus*, Wochenschr., 1896, pag. 717.
[2]) Gaz. Botkin 32.
[3]) Compt. rend. de l'acad. de sc., 124 Bd., pag. 790.
[4]) Ibid., pag. 981.
[5]) Compt. rend., 124. Bd., pag. 1115.
[6]) Compt. rend. Acad., 125. Bd., pag. 234.

dem Versuche. (Dauer der Bestrahlung ist nicht angegeben.) Es zeigte sich ein unmittelbarer Temperaturabfall, welchem aber bald eine Steigerung der Körperwärme über den ursprünglichen Stand folgte. Derselbe Forscher constatirte[1]), dass die Wärmeausstrahlung seitens der Haut von Kaninchen durch die Bestrahlung mit X-Strahlen gesteigert wird: dieser Zustand hält lange nach. In einer dritten Publication theilte *Lecercle* mit[2]), dass die Röntgenbestrahlung die Hautausdünstung von Kaninchen vorübergehend beeinträchtigte. In einer anderen Untersuchungsreihe wurde beobachtet, dass eine durch drei Tage fortgesetzte Röntgenbestrahlung bei Kaninchen eine Vermehrung in der Ausscheidung von Phosphaten im Urin bewirkte, welche zwei Tage lang anhielt.

Einige Autoren schlossen aus gewissen klinischen Symptomen (Schlaflosigkeit, Kopfschmerz, Störungen in der Harnentleerung, Menstruation, Schwangerschaft etc.), welche im Gefolge diagnostischer oder therapeutischer Bestrahlungen auftraten, auf einen Einfluss derselben auf innere Organe. So wollten *Oudin*, *Barthélemy* und *Darier*[3]) beobachtet haben, dass Röntgenbestrahlungen mit Benützung zu starker Ströme oder sonst irgend welcher mangelhaften Versuchsanordnungen lang anhaltende Verdauungsstörungen, Brechen, Durchfall, unerträgliches Herzklopfen, einmal sogar den Ausbruch einer Lungentuberculose zur Folge hatten.

Auch in weiteren Publicationen[4]) heben sie „viscerale Zufälle“ hervor, welche nach der Verwendung der Röntgenstrahlen auftraten, ohne dass die genaueste Untersuchung der Zunge und des Verdauungstractes auf eine gastrische Störung hinwies. Die Verfasser beziehen diese Erscheinungen auf eine Beeinflussung des Sympathicus. (Die Verfasser scheinen aber zu übersehen, dass bei nervösen Individuen jede stärkere Gemüthsemotion „viscerale Zufälle“ hervorrufen kann, ohne dass auch in diesen Fällen irgend ein Symptom von Seiten der Zunge oder des Verdauungstractes auf eine gastrische Störung hinweisen würde.) Unter den vielen Tausenden von Bestrahlungen, welche ich seit Jahren vorgenommen habe, habe ich noch nie den Fall eines derartigen „visceralen Zufalles“ beobachtet. Das Zittern und die Sensibilitätsstörungen, welche *Oudin* an den Händen der Röntgenoperateure beobachtet, sind nicht in diesem Sinne zu erklären. Ich selbst arbeite seit fast 6 Jahren täglich mehrere Stunden im Röntgenlaboratorium und habe über derartige Symptome nicht zu klagen. Ersteres rührt wohl von anderen inneren Ursachen, letztere wahrscheinlich von den Dermatitiden her, die sich sorglose Operateure oft zuziehen.

Aehnliche Erscheinungen wie *Oudin* und *Barthélemy* will *Walsh*[5]) beobachtet haben. Er constatirte dem Sonnenstich ähnliche Wirkungen sowie Magenaffectionen.

Rodet und *Bertin*[6]) erzeugten bei Thieren durch intensive Bestrahlung Dermatitis, Lähmungen und Krämpfe mit tödtlichem Ausgange. Bei der Autopsie fand sich Meningomyelitis (Verdickungen und Ver-

[1]) Ibid., pag. 583.
[2]) Compt. rend., 1896, II. Bd., pag. 362.
[3]) Monatsh. f. prakt. Dermatologie, 25. Bd., H. 9.
[4]) La Radiographie, 1900, 4. Jahrg., Nr. 39.
[5]) Brit. med. Journ., 1897, I., pag. 1905.
[6]) Gazette des hôpitaux, 7. Mai 1898.

löthung der Meningen, Congestion im Rückenmarke, Hyperplasie der Zellen und kleine hämorrhagische Herde), die nicht etwa auf Sepsis zu beziehen war, weil die bakteriologische Untersuchung des Blutes, der Bauchfellflüssigkeit und des Rückenmarkes negativ ausfiel.

Untersuchungen über den Einfluss der Bestrahlung auf innere Organe ergaben *Scholtz*, dass die intensive Bestrahlung des Bauches, welche zur Nekrotisirung führt, keine krankhaften Erscheinungen von Seiten der Verdauungsorgane veranlasst. Nach der Bestrahlung des Schädels junger Thiere mit offener Schädelfontanelle ging ein Theil derselben theils unter Lähmungserscheinungen, theils ohne auffallende Symptome zugrunde. Mit Rücksicht auf das Fehlen pathologischer Befunde führt *Scholtz* die beobachteten Erscheinungen nicht auf die Bestrahlung zurück. Hingegen ist von mehreren Beobachtern angegeben worden, dass bei kleineren Thieren, z. B. Meerschweinchen, nach Bestrahlung des Rückens oder Schädels paraplegische Zustände und selbst plötzlicher Tod eintraten. Bei der geringen Dicke der Haut und der Knochen ist wohl ein Zutritt der X-Strahlen zu den centralen Nervenorganen und Veränderungen daselbst leicht möglich. Auch ist bekannt, das Spannungselektricität auf kleine Thiere einen ungünstigen Einfluss ausübt. (S. meine Vers. pag. 100, 117, 141.)

Eine intensive Bestrahlung des Auges von Kaninchen brachte wohl Nekrose in der Umgebung des Auges, aber in demselben selbst gar keine nennenswerthen Veränderungen hervor.

Eine Zeit lang beschäftigte die Frage, ob die Röntgenstrahlen sichtbar sind, oder ob sie einen Einfluss auf die Retina oder irgend ein Augenmedium besitzen, viele Experimentatoren.

Mehrere Beobachter nahmen an, dass die Netzhaut die Röntgenstrahlen empfinde. So schloss dies *Axenfeld*[1]) aus einem Versuche, den er mit Arthropoden anstellte. Er brachte die Thiere in eine Schachtel, die halb aus Holz, halb aus Blei gefertigt war und setzte diese Schachtel den Röntgenstrahlen aus: es wanderten die Thiere in den für die Strahlen durchlässigen Theil der Schachtel. Geblendete Thiere zeigten das Verhalten nicht. *Brandes*[2]) machte einen Versuch, ob aphakische Individuen die Röntgenstrahlen wahrnehmen. Thatsächlich sah ein Mädchen, dem beide Linsen extrahirt waren, deutlich Licht von einer umhüllten *Crook*'schen Röhre ausgehen.

Auch *Brandes* glaubte die Röntgenstrahlen zu sehen, wenn er eine Brille mit Bleiplatten vor die Augen setzte. Dann drangen nach seiner Annahme die X-Strahlen an der peripheren Partie zwischen Brille und Orbita durch, durch ein centrales Loch in der Bleiplatte merkwürdiger Weise nicht.[3])

Diese Thatsache wurde später von *Radiguet* und *Guichard*[4]) sowie von *Darieix*[5]) geleugnet. *Chalupecky* fand, dass nur Oeffnungen von 4 Mm. Durchmesser und mehr in einer Bleiplatte Lichtgefühl empfinden liessen, und zwar immer in der Peripherie des Gesichtsfeldes, was ebenso wie die Thatsache, dass Radiogramme der Linse einen fast ebenso

[1]) Centralbl. f. Physiolog., X, Nr. 6, pag. 147 und Nr. 15, pag. 436.
[2]) Sitzgsb. d. Preuss. Akad. d. Wiss., 1896, pag. 547.
[3]) Cit. bei *Gebhardt*, Die Heilkraft des Lichtes, Leipzig 1898, pag. 275.
[4]) Acad. d. Médec., 16. November 1897.
[5]) Cit. bei *G. Bardet*.

dichten Schatten geben als die des ganzen Bulbus, für die Undurchlässigkeit der centralen Partie der Linse spricht. *G. Bardet*[1]) bestätigte die Angaben *Brandes'* insoferne, als er beobachtet haben will, dass alle Personen, welche sich im Wirkungsgebiete der im Betriebe befindlichen Vacuumröhre befinden, einen Lichteindruck erhalten, und dass somit alle Medien des Auges der Strahlenwirkung kein Hinderniss darbieten; doch müssen sich die Personen unter günstigen Versuchsanordnungen befinden (der Versuchsraum muss absolut dunkel, darf nicht farbig angestrichen sein, weil viele Farben zu fluoresciren beginnen, wenn X-Strahlen auf dieselben fallen). *Bardet* beobachtete, dass das Auge, einige Centimeter vor der in Betrieb befindlichen, verdeckten Röhre postirt, einen derartigen schwachen Lichteindruck erhält, als ob eine brennende Kerze vor den geschlossenen Lidern bewegt würde. Wird der Apparat abgestellt, dann hört der Lichteindruck auf, ebenso wenn ein Schirm von Eisen, Kupfer oder Blei zwischen Auge und Röhre geschoben wird. Hingegen vermindert ein Glasschirm diese Action nur wenig, ein Aluminiumschirm gar nicht. Wird die Röhre um 180° gedreht, so dass die Kathodenstrahlen auf die dem Auge entgegengesetzte Seite fallen, dann hört der Lichteindruck auf, was gegen eine Erklärung desselben durch die Wirkung des elektrischen Feldes spricht.

Foveau de Courmelles[2]) untersuchte 204 blinde Kinder und fand, dass 9 Individuen derselben (5 Mädchen und 4 Knaben) von den X-Strahlen eine Lichtempfindung hatten.

Es sei hier bemerkt, dass es eine schon lange gekannte Thatsache ist, dass elektrische Ströme und Entladungen, auf das Auge applicirt, Lichtempfindungen hervorrufen.

Schon *Purkinje*[3]) konnte durch elektrische Reizung der Netzhaut und des Sehnerven Lichtempfindungen hervorrufen.

G. E. Müller fand[4]), dass ein constanter Strom in aufsteigender Richtung, d. h. in der Richtung von der Nervenfaserschicht zur Stäbchenzapfenschicht durch die Netzhaut durchgeleitet bei seiner Schliessung und während seiner Dauer die Lichtempfindung hell Blauviolett hervorruft, in absteigender Richtung dagegen die zur ersteren complementäre Empfindung eines dunklen Gelbgrün. Bei der Oeffnung findet das Umgekehrte statt. Diese Erscheinungen sucht er daraus zu erklären, dass der Strom je nach seiner Richtung verschiedene, einander antagonistische Netzhautprocesse bewirkt. Auch *Darier*[5]) fand, dass im physiologischen Zustande und bei Amblyopien ohne Läsion des Nerven eine Lichtempfindung schon durch sehr schwache elektrische Ströme ausgelöst wird, bei Atrophie des Sehnerven aber viel stärkere nothwendig sind.

d'Arsonval[6]) wies darauf hin, dass das Auge einen ganz ähnlichen Lichteindruck erhält, wenn man es in ein elektro-magnetisches Feld bringt, welches durch einen Wechselstrom von 42 Perioden erzeugt wird. (In letzter Zeit hat *Berthold Beer*[7]) eine ganz analoge Beobachtung publicirt.) *D'Arsonval* betonte bei dieser Gelegenheit, dass ein magnetisches Feld wie alle anderen physiologischen Excitantien wirkt, nicht durch seine absolute Intensität, sondern durch seine Wechsel.

Während diese Thatsachen auf einen Einfluss der Röntgenbestrahlung auf das Auge hinweisen, sprechen die Versuche *Fuchs'*, *Kreidls'*[8]) und *Gatti's*[9]) direct gegen eine Empfindlichkeit der Netzhaut für dieses

[1]) Compt. rend. de l'Acad. de sc., CXXIV. Bd., pag. 1388.

[2]) Compt. rend. de l'Acad. de sc., CXXVI. Bd., pag. 919.

[3]) *Brücke*, Vorlesungen über Physiologie, II. Bd., pag. 155.

[4]) Zeitschr. f. Psychologie und Physiologie der Sinnesorgane, XIV. Bd., pag. 329.

[5]) Bull. de la soc. franç. d'ophth., 83, cit. bei *Nagel*, Jahresübersicht etc., 1884, pag. 242.

[6]) Compt. rend. de l'Acad. de sc., CXXIV. Bd., pag. 1389.

[7]) K. k. Ges. d. Aerzte, Wien, 17. Jannar 1902.

[8]) Centralbl. f. Physiolog., X, Nr. 9, pag. 249.

[9]) Annal. di Ottalm., XXVI, pag. 344.

Agens. Diese Forscher fanden, dass die Röntgenstrahlen den Sehpurpur nicht bleichen, wie beispielsweise das Fluorescenzlicht der Vacuumröhre und überhaupt auf seine Zersetzung und Regeneration ebensowenig eine Wirkung ausüben wie auf das Pigmentepithel.

Hingegen konnten nach der Röntgenbestrahlung in den vorderen Augenmedien Reizerscheinungen beobachtet werden, welche ganz analog den Entzündungsphänomenen an der Haut verliefen. Ich machte schon frühzeitig auf die leichten Conjunctivitiden aufmerksam, welche schon bei schwachen Bestrahlungen hie und da bemerkt wurden, wenn die Patienten die Schutzmaske nicht vorhatten. Auch *Himmel*[1]) beobachtete bei einem Patienten, welcher wegen Lupus auf der Stirn bestrahlt wurde, Lichtscheu, welche der Autor als Reizung des Opticus auffasst. Ich wies aber schon in meiner Publication über Radiotherapie[2]) darauf hin, dass das blosse Schliessen der Augenlider oft genügt, diese unangenehme Nebenerscheinung zu verhüten; dieser Umstand liesse sich keinesfalls erklären, wenn die Röntgenstrahlen selbst für die Conjunctivitis verantwortlich wären; denn diese dringen ja ganz unbehindert durch den dünnen Hautlappen des Lides hindurch. Andererseits ist es wohl verständlich, dass die Elektricität an der Oberfläche der Lider zu irgend einem anderen Punkte der Körperoberfläche abfliesst, von welchem eine Ableitung in den Erdboden leicht ist. Ich beobachtete übrigens wiederholt, dass Conjunctivitiden auch unter Bleimasken auftraten. *Oudin* fasst diese Zufälle als Wirkungen der X-Strahlen auf den Gesammtorganismus (Accidents généraux) auf.

Dass diese Entzündung der Bindehaut, wenn die Bestrahlung direct und zu intensiv auf das Auge gerichtet ist, auch auf die übrigen Theile des vorderen Augenabschnittes übergreifen und dort analoge schwere Veränderungen setzen kann, wie sie an der zu intensiv bestrahlten Haut beobachtet werden, lehren die Experimente *Chalupecky's*.[3]) Dieser bestrahlte ein Kaninchenauge durch 24 Stunden und constatirte als stetig progrediente Veränderungen: Entzündung der Lider, Ausfall der Cilien, Conjunctivitis, Unebenheit und Stichelung der Hornhautoberfläche, welche sich im weiteren Verlaufe vollkommen grauweiss trübte und ebenso wie die Bindehaut mit Pseudomembranen bedeckte. *R. B. Wild*[4]) beobachtete einen Fall, wo die unmässige Bestrahlung mit X-Strahlen eine Panophthalmitis hervorrief und die Enucleation des Bulbus nöthig machte.

In diesen Effecten erblickt *Chalupecky* eine wichtige verwandte Eigenschaft zwischen Röntgenstrahlen und ultravioletten Strahlen.

In der That finden wir in der Literatur ähnliche pathologische Processe, die unzweifelhaft auf Rechnung der Bestrahlung mit intensivem weissen Lichte zu setzen sind, verzeichnet.

Ueber den Einfluss der Röntgenbestrahlung auf die lebende Haut und die klinischen und histologischen Veränderungen, welche sie daselbst hervorruft, soll in einem der nächsten Capitel ausführlicher die Rede sein; einzelne Veränderungen und Symptome auf der Haut wurden schon gelegentlich der Darstellung der Methode besprochen. Hier soll

[1]) L. c.

[2]) Wiener med. Presse, 1899, Nr. 31.

[3]) Centralbl. f. prakt. Augenheilk., August und September, pag. 267.

[4]) Brit. med. assoc. meeting at Manchester, 30. Juli 1902.

nur im allgemeinen auf die physiologischen Eigenthümlichkeiten hingewiesen werden, welche dem Charakter und Verlaufe der Röntgenreaction ihren eigenen Stempel aufdrücken, und welche bei jeder therapeutischen Anwendung dieses Verfahrens wohl im Auge behalten werden müssen:

1. Die cumulative Wirkung der Bestrahlung, welche sich in der Weise äussert, dass sich die unscheinbare Wirkung mehrerer, wiederholt gegebener kleiner Dosen (wenig intensiver Bestrahlungen) zu einem derartigen Grade summirt, dass es rasch und unvorbereitet zu heftigen Reactionserscheinungen kommt. Je intensiver die Bestrahlung war, umso eher werden die ersten makroskopischen Veränderungen sichtbar. Man kann also aus der Intensität und Schnelligkeit, mit welcher die Reactionserscheinungen auftreten, einerseits auf die Intensität und Qualität der vorausgegangenen Bestrahlungen (s. Einleitung pag. 5), andererseits aber auch auf die Art des voraussichtlichen Verlaufes der Reaction schliessen.

Der erste Hinweis auf diese eigenthümliche Wirkungsweise der Röntgenbestrahlung stammt nicht, wie in der Literatur irrthümlich angegeben wird, von *Forster*, sondern von mir (Wiener med. Wochenschr., 1897, Nr. 10).

Kienböck und *Scholtz* wiesen dann auf die Bedeutung der Bestrahlungsintensität für den Zeitpunkt des Auftretens der Reaction hin.

2. Der eigenthümliche Charakter und Verlauf der durch die Bestrahlung gesetzten Veränderungen (Reaction, Dermatitis).

3. Die Veränderungen betreffen zunächst und vorzüglich die zelligen Gebilde der Haut, woraus sich das ganz eigenthümliche und vor Allem auffallende Verhalten der Haare einer mittels Röntgenstrahlen bestrahlten Haut herleitet (*Grouven, Scholtz*).

4. Eine mit Röntgenbestrahlung bis zur Reaction behandelte Haut behält längere Zeit hinterher grosse Geneigtheit, schon bei geringer nochmaliger Bestrahlung wieder zu reagiren (Verfasser).

Die bisherigen Berichte über den Einfluss der Röntgenstrahlen auf die Entwicklung und das Wachsthum von Bakterien sind ziemlich widersprechend. Während eine grosse Reihe von Untersuchern, wie *Beck* und *Schultz*[1]), *Beauregard* und *Guichard*[2]), *Berton*[3]), *S. Brunton Blaikie*[4]), *Blaise* und *Sambuc*[5]), *Grunmach*[6]), *Minck*[7]), *Pott*[8]), *Sabrazès* und *Rivière*[9]), *Sormani*[10]), *Wittlin*[11]), *M. Wolff*[12]) u. a. fanden, dass die X-Strahlen das Leben und die Vegetation der Bakterien nicht im mindesten stören, konnten andere Forscher, wie *Bonomo* und *Gros*[13]), *Fiorentini* und *Luraschi*[14]), *Frantzius*[15]), *Lortet* und *Genoud*[16]). *Müh-*

[1]) Zeitschr. f. Hyg., 1896, pag. 490.
[2]) Soc. de biolog., 27. Juli 1897.
[3]) La sem. méd., 1896, pag. 283.
[4]) The Lancet, 1898, II, pag. 1425.
[5]) Soc. de biolog., 10. Juli 1897.
[6]) Cit. bei *Bergmann*.
[7]) Münchener med. Wochenschr., 1896, Nr. 5; 1898, Nr. 9.
[8]) The Lancet, 20. November 1897.
[9]) Acad. de scienc., 3. Mai 1897.
[10]) Cit. bei *Möller*.
[11]) Centralbl. f. Bakt., 2, pag. 676.
[12]) Berl. med. Ges., 2. März 1898.
[13]) Giorn. méd., Juni 1897.
[14]) Revue internat. d'électrothérapie, Februar, März 1897, pag. 223.
[15]) Centralbl. f. Bakt., 5. März 1897.
[16]) Compt. rend., 30. März 1896.

sam[1]), *Rieder*[2]), *Holzknecht* und *Spieler*[3]) nicht nur eine directe abtödtende Beeinflussung von Bakterienculturen, sondern auch eine Verzögerung oder sogar Hemmung in der Entwicklung bakterieller Infectionen durch die Bestrahlung erreichen.

Von diesen Versuchen können hier nur einige wenige besprochen werden.

F. Berlioz (Compt. rend. Acad. d. sc., 1896, II. Bd., pag. 109) bestrahlte Bouilloncultüren von Diphtherie während 16, 32, 64 Stunden. Nach der Bestrahlung wurden dieselben Meerschweinchen injicirt. Es zeigte sich, dass dieselben durch die Bestrahlung in ihrer Virulenz nicht im geringsten abgeschwächt worden waren. Dieses Resultat stimmt mit jenen *Wade's* (British med. Journ., Februar 1896) und *Minck's* überein.

Pott[4]) brachte in 25 sterilisirte und mit Glycerin-Agar-Agar-Pepton gefüllte Reagenzgläser Tuberkelbacillen und hielt die Gläser einen Monat lang in einer Temperatur von 37° C. Alsdann hatten sich in allen die charakteristischen Tuberkelbacillencolonien entwickelt; die Anwesenheit anderer Mikroorganismen konnte mit Sicherheit ausgeschlossen werden. Von diesen 25 Gläsern wurden nur 8 zur Controle zurückbehalten und 17 den Röntgenstrahlen ausgesetzt. (Durch Vorversuche war schon festgestellt worden, dass diese Reagenzgläser selbst dem Durchtritt der Röntgenstrahlen nur einen ganz unwesentlichen Widerstand entgegensetzen.) Um eine gleichmässige Vertheilung der Röntgenstrahlen auf alle inoculirten Agar-Agar-Flächen zu bewirken, wurden die siebzehn Gläser mit den geschlossenen Oeffnungen, nach dem Centrum hin convergirend, auf eine kleine runde Platte placirt, so dass alle Culturen sich innerhalb des Focus einer darüber angebrachten *Crooke*'schen Röhre befanden. Die Platte war um die verticale Axe drehbar und wurde ihr Stand von Zeit zu Zeit geändert. Unter die Platte wurde von Zeit zu Zeit eine photographische Platte geschoben, um sich zu vergewissern, dass die Röntgenstrahlen auch thatsächlich wirken. Man erhielt denn auch jedesmal nach der Entwicklung ein deutliches Abbild der die Reagenzgläser haltenden metallischen Klammern. Es wurden nun diese 17 Gläser während dreier Monate täglich den Röntgenstrahlen in der Weise ausgesetzt, dass immer dieselben 2 Gläser je nach $^1/_2$, 1, 2, 4, 6, 8 und 10 Stunden aus dem Bereich der Strahlen entfernt und nur die letzten 3 während 11 Stunden ausgesetzt gelassen wurden. Die Untersuchung nach drei Monaten ergab nun, dass in sämmtlichen 17 Gläsern die Colonien ein durchaus gutes Gedeihen aufwiesen, das sich in nichts von dem in den 8 Controlgläsern unterschied.

Dieser Befund beweist, dass die Röntgenstrahlen auf die Tuberkelbacillen keinen Einfluss ausüben, und dass die Besserung der Lungentuberculose, wenn eine solche thatsächlich unter dieser Behandlung eingetreten sein sollte, durch andere Ursachen herbeigeführt sein muss.

J. Sabrazès und *P. Rivière*[5]) bestrahlten Culturen des Mikrobacillus prodigiosus in einem Uhrglase, welches sie mit schwarzem Papiere eingehüllt hatten, während 20 Tagen täglich eine Stunde lang. Sie konnten durch diesen Vorgang weder eine Modification in den chromogenen Eigenschaften dieses Mikroorganismus herbeiführen, noch eine Aenderung in seinem morphologischen Charakter, noch in seiner Vegetabilität. In einem zweiten Versuche erzeugten die Autoren mittels Cauterisation eine kleine Lücke in der Bauchdecke eines Frosches und führten durch diese ein Capillarröhrchen, welches vorher durch eine Bakteriencultur gezogen worden war, auf das Peritoneum ein. Nach mehrstündiger Bestrahlung wurde die in das Capillarröhrchen aufgesaugte Lymphe auf die Zahl der Leukocyten und auf die Phänomene der Phagocytose mikroskopisch untersucht. Bis auf eine geringe Vermehrung der Lymphe war durch die Bestrahlung weder ein grösserer Afflux von weissen Blutkörperchen, noch ein Unterschied in der Art der Phagocytose gegenüber nicht bestrahlten Controlthieren zu constatiren.

H. Rieder[6]) bedeckte die Glasschale, in welcher sich die mit Bakterien (es wurden Cholera-, Milzbrand-, Typhus-, Diphtherie-, Eitererreger und Bacterium coli untersucht) beschickte Agarschichte befand, mit einer Bleiplatte, in deren Mitte ein grosses Loch eingeschnitten war, in dessen Bereich die X-Strahlen ihre Wirkung ausüben konnten. Während nun unter der Bleidecke die Culturen gediehen, gingen die an der Stelle des

[1]) Chirurgenverein, Berlin, 10. Januar 1898.
[2]) Münchener med. Wochenschr., 1898, Nr. 4, 25.
[3]) Wiener med. Club, 30. Januar 1901.
[4]) The Lancet, 20. November 1897.
[5]) Compt. rend. de l'Acad. de sc., CXXIV. Bd., pag. 979.
[6]) Münchener med. Wochenschr., 1898, Nr. 4, pag. 101—104.

Ausschnittes schon nach kurzer Bestrahlung (48 Minuten) zugrunde. Bereits entwickelte Cholera- und Tuberkelcolonien zeigten, nachdem sie 48 Minuten den Röntgenstrahlen ausgesetzt waren, einen Stillstand des Wachsthums und entwickelten sich auch im Brutofen nach der Bestrahlung nicht weiter. Hiebei bediente sich *Rieder* folgender Versuchsanordnung: Inductorium von 30 Cm. Funkenlänge, 800 Unterbrechungen des Primärstromes in der Minute, Distanz der Antikathode vom Objecte 10 Cm., Dauer der Belichtung 1—3 Stunden. In einzelnen Fällen wurde der Ausschnitt der Platte mit lichtdichtem, schwarzem Papier bedeckt.

Behufs Ermöglichung genügend langer Einwirkung intensivster Strahlen schaltete *Rieder* in den Apparat einen zweiten, selbstthätigen, regulirbaren Unterbrecher in Form eines Metronoms ein. Es konnte die Annahme, dass es sich bei der baktericiden Wirkung um eine Betheiligung der Wärmestrahlen oder des Fluorescenzlichtes der Röntgenstrahlen, beziehungsweise um eine chemische Veränderung des Nährbodens handelt, entkräftet werden, die Möglichkeit einer Einwirkung der elektrischen Entladungen konnte jedoch zunächst nicht von der Hand gewiesen werden. Um diese Frage zu entscheiden, wandte *Rieder* einen Stanniolschirm an, mittels dessen er die rein elektrische Wirkung der Vacuumröhre ausschaltete. Es zeigte sich bei dieser Versuchsanordnung, dass die Abtödtung der Bakterien fast ebenso gut gelang als ohne Verwendung des Stanniolschirmes.

Bei einer Versuchsanordnung, wo die Einwirkung der Röntgenstrahlen ferngehalten war, konnte niemals eine Verhinderung des Colonienwachsthums constatirt werden, so dass *Rieder* den stricten Nachweis hiedurch erbracht zu haben glaubte, dass die Bakterienabtödtung nicht auf elektrische Wirkung zurückzuführen ist; ebenso wurde auch erwiesen, dass die Ozonausströmung hiebei nicht in Betracht kommt. Bezüglich der Entstehung der Dermatitis wurde in ähnlichen Versuchen, wie ich sie in meiner ersten oben citirten Arbeit mitgetheilt hatte, festgestellt, dass dieselbe durch Ableitung der elektrischen Strahlen nicht verhindert werden kann, demnach eine Wirkung der Röntgenstrahlen selbst ist.[1]) — Eine neuerliche Ueberprüfung[2]) ergab *Rieder* dasselbe Resultat. Er constatirte schon nach wenigen Minuten Abschwächung und Wachsthumshemmung.

L. Lortet und *Genoud*[3]) untersuchten den Einfluss der Röntgenbestrahlung auf Mikroorganismen, und zwar bestrahlten sie mit Rücksicht auf den Umstand, dass selbst sehr dünnwandige Glaseprouvetten dem Durchtritte der X-Strahlen grossen Widerstand darboten, mit pathogenen Mikroorganismen (Tuberkelbacillen) inficirte Thiere. Vom 25. April bis 18. Juni wurden dieselben täglich zum mindesten 1 Stunde lang exponirt. Die 3 bestrahlten Thiere zeigten keine tuberculösen Erscheinungen, während die Controlthiere Abscesse und rapide Abmagerung zeigten. Auf Grund dieser Beobachtungen und der mikroskopischen Untersuchung schlossen *Lortet* und *Genoud*, dass die Röntgenbestrahlung die Entwicklung der Impftuberculose modificirt habe. Diese Annahme wurde von *Fiorentini* und *Luraschi* bestätigt.[4])

R. Mühsam[5]) inficirte Meerschweinchen mit Tuberculose und liess von diesen 16 täglich eine Stunde lang bestrahlen, während 12 Thiere zur Controle dienten. Die gewonnenen Resultate führten zu der Annahme, dass die X-Strahlen die allgemeine Tuberculose beim Meerschweinchen nicht aufhalten, die locale Tuberculose jedoch bis zu einem gewissen Grade abschwächen.

Scholtz[6]) bestrahlte Plattenaussaaten und bereits entwickelte Culturen von Keimen des Typhus, Cholera, Pyocyaneus und Trichophyton mit weichen Röhren durch 1—4 Stunden ohne irgend ein Resultat, welches für eine Abtödtung oder Wachsthumshemmung sprechen würde. Nach seiner Ansicht spielt demzufolge die baktericide Wirkung der X-Strahlen bei der therapeutischen Anwendung kaum eine Rolle.

Auch auf die Impftuberculose konnte *Scholtz* keine wesentliche Beeinflussung mit der Bestrahlung constatiren.

Um den Einfluss der Röntgenbestrahlung auf Bakterien, und im Falle ein solcher vorhanden sein sollte, auch die Natur der wirkenden Kraft kennen zu lernen, machte ich folgende Versuche:

In den secundären Stromkreis eines Inductoriums wurde eine *Gundelach*'sche Röntgenröhre eingeschaltet und am Uebergange des Halses derselben zur Kugel ein

---

[1]) Münchener med. Wochenschr., 21. Juni 1898.

[2]) Ibid., 11. März 1902.

[3]) Compt. rend. de l'Acad. de sc., 1896, I. Bd., pag. 1511.

[4]) L. c.

[5]) Deutsche med. Wochenschr., 1898, Nr. 45.

[6]) L. c.

Bleischirm *Sch* befestigt (s. Fig. 84), welcher verhindern sollte, dass die von der Antikathode ausgehenden X-Strahlen in nennenswerther Menge auf die Seite des Schirmes gelangten, auf welcher sich der Röhrenhals befand. Nur zwischen dem Kathodenspiegel und der Röhrenwand konnten spärliche X-Strahlen in den jenseits des Bleischirmes gelegenen Raum gelangen.

Nun wurden 2 Plattenculturen von Staphylococcus pyogenes aureus auf Agar angelegt und die Aussaat *A* in einem Abstande von 1 Cm. unter die Kugel *K*, die Aussaat *B* in einer Entfernung von nur $^1/_2$ Cm. unter das schmale Ende *H* der Röntgenröhre gesetzt. Unter die Schale *A* wurde mit der Schichte nach aufwärts eine in schwarzes Papier eingewickelte photographische Platte P_1 gelegt und zwischen diese und den Schalenboden noch ein Bleibuchstabe A_1 geschoben. Dasselbe geschah mit der Schale *B*, nur kam dort der Buchstabe B_1 zwischen die Schale und die Platte P_2. Die Schale *A* wurde noch mit einem dicken Aluminiumblech *Al* verdeckt, das mit einer Bodenableitung versehen war. Nun wurde die Röntgenröhre in Betrieb gesetzt und nach 5 Minuten Ganges die photographischen Platten sammt den Bleibuchstaben entfernt und die Platten entwickelt. Auf der einen Platte P_1 erschien bald das sehr scharf und weiss gezeichnete *A* auf dunklem Grunde. Die Platte P_2 hingegen zeigte nur andeutungsweise die Contouren des *B*, erschien aber sonst fast rein weiss.

Nunmehr wurden frische photographische Platten in Papier eingeschlagen, mit den entsprechenden Bleibuchstaben unter die beiden *Petri*'schen Schalen geschoben und nach 5 Minuten wieder entwickelt. Das Ergebniss war dem früheren vollständig analog. Dieser Vorgang wurde während der halben Stunde, durch welche hindurch beide Culturen exponirt blieben, immer wiederholt; da er immer das gleiche Resultat gab, konnte man mit Sicherheit annehmen, dass durch die Glasschale *A* sammt ihrer Cultur sowie durch den sie deckenden Aluminiumschirm hindurch reichlich X-Strahlen hindurchgegangen seien, durch den Nährboden der Schale *B* hingegen in kaum nennenswerther Menge. Hingegen war die Schale *B* während der ganzen Zeit den stillen Entladungen der Spannungselektricität an der Oberfläche der Vacuumröhre zugänglich (man sah auch in dem verdunkelten Raume von Zeit zu Zeit ein blaues Büschel auf den Nährboden *B* niederfahren), während dieselben von der Schale *A*, wie anzunehmen war, in den Erdboden geleitet wurden.

Fig. 84.

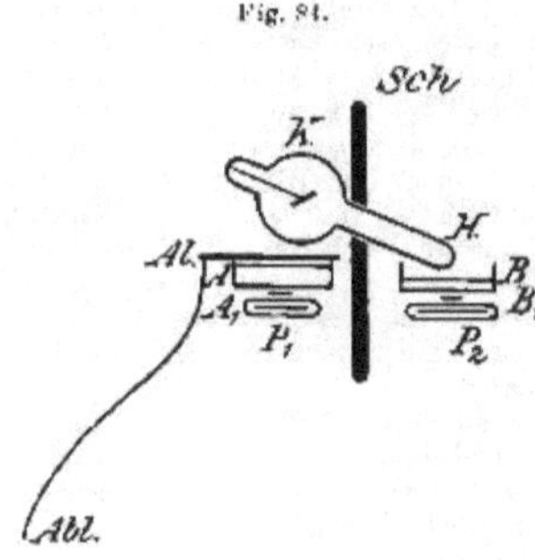

Es muss hier bemerkt werden, dass die Bodenableitung hier, wie in den meisten vorher geschilderten Versuchen nicht direct zur Wasserleitung führte, sondern zu dem Spalte zwischen der Diele und der Zimmerwand. Die Röhre war während des Durchganges der Entladungen sehr heiss geworden. Nach einer halben Stunde wurden beide Culturen zugedeckt und in den Brutofen gestellt.

Es war zu erwarten, dass wenn die stillen Entladungen und nicht die Röntgenstrahlen selbst den baktericiden Factor der Röntgenbestrahlung bilden, die Cultur *B* abgetödtet, die Cultur *A* hingegen unbehindert gewachsen erscheinen werde.

Die Inspection am nächsten Tage ergab jedoch das entgegengesetzte Resultat: Der Nährboden *A* hatte in der Mitte einen sterilen Fleck, während der Nährboden *B* vollkommen gleichmässig mit Colonien bewachsen war.

Dieses unerwartete Ergebniss schien dafür zu sprechen, dass die Röntgenstrahlen selbst doch eine baktericide Wirkung haben.

Eine eingehende Ueberprüfung der Versuchsanordnung gab jedoch zu erwägen, dass die Schale *A* keineswegs vor der Einwirkung von directen Entladungen geschützt war, denn bei der mangelhaften Bodenableitung war es denkbar, dass das Aluminiumblech selbst als Conductor wirkte und von seiner unteren Fläche Entladungen auf den Nährboden abgegeben habe. Andererseits schien es auch möglich, dass die Entladungen vom Röhrenhalse nicht in der Intensität abgingen wie von der prominentesten Stelle der Kugel, und in Anbetracht dieses Umstandes war die Exposition der Schale *B* vielleicht auch zu kurz genommen.

Um alle diese Fehlerquellen zu eliminiren, wurde im nächsten Versuche eine Vacuumröhre der *Voltohm*gesellschaft in München benützt, die aus dem Grunde für das Experiment passend erschien, weil sie zwei nahezu gleich grosse Kugeln besitzt, die durch ein ganz dünnes Mittelstück verbunden sind, und bei welchen die Röntgenstrahlen nur in der einen Kugel entstehen und von der Antikathode nach einer der zweiten Kugel entgegengesetzten Richtung geworfen werden. Ueberdies wurde im folgenden Versuche auch die Ableitung in die Wasserleitung verwendet, die bei manchen Entladungsversuchen so günstige Resultate ergeben hatte.

Am Verbindungsmittelstücke der Voltohmröhre wurde der Schirm aus dickem Bleiblech *(Sch)* wieder befestigt. Dann wurden in 2 *Petri*schalen auf Agar zwei diffuse Aussaaten von Staphylococcus pyogenes aureus angelegt. In den Deckel der Schale *A* ward erhitztes Paraffin gegossen, dann die Schale umgekehrt hineingestellt und bis zum Erstarren des Paraffins so belassen. Sodann wurde die Schale *A* mit dem Deckel nach oben unter die Kugel K_1, die offene Schale *B* unter die Kugel K_2, beide in einer Distanz von 1 Cm., u. zw. jede auf eine Bodenableitung gestellt. Unter beide Schalen kamen die in Papier eingeschlagenen photographischen Controlplatten mit den entsprechenden Buchstaben aus Bleiblech A_1, B_1. Ueber den Deckel der Schale wurde noch überdies das Aluminiumblech *Al* befestigt und auch dieses mit einer Erdableitung versehen.

Bei dieser Anordnung war es ausgeschlossen, dass elektrische Entladungen auf den in der Schale *A* eingeschlossenen Nährboden gelangten. Die X-Strahlen drangen aber, wie die nach dem Versuche entwickelten photographischen Platten P_1 zeigten, reichlich durch den Aluminiumschirm und den Glasdeckel hindurch. Hingegen gelangten, wie auf gleiche Weise mit den photographischen Platten P_2 nachgewiesen wurde, fast gar keine X-Strahlen in die Kugel K_2, denn die Platten P_2 blieben bei der Entwicklung vollkommen weiss.

Fig. 85.

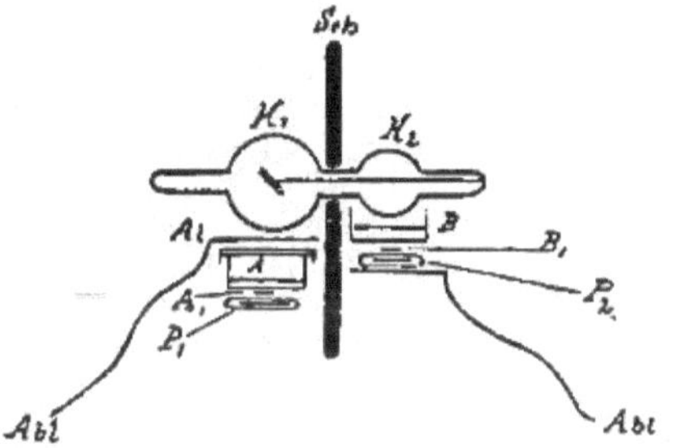

Andererseits konnten die Entladungen von der Kugelfläche K_2 ungehindert auf den Nährboden in der Schale *B* gelangen, und da die Kugeln K_1 und K_2 nahezu die gleiche Grösse haben, war anzunehmen, dass die Entladungen von der höchsten Prominenz der Kugeloberfläche K_2 denselben Charakter besitzen wie jene von der Kugel K_1.

Exponirt wurde eine Stunde lang, darnach die Schale *B* geschlossen und beide Schalen in den Brutkasten gestellt.

Am nächsten Tage zeigte sich, dass der Nährboden in der Schale *A* diffus und üppig mit Colonien bewachsen war, während die Schale *B* in der Mitte einen kreuzergrossen sterilen Fleck aufwies. Die Schalen wurden noch weiter im Brutkasten belassen und nach 2 Tagen photographirt.

Dieser Versuch wurde fünfmal wiederholt und gab auch bei längerer Exposition immer dasselbe Resultat.[1])

Aus allen diesen Versuchen ergibt sich, dass die baktericide Wirkung der Röntgenbestrahlung — vorausgesetzt, dass eine solche thatsächlich vorhanden ist und die Angaben der Autoren, welche diese Ansicht verfechten, bestätigt werden — jedenfalls eine sehr geringe ist, geringer sogar als jene der von der in Betrieb befindlichen Vacuumröhre abgehenden elektrischen Entladungen, und dass man sie praktisch kaum in Betracht ziehen darf.

[1]) *Kienböck* und *Holzknecht* wenden gegen dieses Experiment, mit dessen Ergebnissen die Resultate der neuesten Versuche von *Grunmach* (l. c.), *Scholtz* (l. c.), *Zeit* (Boston med. and surg. Journ., Nov. 1901), *Aschkinass* und *Caspari* (l. c.) übereinstimmen, ein, dass die Bestrahlungszeit eine zu kurze gewesen sei. Selbst den Fall angenommen, dass eine längere Exposition und weiche Röhren die Wirkung hätten, welche ihnen die beiden Autoren zuschreiben, — praktisch käme diese antibakterielle Wirkung der Röntgenstrahlung gewiss nicht in Betracht, denn um diese Wirkungen herbeizuführen, müsste, wie *Holzknecht* richtig bemerkt, so lange exponirt werden, dass neben Abtödtung der Mikroorganismen eine Zerstörung der Haut resultiren würde.

Behufs des an Bakterien und hochcomplicirten höheren Organismen schwer möglichen Studiums der feineren intracellulären Vorgänge, wie sich die lebendige Substanz der Bestrahlung gegenüber verhält und welche sichtbaren Veränderungen dann im Ablaufe der Plasmathätigkeit auftreten, griff man auf keimende Pflanzensamen und pflanzliche Zellen zurück, an welchen man die Protoplasmaströmung studiren kann, auch wurden Protozoenzellen, deren Lebenserscheinungen in so hinreichender Weise bekannt sind, dass man eventuelle Störungen im Ablaufe derselben ohne weiteres feststellen kann, zum Objecte dieser elementarphysiologischen Beobachtungen gewählt.

Nach *Maldiney* und *Thouvenin*[1]) keimten Samen der Ranke (Convolvulus arvensis), der Brunnenkresse (Lepidium sativum) und der Hirse (Panicium miliaceum), welche eine Stunde lang bestrahlt worden waren, früher als unbestrahlte Controlkörner.

Nach *Lopriore*[2]) übten die Röntgenstrahlen an den Zellen von Vallisneria spiralis eine beschleunigende Wirkung auf die Protoplasmaströmung aus. Wurden nach $^1/_2$stündiger Exposition die Zellen der Einwirkung der Strahlen entzogen, so traten wieder die normalen Verhältnisse in der Zelle ein. Bei einstündiger Einwirkung wurde schon ein schädigender Einfluss bemerkbar; das Protoplasma nahm einen gelblichen Farbenton an und wurde körnig und gröber vacuolisirt. Auch bei zweistündiger Wirkungsdauer hörte das Protoplasma noch nicht auf zu strömen, doch begannen die Chlorophyllkörper ihre Farbe zu verlieren. *Lopriore* untersuchte auch die Keimung des Pollens bei Genista und Darlingtonia coronillaefolia unter der Einwirkung der X-Strahlen. Die Keimung unterblieb. Nach Beendigung des Versuches begann sie aber sogleich, weil die Pollenkörner während der Exposition reichlich Wasser aufgenommen hatten.

F. Schaudinn[3]) untersuchte die Einwirkung der Röntgenstrahlen auf einzelne thierische Zellen, u. zw. wurden Protozoenculturen in offenen Glasschalen verwendet. Stets wurden diese Culturen doppelt angelegt. Die eine derselben wurde den Röntgenstrahlen ausgesetzt, die andere diente mit einer Bleiplatte bedeckt zur Controle. Die mit einem schwarzen Tuche verhüllte Vacuumröhre befand sich 20 Cm. über den Culturen, die Expositionszeit betrug 14 Stunden.

Von den Ergebnissen dieser Versuche berichtet *Schaudinn*, dass Amoeba princeps Ehrenberg durch die Bestrahlung anfangs in ihren Bewegungen lebhafter wurde. Nach 5—6 Stunden wurden diese aber allmählich langsamer und nach 10 Stunden hatten sich alle Individuen kugelig abgerundet und zeigten keine Gestaltsveränderungen. Nach dem Versuche starb ein Theil der Thiere, u. zw. der vielkernigen ab, der Rest erholte sich wieder allmählich. Auf Amoeba lucida Gruber und Pelomyxa palustris Greeff wirkte die Röntgenbestrahlung schon nach 4 Stunden schädigend ein.

Trichosphaerium Sieboldi Schneider reagirte gar nicht auf die Einwirkung der Röntgenstrahlen. Arcella vulgaris Ehrenberg

---

[1]) Compt. rend. de l'Acad. de sc., 14. Febr. 1898.

[2]) Azione dei raggi sul protoplasma della cellula vegetale vivente in: Nuova Rassegna, Catania 1897.

[3]) Ueber den Einfluss der Röntgenstrahlen auf Protozoen. *Pflüger's* Archiv f. d. ges. Physiologie, pag. 29.

Difflugia pyriformis Perty, Gromia oviformis Duj. Polystomella crispa L. u. a. Rhizopoden zogen nach mehrstündiger Bestrahlung ihre Pseudopodien ein. Bei den beiden letzterwähnten Formen war am Anfang des Versuches eine deutliche Beschleunigung der Körnchenströmung wahrzunehmen, die aber nach 2—3 Stunden langsamer wurde. Auch auf Flagellaten (Chilomonas paramaecium Ehrberg. Cryptomonas ovata Ehrberg, Euglena acus Ehrberg, Oxyrrhis marina Duj.) wirkte die Bestrahlung schädigend ein.

Aus der Gruppe der Infusorien wurde Spirostomum ambiguum Ehrberg bestrahlt: schon nach 4—5stündiger Exposition verlangsamte es seine Bewegungen, nach 6 Stunden starben die Thiere in ausgestrecktem Zustande ab.

Schaudinn folgert aus seinen Versuchen, dass bei den Protozoen ausserordentliche Verschiedenheiten in dem Verhalten gegen die Röntgenstrahlen vorliegen. Manche Formen scheinen gar nicht auf den Reiz zu reagiren, andere wenig, einzelne sehr stark, u. zw. scheint der Bau des Plasmas in einem gewissen Zusammenhang mit dieser Verschiedenheit zu stehen. Formen, welche schnell reagirten, haben ein lockeres Plasma und enthalten mehr Flüssigkeit als diejenigen, welche langsam oder gar nicht beeinflusst wurden.

Ueber den Einfluss, den die Bestrahlung durch Röntgenröhren auf das lebende Protoplasma ausübt, haben im letzten Jahre *H. Joseph* und *S. Prowazek*[1]) eine Reihe sehr interessanter Versuche angestellt. Die Autoren wählten als Objecte von Pflanzen die zu den Siphoneen gehörige mehrkernige Alge Bryopsis plumosa, von Protozoen Paramaecium caudatum *Ehrbg.* und Volvox, von Metazoen Chironomuslarven, Ostracoden und Daphnien.

Bei Bryopsis plumosa wurde die Protoplasmaströrung nach einer 15 Minuten dauernden Bestrahlung merklich verlangsamt, auch an den künstlich hervorgebrachten Wundstellen drang das Plasma nicht so lebhaft vor wie sonst, und die pseudopodialen Verwundungsfortsätze waren nicht hyalin, sondern körnig. Die Chlorophyllkörner, die sonst länglich geformt sind, wurden spindelförmig gestaltet und ordneten sich in Reihen, zuweilen aber auch in asterförmigen Gruppen an. Einige Zeit nach der Beleuchtung traten wieder die normalen Verhältnisse ein. Diese Befunde sind aus dem Grunde bemerkenswerth, weil *Lopriore* in den Zellen von Vallisneria spiralis nach halbstündiger Exposition eine Beschleunigung der Protoplasmaströrung feststellte.

Wurden Infusorien (Paramaecium caudatum und Volvox), ferner Daphnien in einer mit Wasser gefüllten Röhre, die zur Hälfte mit Bleiblech umwickelt und so für die Röntgenstrahlen undurchlässig gemacht worden war, auf 10—15 Minuten exponirt, so sammelten sich die Thiere, im allgemeinen einem negativen Tropismus folgend, in dem unbestrahlten Theile der Röhre an. Um das Licht als wirksamen Factor auszuschliessen, wurde die mit Blei nicht bedeckte Hälfte der Röhre mit einem Tuche bedeckt. Das Resultat war bei der Bestrahlung dasselbe.

Bei Protozoen zeigte sich, dass durch die Bestrahlung mit X-Strahlen die Entleerungsfrequenz der contractilen Vacuolen eine geringere wurde: die Entleerungsintervalle erfuhren eine merkliche Verlängerung,

[1]) Zeitschr. f. allg. Physiologie, I. Bd., II. H., 1902.

u. zw. blieb es sich für diesen Effect gleich, ob die Thiere sich während der Exposition in einer Glastube oder in einer offenen Krystallisirschale befanden, ein Beweis, dass das wirksame Agens durch die Glaswand hindurch seinen Einfluss geltend zu machen imstande war. Doch war der Grad der Verlangsamung bei verschiedenen Thieren verschieden, bisweilen nur sehr unbedeutend. Nach und nach erlangten die Thiere die normale Beschaffenheit hinsichtlich der Entleerungsintervalle wieder. Die Entleerung selbst erfolgte sehr langsam, oft nur unvollständig. (Nach *Rossbach* beeinflussen elektrische Schläge und intermittirende Ströme die Vacuolenfrequenz der Ciliaten gar nicht.)

An mit Neutralroth gefärbten Thieren (Protozoen) brachte die Bestrahlung mit X-Strahlen Zustandsänderungen des Protoplasmas zuwege, welche in der vitalen Färbungsreaction zum Ausdruck gelangten.

Im allgemeinen erschien der Verlauf und die Art der Cyklose geändert zu sein, das Cytostomende war anfangs meist gleichsam verklebt und erst später bildeten sich die Nahrungsvacuolen. Die mit Neutralroth färbbaren Körnchen sammelten sich oft local an und bildeten an den Polen und in der Anusgegend manchmal dichte Anhäufungen. Der Kern war in den meisten Fällen gefärbt, eine Erscheinung, die insofern auch von Interesse ist, als Thiere, die durch 2stündiges gleichmässiges Schütteln gleichsam auf ein Ermüdungsstadium gebracht worden waren, gleichfalls eine vitale Kernfärbung aufwiesen.

Harte und weiche Röhren ergaben in Bezug auf die Wirkung keine Unterschiede.

Aus diesen Versuchen ergibt sich, dass die bis zu einem gewissen Grade fortgeführte Bestrahlung mittels der Röntgenstrahlen anregend und belebend wirkt, über diesen Grad hinaus jedoch fortgesetzt Schädigungen hervorruft. Diese Ergebnisse stehen nicht im Widerspruche mit den klinischen Erfahrungen, indem es nachgewiesen ist, dass wenige Bestrahlungen atonische Geschwüre zur Granulation anregen oder auch beispielsweise das Pigment zur Proliferation, die Haarpapillen zur stärkeren Function anregen, so dass es vorkam, dass Frauen, welche wegen Hypertrichosis in Röntgenbehandlung kamen und letztere vorzeitig zu unterbrechen genöthigt waren, an den bestrahlten Stellen sogar noch einen stärkeren Haarwuchs bekamen. Diese Thatsachen, sowie der Umstand, dass die bestrahlten Gewebe längere Zeit hinterher die Geneigtheit behalten, auf wenige Bestrahlungen zu reagiren, sind ganz ähnlich den Wirkungen, welche Lichtstrahlen hervorbringen. Dass die Bestrahlung mit X-Strahlen auch bewegungsrichtend wirkt, zeigen die Beobachtungen *Arenfeld's*, *Joseph's* und *Prowazek's*. Wir können demnach annehmen, dass die Röntgenstrahlen sowie andere Reize auf lebende Organismen wirken: 1. erregend; 2. lähmend; 3. bewegungsrichtend.

§ 33. Das wirksame Agens dieser Therapie.

Von einer in Betrieb befindlichen Vacuumröhre geht eine ganze Summe sehr verschiedener Strahlenarten und sonstiger physikalischer Phänomene aus. Jede Untersuchung, welche zum Zwecke der Feststellung jenes Factors unternommen wird, welcher eigentlich die durch die Exposition auf den lebenden Organismus hervorgebrachten Veränderungen verursacht, muss den Antheil, den jedes der von der Vacuumröhre abgehenden höchst differenten physikalischen Agentien an der Einwirkung auf die Gewebe besitzt, vorerst bestimmen.

An der Oberfläche und im Innern einer functionirenden Vacuumröhre entstehen:

1. Wärme;
2. Ozon;
3. Kathodenstrahlen;
4. ultraviolette Strahlen;
5. Strahlen materieller Theilchen;
6. Röntgenstrahlen;
7. Funken- und Büschelentladungen der auf der Oberfläche der Vacuumröhre angesammelten Spannungselektricität;
8. elektrische oder elektrodynamische Wellen;
9. Strahlungen unbekannten Charakters.

Diese Verhältnisse in Erwägung ziehend, machte ich 1896 die auf pag. 188 ff. dargestellten Versuche, welche zufolge ganz bestimmter Versuchsanordnungen bei Ausschluss der Wirkungen anderer physikalischer Agentien einen ausgesprochenen Einfluss der Röntgenstrahlen feststellten. Mit Rücksicht hierauf sprach ich die Ansicht aus, die Röntgenstrahlen selbst brächten die erwähnten Veränderungen auf der Haut hervor.[1]

In Anbetracht meiner Versuchsanordnungen konnte eine eventuelle Wirkung von Ozon, Wärme oder von ultravioletten Strahlen ausgeschlossen werden.

Gegen die Annahme einer solchen sprechen übrigens noch verschiedene andere Momente.

Die von *Tesla*[2]) aufgestellte Theorie vom Ozon konnte die tiefen Schädigungen nicht erklären, welche *Gilchrist*[3]), *Kaposi*[4]) an den Sehnen, Sehnenscheiden, Periost und Knochen von Extremitäten, *W. Reid*[5]) sogar am Rücken eines Patienten, welcher an der Brust bestrahlt worden war, beobachtet hatten.[6]) Noch weniger verständlich ist nach dieser Theorie eine fundamentale Eigenthümlichkeit der Röntgenstrahlung, nämlich die cumulative Wirkung derselben. Es ist eine gegenwärtig allgemein bekannte Thatsache, dass die durch die Röntgenbestrahlung hervorgerufenen Veränderungen in der Haut nie unmittelbar nach der Sitzung eintreten, sondern sich erst tagelang später zeigen, und zwar in der Weise, dass sie sich durch Alterationen der tieferen Hautgebilde (Haarausfall, Pigmentänderungen, subjective Empfindungen etc.) ankündigen, während die Hautoberfläche meist noch durchaus unverändert und normal aussieht und eine normale Function zeigt.

Bowles[7]), *Stenbeck*[8]), *Elliot*[9]) stellten sich vor, dass ultraviolette Strahlen von der Röntgenröhre ausgehen und die Veranlassung zu den Hautveränderungen geben. Es unterliegt wohl keinem Zweifel, dass das

[1]) Wiener med. Wochenschr. 1897, Nr. 10.
[2]) Public. Opinion, Vol. XXI, Nr. 24, cit. bei *Gilchrist*.
[3]) John Hopkins Hosp. Bull., Februar 1897.
[4]) K. k. Ges. d. Aerzte in Wien, 27. October 1899.
[5]) Brit. med. Journ., 1896, Vol. II.
[6]) Cit. bei *Möller*.
[7]) The Brit. Journ. of Dermatol., 1897, Juli.
[8]) Cit. bei *Möller*.
[9]) Journ. of cut. and Genit. urin. Dis., Februar 1897.

Phosphorescenzlicht, welches die Kathodenstrahlen an der Röhrenwand erregen, auch in gewissem Grade ultraviolette Strahlen enthält. Nun darf aber von dem Umstande nicht abgesehen werden, dass diese Strahlen im Innern der Glaskugel entstehen und mithin erst die Glaswand durchdringen müssen. Gewöhnliches Glas absorbirt aber ultraviolette Strahlen in ziemlich hohem Grade. Nur gewisse Sorten (Crownglas und Leichtphosphat-Crownglas) zeigen eine befriedigende Durchlässigkeit.[1])

Es ist daher zum mindestens fraglich, ob viele ultraviolette Strahlen nach aussen gelangen. Diesen Fall selbst angenommen, wird eine in Betracht zu ziehende Wirkung derselben bei der Röntgenbestrahlung nicht nur durch meinen Versuch (s. pag. 189), sondern auch durch eine Beobachtung ausgeschlossen, welche von *M. Möller*[2]) herrührt.

Möller beobachtete, dass eine Patientin, die wegen Lupus vulg. im Gesichte mit Röntgen behandelt wurde, auch an der Brust, welche stets mit einem rothen Leibchen und einem schwarzen Kleide geschützt war, Zeichen einer Reaction (Bräunung etc.) aufwies. *Möller* führt diese Erscheinung, die ich gleichfalls wiederholt beobachtete und zu bestätigen in der Lage bin, mit Recht als Beweis gegen die Annahme einer Wirkung der ultravioletten Strahlen an, indem die Kleiderstoffe sicherlich dieses Agens zurückgehalten hätten.[3])

Die Versuche, welche ich zum directen Nachweise einer eventuellen kräftigen Wirkung von Phosphorescenzlicht unternahm, gaben (s. w. u.) negative Ergebnisse.

Eine in Betracht zu ziehende Wirkung der Wärmestrahlen, die von der Vacuumröhre ausgehen, lässt sich ohne weiteres ausschliessen. Die Erwärmung der Röhre ist, namentlich bei den langsamen Unterbrechungen des primären Stromes, die bei der Röntgentherapie üblich sind, wie leicht nachweisbar, so geringfügig, dass von einem nennenswerthen physiologischen Effecte der hier vorhandenen Wärmestrahlen füglich nicht die Rede sein kann. Uebrigens spricht dagegen, wie schon erwähnt, mein Versuch mit dem Aluminiumschirme (pag. 189).

Durch diese drei Erklärungsarten mit Ozon, ultravioletten Strahlen und Wärme kann daher die Erscheinungsgruppe der physiologischen Wirkungen nach der Röntgenbestrahlung nicht gut dargestellt werden. Einen viel grösseren Erfolg versprachen die Deutungsversuche, welche in den anderen oben erwähnten Strahlungen die Ursachen der uns interessirenden Phänomene erblicken wollten. Gleichwohl mussten gegen die Annahme fast jeder derselben manche Bedenken auftauchen.

Gegen die Annahme *Gilchrist's*[4]), *Ames'*[5]) und *Foveau de Courmelles'*[6]), welche die Wirkung auf Rechnung der Kathodenstrahlen setzten, ist einzuwenden, dass letztere wohl durch äusserst dünne Schichten von Aluminium hindurchgehen, wie *Hertz* gezeigt hat, jedoch schon durch

[1]) Ueber das Verhalten verschiedener Glassorten siehe *J. M. Eder* und *E. Valenta*, Denkschr. d. math.-naturw. Classe der K. Akademie d. Wissensch., 4. Mai 1894.

[2]) Einfluss des Lichtes auf die Haut. Bibliotheca medica, Stuttgart 1900.

[3]) *Thomson* beschreibt (Boston. med. and surg. Journ., 3. December 1896) ein Experiment, mit dem er gleichfalls die Wirkung ultravioletter Strahlen ausgeschlossen haben will. Dieser Versuch, der mir aber nicht streng durchgeführt scheint, sei hier blos erwähnt.

[4]) L. c.

[5]) Cit. bei *Gilchrist.*

[6]) Congr. f. Neurolog., Brüssel 1897.

dünne Schichten von anderen Körpern, darunter auch von Glas, aufgehalten werden, dass demnach die Glaswand der Röhre wenig oder nichts von ihnen nach aussen dringen lässt.[1])

Recht interessant ist die Idee, dass die Hautläsionen durch ein directes Bombardement mit von der Elektrode losgelösten materiellen Partikelchen entstünden. *Crookes*[2]) nahm an, dass, wenn die Entladungen des *Ruhmkorff*'schen Inductors durch die Röhre gehen, von der Kathode aus kleine Theilchen fortgeschleudert würden, entweder die Theilchen der noch vorhandenen Gase oder Theilchen der Kathode selbst, oder vielleicht auch elektrolytische Bestandtheile der Gasmoleküle. Thatsächlich wird die Innenwand einer jeden Röhre nach längerem Gebrauche an der der Kathode gegenüber liegenden Stelle geschwärzt. So viel Verlockendes diese Theorie hat, so muss dagegen dermalen noch eingewendet werden: 1. dass noch nicht erwiesen ist, dass diese materiellen Partikelchen auch thatsächlich die Glaswand passiren und in die Haut gelangen, 2. dass noch nie ein positiver Nachweis der Gegenwart dieser Stoffe in der Haut erbracht wurde. *Gilchrist* durchsuchte eine nach der Röntgenbestrahlung dunkelschwarz pigmentirt gewordene Haut, die ihm eben wegen des reichlichen Pigmentgehaltes den Gedanken einer Invasion von Aluminiummolekülen nahelegte, mikroskopisch ohne jeden Erfolg nach metallischen und anderen Fremdkörpern. *Abel* prüfte dieselbe Haut in der exactesten Weise auf chemischem Wege mit demselben negativen Resultate. Es dürfte wohl auch in Zukunft ein derartiger Nachweis nicht leicht zu beschaffen sein, tröstet doch *Tesla*, der diese Theorie verficht (l. c.), die Röntgenexperimentatoren, welche ihre Arbeiten aus Angst vor den möglichen schädlichen Folgen unterbrechen könnten, mit der Mittheilung, dass es eines continuirlichen jahrhundertelangen Gebrauches einer Röntgenröhre bedürfte, bevor sich eine genügende Menge dieser Materie ansammeln würde, welche die Gesundheit oder das Leben einer Person ernstlich bedrohen könnte.

Eine eventuelle Wirkung der an der Oberfläche der Röntgenröhre angesammelten Spannungselektricität, an welche ich[3]), *Destot*[4]), *Balthasard*[5]), *Jankau*[6]), *Foveau de Courmelles*[7]), *Apostoli*[8]), *Lester Lenard*[9]) u. a. dachten, schien durch meinen oben mitgetheilten Versuch ausgeschlossen. Hatte doch der Aluminiumschirm unzweifelhaft Entladungen derselben in den Erdboden abgeleitet; überdies sprach gegen die Annahme einer solchen scheinbar gleichfalls die Beobachtung *W. Reid's*[10]), welche später durch jene *Kümmel's* und *Recillet's*[11]) bestätigt wurde, welche nicht nur auf der der Röntgenröhre zugewendeten Körperhälfte, sondern auch an der abgewendeten Seite des Körpers Hautschädigungen nach der Röntgenbestrahlung constatirten, und zwar an einer Area, welche

---

[1]) *Graetz*, Die Elektricität, Stuttgart 1898, pag. 272.
[2]) Cit. bei *Graetz*.
[3]) Vortr. in der Gesellsch. d. Aerzte in Wien, 15. Jänner 1897.
[4]) Cit. bei *Möller*.
[5]) Soc. de biologie, 17. Juli 1897.
[6]) Photogr. Monatsh. f. Med., 1896, Heft 6.
[7]) Soc. de biologie, 17. Juli 1897.
[8]) Intern. med. Congr. in Moskau, 1897.
[9]) The americ. x-Ray Journ., 1898, Nr. 5.
[10]) Brit. med. Journ., 1898, Vol. II.
[11]) Cit. bei *Möller*.

genau der Austrittsstelle der Röntgenstrahlen aus dem Körper entsprach. Dieser letztere Umstand schien auch gegen die Annahme von elektrischen Schwingungen als physiologisch wirksames Agens zu sprechen, eine Annahme, welche auch keineswegs den negativen Ausfall meines Versuches mit der falschen Stromrichtung (s. pag. 189) erklärt hätte.

Meine Annahme, dass die X-Strahlen das wirksame Agens der Röntgentherapie seien, wurde von vielen Collegen (*Gocht*[1]), *Kümmel*[2]), *Rieder*[3]), *Albers-Schönberg*[4]) u. a.) getheilt.

Diese Ansicht wurde jedoch durch folgende Beobachtung erschüttert: Eine Frau, welche wegen Hypertrichosis behandelt wurde, bestrahlte ich während der ganzen Behandlungsdauer mit einer so hoch evacuirten Röhre, dass ich bei wiederholter Prüfung mit dem Kryptoskop nie auch nur die geringste Spur einer Fluorescenz auf dem Baryumplatincyanürschirme feststellen konnte. Es entstanden demnach gar keine oder nur sehr wenige X-Strahlen in der Röhre. Trotzdem trat nach einer gewissen Zeit das Effluvium der Haare ein. Durch diesen Umstand stutzig gemacht, exponirte ich nun eine andere Patientin, die wegen der gleichen Affection in Behandlung kam, während der ganzen Zeit einer Röntgenröhre, die in eine falsche Stromrichtung eingeschlossen war. Ich wiederholte also meinen im Jahre 1896 angestellten Versuch, nur brach ich denselben nicht nach dem 12. Tage ab — einem Termin, an welchem ich mit einer richtig eingeschalteten Röhre den gewünschten Effect erzielt hatte —, sondern ich exponirte, als am 12. Tage noch nichts zu sehen war, noch längere Zeit weiter. Thatsächlich fielen 8—10 Tage später gleichfalls die Haare aus. Eine Wiederholung dieses Versuches bei einer dritten Patientin gab das gleiche Resultat. Schon dieser Umstand liess mich erkennen, dass die Röntgenstrahlen bei der Entstehung der Hautveränderungen keineswegs die einzige Ursache sind.

Diese Annahme wurde noch bestärkt durch das Ergebniss eines Experimentes, das *Woyzekowski*[5]) bei Kaninchen anstellte. In allen Fällen, wo nur die X-Strahlen zur Wirkung gelangten (unter möglichem Ausschluss der Elektrisation und der Lichterscheinungen) waren keine schädlichen Folgen zu constatiren; wenn aber die X-Strahlen mit allen sie begleitenden Erscheinungen wirkten, so begann der schädliche Einfluss sich schon nach 3—12 Stunden zu äussern.

Eine weitere auffallende Erscheinung, die sich an jedem der Röntgenbestrahlung unterzogenen Patienten beobachten liess, gab gleichfalls die Veranlassung, elektrische Kräfte mit den physiologischen Effecten in ursächliche Verbindung zu bringen. Sobald der Apparat in Thätigkeit gesetzt wird, erscheint nicht nur der hölzerne Röhrenhalter, der Kranke, sowie der Sessel, auf dem er sitzt, so mit Elektricität geladen, dass man aus jeder Stelle seines Körpers mit dem Knöchel Funken ziehen kann, sondern der Patient hat auch oft das Gefühl des Angeblasenwerdens (elektrischer Wind), seine Haare flattern der Röhre entgegen etc.

Bald nachher bekam ich die eingehenden Darstellungen *d'Arsonval's* und *Oudin's* über die Anwendung der Hochfrequenz- (*Tesla*'schen) Ströme

[1]) Fortschr. a. d. Geb. d. Röntgenstr., I. Bd., Heft 1.
[2]) Cit. bei *Gocht*.
[3]) Münchener med. Wochenschr., 1897, Nr. 10.
[4]) Ibid., 1900, Nr. 9, 10, 11.
[5]) Cit. bei *Zarubin*, Monatsh. f. prakt. Derm., 1899, XXVIII. Bd., Nr. 10.

in der Medicin zu Gesicht. [1]) Bei einem Vergleiche der Wirkungen dieser Ströme mit jenen der Röntgenbestrahlung fielen mir sofort zahlreiche Analogien auf. Bei Erwägung der bei beiden Processen durch die Inbetriebsetzung der Apparate hervorgerufenen physikalischen Vorgänge musste der Gedanke nahe treten, ob nicht etwa Funkenentladungen als solche, hier die Funkenentladungen des *Ruhmkorff*'schen Inductoriums, bei der physiologischen Action eine wichtige Rolle spielen; da mein Versuch mit dem Aluminiumschirm gegen eine directe Funkenwirkung sprach, erschien die Annahme ungezwungen und richtig, dass die durch die Funkenentladungen erzeugten elektrischen Schwingungen die physiologischen Wirkungen hervorbrächten, und dass sich letztere in ihrer Intensität gerade so unterscheiden wie die verschiedenen elektrischen Schwingungen in ihren physikalischen Eigenschaften.

Jedoch auch diese Supposition, welcher ich in der Sitzung der Wiener dermatologischen Gesellschaft vom 10. Mai 1899 [2]) Ausdruck gab, konnte die Thatsache nicht genügend erklären, dass nicht nur die von mir und *Schiff* bei der Röntgenbehandlung benützten Bleimasken thatsächlich ihrem Zwecke entsprachen, und zwar so gut entsprachen, dass z. B. ein behaartes Gesicht knapp bis zur Stelle, wohin die schützende Bleimaske reichte, die Haare vollständig behielt, während die freie bestrahlte Haut die Haare bis zu jener Grenze verlor. Die Körperstellen, welche wir vor der Einwirkung der Strahlen schützen wollten, wurden nicht nur durch Bleiplatten wirklich in jeder Weise vor einer Beeinflussung bewahrt, sondern auch Masken aus blossem Pappendeckel [3]), ja selbst einfaches Papier [4]) entsprachen diesem Zwecke. Da die elektrischen Wellen mit Ausnahme der Metalle alles durchdringen, sich überdies von der Funkenstrecke nach allen Richtungen hin fortpflanzen, sowie etwa von einem brennenden Zündhölzchen aus die Lichtwellen fortlaufen, wäre ihre Wirkung wohl nicht auf das immerhin vage Gebiet begrenzt, welches ihrer Entstehungsstelle gerade gegenüber sich befindet, noch weniger würde sie ein Papierblatt in ihrem Gange aufhalten. Zudem erhoben sich Zweifel, ob an der Röntgenröhre auch wirklich elektrische Schwingungen entstehen.

Nach *J. Tuma* [5]) entstehen an einer Röntgenröhre wahrscheinlich keine elektromagnetischen Wellen.

In dem Bestreben, in die durch Erwägungen solcher Art getrübte Erkenntniss des eigentlichen Vorganges Licht zu bringen, kam ich wieder auf die Funkenschläge als solche zurück; dazu waren insbesonders zwei Umstände veranlassend: Zunächst traten Bedenken auf, ob der Aluminiumschirm in meinem ersten Versuche thatsächlich mit voller Sicherheit alle Entladungen in den Erdboden abzuleiten imstande gewesen. Es wäre ja auch denkbar, dass kräftigere Funken ihn durchgeschlagen hätten. Ich entsann mich auch jetzt nachträglich, dass namentlich von einer Röhrenart, die ich damals benützt hatte (den kleinen Vacuum-

[1]) Annales d'électrobiologie, d'électrothérapie et d'électrodiagnostic, 15. Januar 1898.

[2]) Ausführlicher wiedergegeben in Wiener med. Presse, 1899, Nr. 31, und Wiener klin. Wochenschr., 1899, Nr. 39.

[3]) *Hahn* und *Albers-Schönberg*, Münchener med. Wochenschr., 13. März 1900.

[4]) *Stenbeck*, cit. bei *Möller*.

[5]) Citirt in meiner Arbeit: „Die physiolog. Wirkungen der Polentladungen hochgespannter Inductionsströme", Sitzungsbericht d. Akademie der Wissenschaften in Wien, Math.-naturw. Cl., Bd. 109, Abth. III, pag. 594.

röhren aus Stützerbach) gelegentlich kräftige Funkenschläge auf den Schirm erfolgt waren, und dass gerade an der Stelle des Rückens unserer Patientin, wo dieses stattgefunden hatte, die spätere Gangrän aufgetreten war.

Es schien mir auch nicht unmöglich, dass die von *Gassmann* in Röntgengeschwüren entdeckte vacuolisirende Degeneration in den Zellen der Intima der Gefässwände mit der Einwirkung directer Funkenschläge in Zusammenhang stehe.

Um diese Frage zu lösen, schien es mir angezeigt, den Weg so einzuschlagen, dass ich die physiologische Wirkung directer Funkenschläge ganz ohne Rücksicht auf die Röntgentherapie studirte. Die Versuche sind bereits früher (pag. 100 ff.) dargestellt worden. Es ergab sich aus ihnen ohne weiteres, dass directe Funkenentladungen *Ruhmkorff*'scher Apparate einen ähnlichen Einfluss auf die Haut und auf Bakterien besitzen, wie man sie der Röntgenbestrahlung zuschrieb. Diese Analogie der Wirkungen drängte mir den Gedanken auf, dass das Wirksame der Röntgentherapie die elektrischen Entladungen sind.

In den letzten Jahren haben aber *Strätter*[1]), *Kienböck*[2]) und *Scholtz*[3]) eine Reihe von Versuchen mitgetheilt, aus deren Ergebnissen sie eine physiologische Wirkung der X-Strahlen ableiten.

So constatirten diese Experimentatoren, dass Bestrahlungen mit weichen Röhren, welche reichliches Röntgenlicht aussenden, bei demselben Individuum früher Reaction hervorbringen als Bestrahlungen mit harten Röhren, welche fast keine X-Strahlen mehr geben.

Kienböck zeigte, dass die Hauptwirkung nur dort auftritt, wo die Strahlen auffallen, daran, dass ein in der Höhe zwischen Röhre und Hautfläche angebrachtes Bleidiaphragma sich als weisser Fleck in einer erythematösen Umgebung vergrössert auf der Haut abzeichnet. Der Effect auf der Haut wird umsomehr abgeschwächt, je mehr von den Röntgenstrahlen durch zwischengelegte Substanzen zurückgehalten wird. Derselbe Autor brachte eine Röhre derart über der Haut an, dass der Antikathodenspiegel, von dessen Mitte die Röntgenstrahlen ausgehen, senkrecht zur Hautoberfläche stand. Dadurch wird die Haut nur in jenem Gebiete von Röntgenstrahlen getroffen, welches unter der leuchtenden Hälfte des Rohres liegt: hinter dem Spiegel ist die Röhre dunkel und wird auch die Haut von wenig Röntgenstrahlen getroffen. Die Reaction trat nur auf der Seite des Spiegels auf, welche von den Röntgenstrahlen getroffen worden war und reichte nur zu jener Linie, in welcher die Ebene des Antikathodenspiegels die Hautoberfläche traf.

Gegen diese Versuche lässt sich Manches einwenden. Einerseits ist es erwiesen, dass harte Röhren unter Umständen präcipitirte unvorhergesehene Reactionen herbeigeführt haben. Weiters ist es klar, dass eine dicke Bleiplatte nicht nur X-Strahlen, sondern auch Funkenentladungen in ihrem Gange aufhält; schliesslich muss hervorgehoben werden, dass die Spannungselektricität nicht gleichmässig an der Röhrenoberfläche angesammelt ist, wie die wichtigste Voraussetzung der erwähnten Versuche lautete, sondern hierin gewisse Besonderheiten zeigt.

E. Riecke[4]) prüfte die Vertheilung von freier Elektricität an der Oberfläche *Crookes*'scher Röhren in der Weise, dass er derartige, durch Influenzmaschinen in Be-

[1]) Deutsche med. Wochenschrift, August 1900, pag. 546.
[2]) Wiener klinische Wochenschrift, 1900, Nr. 50.
[3]) L. c.
[4]) *Wiedem.* Ann., Bd. 69, 1899, pag. 788.

trieb gesetzte Röhren mit einem Gemisch von Mennige und Schwefelpulver bestäubte. Es entstanden dadurch eigenthümliche Figuren auf der Glasoberfläche, u. zw. gegenüber der Kathode auf der Wand des Glases ein Ring, welcher den nach aussen hin sich verbreitenden gelben Staub scharf begrenzt. Der Ring fällt etwa an die Grenze des hell fluorescirenden Theiles der Glaswand. Nur innerhalb dieses Ringes finden sich rothe Stellen, d. h. solche, welche das positiv elektrische Mennigepulver anziehen. Die Vertheilung des rothen Pulvers im Innern des Ringes ist ungleichmässig, wahrscheinlich infolge der ungleichmässigen Beschaffenheit der Kathodenfläche.

Metalldrähte und Bleche, welche im Innern der Röhre in den Weg der Kathodenstrahlen gestellt werden, geben auf der von den Strahlen getroffenen Glaswand elektrische Schatten, welche sich ebenfalls durch Bestäubung nachweisen lassen. Solche Schatten sind nämlich von scharf begrenzten Streifen rothen Staubes umgeben. Der Schatten bleibt entweder ganz frei von Staub, oder er bedeckt sich in der Mitte mit Schwefelstaub.

Meine eigenen Nachprüfungen bestätigten die Angaben *Riecke's*. Ich konnte unter anderem eine deutliche Ansammlung des gelben Staubes in Form von breiten Ringen an den Polen der Röhre constatiren. Also dort, wo der leuchtende Theil der Röhre der Haut gegenüberstand, war eine besondere Ansammlung von freier Elektricität wahrzunehmen.

Ueberzeugender ist für mich folgender Versuch:

Scholtz[1]) bestrahlte eine handtellergrosse kreisrunde Stelle auf dem Rücken eines Schweines durch ³/₄ Stunden, nachdem er dieselbe in 5 Segmente getheilt, von welchen er 4 mit Blei, Glas, Aluminium und Papier bedeckte und das fünfte unbedeckt liess. Nach 30 Tagen lockerten sich in der unbedeckten und Papierpartie die Haare, später, als auch in der Aluminiumpartie der Haarausfall eintrat, wurde in ersteren eine oberflächliche Nekrose sichtbar. In der Glas- und Bleipartie traten absolut keine Veränderungen auf. In einem weiteren Versuche zeigte *Scholtz*, dass auch das Quecksilberpflaster einen guten Schutz gegen die Bestrahlung abgibt.

Um zu zeigen, dass auch die Veränderung des Vacuums in der Röhre während einer jeden Bestrahlung von Wichtigkeit für den Effect ist, bestrahlte *Scholtz*[2]) die linke Flanke eines Kaninchens mit einer kleinen „harten" Röhre, welche schon nach 5—6 Minuten „weich" wurde; darnach wurde sie gegenüber der rechten Flanke angebracht; es zeigte sich nach einer viermaligen Bestrahlung rechts eine Alopecie, links nur ein leichter Haarausfall.

Um zu entscheiden, ob die Röntgenstrahlen nur an der Stelle wirken, an welcher sie in das Gewebe eindringen, oder ob sich der Einfluss überall im Gewebe, wohin sie zu dringen vermögen, geltend macht, bestrahlte *Scholtz* gewisse Stellen am Rücken und Halse von Kaninchen und Schweinen, über welche er die Ohren der betreffenden Thiere befestigt hatte, sehr intensiv. Es entstanden sowohl an der Aussen- wie auch an der Innenseite der Ohren, durch welche die X-Strahlen hindurchgegangen waren, als auch an der betreffenden Stelle des Rückens und Halses Entzündungen. Musculatur, Knorpel und Knochen werden nach *Scholtz* nicht beeinflusst und verfallen der Nekrose überhaupt nur secundär infolge der Entzündung der Haut.

Scholtz glaubt, dass die Röntgenstrahlen ihre Wirkung in erster Linie auf die Haut entfalten, u. zw. nicht nur an der Eintrittsstelle, sondern auch nach Penetration dünner Lagen von Knorpel und Musculatur an der Haut der Austrittsstelle. Indessen schwächen schon re-

[1]) Arch. f. Derm. und Syph., 59. Bd., I. H.
[2]) L. c.

lativ dünne Gewebslagen, welche auf dem Fluorescenzschirme nur geringe graue Schatten werfen, die Wirkung der X-Strahlen beträchtlich.

Scholtz fasste seine Versuchsergebnisse folgendermassen zusammen:

1. Je mehr Röntgenstrahlen von einer Röntgenröhre ausgehen, desto stärker ist ihre Wirkung auf die Haut.

Aus diesem Grunde ist nach *Scholtz* die therapeutische Anwendung weicher Röhren zweckmässiger. *Scholtz* empfiehlt sodann die Variation der Behandlung mittelst der angewandten Stromstärke, der Entfernung der Röhre von dem Objecte und der Dauer der Bestrahlung.

2. Je weniger Röntgenstrahlen ein Stoff durchlässt, in umso stärkerem Grade hält er auch die auf der Haut wirksamen Strahlen zurück.

Fig. 86.

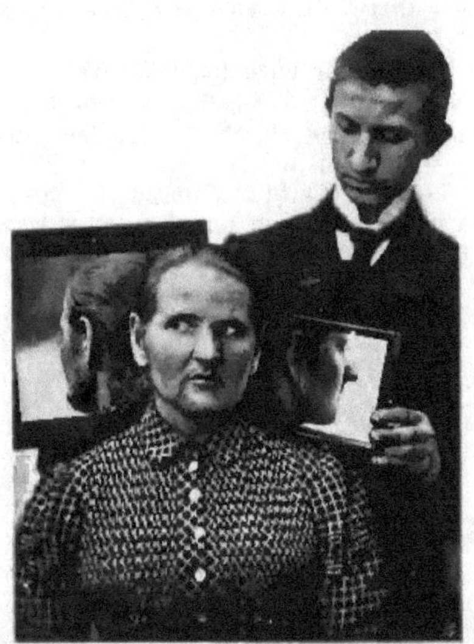

Stoffe, welche wie z. B. ein Aluminiumblech auf dem Fluorescenzschirme nur einen schwachen grauen Schatten werfen, halten doch schon einen relativ grossen Theil der wirksamen Strahlen zurück. Es würde dies dafür sprechen, dass gerade die schwach penetrirenden Röntgenstrahlen auf der Haut besonders wirksam sind.

Aus allen diesen Versuchen ergibt sich, dass von all den auf pag. 259 angeführten physikalischen Factoren bei der physiologischen Wirkung der Röntgenbestrahlung nur die X-Strahlen selbst sowie die Entladungen der an der Röhrenoberfläche angesammelten Spannungselektricität in Betracht kommen. Beide Agentien treten zu gleicher Zeit an der in Betrieb gesetzten Vacuumröhre auf, beide haben erwiesenermassen ähnliche Wirkungen, welche sich gegenseitig ergänzen und verstärken.

Letzteres wird aus folgendem Experimente klar ersichtlich:

Ein intensiver Fall von Hypertrichosis beider Wangen und des Kinnes wurde von mir in der Weise in Behandlung genommen, dass die rechte Wange zunächst 20 Minuten mit den von der oben beschriebenen Elektrode ausgehenden stillen Entladungen behandelt wurde, darnach aus 15 Cm. Entfernung durch 15 Minuten mit Röntgenstrahlen, welche von einer ganz weichen Röhre ausgingen, die ich, ohne einen elektrischen Schlag zu erhalten, angreifen konnte. Die linke Wange wurde blos dieser weichen Röhre durch 15 Minuten hindurch und in gleicher Distanz exponirt. Man könnte also kurz, wenn auch nicht ganz correct, sagen: Es wurde die rechte Wange mit X-Strahlen plus elektrischen Entladungen, die linke Wange blos mit X-Strahlen behandelt. Dieses Verfahren wurde täglich eingeschlagen, und schon nach 6 Tagen zeigte die rechte Wange deutliche Spuren einer Reaction, die Haare fielen aus, es trat intensives Erythem u. dgl. auf. Auf der linken Wange war noch immer nichts zu bemerken; ich bestrahlte diese Wange noch 8mal, dann trat erst leichtes Erythem und Bräunung der Haut auf, und nach einer weiteren Woche fielen die Haare aus. Die Reaction auf dieser Seite verlief aber während der ganzen Zeit bedeutend schwächer als auf der rechten Seite. Diesen Versuch wiederholte ich noch oft mit demselben Erfolge. Stets trat an der mit Spannungselektricität und X-Strahlen behandelten Seite in wenigen Tagen die Reaction und der Haarausfall ein, und zwar ist die Reaction ganz ausgeprägt und an denjenigen Stellen am meisten sichtbar, welche von den Entladungen am intensivsten getroffen worden waren (Fig. 86). Dieselben erscheinen lebhaft roth und von einem hellen Hof umgeben. Die übrige Haut zeigt das gewöhnliche, leicht pigmentirte und erythematöse Colorit der beginnenden Röntgenreaction. Die Vereinigung beider Methoden beschleunigte auch bei lupösen Geschwüren den Eintritt der Reaction und des Ueberhäutungsprocesses.

In Bezug auf die Röhrenqualität ist es sicher, dass in den meisten Fällen weiche Röhren kräftiger und rascher wirken als harte Röhren. Indessen scheint die Wirkung der von harten Röhren ausgehenden Strahlen (zusammen mit den elektrischen Entladungen) tiefer zu reichen als jene der von weichen Röhren kommenden.

Der Ansicht *Holzknecht's*, dass eine tiefere Wirkung der X-Strahlen schon aus dem Grunde ausgeschlossen ist, weil die physiologisch wirksamen Strahlen von der Haut absorbirt werden, und nur physiologisch unwirksame Strahlen penetriren, widerspricht die Thatsache, dass zu wiederholtenmalen durchleuchtete Personen und Thiere auf Vorder- und Rückseite ihres Körpers Dermatitiden bekamen.

Es erübrigt mir nur noch, den Mechanismus der Wirkung zu besprechen. Wie man sich die Wirkung von elektrischen Entladungen zu erklären hat, wurde schon an anderer Stelle (pag. 128) erörtert. Bezüglich der X-Strahlen steht der Annahme, dass man es hier mit ausgesprochen örtlichen Wirkungen zu thun habe, die sogenannte trophoneurotische Theorie von *Oudin* und *Barthelemy*[1]) gegenüber; letztere fassen die Erscheinungen an den bestrahlten Stellen als fortgeleitete Reactionen auf, welche erst auf dem Umwege des Centralnervensystems durch Reizung der Hautnerven entstehen.

Nach allem, was wir über die localen makro- und mikroskopischen Veränderungen in bestrahlten Geweben gesagt haben, bei dem Mangel jedes Symptomes von Seiten des Gehirnes und des Rückenmarkes, welches sich mit Sicherheit auf eine fortgeleitete Strahlenwirkung zurückführen liesse, bei dem Mangel des Nachweises einer alleinigen peripheren Nervenläsion[2]) glaube ich, dass diese Theorie wohl verdient, in Vergessenheit zu gerathen.

Die Wirkung der X-Strahlen ist ohne Zweifel eine örtliche und vorzüglich örtliche. Welcher Art jedoch diese Wirkung ist, lässt sich vorläufig nicht gut sagen. *Kienböck* nimmt eine chemische Wirkung der X-Strahlen

[1]) Monatsh. f. prakt. Dermatologie, Bd. 25, 1897, pag. 417.

[2]) *Jutassy*, l. c.

an, welche Stoffwechselstörungen erzeugen, auf welche die Gewebszellen mit der Röntgendermatitis reagiren. Eine rein chemische ist sie nicht, denn nach den Ergebnissen der meisten Untersuchungen haben Röntgenstrahlen nur ausserordentlich schwache chemische Wirkungen.[1])

Die Wirkung der X-Strahlen auf die photographische Platte darf nicht als Beweis für eine chemische Wirkung der X-Strahlen auf das Bromsilber betrachtet werden: es ist von *Eder* und *Valenta* nachgewiesen, dass die X-Strahlen wohl auf Bromsilbergelatine, aber nicht auf Bromsilbercolodiumplatten Eindruck machen: Beweis genug dafür, dass es sich hier um complicirtere Vorgänge handelt als um einfache Reduction des Bromsilbers.

Hingegen bin ich der Ansicht, dass durch die Zerstörung von Gewebselementen gewisse Stoffe producirt werden dürften, deren Resorption manche allgemeine Erscheinung hervorruft. So wäre z. B. die Erscheinung zu erklären, dass zu Beginn einer intensiven Röntgendermatitis, bevor noch eine Excoriation oder ein Geschwür die Eingangspforte für Infectionskeime bietet, schon allgemeine Erscheinungen, z. B. Fieber, vorhanden sind.

Jankau[2]) nahm an, dass durch die Strahlen an der Oberfläche der Zellen elektrolytische Ausscheidungen stattfinden, welche die Gewebe chemisch beeinflussen und auf diese Weise die Hautentzündungen hervorrufen.

Kaposi[3]) stellte die Theorie auf, dass die Röntgenstrahlen ähnlich dem Sonnenlichte auf das in der Tiefe der Cutis liegende Gefässnetz wirken, so dass zuerst eine active, dann eine passive Hyperämie entsteht, welche langsam zum oberflächlichen Gefässnetz emporsteigt.

Es ist bekannt, dass während des Phänomenes der Osmose eine wenn auch geringfügige Potentialdifferenz an den beiden Seiten des Diaphragmas, durch welches hindurch die Passage der Flüssigkeitstheilchen stattfindet, entsteht. *H. Bordier* stellte nun fest[4]), dass unter bestimmten Versuchsbedingungen die Röntgenbestrahlung einen verlangsamenden Einfluss auf die Osmose besitzen. Eine mit dem Erdboden leitend verbundene Aluminiumplatte, welche zwischen die Röntgenröhre und den Osmometer aufgestellt wurde, beeinträchtigte diese verlangsamende Wirkung der Bestrahlung nicht, so dass sie *Bordier* den X-Strahlen selbst zuschreibt.

Bordier erklärt diese Wirkung mit dem störenden Einflusse der X-Strahlen auf die elektrocapillären Phänomene, deren Sitz die Membran während der Osmose ist. Da viele Lebensvorgänge im Zellleben auf der Osmose beruhen, glaubt *Bordier*, dass die Verlangsamung dieses Vorganges durch die Bestrahlung die Ursache für manche biologische und therapeutische Effecte sei.

Es ist auch vom Verfasser versucht worden, die pathologischen Veränderungen in bestrahlten Geweben mit Störungen eines präexistenten elektrischen Gleichgewichtszustandes der einzelnen Gewebsmoleküle durch die X-Strahlen zu erklären, welche die Eigenschaft besitzen,

---

[1]) *A. v. Hemptinne*, Zeitschr. f. physik. Chemie, Bd. XXI, 3., pag. 493.

[2]) Intern. photogr. Monatsschr. f. Medicin, Bd. V. H. 1.

[3]) K. k. Ges. d. Aerzte, Wien, 15. Januar 1897.

[4]) Acad. de sc. Compt. rend., Bd. 126, pag. 595.

elektrisch geladene Körper zu entladen. Diese Annahme wurde auch von *B. Walter*[1]) getheilt.

Es scheint mir auch nicht unmöglich[2]), dass sich die X-Strahlen in gewissen der Fluorescenz fähigen Bestandtheilen der Gewebe in Fluorescenzlicht umsetzen und dass dieser Vorgang erst die chemischen Veränderungen in den Geweben und besonders in den zelligen Elementen hervorbringe. In dieser Beziehung scheinen die Leim gebenden Gewebe eine Verwandtschaft mit der Bromsilbergelatine zu besitzen, während andere Organe, denen die Fähigkeit der Fluorescenz abgeht, unverletzt bleiben.

In jüngster Zeit nimmt *Goldstein*[3]), basirend auf seiner Ansicht, der zufolge die Röntgenstrahlen beim Aufprallen auf wägbare Materie ultraviolettes Licht von sehr kurzer Wellenlänge erregen, an, die biologischen Effecte der Röntgenbestrahlung seien eigentlich diejenigen von ultraviolettem Lichte, welches die Röntgenstrahlen in die Tiefen der Haut bringt. Nach dieser Annahme wäre es aber nicht recht verständlich, warum die Röntgenstrahlen gerade in der Haut ihre Wirkung zumeist äussern. Sie durchsetzen doch den ganzen Körper und würden bei ihrem Durchgange doch überall, also auch in den inneren Organen (Herz, Leber, wo sie auch absorbirt werden), ultraviolettes Licht erregen und daselbst Veränderungen erzeugen, was ja nicht der Fall ist. Diese Schwierigkeiten der Erklärung bestehen bei meiner Annahme nicht, denn es ist ja erwiesen, dass nicht alle thierischen Gewebe die Fähigkeit, zur Fluorescenz erregt werden zu können, im gleichen Masse besitzen.

§ 34. Die Röntgenstrahlendermatitis.[4])

Die pathologischen Veränderungen in der Haut, welche man mit dem Namen „Röntgendermatitis" bezeichnet, bieten folgende klinische Erscheinungen:

Zunächst erscheinen jene unscheinbaren Symptome, welche auf Seite 204 angeführt wurden. Eine Turgescenz der Haut, Aenderungen in der Pigmentation der Hautgebilde, blassrothe Erytheme, Haarlockerungen, dann subjective Empfindungen (Jucken, Brennen, Spannen).

War die Einwirkung stärker, so fallen 3—14 Tage nach der letzten Exposition die Haare aus, u. zw. die dicken Markhaare früher als die Lanugohärchen (selten umgekehrt), die Röthung nimmt allmählich zu, wird immer cyanotischer, an einer kleinen Stelle, u. zw. dort, wo die intensivste Strahlung auftraf, entsteht eine oberflächliche Excoriation, welche sich unter heftigen Schmerzen[5]) oft auch mit Fieber rasch centrifugal verbreitet. Pustel- und Blasenbildung habe ich nur bei dem oben citirten Falle beobachtet, doch wird sie von einigen Autoren

---

[1]) Fortschr. a. d. G. d. Röntgenstr., Bd. 1, H. 6, pag. 242.

[2]) Ich habe dieser Ansicht in einem Vortrage im Wiener medic. Club am 30. Januar 1901 (s. offic. Protokoll) Ausdruck gegeben.

[3]) Sitzungsbericht d. k. preuss. Akad. d. Wissenschaften, citirt bei *Holzknecht*, Die photochem. Grundlagen etc. Fortschr. a. d. Geb. d. Röntgenstr., Bd. 5.

[4]) Die Zahl der casuistischen Mittheilungen über Röntgendermatitiden ist eine ausserordentlich grosse. Ich verweise diesbezüglich auf das Buch von *Magnus Möller*, welches sehr viele Literaturangaben enthält.

[5]) Viele Autoren geben an, dass die Röntgendermatitiden schmerzlos verlaufen; ich konnte das in den Fällen, welche ich zu sehen Gelegenheit hatte, nicht constatiren. dieselben litten vielmehr beträchtlich, namentlich wenn die Luft Zutritt zu den wunden Stellen erhielt. Bei dem oben beschriebenen Falle von Naevus pigmentosus pilosus, an welchem der erste Versuch der Röntgentherapie gemacht worden war, waren die Schmerzen wohl anfangs gering, später wurde jedoch die Ulceration die Veranlassung von förmlichen Schmerzenskrisen, die hauptsächlich während der Nacht auftraten.

als regelmässige Erscheinung angegeben (*Ehrmann, Kienböck* u. a.). Die Excoriationen besitzen ein gelblich-rothes, glattes, wachsartiges, wie lackirtes oder grobgranulirtes Aussehen, secerniren reichlich dünnen Eiter und erhalten einen eigenthümlichen, schwer abwischbaren, speckig-fibrinähnlichen Belag, der keine Fibrinreaction gibt (*Lion*) und weisen namentlich am Rande kleine kreisrunde oder oblonge isolirte, oder mit der begrenzenden Oberhaut durch eine Brücke zusammenhängende Epithelinseln auf. Nach sehr starken Bestrahlungen (s. die auf pag. 190 berichtete Krankengeschichte) differenzirt sich im Centrum dieser Excoriation eine weissliche Stelle („Röntgenschorf"), welche nach und nach dunkler wird, zerfällt und tiefe gangränöse Substanzverluste zurücklässt. Je intensiver die Bestrahlung war, desto früher stellen sich diese Reactionserscheinungen ein.

Die Restitution dieser Veränderungen erfolgt folgendermassen:

Die geringfügigen Erscheinungen, welche die schwächste Bestrahlung hervorbringt, gehen bald zurück. Am schnellsten verschwinden das Erythem und die Pigmentation, von denen oft schon nach 3 Tagen keine Spur mehr vorhanden ist. Länger persistirt die Turgescenz der Haut, und dieser ist es wohl zuzuschreiben, dass die therapeutischen Effecte der Röntgenbestrahlung durchwegs in der ersten Zeit so ausgezeichnet aussehen. Erst später, nach Wochen und Monaten, wenn die Haut vollständig zur Norm zurückgekehrt ist, kann man aber an kleinsten Fältchen, atrophischen Fleckchen etc. oft erkennen, dass die Bestrahlung doch intensiver war, als man glaubte, und gewisse bleibende Veränderungen erzeugte. War jedoch die verabreichte Dosis die zulässige, dann verschwindet wohl der auffallende Glanz, die Prallheit und die besondere Glätte der bestrahlten Partien; doch erhält die Haut ein vollständig normales, gesundes Aussehen.

6—8 Wochen nach Eintritt der Reaction werden in der glatten kahlen Haut die Spitzen der nachwachsenden Haare sichtbar, welche dann in ganz normaler Weise fortwachsen. Nur nach sehr langer intermittirender Behandlung bleiben die Haare in einem rudimentären Zustande, sind klein, weiss, wurzeln nicht tief und lassen sich leicht ausziehen.

War schon heftiges Erythem mit oder ohne Excoriation eingetreten, so dauert dieser Zustand mehrere Tage, nach welcher Zeit Eintrocknung der Secrete, Ueberhäutung und starke Pigmentation der bestrahlten Partien eintritt; sobald die Schwellung zurückgegangen ist, findet dann starke Abschilferung statt.

In schweren Graden der Röntgendermatitis mit mehr weniger tiefen Ulcerationen halten die heftigen Entzündungserscheinungen mit Schmerzen, gelegentlichen Fiebersteigerungen der Temperatur durch 6—8 Wochen an. Nach dieser Zeit scheint die Nachwirkung der X-Strahlen erschöpft zu sein (ebenso wie nach 6—8 Wochen eine Restitution der Haare beginnt).

Das Geschwür grenzt sich mit einem intensiv rothen scharfen Saume ab und beginnt sich langsam centripetal zu verkleinern. Die Secrete haben die Neigung, zu massiven rupiaförmigen, dem Fundus des Geschwüres stark adhärenten Krusten über dem Geschwüre einzutrocknen, nach deren Entfernung man das charakteristische Röntgenulcus stark secernirend erblickt. Die Schmerzen lassen nach, doch belästigt in diesem Stadium ein heftiges Jucken den Kranken. Ist das Geschwür endlich überhäutet (was bei heftigen Dermatitiden auch erst nach Jahren erfolgen kann), dann ist die Narbe glatt, flach und günstig aussehend oder sie hat sclerodermieartigen oder atrophischen Charakter. Bisweilen etabliren sich in derselben Teleangiektasien entweder in Form von stärkeren längeren Gefässstämmchen, welche sehr zahlreiche Seitenäste abgeben, oder in Form einer rothen Marmorirung. Ein so verheiltes Ulcus kann gelegentlich nochmals aufbrechen und wieder längere Zeit zur Ueberhäutung in Anspruch nehmen. Neben dieser stürmisch verlaufenden Form der Röntgendermatitis gibt es auch eine mildere Form. Dieselbe kommt dann vor, wenn eine Hautpartie durch lange Zeiträume hindurch, aber stets nur sehr wenig intensiv (kurze jedesmalige Exposition, schwache Röhren, grosse Röhrendistanzen) exponirt wird. Die Dermatitis verläuft dann innerhalb tolerabler Grenzen, d. h. die sichtbaren Reactionserscheinungen sind viel milder als bei der ersten Form. Sie bieten die Symptome eines chronischen Eczems, wie es z. B. bei Wäscherinnen vorkommt, die Haut ist geschwellt, trocken, rigid, stark schuppend und stellenweise excoriirt oder geschwürig. Oft sieht man auch atrophische cigarettenpapierartige Veränderungen der Haut und der Nägel. Selbstverständlich ist, im Falle derartige Veränderungen auf den Händen vorkommen, die Sensibilität gestört. Diese sogenannte chronische Radiodermatitis kann zu denselben Folgen (narbigen oder atrophischen Zuständen) führen wie die acute.

Dass Röntgenulcera geringe Tendenz besitzen, der Sitz secundärer Infectionen zu werden, wie *Oudin* angibt, konnte ich aus dem klinischen Verhalten derselben nicht constatiren. Vielmehr schienen mir die regionären Drüsenschwellungen im Bereiche dieser Dermatitiden bei den Fällen, die ich zu sehen Gelegenheit hatte, sowie die guten Wirkungen von antiseptischen Verbänden dagegen zu sprechen. Mehrere Autoren haben bei der histologischen Untersuchung von Röntgengeschwüren auch zahlreiche Bakterien gefunden.

Wie erwähnt, erzeugt die Röntgenbestrahlung der Hände oft auch Veränderungen an den Nägeln. Dieselben werden trocken, rissig, verdickt und aufgeworfen, die Riefen vertiefen sich oder werden auch dünner, atrophisch und fallen bei stärkerer Einwirkung ab.

Ueber die histologischen Veränderungen in den bestrahlten Geweben liegt eine Anzahl von Untersuchungsergebnissen vor:

Darier[1]) constatirte eine Verbreiterung der Stachel- und Körnerschichte, welche zum Theile auf eine Vergrösserung der Retezellen, hauptsächlich aber auf eine Vermehrung der Zahl der Stachel- und Körnerzelllagen zurückzuführen war; weiters eine Verdickung der Epidermis, starke Vermehrung des Keratohyalins, Schwund und Atrophie der Haarfollikel, Haare und Drüsen.

Unna[2]) fand eine geringe Vermehrung der Kerne im Papillarkörper und um die Blutgefässe und reichliches Pigment in den oberen Schichten der Cutis, während das Oberhautpigment nicht vermehrt war. Die collagenen Balken der Cutis erschienen besonders dick, angeschwollen und ineinander gepresst, so dass die Lymphspalten zwischen ihnen nur angedeutet waren. Ausserdem zeigten sie ein eigenthümliches tinctorielles Verhalten, indem sie basophil geworden waren. Die

[1]) Monatschr. f. prakt. Dermatol., Bd. 25, 1897, Nr. 9.
[2]) Deutsche Medicinalzeitung, 18. März 1898.

eingeschlossenen protoplasmatischen Elemente, besonders Epithelien der Knäueldrüsen, erschienen comprimirt und auffallend klein. Die elastischen Fasern liessen sich nach der gewöhnlichen Methode nicht darstellen, die Schnitte zeigten eine grosse Neigung zu zerfasern und innerhalb der Cutis in kleine Bruchstücke zu zerfallen.

In *Kibbe's*[1]) Fall fehlte das Stratum lucidum, im Stratum granulosum fanden sich in der Nachbarschaft der Follikel grosse intensiv gefärbte Blöcke von Keratohyalin. In der Cutis war Gefässdilatation und grosser Zellreichthum vorhanden.

Gilchrist[2]) fand die Hornschichte verdickt, reichliches braunes Pigment in der Schleimschichte und dilatirte Gefässe im Corion.

Ueber die Ergebnisse der Untersuchungen *Jutassy's* war schon an anderer Stelle (pag. 225) die Rede.

Gassmann[3]) erhob an einem vom Grund eines tiefen Röntgenulcus durch Biopsie gewonnenen kleinen Stück schwartigen Gewebes folgenden histologischen Befund: Es war nicht als nekrotisch im gewöhnlichen Sinne zu betrachten, sondern bestand vielmehr aus verschiedenen wohlcharakterisirten und gut färbbaren Formelementen. Die Hauptmasse wurde aus normal aussehenden und färbbaren collagenen Fasernbündeln gebildet, deren Kerne sich mit den gewöhnlichen Methoden gut färbten. Stellenweise fanden sich Degenerationsformen von absonderlichem Aussehen, welche Kernfärbung annahmen. Zwischen diesen Kernen waren zahlreiche Leukocyten und Mastzellen zerstreut. Elastische Fasern waren mit der Orcein- wie mit der *Weigert*'schen Methode nachweisbar.

Die mikroskopische Untersuchung eines anderen Geschwürs[4]) ergab neugebildetes und zum Theile überhäutetes Granulationsgewebe, das sich von demjenigen auf andere Ursachen als Röntgenbestrahlung zurückzuführender Geschwüre nicht unterschied.

Sehr merkwürdige pathologische Veränderungen wiesen die Gefässe der Cutis und Subcutis eines circa 2 Monate bestehenden Röntgenulcus auf; dieselben bestanden in Wucherung und vacuolisirender Degeneration der Intima, Auffaserung der Elasticae, Vacuolisirung und Schwund der Muscularis.

Die Wand vieler Gefässe erschien in eine gequollene Masse verwandelt, dabei waren sie vollständig obliterirt. Die Intima, welche verdickt war und stark gequollene Endothelzellen besass, war stellenweise von der Unterlage abgehoben, so dass zwischen ihr und dem Endothel rundliche Lücken vorhanden waren.

Ihre faserige, reticulär gebaute, respective von Vacuolen durchsetzte Masse nahm den grössten Theil des Lumens ein. Namentlich an der Wand des letzteren sah man längliche bläschenförmige Kerne mit Nucleolen, die man wohl als Endothelzellkerne deuten konnte. Die Vacuolen erscheinen entweder ganz leer oder wie von einer feinfaserigen Masse durchzogen; hie und da enthielten sie auch einen Kern.

Nur die grösseren Gefässe zeigten noch Reste einer stark aufgefaserten, ungleich dicken und oft unterbrochenen Elastica.

---

[1]) New York med. Journ., 16. Jan. 1897.
[2]) John Hopkins Hosp. Bull., Februar 1897.
[3]) Fortschritte, Bd. II, H. 4.
[4]) Ibid. Bd. II, H. 6.

Auch die Muscularis erhielt oft dadurch ein wabenartiges Aussehen, dass die quergetroffenen glatten, braungefärbten Muskelfasern mit ihren gut färbbaren normalen Kernen durch zahlreiche Vacuolen auseinander getrieben waren. Die einzelnen dazwischen liegenden Fasern erschienen verschmälert. (Das Bild dieser Veränderungen ist sehr ähnlich dem in Fig. 59 dargestellten.)

Diese vacuolisirende Degeneration betraf Arterien und Venen in gleicher Weise, war aber nicht überall in gleichem Masse ausgesprochen. Die Thatsache, dass man oft inmitten einer Vacuole noch eine Zelle, eine Muskelfaser oder einen Kern fand, machte es, nach *Gassmann*, nicht unwahrscheinlich, dass die Hohlräume sich an der Stelle früherer Zellen befanden. Man könnte z. B. annehmen, dass sich in der Peripherie der letzteren ein Exsudat, ein Oedem bildete, welches dieselben comprimirte und zum Schwund brachte.

Ausser diesen Gefässveränderungen constatirte *Gassmann*[1]) noch eine in Zerfaserung und abnormer Farbreaction bestehende Degeneration des subcutanen Bindegewebes.

Lion[2]) erhob in seinen Präparaten analoge Befunde wie *Gassmann* an den Gefässwänden: doch constatirte er die Vacuolisation in allen Schichten der Epidermis und Cutis; die Zellelemente erschienen gegequollen und wie durchlocht. Es fanden sich zahlreiche Hämorrhagien.

Scholtz beobachtete in der Rückenhaut eines Schweines, welche er 7 Tage nach einer einstündigen Bestrahlung excidirt hatte, folgende Veränderungen:

„Die Hornschichte, etwas aufgelockert, führt hie und da einige kernhaltige Zellen. Die Körnerschichte ist nur noch angedeutet, stellenweise ganz verschwunden. Die Stachelzellenschicht ist deutlich verschmälert. Die Stachelzellen selbst stark verändert. Sie sind im ganzen geschwollen, ihre Contouren verschwommen, ihre Form auch in der Palissadenschichte mehr breit gedrückt. Das Protoplasma ist bei einfacher Hämatoxylinfärbung relativ stark diffus gefärbt, der Kern dagegen meist nur schwach tingirt und das Chromatin in Klumpen und Krümeln in ihm vertheilt. Die Kerne sind grossentheils geschwollen und gebläht, manchmal zackig und vacuolisirt. Vacuolen finden sich auch im Protoplasma, besonders dem Kern angelagert.

Fast in jedem Gesichtsfelde finden sich Zellen mit zwei, selbst drei amitotisch getheilten Kernen. Mitosen finden sich dagegen nicht oder wenigstens nur Ansätze dazu. All diese Degenerationserscheinungen nehmen von der Palissadenschicht nach der Hornschicht hin zu; nahe der Oberfläche sind die Contouren der Zellen kaum mehr sichtbar, und ihr Protoplasma ist fast zu einer einheitlichen homogenen Masse verschmolzen: die Kerne sind zum Theil nur noch schemenhaft angedeutet. In den Haarbälgen und Wurzelscheiden sind die Veränderungen der Zellen ganz analog, und die Lockerung und der Ausfall der Haare wird durch diese Zelldegeneration leicht verständlich.

Das Corium ist etwas ödematös durchtränkt, die Bindegewebsbalken sind weniger gut tingibel, etwas geschwollen und homogen. Eine principielle Aenderung im tinctoriellen Verhalten des Bindegewebes, speciell die von *Unna* erwähnte „Basophilie", ist nicht nach-

[1]) L. c.
[2]) VII. Congr. d. deutschen dermatol. Gesellsch., Breslau 1901.

weisbar. Das elastische Fasernetz ist erhalten. Die Bindegewebszellen haben einen deutlichen, mehr weniger diffus gefärbten Protoplasmaleib, sind geschwollen und oft eigenartig geformt. Auch die Zellen der Schweissdrüsen zeigen ähnliche leichte degenerative Veränderungen, proliferiren zum Theil und werden in das Drüsenlumen abgestossen. An den grösseren Gefässe finden sich ebenfalls in der Media und besonders der Intima leichte Zellendegenerationen, die im ganzen denen der übrigen Zellen analog sind. Die Intimazellen sind geschwollen, springen in das Gefässlumen vor, an einzelnen Stellen proliferiren sie offenbar, sind gelockert und stehen im Begriffe, sich dem Blutstrom beizumischen.

In Schnitten, welche einer intensiver bestrahlten Haut entnommen waren, machte sich die Degeneration der zelligen Elemente noch stärker geltend, erstreckte sich sowohl auf den Kern wie den Zellleib; überdies zeigten sich Erscheinungen entzündlicher Reaction: Starke Gefässerweiterungen, seröse Durchtränkung des Gewebes, Randstellung der Leukocyten und reichliche Auswanderung weisser Blutkörperchen. Ist es infolge starker Bestrahlungen zu hochgradigen Zelldegenerationen gekommen, so dringen die Leukocyten in Masse in die degenerirten Zellcomplexe ein und führen deren vollständige Zerstörung herbei. Ausserdem fanden sich zahlreiche „stark beladene“ Mastzellen.

An den Zellen der Intima und Media der Blutgefässe sowie der Schweissdrüsen fanden sich analoge Veränderungen, wie sie *Gassmann* beschrieben hat.

An den Haaren, wo das Rete als äussere Wurzelscheide in die Tiefe der Cutis reicht, finden sich ganz analoge Degenerationsvorgänge an den zelligen Elementen derselben, sowie entzündliche Reactionserscheinungen. Hiedurch wird der Haarbalg sammt der Wurzelscheide allmählich vollständig zerstört und an seiner Stelle finden sich dann Massen von Leukocyten.

Am schwersten erscheinen die mikroskopischen Veränderungen in Schnitten aus einem „Röntgenschorf“ Das Rete Malpighii und die Hornschicht fehlten ganz, an ihrer Stelle fand sich ein Wall dichtgedrängter, meist wohl geformter, vorwiegend polynucleärer Leukocyten. Die Eiterzellen lagen dicht aneinander und waren von feinen fädigen Massen umsponnen. Zwischen den Leukocyten liessen sie sich mit der *Weigert*'schen Färbung nur stellenweise in Form eines feinen Netzwerkes zwischen den Eiterkörperchen nachweisen. Ueber dieser Leukocytenzone lagert dann noch eine schmale Schichte, welche aus zerfallenen Eiterkörperchen, Kernresten, Detritusmassen und hauptsächlich aus grossen Massen von Bacillen und Kokken besteht.

Gegen die Cutis grenzt sich der Leukocytenwall entweder scharf ab oder geht allmählich in eine mit Eiterzellen infiltrirte Bindegewebszone über. Der Papillarkörper ist in seiner Configuration grösstentheils relativ gut erhalten oder wenigstens noch andeutungsweise kenntlich. Die Bindegewebsbalken sind stark serös durchtränkt, gequollen, zum Theil schon in ganz feine Fasern aufgelöst. Das elastische Fasernetz ist vollständig erhalten, hingegen zeigen die Bindegewebszellen hochgradige Degenerationsvorgänge: Der Protoplasmaleib ist stark geschwollen, mit Hämatoxylin diffus gefärbt, enthält einen, nicht selten mehrere bläschenförmige Kerne, welche merkwürdige Formen bilden. Die kleinen Gefässe sind stark dilatirt, strotzend mit Blut gefüllt und zeigen Randstellung der Leukocyten. In dem Leukocytenwalle wie in der Cutis finden sich kleinere und grössere Hämorrhagien. In schweren Röntgenulceris sind die Gefässe der Cutis und Subcutis theilweise vollständig obliterirt, das Bindegewebe im ganzen vacuolisirt, die Bindegewebszellen bilden „Riesenformen". (S. Fig. 87.)"

Den Vorgang der Verheilung oberflächlicher Röntgenulcerationen studirte *Scholtz* an einigen Stücken menschlicher Haut.

„Die Infiltration des Coriums schwindet, die Bindegewebszellen und Kerne werden wieder normal, und soweit der Papillarkörper zerstört und aufgelöst war, kommt es zur Bildung feiner, vorwiegend horizontal zur Oberfläche verlaufender, gut färbbarer Bindegewebsfibrillen. Vom Rande her rückt das Epithel langsam vorwärts und breitet sich nun bald eben aus, bald sendet es Leisten und Ausbuchtungen in das noch

Fig. 87.

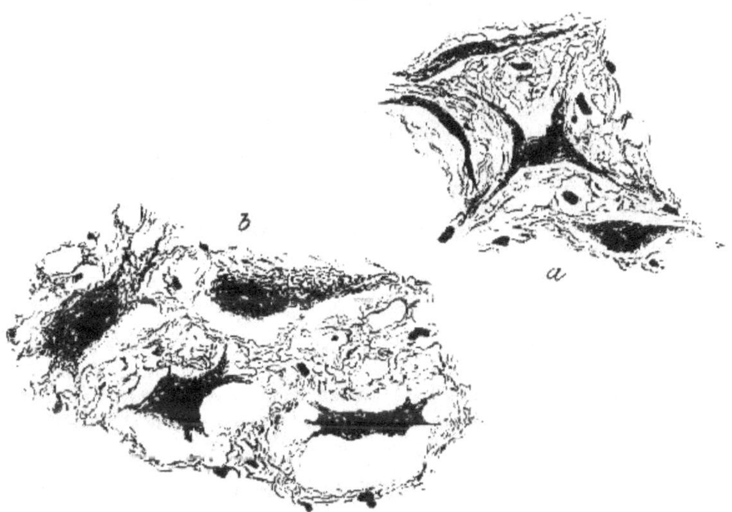

a) Degenerirte, geschwollene Bindegewebszellen, „vacuolisirtes Bindegewebe." b) Noch starker veränderte Bindegewebszellen. Riesenformen. Aus *W. Scholtz* „Ueber den Einfluss der Röntgenstrahlen auf die Haut in gesundem und krankem Zustande". Archiv f. Dermat. u. Syph. LIX. Bd., 3. H.

weiche ödematöse Bindegewebe hinein oder zieht über den noch erhaltenen Papillarkörper hinweg. Im letzteren Falle kommt es dann im ganzen wieder zu einer normalen Configuration der Haut, in welcher nur die zerstörten Follikel fehlen.

Nicht nur das Bindegewebe bleibt an den überhäuteten Stellen noch längere Zeit weich und zart, sondern auch die Epithelzellen zeigen noch längere Zeit erhebliche Störungen.

Das Rete bleibt noch längere Zeit ödematös, die Stachelzellen geschwollen, die Kerne gebläht und schlecht färbbar, die Stachel- und besonders die Körnerschichte ist oft stark verbreitert und das Keratohyalin in den Zellen in unregelmässigen Klumpen und Bröckelchen vertheilt. In der Hornschicht finden sich noch unvollständig verhornte kernhaltige Zellen. Aber auch wenn es nicht zur Excoriation oder

18*

Ulceration, sondern nur zu einer stärkeren Dermatitis gekommen war, fanden sich noch einige Wochen nach Aussetzen der Bestrahlung und Rückgang der entzündlichen Erscheinungen eine solche Wucherung und Veränderung der Stachel- und Körnerschicht.

So ist es auch verständlich, dass derartige frische Röntgennarben und stärker belichtete Hautpartien gegen caustische Mittel und gegen Röntgenstrahlen selbst äusserst empfindlich sind und z. B. schon bei Anwendung schwacher Pyrogallussalbe schnell wieder im ganzen ulceriren und auch diese Geschwüre dann nur recht langsam heilen."

Die Zerstörung der zelligen Elemente und insbesonders der Bindegewebszellen ist wohl die Ursache davon, dass die Reparation der Röntgenulcera eine so hartnäckige ist; denn von den Bindegewebszellen geht bekanntlich die Narbenbildung aus.

Aus den oben beschriebenen histologischen Veränderungen ergibt sich die Ursache des Haarausfalles nach der Röntgenbestrahlung. Dieselbe beeinflusst in erster Linie und frühzeitig die zelligen Elemente der Stachelzellenschicht und ruft degenerative Veränderungen in denselben hervor; demzufolge werden die Zellen des Haarbalges, wo das Rete als äussere Wurzelscheide in die Tiefe der Cutis reicht, schon frühzeitig afficirt und können durch einmalige stärkere oder auch durch mehrmalige, aber stets auf einer zweckmässigen Höhe der Intensität gehaltene Bestrahlungen vollständig zerstört werden, ohne dass die übrigen Gewebe der Haut in sonderlicher Weise in Mitleidenschaft gezogen zu werden brauchten. *Salomon*[1]) constatirte bei der histologischen Untersuchung eines mittelst X-Strahlen behandelten Lupus bedeutende Veränderungen an den elastischen Fasern. Dieselben zeigten in der Tiefe normale Verhältnisse, weiter oben „jedoch zahllose kleine, ganz feine nach *Unna-Tänzer* und *Weigert* darstellbare, wenig geschlängelte, oft gewellte, meist parallel nach oben strebende, in der Mehrzahl direct vertical gerichtete Faserchen. Dieselben nahmen je weiter nach oben an Zahl zu und erstreckten sich bis in die unter der Epidermis befindliche kleinzellige Infiltration, ohne das Epithel selbst zu erreichen. Eben solche waren besonders zahlreich vertreten an der verdickten Adventitia der Gefässe, doch hier parallel der Gefässwand verlaufend". Das sind offenbar ganz junge elastische Fasern.

Zehmann[2]) untersuchte die durch Röntgenbestrahlung zum Ausfall gebrachten Haare. Bei den meisten Haaren war schon der an die Haarwurzel angrenzende Theil des Haarschaftes erheblich dünner und statt sich zur Haarzwiebel zu verdicken, lief er in eine sehr dünne, oft ausserordentlich fein zulaufende Spitze aus. In anderen Fällen, wo der Haarschaft die gewöhnliche Dicke beibehielt, fand sich statt des Bulbus ein mehr abgestumpftes konisches Ende. Manchmal zeigte die Haarzwiebel am Wurzelende eine sehr leichte Anschwellung. Vereinzelt fanden sich jedoch auch die Haare, welche einen ausgesprochenen Bulbus pili trugen, welcher die eigenthümliche besenartige Auffaserung der „Vollwurzel" besass. Mit Rücksicht auf die 3 ersten Befunde, meint *Zehmann*, handle es sich um eine rasch fortschreitende Atrophie der Haarwurzel, welcher Befund einigermassen an die Befunde bei Alopecia areata erinnert.

---

[1]) Arch. f. Dermat. u. Syph. LX. Bd., H. 2.

[2]) *Freund*, Wiener med. Wochenschr., 1897, Nr. 10.

Die Prognose der Röntgenstrahlendermatitis richtet sich nach der Intensität der vorausgegangenen Bestrahlung, nach der Ausdehnung und Tiefe der pathologischen Veränderungen, sowie nach der Localität, an welcher sich dieselben befinden. Je früher die starke Reaction eintritt, umso schwerer dürfte die Affection verlaufen und umso schlechter sind die Aussichten auf baldige Abheilung. Im allgemeinen zeigen die Dermatitiden und Ulcerationen nach circa 2monatlichem Bestande, also zu einer Zeit, wo auch bei gewöhnlicher Bestrahlung die Kraft der Nachwirkung der Bestrahlung nachlässt, und die Haare nachzuwachsen beginnen, eine Tendenz zur Besserung. Je kleiner das Geschwür war, umso früher vereinigen sich die Geschwürsränder, je grösser, umso später ist dies der Fall. Je heftiger die Dermatitis auftritt und je intensiver demzufolge die Gewebe alterirt sind, desto ausgesprochener werden selbstverständlich die Folgezustände (Narben, Teleangiectasien etc.) sein, welche nach ihrem Ablaufe zurückbleiben. Es lässt sich demnach aus den Folgezuständen ein Schluss darauf ziehen, ob die Reaction eine starke oder schwache, ob die Behandlung eine kräftige oder vorsichtige war. Ein prognostisch ungünstiges Zeichen ist es, wenn sich inmitten einer grösseren seichten rothen Excoriation eine weisse Stelle zeigt; diese deutet auf spätere Geschwürsbildung. Geschwüre an Stellen der Haut, wo letztere nahe über den Knochen hinwegzieht (z. B. Kinn, Schädel, Brust, Wirbelsäule etc.) sind besonders hartnäckig.

Die Behandlung derartiger Affectionen ist nicht so ohnmächtig, wie man gemeinhin annimmt. Im leichtesten Stadium, wenn nur subjective Symptome das Bild beherrschen, empfehle man Bestreuungen mit irgend einem Streupulver. Ist Erythem oder eine Excoriation vorhanden, so leisten lauwarme Borwasserkataplasmen, eine 15%ige Borlanolin- oder die Diachylonsalbe gute Dienste. *Oudin* empfiehlt das Wasserstoffsuperoxyd.

Direct schädlich wirken die so häufig verordneten kalten Umschläge mit Liquor Burowii.

Im strengen Winter machte ich wiederholt bei einigen wegen Hypertrichosis in Röntgenbehandlung stehenden Patientinnen folgende Beobachtung: Waren dieselben in jenem Stadium der Behandlung, wo eine Reaction einzutreten pflegt, so wurde ihre Haut unter dem Einflusse der grimmigen Kälte auffallend dunkel cyanotisch, so dass die Patienten und ihre Angehörigen nicht wenig erschraken. Diese Färbung und damit verbunden ein intensives Brennen in der Haut hielt einige Tage an.

Vielleicht ist diese schädliche Einwirkung der Kälte darauf zurückzuführen, dass sie eine Erschlaffung der Gefässe bewirkt und letztere nach der Röntgenbestrahlung sich ohnedies in einem derartigen Zustande befinden.

Viel angenehmer wird die Wärme empfunden, mag dieselbe in Form von warmen Fumigationen, Kataplasmen oder sonst irgendwie angewendet werden. Ich behandelte in letzter Zeit mit Prof. *Ehrmann* zwei Fälle von tiefen Röntgengeschwüren, die von einem Collegen in Wien durch Behandlung mit weichen Röhren erzeugt worden waren, mittels strahlender Wärme durch kräftige (100 kerzige) Glühlampen. Diese Behandlung (täglich mindestens $^1/_2$ Stunde) erleichterte den Kranken nicht nur wesentlich ihre subjectiven Beschwerden, so z. B. das heftige Jucken, sondern brachte auch die Ueberhäutung ganz auffallend schnell in Gang. Die guten Erfolge dieser Versuche scheinen mir sehr zu Gunsten dieses Verfahrens zu sprechen.[1] Hartnäckige Ulcera sollen recht tief und gründlich excidirt und die entstandenen Defecte plastisch gedeckt werden. *Apostoli* und *Oudin* wollen von Funkenentladungen günstige Erfolge gesehen haben.

Die nach der Röntgenbestrahlung oft zurückbleibende Pigmentirung schwindet meist in kurzer Zeit spontan. *Török* und *Schein* beschleunigten den Ablauf durch Verordnung von Naphtolschälsalben.

Es erübrigt mir noch zum Schlusse eines Momentes zu gedenken, welches zwar streng genommen nicht wissenschaftlich ist, jedoch für den Praktiker, für welchen dieses Werk bestimmt ist, Interesse haben muss. Es handelt sich um sein Verhalten zum Patienten. Seitdem die Röntgentherapie und deren erstaunliche Erfolge bei schweren und hartnäckigen Affectionen bekannt wurden, erfolgte von Seiten des Publicums ein lebhafter Andrang zu den sich mit diesem Verfahren beschäftigenden Aerzten und alle und jeder wollten ausschliesslich damit behandelt werden. Da sich während der Bestrahlungen meist keine Aenderungen in dem krankhaften Zustande zeigten, so drängten die Patienten zu weiterer intensiverer Bestrahlung. Mitunter gab leider der Arzt gegen seine gute Ueberzeugung nach und die Folge war dann eine Röntgendermatitis, welche die Patienten schon wiederholt veranlasste, Erpressungen zu versuchen, mit dem Staatsanwalte zu drohen und den Weg der Klage zu beschreiten.

Der Arzt halte sich stets vor Augen, dass er für seine Willfahrigkeit, seine gute Absicht und den besten Willen nur dieses schlechten Lohnes von Seiten der Kranken stets gewärtig sein muss, wenn er nicht anders verfahrt. Unter allen Umständen scheint es mir zunächst geboten, nicht jedes Individuum, welches sich zur Röntgenbehandlung anbietet, sofort, auch ohne besondere Indication, diesem Verfahren zuzuführen. Eine behaarte Warze, ein leichter, kaum sichtbarer Lanugoflaum bei einem jungen Kinde, ein einzelnes Lupusknötchen etc. sind, wie an anderer Stelle ausgeführt wurde, kein Gegenstand dieser doch noch immer gewisse Gefahren bergenden Therapie. Es entspricht der Gewissenhaftigkeit, solche Personen zu belehren, ihnen den Weg zu zeigen, auf welchem sie in kürzerer Zeit ihres Leidens enthoben werden können, oder ihnen das Uebertriebene und Unbesonnene ihres Verlangens vorzuhalten.

Besteht jedoch die Indication zur Vornahme der Röntgenbehandlung, dann verschweige man dem Patienten vorher nicht, dass das Auftreten entzündlicher Reactionserscheinungen nicht ausgeschlossen ist, denn wofern das nicht geschieht, lädt der Arzt die Verantwortung auf seine Schultern allein. Insbesonders hat man die Pflicht, dies dem Kranken zu sagen, wenn er auf einer schnellen radicalen Durchführung der Behandlung besteht.

Weiss ein Patient, dass seine Affection mit intensiver Röntgenbestrahlung wohl rasch, aber mit Erzeugung von langsam heilenden Entzündungen und Hautnarben, beseitigt werden kann, nimmt er daran keinen Anstoss, so ist eine Denunciation beim Gerichte von ihm ebenso wenig zu befürchten, wie bei jenen Kranken, die ihre Leiden vom Chirurgen nur mit dem Risico einer Narkose, einer Wunde, einer Wundinfection, einer Eiterung beheben lassen. Allerdings fällt es wenigen Leuten ein, den Chirurgen, welcher nach bestem Wissen und Gewissen seine ärztliche Thätigkeit ausführte und trotzdem das Missgeschick eines unglücklichen Erfolges, vielleicht eines Exitus letalis infolge seines Eingriffes erlebte, zur Verantwortung zu ziehen. Beim Röntgentherapeuten stellt sich die Sache aber anders: während die fehlenden oder Misserfolge anderer Behandlungsmethoden jahrhundertealte Gewohnheit verzeiht, verübelt man dem 6 Jahre alten Röntgenverfahren ein solches Ereigniss höchlichst, und muss der Adept dieser neuen Methode für seine gute Absicht, eine bisher schwer und schmerzhaft zu heilende Affection rasch und schmerzlos zu beseitigen, als Lohn ein peinliches Gerichtsverfahren auf sich nehmen, welches ihn vielleicht freispricht, aber doch um Ruf und Existenz bringen kann.

Das beste Mittel zur Abwehr derartiger böser Erfahrungen ist und bleibt die ehrliche Geradheit, mit welcher man den Patienten die Vor- und Nachtheile des Verfahrens zeigt, unerschütterliche Festigkeit in der Verfolgung des einmal für recht erkannten Behandlungsplanes und schliesslich Vorsicht und peinlichste Einhaltung aller Schutzmassregeln, welche erfahrungsgemäss den Eintritt unerwünschter Schädigungen hintanhalten.

---

[1]) Nachträglich gelangte ich zur Kenntniss, dass *Bar* mit rothen Strahlen gleichfalls günstige Resultate bei Röntgenulcerationen erhalten hat. (Referat von *Oudin* für den II. Congr. intern. d'électrologie et de radiologie. 1. September 1902.)

IV.

Becquerelstrahlen.

Becquerelstrahlen.

§ 35. Man bezeichnet mit diesem Namen eine von *H. Becquerel* im Jahre 1896 entdeckte physikalische Erscheinung, welche in ihren Wirkungen eine auffällige Aehnlichkeit mit den X-Strahlen besitzt. Während aber letztere Strahlenart nur mit Hilfe von ziemlich complicirten physikalischen Apparaten, in denen elektrische Vorgänge stattfinden, erzeugt werden können, bedarf es zur Hervorrufung der Becquerelstrahlen überhaupt keines physikalischen Instrumentes. Sie werden von gewissen chemischen Individuen, welche man namentlich aus der Uranpechblende darstellt, ausgesendet, ohne dass, soweit man bisher hat erkennen können, eine Beeinflussung dieser Stoffe von aussen her erforderlich ist. Zu ihrer Erzeugung sind weder direct noch indirect elektrische Apparate erforderlich. Räthselhafterweise dauert die Strahlung ohne angebbare, äussere Ursache unvermindert fort.

Becquerel fand, dass nicht nur Uransalze, sondern auch metallisches Uran radioactiv wirken. Frau *Slodkowska Curie* stellte fest, dass, wenn man aus dem natürlichen Uranpecherz das Wismuth abscheidet, man die Spuren eines Stoffes erhält, welcher Becquerelstrahlen von grosser Intensität liefert. Die *Curies* nannten diesen Stoff Polonium. Ein zweiter radioactiver Bestandtheil der Pechblende befindet sich vergesellschaftet mit dem Baryum, man nennt diesen Stoff Radium. Noch einen dritten Stoff, welcher gleichfalls radioactive Eigenschaften besitzt, entdeckte *Debierne* in der Pechblende. Er nannte denselben Actinium. Auch das Thor und die Thorverbindungen sind als radioactiv erkannt worden. *Afanasjew* und *Crookes* fanden alle uran- und thorhältigen Gesteine für mehr oder weniger radioactiv, selbst wenn nur äusserst geringe Quantitäten dieser Elemente in ihnen vorhanden waren. Nach *Elster* senden viele, ja vielleicht alle Körper der freien Erdoberfläche Becquerelstrahlen aus. Die Strahlungen des Poloniums, des von *K. A. Hofmann* und *E. Strauss* gefundenen radioactiven Bleies und anderer radioactiver Substanzen gehen mit der Zeit stark zurück, doch soll sie das Bleisulfat unter dem Einflusse von Kathodenstrahlen wieder gewinnen; die elementare Natur dieser Stoffe wird bezweifelt und man vermuthet, dass sie ihre Wirksamkeit der inducirten Strahlung oder mitgerissenen Spuren von Radium oder Actinium verdanken, welche letztere in ihrer Wirkung mit der Zeit nicht zurückgehen. *Becquerel* fand nämlich, dass, wenn man einen nichtactiven Körper einem activen nahe bringt und ihn durch einige Tage dessen Strahlung aussetzt, er auch für einige Zeit radioactiv wird.

Elster und *Geitel* haben in letzter Zeit nachgewiesen, dass auch in der Luft, namentlich dort, wo sie selten erneuert wird, in abgeschlossenen Räumen, eine radioactive Substanz vorhanden ist, welche eine Elektricitätszerstreuung in der Atmosphäre bewirkt.

Die Herstellung der radioactiven Präparate ist sehr mühsam. So theilte mir Herr *Giesel* mit, dass er aus 800 Grm. Rohmaterial 0·3 Grm. radioactive Substanz erhielt. Dementsprechend sind diese Präparate auch sehr theuer. *von Lengyel* gelang es in letzter Zeit radioactive Substanzen (Baryumsulfat, -chlorid und -carbonat) auf synthetischem Wege herzustellen.

Für die radioactiven Salze ist es kennzeichnend, dass sie selbstleuchtend sind. Sie phosphoresciren in ihren eigenen, aus der Tiefe der Substanz kommenden Strahlen, und zwar unausgesetzt, ohne jede vorangehende Belichtung. Besonders hat nach *Giesel* diese Eigenschaft das entwässerte active Baryumbromid. Das Selbstleuchten der radioactiven Substanzen verschwindet beim Erwärmen und tritt beim Erkalten wieder hervor.

Die Becquerelstrahlen schwärzen die photographische Platte, sie bringen auf Steinsalz, Chlorkalium, Fluorit gewisse Färbungen (Nachfarben) hervor, ähnlich den Kathodenstrahlen *(Becquerel, Goldstein)*, auch erzeugen sie so wie die X-Strahlen eine Violettfärbung des Glases *(Villari, Berthelot)*. Andere chemische Wirkungen der Becquerelstrahlen wiesen die *Curies, Berthelot* und *Bequerel* nach. So machen sie die Luft ozonhaltig und schwärzen Baryumplatincyanür, reduciren Sublimat in Gegenwart von Oxalsäure zu Calomel. Auch weitere Parallelen zwischen Kathoden-, Becquerel- und X-Strahlen wurden nachgewiesen. So fand *P. Bary*, dass alle Verbindungen, welche durch letztere zum Leuchten kommen, auch durch die letzteren phosphorescirend werden. Beide Arten von Strahlen setzen nach *Himstedt* den Widerstand einer Selenzelle herab; auch die Ozonisirung der Luft ist sowohl den Kathoden- als auch den Becquerelstrahlen eigenthümlich. Die bekannteste, diesen Strahlungen eigenthümliche, Eigenschaft ist ihre Fähigkeit, dunkle opake Körper (auch Metalle bis auf Blei) zu durchdringen und dann ihre Wirkung auf die photographische Platte und den Fluorescenzschirm auszuüben. Doch differenziren Becquerelstrahlen weniger als die Röntgenstrahlen. Die Knochen der Hand sind weder am Leuchtschirm, noch auf der photographischen Platte erkennbar, wohl aber ein in einer opaken Hülle eingeschlossener Metallgegenstand.

Unter geeigneten Versuchsbedingungen zeigen die Becquerelstrahlen eine elektrische Wirkung ähnlich jener des kurzwelligen Lichtes: so ertheilen sie dem durchstrahlten Gase ein gewisses elektrisches Leitungsvermögen.[1]

Nach *Geitel* hat die Luft im normalen Zustande eine geringe Leitfähigkeit, die geringste Spur radioactiver Substanz erhöht dieselbe jedoch. Wenn in einem Raume radioactive Substanzen aufbewahrt waren, so strahlen die Wände noch lange Radiumstrahlen aus (inducirte Strahlung) und ionisiren die Luft, daher man zur Untersuchung der normalen Leitfähigkeit der Luft in Räumen arbeiten muss, in denen sicher keine radioactiven Substanzen aufbewahrt waren.

---

[1]) Hingegen wird nach *St. Meyer* und *E. v. Schweidler* die Leitfähigkeit der von Becquerelstrahlen durchsetzten Luft durch Erregen eines Magnetfeldes herabgesetzt.

Die Strahlung der radioactiven Substanzen ist imstande, ein geladenes Elektroskop zu entladen; die Büschel- und Funkenentladung einer Influenzmaschine zwischen einer Kugel als Anode und einer leitenden Scheibe als Kathode schlägt in Glimmentladung um etc. Diese Eigenthümlichkeit der Becquerelstrahlen ist eine so fein ausgeprägte, dass man sich ihrer zum Nachweise von Becquerelstrahlen von schwacher Intensität und jener von Körpern, welche die Eigenschaft, radioactiv zu sein, nur eine kurze Zeit beibehalten, vortheilhaft benützen kann. Auch die von *Jaumann* entdeckte Verspätung der Funkenentladung wird unter dem Einflusse von Becquerelstrahlen aufgehoben.

Giesel, v. Schweidler und *St. Meyer* wiesen auf die Ablenkbarkeit dieser Strahlen im Magnetfelde im Sinne einer negativen Elektricitätsbewegung hin. Dieses Verhalten im Magnetfelde deutet auf Mitführung negativ elektrischer Ladungen durch die ablenkbaren Strahlen hin. Auch im elektrostatischen Felde erleiden sie, wie sich aus den Versuchen *Becquerel's* und *Dorn's* entnehmen lässt, eine Verschiebung. Man schloss aus diesem Verhalten und anderen congruenten Eigenschaften [1]), dass die von den radioactiven Substanzen ausgehenden Strahlen mit Kathodenstrahlen physikalisch identisch sind und dass sie ihre Entstehung einer von den radioactiven Körpern ausgehenden Emanation feinster Partikelchen verdanken.

Die von den radioactiven Körpern ausgehenden Strahlen sind nicht homogen und bestehen aus mehreren, ihrer Natur nach ganz verschiedenen Gattungen, welche sich durch ihr Penetrationsvermögen *(Walter)*, durch ihr Verhalten im Magnetfelde *(P.* und *S. Curie, Becquerel, Villard, Giesel, St. Meyer* u. a.), durch ihre physiologischen Wirkungen auf das Auge und die Haut *(Aschkinass, Verfasser)*, unterscheiden. Es wurde nachgewiesen, dass neben den Strahlen, welche im Magnetfelde eine deutliche Ablenkung erfahren, deren Absorptionscoefficient mit wachsender Schichtendicke abnimmt und deren durchdringende Kraft sehr gross ist, von Radium, Uran und dem *Giesel*'schen Polonium noch Strahlen abgehen, welche den X-Strahlen sehr ähnlich sind, welche wie diese im Magnetfelde keine Beeinflussung erfahren und deren durchdringende Kraft weit geringer ist als jene der ersten Gruppe; der Absorptionscoefficient dieser Strahlen nimmt mit der Schichtdicke zu. *Dorn* wies die merkwürdige Erscheinung nach, dass die magnetisch nicht ablenkbaren Strahlen beim Durchsetzen von Aluminium theilweise und beim Durchdringen von Papier fast ganz in magnetisch ablenkbare umgewandelt werden.

Die Wellenlänge der Becquerelstrahlen ist bisher noch nicht ermittelt worden; man vermuthet, dass sie viel geringer ist als die auf 0·014 Mikron geschätzte Wellenlänge der Röntgenstrahlen. Die Schnelligkeit, mit welcher sie durch den Raum schwingen, hat *Kaufmann* auf circa 250.000 Km. in der Secunde berechnet. Diese Zahl unterscheidet sich nicht wesentlich von der der Lichtgeschwindigkeit (310.000 Km.) und jener der Kathodenstrahlen (280.000 Km.). [2])

---

[1]) Sie rufen z. B. wie die Kathodenstrahlen die durch das vorangehende Erhitzen vernichtete Thermoluminiscenz des Flussspathes wieder hervor.

[2]) Ein grosser Theil der hier mitgetheilten Thatsachen ist den zusammenfassenden Referaten Dr. *J. Elsters* in Hofrath Dr. *J. M. Eder's* Jahrbüchern für Photographie und Reproductionstechnik (Jahrgang 1900, 1901, 1902) entlehnt, auf welche auch bezüglich ausführlicher Quellennachweise hiemit hingewiesen werden soll.

§ 36. Wie erwähnt, sind auch gewisse **biologische Wirkungen** der Becquerelstrahlen bekannt geworden. Dieselben beziehen sich vorzüglich auf den Einfluss derselben auf die Haut, auf das Auge und auf Bakterien.

Nach *Henri Becquerel* wird das Keimvermögen von Samen durch längere Bestrahlung zerstört.

Eine Wirkung der Strahlungen radioactiver Substanzen auf Mikroorganismen ist zuerst von 2 italienischen Forschern mitgetheilt worden. *Pacinotti* und *Porcelli* fanden nämlich[1]), dass die Strahlen, welche ein frisch hergestelltes, dem Sonnenlichte ausgesetztes und dann auf einer Temperatur von 44—55 Graden unter Ausschluss der Luft gehaltenes Pulver von metallischem Uranium aussandte, imstande waren, verschiedene Keime in einer Zeit von 3—24 Stunden abzutödten; das Mikroskop zeigte angeblich deutliche Veränderungen an diesen Keimen, die einer chemischen Wirkung auf ihr Protoplasma zugeschrieben werden mussten.

Auf diese Weise wurden untersucht: Staphylokokken und Streptokokken, Proteus, Cholerakeime, sowie die Bacillen von Tuberculose, Diphtheritis und Typhus. Es wurden auch 5 Ccm. einer sehr giftigen Bouilloncultur von Streptococcus einem Kaninchen an beiden Ohren unter die Haut geimpft, dann wurde das eine Ohr der Wirkung der Uranstrahlen ausgesetzt. An dem bestrahlten Ohre unterblieb jede Entzündung, während auf dem anderen die örtliche Erkrankung ihren gewöhnlichen Verlauf nahm.

Auch Verfasser machte anfangs 1900 einige Versuche, um eine eventuelle bactericide Kraft der Becquerelstrahlen constatiren zu können.[2]) Bei meinen Untersuchungen benützte ich nicht das metallische Uranium, sondern die Salze desselben. Die *Curies* hatten nämlich wahrgenommen[3]), das natürliches Uranpecherz, sowie die Wismuth- und Baryumverbindungen, welche aus ersterem abgeschieden werden können, bedeutend activer sind als das metallische Uran selbst. Von diesen beiden Stoffen (**Radium** und **Polonium**) stand mir das Radium in drei Präparaten zur Verfügung. Das erste waren einige Gramme des Originalpräparates des Herrn und Frau *Curie* in Paris, welches mir Herr Privatdocent Dr. *St. Meyer* in Wien in überaus liebenswürdiger Weise zu Versuchszwecken lieh. Die beiden anderen radioactiven Substanzen A und B stammten aus der Fabrik *de Haën* in List bei Hannover, wo sie nach den Angaben des Herrn *E. de Haën* dargestellt werden. Die Substanz A unterscheidet sich von dem Präparate B dadurch, dass sie die Fähigkeit, selbst zu leuchten, in höherem Masse besitzt. Präparat B erregt dagegen die Fluorescenz des Baryum-Platin-Cyanürschirmes weit mehr als A. Diese beiden letzten Präparate wurden Dank dem gütigen Entgegenkommen des Herrn Hofrathes Prof. Dr. *J. M. Eder*, Directors der k. k. graphischen Lehr- und Versuchsanstalt, gleichfalls in der Menge von je mehreren Grammen angeschafft und für die Versuche bestimmt. Zunächst wurde von Herrn Dr. *St. Meyer* festgestellt, dass die beiden letztgenannten Substanzen die nämlichen elektrischen Eigenschaften besassen wie das *Curie*'sche Präparat. Da die Substanzen äusserst hygroskopisch sind und beim Contacte mit der Luft an Wirksamkeit verlieren, wurde jedes der drei Präparate zunächst in eine kleine Enveloppe von Pergamentpapier und

---

[1]) Gazetta degli Ospedali, Ref. in Wiener med. Blätter, 1899, Nr. 1, pag. 15.

[2]) Die physiologischen Wirkungen der Polentladungen etc., l. c.

[3]) Compt. rend., 1898, 127, pag. 175 und 1215.

diese wieder in eine solche von ziemlich dickem Aluminiumblech geschlagen, die Lücken der letzteren noch mit einem für Luft- und Feuchtigkeit undurchlässigen Kitte verklebt. Die Hüllen aus Papier und Aluminium boten für den Durchgang der Strahlen scheinbar kein Hindernis, wie man sich durch Prüfung mit dem Baryumplatincyanürschirme leicht überzeugen konnte. Aussen wurden sie mit A, B und C bezeichnet.

Auf drei Agarplatten a, b und c werden diffuse Aussaaten von Staphylococcus pyogenes aureus gemacht, auf das Centrum einer jeden Schale ein Stück sterilisirten Papieres gebreitet und auf dieses die Substanzen A, respective B, respective C gelegt. Daselbst werden sie 3 Stunden belassen, nachher sammt dem Papiere entfernt und die Schalen in den Brutofen gestellt.

Nach 24 Stunden zeigten alle 3 Culturen einen ganz gleichmässigen Rasen von üppig gewucherten Colonien, welcher nirgends eine Unterbrechung aufwies.

Der Versuch wurde mit der Modification wiederholt, dass ich die Bestrahlung anstatt 3 Stunden jetzt 3 Tage lang einwirken liess.

Auch in diesem Falle war das Resultat ein vollständig negatives.

Da es ja denkbar gewesen wäre, dass sich die Bestrahlung nur einer relativ sehr resistenten Bakterienart gegenüber so wenig wirksam verhalte, wurde ein minder widerstandsfähiger Mikroorganismus, und zwar der Typhusbacillus, als Testobject des nächsten Versuches gewählt. Die Versuchsanordnung war die gleiche wie im vorhergehenden Experimente.

Aber auch in diesem Falle konnte selbst nach 3tägiger Bestrahlung der Culturen nicht die mindeste Beeinflussung des Wachsthums nachgewiesen werden.

In ganz ähnlicher Weise wie bei den Funkenentladungen wurde bei den Versuchen vorgegangen, die ich zu dem Behufe anstellte, um einen eventuell vorhandenen abtödtenden Einfluss der Becquerelstrahlungen auf bereits entwickelte lebensfähige Bakterien nachzuweisen.

Das Ergebniss dieser Versuche war gleichfalls ein negatives und berechtigte zu dem Schlusse, dass Becquerelstrahlen von der Qualität und Intensität, wie sie zu diesen Versuchen zur Verfügung standen, keinen hemmenden Einfluss auf die Entwicklung und den Fortbestand von Bakterien besitzen.

Mit Rücksicht auf die Wirkungen der Becquerelstrahlen auf die Haut, welche von *Giesel*, den *Curies* u. a. dann beobachtet worden waren, wenn die Präparate unter anderen Versuchsbedingungen zur Anwendung gelangten, vermuthete ich [1]), dass von den Radiumpräparaten verschiedene Gattungen von Strahlen ausgehen, von denen die einen biologisch wirksamer seien als die anderen. Diese Vermuthung wird durch das Ergebniss der Versuche, welche *Aschkinass* und *Caspari* mitgetheilt wurden, bestätigt. Diese Autoren untersuchten die baktericide Wirkung der Becquerelstrahlen an einem sehr stark radioactiven Präparate von Baryum-Radium-Bromid, und zwar zuerst die von den nicht absorbirbaren Strahlen, welche durch ein Aluminiumblech hindurchgegangen waren: sie erhielten hier durchaus negative Resultate; die Bakterien entwickelten sich unter der Wirkung dieser Strahlen wie ohne Bestrahlung. Als aber sodann die absorbirbaren Becquerelstrahlen untersucht wurden, war das Ergebniss ein positives; die leicht absorbirbaren Becquerelstrahlen hinderten die Entwicklung der Bakterien in einer Agarplatte, in welcher die Bakterien dort, wo keine Strahlen zur Wirkung gelangten, sich üppig entwickelten. Durch besondere Controlversuche wiesen *Aschkinass* und *Caspari* nach, dass nicht die durch die Becquerelstrahlen veränderte (ionisirte) Luft und nicht das aus dem Bromid sich entwickelnde Brom die Bakterienentwicklung geschädigt hatten, sondern nur die auffallenden,

[1]) 73. Naturforscherversammlung, Hamburg 1901.

leicht absorbirbaren Strahlen. Mussten diese erst eine dickere Luftschichte durchsetzen, bevor sie zur Agarplatte gelangten, so trat keine Wirkung auf, die wirksamen Strahlen waren in der Luft absorbirt.[1])

Auch *Strebel* berichtete[2]) über Versuche mit positivem Erfolge, die bakterientödtende Wirkung ist nach ihm manchmal vorhanden, manchmal nicht.

In jüngster Zeit war ich wieder in der Lage, mit einem Radiumpräparate des Herrn *Saubermann* in Berlin einige Versuche anzustellen. Dieselben ergaben, trotzdem ich diesmal von einer Aluminiumhülle absah und das Präparat nur in Pergamentpapier einschloss, nach 3tägiger Bestrahlung von Bakterienaussaaten aus nächster Nähe ein negatives Resultat. Es ist somit auch die Strahlung dieses Präparates zu schwach.

Die erste experimentelle Untersuchung über die Wirkung der Becquerelstrahlen auf die Haut wurde vom Verfasser gleichzeitig mit den erwähnten Bakterienversuchen durchgeführt.

Die 3 Aluminiumenveloppen wurden neben einander in ein Guttaperchapapier geschlagen und dieses mit Chloroform an der Aussenseite meines Oberarmes auf die blosse Haut angeklebt. Zum Behufe des innigen Contactes wurden dieselben darnach noch mit einer Binde am Arme innig befestigt. Dieses kleine Paquet liess ich durch 3 Tage an der erwähnten Hautstelle. Nach dieser Zeit wurde es entfernt und die Haut zeigte wohl eine Röthung, aber dieselbe war sehr gering, so dass es mir wahrscheinlicher schien, sie sei durch die Maceration und den Reiz des Guttaperchapapieres entstanden als durch einen Einfluss der Strahlungen.

Auch *Grouven* stellte an sich selbst mit einem radioactiven Präparate Versuche an. Dasselbe wurde 12 und 36 Stunden auf den Arm gebunden. Nach 6 Wochen war noch immer keine Einwirkung sichtbar.[3])

Hingegen beobachtete *Walkhoff*[4]) eine Wirkung der Becquerelstrahlen auf die menschliche Haut, welche ganz ähnlich war derjenigen der X-Strahlen.

„Derselbe hatte“, wie mir Herr Dr. *Giesel* am 19. Februar 1901 mittheilte, „ein *Giesel*'sches Präparat von 0·2 Grm. in doppelter Celluloidkapsel zweimal 20 Minuten auf den Arm gelegt und nach 14 Tagen daselbst starke Hautentzündung erhalten. Die Stelle war noch ½ Jahr rothbraun markirt und ist auch heute noch erkennbar.“

„Ich habe“, fährt Herr Dr. *Giesel* fort, „aus Versehen 0·3 Grm. eines noch intensiver wirksamen Präparates 2 Stunden applicirt. Anfangs war nur ganz schwache Röthung vorhanden, nach 2—3 Wochen stellte sich s t a r k e Dermatitis ein, der ein Abheben und Abstossen der Oberhaut, wie nach einer Verbrennung, folgte. In dieser Periode sah die genau umzeichnete Stelle so schlimm aus, dass ich mich in ärztliche Behandlung (Anm., zu Dr. *Sternthal*) begab, weil ich fürchtete, dass tiefere Stellen zerfallen könnten. Danach trat in 2—3 Tagen Heilung ein und nach weiteren 2 Tagen war die Haut vollständig ersetzt, nur eine Rauheit bestand noch einige Zeit. Die Stelle markirt sich nach circa 3 Monate nur noch wenig und durch das Fehlen der Haare.

Neu ist von mir, dass Radium auch aufs lebende Pflanzenblatt nach wenigen Stunden Aufliegen reagirt; das Chlorophyll verschwindet nach einigen Tagen, und ist die betreffende Stelle noch nach Monaten an der herbstlichen gelben Färbung durchs ganze Blatt und bräunlichen Stellen an der Oberfläche kenntlich.

Auf Bakterien wirken auch die besten Präparate absolut nicht ein, wie *Walkhof* im Münchener physiologischen Institut hat prüfen lassen.

Heute bestätigte mir ein mir bekannter Arzt, der nur Versuche am Auge mit einem meiner Präparate anstellen wollte, dass er auch in keiner Weise eine Schädigung oder Reaction auf Bakterien erhalten konnte.“

Dr. A. Sternthal, welcher Herrn *Giesel* wegen dieser Dermatitis behandelt hatte, theilte auf dem Breslauer Dermatologencongresse[5])

---

[1]) *Pflüger's* Arch. f. Physiologie, 1901, LXXXVI. Bd., pag. 603 ff.

[2]) 73. Versammlung der Naturforscher und Aerzte in Hamburg.

[3]) 73. Versammlung der Naturforscher und Aerzte in Hamburg.

[4]) Phot. Rundschau, 14, pag. 189.

[5]) Verhandlungsbericht, pag. 480.

mit, dass an Stelle der alten Entzündung eine weissglänzende, etwas deprimirte Narbe zu sehen war, deren Ränder etwas stärkere Pigmentirung aufwiesen. Die Stelle war absolut haarlos, während rings um dieselbe der Arm Behaarung aufwies.

Auf Grund der Experimente von *Giesel* machte auch Herr *P. Curie* einige interessante Versuche an sich selbst mit einem Präparate, dessen Activität ungefähr 9000mal stärker war als die des Uraniums.

Herr *Curie* theilte mir hierüber Folgendes mit (1. August 1901): „Ich liess das Präparat 10 Stunden auf meinen Arm einwirken; es war von der Haut durch eine dünne Schichte von Guttapercha getrennt und mit einer Binde festgehalten — da es nothwendig ist, dass die Substanzen sehr nahe der Haut anliegen und nur durch sehr dünne Schichten von derselben getrennt seien. Die bei solchen Versuchsanordnungen erhaltene Wirkung war stärker als ich es wünschte, denn heute noch, 4 Monate nach der Bestrahlung, ist die Wunde noch immer nicht geheilt.

Mit kräftigeren Präparaten, von welchen wir solche mit einer 1,000.000mal grösseren Activität als jene des Uraniums hergestellt haben, tritt die Wirkung auch auf Distanz und durch Glas hindurch auf, und 10 Minuten Exposition genügen, um Hautentzündungen hervorzurufen. Die Reaction erscheint bisweilen erst 19 und selbst 30 Tage nach der Einwirkung der Strahlung."

Becquerel brachte in ein Glasröhrchen von 1 Cm. Länge und 3 Mm. Durchmesser einige Decigramme von Radium-Baryum-Chlorid, dessen strahlende Kraft eine bedeutende war und die des Uraniummetalles ungefähr 800.000mal übertrifft. Das Glasröhrchen wurde zugeschmolzen, in Papier eingewickelt und in eine kleine Cartonschachtel gelegt. Am 3. und 4. April 1901 wurde diese Schachtel wiederholt in die Tasche der Weste gebracht, welche der Experimentator trug. Die Zeit, während welcher sich die Schachtel in der Westentasche befand, belief sich im ganzen auf 6 Stunden. Am 13. April bemerkte man, dass die Strahlungen, welche das Glasröhrchen, das einhüllende Papier, den Carton der Schachtel und die Kleider passirt hatten, auf der Haut einen rothen, länglich geformten Fleck von 6 Cm. Länge und 4 Cm. Breite erzeugt hatten. Am 24. April löste sich die Haut ab und die am stärksten ergriffene Partie derselben begann zu eitern und nekrotische Gewebstheile abzustossen. Erst 49 Tage nach der Einwirkung der Strahlungen schloss sich die Wunde. 34 Tage nach dem Versuche zeigte sich an einer zweiten Stelle, welche dem anderen Ende der Westentasche entsprach, wohin sich das Glasröhrchen wohl für einige Zeit verschoben haben mochte, gleichfalls eine Dermatitis, jedoch verlief dieselbe weniger intensiv. Frau *Curie*, welche einige Centigramme derselben radioactiven Substanz in einem geschlossenen Glasröhrchen von einem Orte zu einem anderen getragen hatte, bekam ähnliche Entzündungen an ihrer Hand, obgleich das Glasröhrchen sich in einem allerdings sehr dünnwandigen Etui befand. *P. Curie* und *Becquerel* berichten ausserdem[1]), dass sie bei ihren Versuchen, ausser den oben erwähnten Wunden an der Haut der Hände Abschuppungen und an den Spitzen der Finger, mit denen sie die kleinen Behältnisse getragen hatten, recht schmerzhafte Verhärtungen erlitten hätten und dass die schmerzhafte Empfindung noch immer nicht verschwunden sei.

Interessant ist die Angabe von *Aschkinass*[2]), dass die entzündungserregende Kraft der Becquerelstrahlen nicht beeinträchtigt wird, wenn man die Präparate in Aluminiumhülsen gepackt auf die Haut einwirken lässt.

Eine Wirkung der Becquerelstrahlen auf das Auge wurde von *Giesel* entdeckt.[3]) Umschliesst man ein Radiumpräparat mit lichtdichtem Papier und nähert es im Dunkeln dem ganz ausgeruhten geschlossenen Auge, so nimmt man eine intensive Lichtempfindung wahr. Diese ist am stärksten, wenn das Präparat dem Lide aufliegt, bleibt aber noch mit voller Deutlichkeit sichtbar bei Zwischenschaltung der Hand oder bei Annäherung des Präparates an das Schläfenbein. Nach *Giesel* beruht diese Erscheinung höchst wahrscheinlich auf einer Phosphorescenz im Innern des Auges.

[1]) Acad. de sc., 13. Juni 1901.
[2]) 73. Versammlung deutscher Naturforscher und Aerzte in Hamburg.
[3]) Physik. Zeitschr., 1899, Nr. 3, pag. 43.

Die Befunde *Giesel's* wurden von zahlreichen anderen Forschern gleichfalls erhoben. *M. Maier*[1]) gab an, dass die Radiumstrahlen auf das normale Auge nicht wirken sollen, doch widerpricht diese Annahme den Erfahrungen sämmtlicher anderer Beobachter.

Die von *Giesel* gemachte Entdeckung, dass die Becquerelstrahlen im Auge Lichtempfindungen auslösen, haben *F. Himstedt* und *W. A. Nagel* einer eingehenderen Untersuchung unterzogen.[2]) Sie bestätigen die Angabe *Giesel's* jedoch nur für das dunkeladaptirte Auge, wie ja auch die Röntgenstrahlen und ultraviolettes Licht nur von dem vollkommen ausgeruhten Auge wahrnehmbar sind. Ob die Becquerelstrahlen direct auf die Licht percipirenden Organe der Netzhaut, Stäbchen oder Zapfen einwirken, liess sich nicht feststellen, da sie in den durchsichtigen Augenmedien. Linse und Glaskörper, Fluorescenz erregen, welche als diffuse Lichtquelle im Auge wirkt. Die erregende Wirkung der ultravioletten und der Röntgenstrahlen haben *Himstedt* und *Nagel* auch objectiv am Froschauge mittels des Actionsstromes nachweisen können. Die elektromotorische Kraft eines passend abgeleiteten Froschauges wurde bei Einwirkung von ultravioletten oder Röntgenstrahlen erhöht, ganz so wie bei Einwirkung sichtbaren Lichtes; aber auch objectiv wirkten die Röntgenstrahlen nur auf das gut dunkeladaptirte Auge.

F. Himstedt theilt mit, dass es überraschend sei, wie schnell das Auge für diese Lichtempfindung ermüdet. Stellt man sich zwei ganz gleiche Säckchen aus lichtdichtem Papier her, das eine mit Radium, das andere mit einer entsprechenden Menge Sand gefüllt, die abwechselnd auf die Augen gelegt werden, so vermag nach etwa 30maliger Wiederholung des Versuches kein Mensch mehr anzugeben, auf welches Auge das Radium, auf welche der Sand gelegt ist.

Blinde, deren Sehvermögen durch Trübungen der Hornhaut oder der Linse verloren ging, haben, wie vorauszusehen, unter Einwirkung der Becquerelstrahlen eine Lichtempfindung.

Grunmach beobachtete bei Arbeiten mit Radium Reizerscheinungen der Retina. Er empfand mehrere Stunden nachher noch ein Flimmern im Auge.

Dr. *Javal*[3]) hat mit Herrn *Curie* mehrere Versuche an Blinden mit einem sehr kräftigen Radiumsalz gemacht, das in einem Glasröhrchen eingeschlossen war, welches seinerseits in einer undurchsichtigen Schachtel aus Pappendeckel verwahrt war. Die zwei Blinden, die sie zu allererst untersuchten, sahen nichts, in ihnen weckte das Radium keine Lichtempfindung. Der eine von ihnen hatte sein Sehvermögen infolge von Atrophie der Sehnerven, der andere durch Glaukom verloren. *Javal* und *Curie* setzten ihre Studien im Pariser Blindeninstitut fort. Einer, der Knabe, der sein Augenlicht durch die Ablösung der Netzhaut verloren hatte, besass noch in einem geringen Masse die Fähigkeit, Lichteindrücke wahrzunehmen. Unter dem Einflusse der Strahlungen des Radiums erhellte sich sein ganzes Gesichtsfeld, und noch mehr, er nahm auch dann Licht wahr, wenn er mit beiden Händen das Auge bedeckte, so dass er, der Erblindete, einer Lichtempfindung zutheil

[1]) Beiblätter etc., 24, 1900, pag. 1344.
[2]) Physik Zeitschr., 1901, II. Jahrg., pag. 362.
[3]) Physikal. Zeitschr. 1900. I. pag. 476.

wurde, welche ganz derjenigen eines Sehenden glich. Dr. *Javal* zieht aus diesem Versuche den Schluss, dass, wenn es möglich wäre, bei jenem Knaben die Durchsichtigkeit der Hornhaut seiner Augen wiederherzustellen, er zu einem ganz genügenden Grade des Sehens gelangen würde.

Von sonstigen physiologischen Wirkungen der Becquerelstrahlen ist bisher nicht viel bekannt geworden.

E. Aschkinass und *W. Caspari* [1]) konnten selbst nach mehrstündiger Einwirkung von Röntgen- und Becquerelstrahlen auf überlebende Froschmuskeln keine Wirkung auf deren Sauerstoffzehrung constatiren.

§ 37. *H. Strebel* machte mit Radiumsubstanzen therapeutische Versuche bei Lupus. Nach seinen Angaben [2]) scheint eine Einwirkung vorhanden zu sein, insofern, als objectiv eine deutliche Abblassung der Knötchen eintrat, subjectiv sich die Spannung verminderte. Bei einer anderen Gelegenheit berichtet er [3]), dass er bei einem Lupuskranken ein Geschwür erzeugte.

Danlos und *Bloch* heilten 2 Fälle mit Lupus erythematodes durch 24—68stündige Application von 2 Präparaten mit einer Activität von 5000, respective 5200. [4]) Weiters behandelte *Danlos* [5]) 4 Fälle von Lupus vulgaris mit 2 Radiumpräparaten von einer Activität von 2500 und 19.000. Die Dauer der Application variirte zwischen 24 und 36 Stunden. Diese Behandlung gab ausgezeichnete Resultate. Die Narben waren glatt, weich und oberflächlich. Auch mit schwächeren Präparaten (mit einer Activität von 1000—1800) hatte *Danlos* angeblich momentane günstige Resultate, doch traten bald Recidiven auf. *Danlos* hält die stärkeren Präparate für die Therapie für geeigneter als die schwachen, weil letztere sehr lange liegen müssen, um einen Effect hervorzubringen und das ohne Erzeugung von Geschwüren nicht abgeht. Mit stärkeren Präparaten, deren Application kürzere Zeit erfordert, seien jedoch diese Complicationen zu vermeiden.

Die Radiumreaction verläuft nach *Danlos* folgendermassen: Zuerst erscheint eine Röthung, dann nach 6—20 Tagen wird die Epidermis weisslich, sieht macerirt aus und fällt ab. Oft erscheint auch eine schlappe Blase, welche platzt und die Ulceration blossliegen lässt. Das Geschwür secernirt sehr stark, ist je nach der Intensität der Einwirkung oberflächlicher oder tiefer und mehr oder weniger schmerzhaft. Die Schmerzen erscheinen so wie bei der Röntgendermatitis oft in nächtlichen Exacerbationen. *Danlos* empfiehlt das Radium bei Lupus vulgaris und erythematodes, Hypertrychosis, oberflächlichen Cancroiden und Nävis.

Auch *Hallopeau* und *Gadaud* [5]) behandelten Lupus verrucosus auf einer Hand mit Radium. Das Präparat hatte eine Activität von 19.000: es wurde während 72—120 Stunden applicirt. Darnach erschien eine Verfärbung und nach 15 Tagen ein Geschwür mit gelblichem Grunde und regelmässigen Rändern, von welchem lancinirende Schmerzen ausstrahlten. Gleichzeitig wurde die Beweglichkeit stark eingeschränkt. Andere Stellen, welche nur 24 Stunden exponirt waren, erschienen bedeutend gebessert.

---

[1]) 73. Vers. deutscher Naturf. u. Aerzte, 1901, Hamburg.

[2]) VII. Congress d. deutschen dermatolog. Gesellsch. Breslau, Verhandlungsbericht pag. 488.

[3]) 73. Vers. d. Naturf. u. Aerzte, 1901, Hamburg.

[4]) Soc. d. dermatolog. et d. syph., 7. Nov. 1901.

[5]) Ibid., 3. Juli 1902.

Oudin schlug vor, dass man, um nur die von den Radiumpräparaten ausgehenden X-Strahlen zur Wirkung gelangen zu lassen, die Substanzen in Aluminium hüllen solle, welches die Kathodenstrahlen besser zurückhält als die X-Strahlen. *Oudin* will auch durch Versuche an Meerschweinchen festgestellt haben, dass verschiedene Körperstellen auf Radiumstrahlen verschiedenartig reagiren.

Aus dem wenigen über die biologischen Wirkungen der Becquerelbestrahlungen bisher Bekannten lässt sich entnehmen, dass sie in ihrem biologischen Verhalten den Röntgenstrahlen sehr ähnlich sind. So wie diese erzeugen sie auf der Haut je nach der Intensität der einwirkenden Strahlung früher oder später eine Dermatitis, welche sich abgesehen von anderen Eigenthümlichkeiten (Depilation) besonders durch ihren langsamen Verlauf und den torpiden Charakter der entstandenen Wunden auszeichnet. Auch die Wirkung auf das lebende Auge findet in jener der Röntgenstrahlen ein Analogon. Bezüglich der baktericiden Wirkung der Strahlungen radioactiver Substanzen widersprechen sich noch die Ansichten. Es scheint, dass nur eine bestimmte (leicht absorbirbare) Strahlengattung, und diese nur unter besonderen Umständen und bei Verwendung sehr kräftiger Präparate zur Geltung kommt.

Inwieweit sich diese Strahlungen praktisch therapeutisch verwenden lassen werden, muss man weitere Erfahrungen abwarten. Vorläufig besitzen sie nur wissenschaftliches Interesse, und zwar wegen der Schwierigkeit der Herstellung radioactiver Präparate und des enormen Preises derselben: aber auch deshalb, weil wenig Präparate die gleiche Actinität haben, und es infolgedessen unmöglich ist, allgemein giltige Dosirungsvorschriften zu geben.

V.

Die Behandlung mit Wärme- und Lichtstrahlen. (Phototherapie.)

Die Behandlung mit Wärme- und Lichtstrahlen. (Phototherapie.[1])

I. Elemente der Photophysik.

§ 38. Dasjenige, wodurch die Sichtbarkeit der Körper vermittelt wird, heisst Licht. Ueber die Natur des Lichtes gibt es zwei Hypothesen. *Newton* war der Ansicht, dass den leuchtenden Körpern ein sehr feiner Stoff entströme, welcher im Auge die Lichtempfindung bewirke. Man nennt diese Hypothese die Emissionstheorie. Nach der von *Huyghens* Ende des 17. Jahrhundertes begründeten Undulations- (oder Schwingungs-)Theorie besteht das Licht aus einer Wellenbewegung des Weltäthers, der als ein überaus elastisches imponderables Medium den ganzen Weltraum erfüllt und selbst auch zwischen den Molecülen der wägbaren Körpermasse eingelagert ist. Die von der Erregungsstelle ausgehenden Wellen gelangen in das Auge und reizen den Sehnerven der Netzhaut, wodurch im Gehirn die Lichtempfindung hervorgerufen wird. Mittels dieser Annahme sind wir imstande, die meisten Erscheinungen der Optik zwanglos zu erklären.

Die fundamentale Entdeckung von *Thomas Young* auf dem Gebiete der Optik war, dass das Gesetz der Interferenz so wie auf den Schall auch auf das Licht angewendet werden kann. *Young* wandte mit Erfolg die Wellentheorie für die Erklärung der Farben von dünnen Platten und der Farben von gestreiften Oberflächen an. Durch die Annahme, dass das Licht eine Wellenbewegung sei, wurden alle seine Versuche über Interferenz erklärt; durch die Annahme, dass das Licht aus fliegenden Theilchen bestände, wurde nichts erklärt. *Young* fand auch den Unterschied zwischen Licht- und Schallwellen: Bei Schallwellen schwingt die Luft in der Richtung der Fortpflanzung hin und her (longitudinale Luftschwingungen); die Bewegung der Aethertheilchen

---

[1]) Ausführliche, in diesem Werke benützte Handbücher und zusammenfassende Referate: *J. M. Eder*, Ausführl. Handbuch der Photographie, Halle 1891. — *J. M. Eder*, Jahrbücher f. Photographie und Reproductionsverf. 1. bis 16. Jahrg. Halle a. S. — *H. M. Vogel*, Handbuch der Photographie, Berlin 1894. — *Müller-Pouillet*, Lehrbuch der Physik, Bd. II, 1. — *H. Kayser*, Lehrb. d. Physik, Stuttgart 1900. — *F. Körner*, Lehrb. d. Physik, Wien 1897. — *E. Riecke*, Lehrb. d. Experimentalphysik, Leipzig 1896. — *F. Frankenhäuser*, Das Licht als Kraft, Berlin 1902. — *Niels R. Finsen*, Ueber die Anwendung von concentrirten Lichtstrahlen in der Medicin, Leipzig 1899. Derselbe, Die Bedeutung der chem. Strahlen des Lichtes, Leipzig 1899 — *Magnus Moeller*, Der Einfluss des Lichtes auf die Haut, Biblioth. med., Stuttgart 1900. — *Gebhard*, Die Heilkraft des Lichtes, Leipzig 1898. — *O. Lassar*, Ueber die neueren Methoden der Lupusbehandlung, Zeitschr. f. diätet. u. physikal. Therapie, 1900/01, Bd. IV. H. 1. — *H. Strebel*, Die Verwendung des Lichtes in der Therapie, Munchen 1902. — *J. Raum*, Der gegenwärtige Stand unserer Kenntnisse über den Einfluss des Lichtes etc., Zeitschr. f. Hygiene, Bd. VI, pag. 312 etc. — *H. Rieder*, Handbuch d. physikal. u. diatet. Therapie, Th. I, Bd. II.

steht jedoch beim Lichte senkrecht auf der Fortpflanzungsrichtung (transversale Aetherschwingungen).

So wie es hohe und tiefe Töne gibt, so gibt es auch grosse und kleinere Schwingungszahlen des Aethers. Violettes Licht z. B. macht beinahe doppelt so viel Schwingungen als rothes. Die Wellen des rothen Lichtes haben darum fast die doppelte Länge der Wellen des violetten, da im freien Aether die Fortpflanzung aller mit gleicher Geschwindigkeit geschieht. Die Schwingungen der Aethertheilchen können in geraden zum Lichtstrahl senkrechten Linien erfolgen und dabei entweder alle in einer Ebene durch den Strahl liegen — dann heisst das Licht geradlinig polarisirt — oder abwechselnd nach allen möglichen Richtungen sich bewegen, wie beim natürlichen Licht. Erfolgen die Schwingungen in kreisförmigen oder elliptischen Bahnen, so ist das Licht kreisförmig oder elliptisch polarisirt. Die Oberfläche eines leuchtenden Körpers kann, wie die eines schallenden, Wellen von verschiedener Grösse erzeugen, darum besteht das Tages- oder zusammengesetzte Licht, wie eine Vielheit von Schallen, aus Licht von allen möglichen Farben und Polarisationsrichtungen. Das einfachste Licht ist solches, das nur eine Farbe zeigt oder aus Wellen von gleicher Länge besteht und geradlinig polarisirt ist.

Durch *Maxwell* und *Hertz* und die sich häufende Kenntniss von Wechselbeziehungen zwischen Elektricität, Magnetismus und Licht angeregt, hat sich eine elektromagnetische Lichttheorie zu entwickeln begonnen, welche Bewegungen des Aethers als die gemeinsame Ursache aller drei Erscheinungsclassen auffasst. In neuerer Zeit neigt man immer mehr zu der Annahme, dass nicht die Bewegung der Atome selbst, sondern die mit und auf ihnen stattfindenden Bewegungen ihrer elektrischen Ladungen, der Elektronen, das Leuchten bedingen.

§ 39. Körper, welche an sich Quellen des Lichtes sind, d. h. dieses selbst hervorbringen, also durch eigene Kraft sichtbar werden, nennt man Lichtquellen oder selbstleuchtende Körper.

Von den irdischen Körpern leuchten die glühenden und verbrennenden von selbst.

Solange sie sich auf niedrigerer Temperatur (unter 400°) befinden, senden sie Strahlen von grosser Wellenlänge (Wärmestrahlen) aus; je höher die Temperatur steigt, desto kürzere Wellen kommen dazu. Die Wärmewirkung der Lichtstrahlen nimmt in einem Spectrum nach dem Violett zu ab. (S. Fig. 89.)

Mit steigender Temperatur wird die Bewegung, in welcher die die Körper zusammensetzenden Molecüle fortwährend begriffen sind, heftiger. Die Atome, aus welchen wiederum die Molekel bestehen, gerathen bei den Zusammenstössen der letzteren in Vibration, welche sich dem zwischen den Atomen befindlichen Aether mittheilen. Mit steigender Intensität der Molecularbewegung werden die Zusammenstösse der Molekeln heftiger und dadurch schnellere Atom- und Aetherschwingungen angeregt.

Es gibt aber im Pflanzen-, Thier- und Mineralreiche der Natur Körper, welche im Dunkeln selbst leuchten.

Zu den selbstleuchtenden Körpern gehören vor allem die Sonne und die Fixsterne; unter den irdischen Substanzen erstens diejenigen, welche infolge hoher Temperatur glühend geworden sind (heisse oder geschmolzene Metalle, glühender Kohlenstoff im Leuchtgas, in der Petroleumflamme und in elektrischen Lampen), zweitens die leuchtenden Organismen (am faulenden Holze, Leuchtkäfer, die das Meerleuchten hervorrufenden Infusorien, gewisse Quallen etc.), deren Leuchtvermögen noch wenig aufgeklärt ist.

Die nicht selbst leuchtenden Körper werden in durchsichtige, durchscheinende und undurchsichtige eingetheilt, je nachdem sie die auffallenden Aetherwellen mehr oder weniger durchlassen oder ganz absorbiren. Absolut durchsichtige Körper gibt es nicht. Dicke Schichten selbst der durchsichtigsten Körper erscheinen etwas gefärbt, ein Zeichen, dass ein Theil des auffallenden weissen Lichtes absorbirt worden ist. Der Raum, durch welchen Licht passiren kann, wird, gleichgiltig ob dasselbe mit Materie erfüllt ist oder nicht, Medium oder Mittel genannt. Einen sehr kleinen leuchtenden Körper oder eine sehr kleine leuchtende Fläche nennt man einen Lichtpunkt.

§ 40. Eine gerade Linie, längs welcher sich Licht fortpflanzt, heisst Lichtstrahl. Hält man vor eine Kerzenflamme ein Brett, so ist das Licht derselben nicht mehr sichtbar. Durch gerade Röhren kann man Gegenstände erblicken, durch gekrümmte Röhren nicht.

Das Licht verbreitet sich von jedem sichtbaren Gegenstande aus nach allen Richtungen in geraden Linien.

Die geradlinige Ausbreitung des Lichtes kann man direct beobachten, wenn Sonnenstrahlen in ein mit Staub erfülltes Zimmer fallen. Auch ist nur durch den geraden Gang der Lichtstrahlen die Bildung der Schatten erklärlich.

„Der Lichtstrahl" ist als eine rein geometrische Definition aufzufassen, als die gerade Verbindungslinie, die man von einem Lichtpunkte nach irgend einem beleuchteten Punkte gezogen denkt. Physikalisch existirt ein Lichtstrahl überhaupt nicht. Eine Anzahl von Lichtstrahlen nennt man ein Strahlenbüschel oder Strahlenbündel.

Die Erscheinung, dass ein Punkt von einem im gleichen Medium gelegenen leuchtenden Punkte Licht erhält, trotzdem die gerade Verbindungslinie zwischen diesen beiden Punkten durch einen undurchsichtigen Körper unterbrochen ist, nennt man „Beugung des Lichtes".

Die Fortpflanzungsgeschwindigkeit des Lichtes ist zuerst auf astronomischem Wege ermittelt worden. Sie kann auf 299.300 Kilometer in der Secunde angenommen werden.

§ 41. Beleuchtet man ein Blatt Papier z. B. mit einer Kerzenflamme, so erscheint es umso weniger hell, je weiter das Papier von der Lichtquelle entfernt ist, oder bei derselben Entfernung von der Lichtquelle, je kleiner der Neigungswinkel ist, unter dem die Lichtstrahlen das Papier treffen.

Da sich bei dem geradlinigen Fortschreiten der Strahlen die Lichtwirkung auf Kugelflächen von immer grösserem Halbmesser ausbreitet, deren Oberflächen sich wie die Quadrate ihrer Halbmesser verhalten, so wird eine gegebene Fläche durch senkrecht auffallende Strahlen in demselben Verhältnisse weniger intensiv beleuchtet, in welchem das Quadrat ihrer Entfernung von der Lichtquelle zunimmt.

Die Lichtstärke nimmt in demselben Verhältniss ab, in welchem die Quadratzahlen der Entfernung zunehmen.

Bei doppelter Entfernung ist die Lichtstärke viermal geringer, bei dreifacher Entfernung beträgt die Lichtstärke $^1/_9$ u. s. w. Man müsste also bei einer viermal grösseren Entfernung die Lichtquelle 16fach verstärken, um eine gleich starke Beleuchtung zu erzielen.

Eine Fläche wird am stärksten beleuchtet, wenn die wirksamen Lichtstrahlen im rechten Winkel auftreffen. Bei schräger Beleuchtung treffen weniger Strahlen auf die gleiche Fläche: auch ist ein Theil von ihnen länger, folglich beim Auftreffen lichtschwächer.

Während daher die Helligkeit eines selbstleuchtenden Körpers von der Intensität des Lichtes in jedem einzelnen Punkte und von der Grösse der leuchtenden Fläche abhängt, ist die Helligkeit beleuchteter Körper ausserdem noch von der Entfernung von der Lichtquelle und von ihrer Stellung zu derselben abhängig.

Die Beleuchtungsstärke einer ebenen Fläche durch parallele Lichtstrahlen ist proportional dem Cosinus des Einfallswinkels der letzteren.

Die Helligkeit eines Körpers, d. h. die Lichtquantität, welche er zurückstrahlt, ist aber noch abhängig von seiner Farbe und seiner Albedo.

Albedo eines Körpers ist der Zahlenwerth, welcher angibt, welcher Antheil von dem auf einen Körper fallenden weissen Licht zurückgestrahlt wird.

§ 42. Um über die Helligkeit der Lichtquellen zu urtheilen, ist das Auge nicht imstande, auch nur annähernd genau anzugeben, um wie viel mal die eine Leuchtfläche heller ist als die andere, oder wenn, wie bei einer Gasflamme, die Intensität von Stelle zu Stelle variirt, in welchem Verhältniss die Helligkeiten der verschiedenen Stellen stehen. Man muss daher dem Auge seinen lichtmessenden Beruf erleichtern, indem man Hilfsapparate (Photometer) construirt, welche dem Auge ein sicheres Urtheil ermöglichen über das Verhältniss der Intensitäten zweier leuchtenden Flächenelemente, beziehungsweise über das Verhältniss der Erleuchtungsstärken zweier Lichtquellen.

Man gibt die Lichtstärke in „Normalkerzen" an. Für die Intensität einer Lichtquelle verwendete man früher in Oesterreich und Deutschland häufig die Normalparaffinkerze (1 NK) von 20 Millimeter Durchmesser und 50 Millimeter Flammenhöhe. Sie heisst gewöhnlich die deutsche Vereinskerze. In den letzten Jahren ist als Lichteinheit die genauere *v. Hefner-Alteneck*'sche Normallampe, welche als Füllung Amylacetat enthält, immer mehr in Gebrauch gekommen.

In England dient als Lichteinheit eine bestimmte Walrathkerze, — genannt candle standard, in Frankreich die Leuchtkraft einer bestimmten Oellampe — genannt bec carcel.

Die Masseinheit der Beleuchtungsstärke einer beleuchteten Fläche ist die Meterkerze (1 MK), d. i. die von 1 Normalkerze in 1 Meter Entfernung bei senkrechtem Auffall der Lichtstrahlen hervorgebrachte Beleuchtungsstärke.

Zur Messung der optischen Intensität einer Lichtquelle, d. h. zum Vergleich der Stärke derselben mit einer Normalkerze, dienen die Photometer.

Beim Schatten-Photometer von *Rumford* werden auf einer weissen Fläche von einem undurchsichtigen Stabe durch die zu messende Lichtquelle L und durch die Normalkerze l zwei Schatten entworfen und bei constanter Entfernung d der einen Lichtquelle die andere so lange (bis nach D) verschoben, bis die beiden Schatten gleichdunkel erscheinen. Dann ist

$$L : l = D^2 : d^2$$

$$\text{daraus } L = \left(\frac{D}{d}\right)^2 . l.$$

In dem Photometer von *L. Weber* werden zwei Milchgläser beleuchtet: Das eine mit einer constanten Hilfsflamme, das andere erst mit der einen, dann mit der anderen

Lichtquelle. Ein total reflectirendes Prisma bringt die Bilder der Gläser nebeneinander. Durch Regelung der Abstände wird gleiche Helligkeit bewirkt.

Der Fettfleck-Photometer von *Bunsen* beruht darauf, dass ein auf einem weissen Papier befindlicher Fettfleck, wenn er in einem dunkeln Raume von einer Lichtquelle von vorn beleuchtet wird, dunkel, von hinten jedoch beleuchtet hell erscheint; beleuchtet man ein Stück Papier gleichzeitig von vorn und hinten, so wird der Fettfleck bald hell, bald dunkel erscheinen, je nachdem das vordere oder das hintere Licht stärker wirkt; lässt man das eine Licht feststehen und nähert oder entfernt das andere, so findet man bald einen Punkt, wo der Fettfleck verschwindet, d. h. unsichtbar wird, weil alsdann der Fettfleck genau so hell erscheint, wie das umgebende Papier.

Für die genannte Einstellung gilt wie beim *Rumford*'schen Photometer die Gleichung

$$L : l = D^2 : d^2.$$

Mit diesen Photometern kann man nur die Intensität der Wirkung des Lichtes auf unser Auge bestimmen. Hievon wesentlich verschieden ist aber die Intensität der chemischen Lichtwirkung. Man kann daher aus der mit dem Photometer bestimmten Helligkeit keinen directen Schluss auf die chemische Wirkung verschiedener Lichtquellen machen.

Zur Prüfung der chemischen Intensität einer Lichtquelle bedient man sich photographischer Photometer oder Actinometer, respective Sensitometer, welche auf der chemischen Einwirkung des Lichtes auf lichtempfindliche Substanzen beruhen. Allerdings ist die Empfindlichkeit verschiedener Substanzen (z. B. der Silbersalze und der Chromsalze) für die chemisch wirksamen Strahlen je nach ihrer Farbenempfindlichkeit verschieden. Indessen hat es sich gezeigt, dass wenigstens in weiteren Grenzen verschiedene Fälle hier parallel gehen.

Das Photometer von *Bunsen* und *Roscoe* beruht darauf, dass sich Chlor und Wasserstoff langsam im zerstreuten und mit Explosion im directen Sonnenlichte zu Chlorwasserstoffsäure verbinden. Die Menge von Chlorwasserstoffsäure, welche sich in einer gegebenen Zeit bildet und sich im Wasser löst, dient als Vergleichungsmass für die verschiedenen Lichtquellen.

Das *Eder*'sche Photometer beruht auf der Zersetzung eines Gemenges von Quecksilberchlorid mit neutralem Ammoniumoxalat. Die Intensität des wirksamen Lichtes wird nach der ausgeschiedenen Menge von Quecksilberchlorür geschätzt. Versuche ergaben *Eder*, dass etwa 90% des Quecksilberchlorürniederschlages durch die ultravioletten Strahlen bewirkt werden und nur 10% durch das gesammte übrige Spectrum.

Ausserdem gibt es Aktinometer mit lichtempfindlichen Papieren. Dieselben werden nach zwei Principien construirt. Entweder exponirt man, bis das Papier eine gewisse Normalfärbung angenommen hat (Photometer nach *Bunsen* und *Roscoe*) oder man exponirt unter einer Scala von stufenweise abnehmender Lichtstärke (wie z. B. unter übereinander gelegten transparenten Papierstreifen) und beobachtet, wie weit die photographische Wirkung vorschreitet.[1])

A. Larsen beurtheilt bei seinem Chlorsilber-Papierphotometer die Schwärzung des Chlorsilberpapieres im durchgehenden Lichte.

Während sich die Photometrie mittels gewöhnlicher photographischer Papiere auf die Messung der Intensität von blauvioletten und ultravioletten Strahlen bezieht, kann man dadurch, dass man dem Bromsilber gewisse Farbstoffe zusetzt, die Normalpapiere für verschiedene Strahlengattungen des Spectrums sensibilisiren. So zeigte dies *Andresen* am Rhodaminpapier, welches für Gelb lichtempfindlich ist; allerdings bleibt dabei eine starke Blauviolettempfindlichkeit des Bromsilbers bestehen, welche man durch Verwendung von Gelbfiltern (Auramin) berücksichtigt. *A. Wingen* construirte mit Rücksicht hierauf ein Normalfarbenphotometer. *J. M. Eder* stellte die Farbenempfindlichkeit des *Andresen*'schen Rhodamin-Bromsilberpapieres, des Rhodamin-Chlorsilberpapieres und anderer Papiere in einer Versuchsreihe fest, aus welcher hervorgeht, dass verschiedene Spectralzonen bei solchen Photometerpapieren zur Geltung kommen, je nachdem man das empfindliche Papier im Lichte mehr oder weniger intensiv beleuchtet. Will man die blauen und violetten Strahlen, welche bei längeren Belichtungen in Wirkung treten,

---

[1]) *J. M. Eder,* Ausführl. Handb. d. Photogr., I, 1, pag. 252 ff.

durch gelbe Lichtfilter abschneiden, so muss man die Concentration und Qualität der Filterfärbung berücksichtigen.[1])

Die elektrischen Photometer beruhen entweder auf der Eigenthümlichkeit des Selens, bei Belichtung ein besserer Leiter der Elektricität zu sein als im Dunkeln, oder auf den elektrischen Strömen, welche bei der chemischen Action des Lichtes auf Chlorsilberplatten entstehen.

A. Larsen construirte ein Actinoskop für ultraviolette Strahlen, welches auf der Thatsache (s. pag. 309) beruht, dass ultraviolette Strahlen die Entstehung elektrischer Funken befördern. Der Funken eines *Ruhmkorff*'schen Inductoriums springt auf einer grösseren Funkenstrecke über, wenn man die negative Elektrode mit Ultraviolett bestrahlt.

Auch die mechanischen und Phosphorescenz erregenden Wirkungen des Lichtes wurden benützt, um photometrische Apparate (Radiometer, *Warnerke's* Phosphorescenz-Photometer) zu construiren; doch haben dieselben in die Praxis wenig Eingang gefunden.

§ 43. Die Lehre von der Zurückwerfung des Lichtes nennt man Katoptrik.

Trifft ein Lichtstrahl einen undurchsichtigen Körper, so hindert dieser das Licht, sich in gerader Linie nach derselben Richtung weiter zu verbreiten. In solchen Fällen wird ein Theil des Lichtes zurückgeworfen oder reflectirt. Ist dabei die reflectirende Fläche glatt, so nennt man die entstehende regelmässige Lichtdifferenz Spiegelung; bei mehr oder minder rauher Fläche entsteht Zerstreuung oder Diffusion.

Man unterscheidet ebene (Plan-)Spiegel und solche mit gekrümmten Flächen. Ist diese Krümmung nach aussen gerichtet, so heissen diese Spiegel Convexspiegel; entspricht der Spiegel einem inwendig polirten Stück einer Kugelfläche, so heisst er Hohlspiegel oder Concavspiegel.

Der Winkel, in welchem ein Lichtstrahl auf einen Spiegel auftrifft, heisst der Einfallswinkel; der Winkel, in welchem der Lichtstrahl vom Spiegel zurückgeworfen (reflectirt) wird, heisst der Zurückwerfungswinkel. Der Lichtstrahl wird so zurückgeworfen, dass er in der Einfallsebene bleibt.

Der Zurückwerfungswinkel des Lichts ist gleich dem Einfallwinkel.

Lichtstrahlen, welche so auf einen nach Kugelflächen gekrümmten Hohlspiegel fallen, dass sie durch den Mittelpunkt der Kugel gehen, von welcher der Spiegel ein Stück bildet, heissen Hauptstrahlen. Den sphärischen Mittelpunkt der Spiegelfläche nennt man den Scheitel und die Gerade, welche durch den Scheitel und den Krümmungsmittelpunkt des Spiegels geht, die optische Achse des Spiegels.

Jeder Hauptstrahl wird in sich selbst zurückgeworfen.

Die mit der Achse des Hohlspiegels parallelen Strahlen (z. B. die von unendlicher Ferne kommenden Sonnenstrahlen) werden so zurückgeworfen, dass sie sämmtlich durch den Brennpunkt (Focus) gehen. Der Brennpunkt ist somit der Vereinigungspunkt für alle parallel mit der Achse auffallenden Strahlen.

Der Brennpunkt eines Concavspiegels liegt auf der Hauptachse in der Mitte zwischen Spiegelmittelpunkt und Kugelmittelpunkt.

[1]) Wiener klin. Wochenschr., 1902, Nr. 29.

Rückt die Lichtquelle näher an den Spiegel, so dass die von ihr ausgehenden Strahlen unter einander nicht mehr parallel sind, so rückt der Brennpunkt immer weiter vom Spiegel ab, u. zw. unendlich weit, wenn die Lichtquelle im Brennpunkte steht; die reflectirten Strahlen gehen dann parallel fort; sie werden sogar divergent, wenn die Lichtquelle zwischen Brennpunkt und Spiegelfläche gebracht wird.

Eine praktisch wichtige Anwendung von der lichtzerstreuenden Kraft findet in den Scheinwerfern statt. Bei den Apparaten von *Mangin* werden sphärische Hohlspiegel verwendet, welche aus schwachen Convexconcavlinsen mit Silberbelag bestehen. Die von *Schuckert* aus einem Stück hergestellten Glasparabolspiegel besitzen gegenüber den Manginspiegeln den Vortheil, dass sie frei sind von chromatischer und sphärischer Aberration (s. § 45), dass sie wenig Licht absorbiren und die Möglichkeit der Wahl einer passenden Brennweite gewähren. Als Lichtquelle dient hier Bogenlicht. Die Kohlen liegen horizontal; die dadurch hervorgerufene vortheilhafte Kraterbildung in der positiven Kohle lässt bei mittlerer Brennweite des Spiegels eine bessere Ausnützung der Lichtquelle erzielen.

Die von den Spiegeln erzeugten Bilder sind mannigfacher Art. Die Gesetze, nach welchen sie entstehen, können hier nicht besprochen werden, weil sie mit dem Gegenstande dieses Werkes in keinem Zusammenhange stehen.

§ 44. Die Lehre von der Lichtbrechung bezeichnet man als Dioptrik.

In einem früheren Paragraphen (pag. 298) haben wir gesehen, dass undurchsichtige Körper die geradlinige Verbreitung des Lichtes hindern und dasselbe zurückwerfen.

Jedoch auch durchsichtige Körper, d. h. solche, welche einen grossen Theil des Lichtes hindurchlassen, ändern die Richtung der Strahlen.

Ein schräg auffallender Lichtstrahl ändert beim Uebergang aus einem durchsichtigen Körper in einen anderen, in welchem das Licht eine andere Fortpflanzungsgeschwindigkeit hat, seine Richtung — er wird gebrochen.

Für die Brechung gelten folgende Gesetze:

1. Der einfallende und gebrochene Strahl befinden sich auf entgegengesetzten Seiten des Einfallslothes und liegen mit diesem in einer einzigen Ebene — der Einfallsebene.

2. Der Quotient aus dem Sinus des Einfallswinkels durch den Sinus des Brechungswinkels ist gleich dem Verhältnisse der Fortpflanzungsgeschwindigkeiten des Lichtes in den beiden Mitteln und heisst Brechungsquotient oder Brechungsexponent.

Strahlen, welche auf die Trennungsfläche zwischen zwei durchsichtigen Körpern rechtwinkelig auftreffen, werden nicht gebrochen.

Der Brechungsexponent ist von der Schwingungszahl des Lichtstrahls, oder was dasselbe ist, von seiner Farbe abhängig.

Sehr häufige und wichtige Anwendung findet die Brechung des Lichtes durch geschliffene Gläser.

Gläser mit kugelförmig geschliffenen gewölbten (convexen) Oberflächen heissen Linsengläser oder einfach Linsen (Convexlinsen). Gläser, welche nach innen gewölbt, d. h. ausgehöhlt (concav) sind, die also am Rande dicker wie in der Mitte sind, nennt man vertiefte Linsen oder Hohllinsen, auch Concavgläser. Erstere sind in der Mitte dicker, letztere dünner als am Rande.

Die Gerade, welche durch die Krümmungsmittelpunkte beider Linsenflächen geht, heisst optische Achse der Linse. Ist eine der Linsenflächen eben, so ist die optische Achse jene Gerade, welche durch den Krümmungsmittelpunkt der gekrümmten Fläche geht und auf der ebenen Fläche senkrecht steht.

Strahlen, welche auf eine Hohllinse parallel mit der Achse auffallen, gehen nach der Brechung in derselben auseinander, sie divergiren oder werden zerstreut. Die Hauptstrahlen, d. h. diejenigen Strahlen, welche durch die Mitte der Linse gehen, erleiden keine Brechung.

Die durch eine Hohllinse betrachteten Gegenstände erscheinen aufrecht, verkleinert und näher gerückt.

Lässt man auf eine beiderseits erhabene (convexe) Linse Sonnenstrahlen auftreffen, so kann man auf der anderen Seite die gebrochenen Strahlen in gewisser Entfernung von der Linse als Lichtpunkt wieder auffangen. Hält man ein Stück Papier dorthin, so dass der beleuchtende Punkt möglichst klein ist, so wird das Papier erhitzt und fängt schliesslich an zu brennen. Die Convexlinse wirkt als Brennglas. Die Linse bricht die Sonnenstrahlen derart, dass sie zusammenlaufen (convergiren) und sich sämmtlich in einem Punkt, dem Brennpunkt, schneiden.

Die parallel der Achse auf eine Convexlinse fallenden Lichtstrahlen werden so gebrochen, dass sie sämmtlich durch den Brennpunkt gehen.

Der Abstand des Brennpunktes von der Linsenmitte heisst die Brennweite.

Die von dem Brennpunkte aus auf eine convexe Linse fallenden Strahlen laufen nach ihrer Brechung der Linsenachse parallel. Die Hauptstrahlen gehen ungebrochen hindurch.

Jeder innerhalb der Brennweite befindliche Gegenstand erscheint dem durch eine Convexlinse blickenden Auge aufrecht, vergrössert und weiter entfernt. Von einem ausserhalb der Brennweite befindlichen Gegenstande erhält man durch die Convexlinse ein umgekehrtes Bild.

Die Wirkung einer Linse hängt ausser von der brechenden Kraft ihres Materiales von ihrem Durchmesser und ihrer Krümmung ab.

§ 45. Wenn auf einem grösseren sphärischen Hohlspiegel oder auf eine sphärische Linse Parallelstrahlen nahe dem Rande auffallen, so convergiren diese nach der Reflexion, respective nach ihrem Gange durch die Linse nicht nach demselben Punkte der Achse, sondern ergeben statt eines einzigen Brennpunktes einen Lichtraum, dessen Achsenschnitt die eigenthümliche Brennlinie ist. Es ist dies besonders bei den dickeren Linsen der Fall und hat seinen Grund in der ablenkenden Wirkung derjenigen Prismen, aus denen man sich die Linse zusammengesetzt denken kann. Hieraus entsteht eine Undeutlichkeit der erzeugten Bilder, die man sphärische Aberration nennt. Noch einen anderen Mangel zeigen die Linsen. Das weisse Licht wird durch sie ebenso wie durch ein Prisma (s. w. u.) in seine Bestandtheile zerlegt. Lässt man daher z. B. ein Strahlenbündel auf eine Sammellinse parallel zur optischen Achse fallen, so schneiden sich hinter der Linse die violetten Strahlen, da sie am stärksten gebrochen werden, näher der Linse als die übrigen Farbenstrahlen und der Schnittpunkt der rothen Strahlen ist am weitesten von der Linse entfernt. An jeder Stelle, wo wir das

Bild auffangen, erhalten wir nur eine Farbe scharf, herum Kreise in den anderen Farben. Man nennt dies die chromatische Aberration der Linsen.

Parabolische Spiegel haben entsprechend der geometrischen Eigenschaften der Parabel, dass ihre Tangenten in den Berührungspunkten mit dem bezüglichen Leitstrahl und Parabeldurchmesser gleiche Winkel bilden, keine Brennfläche, sondern nur einen einzigen Vereinigungspunkt für alle Parallelstrahlen. Man verwendet aus diesem Grunde für Lichtprojectoren parabolische Spiegel lieber als sphärische Hohlspiegel.

§ 46. In den meisten Fällen gehen Reflexion und Brechung Hand in Hand, insofern nicht alles auffallende Licht gespiegelt wird, sondern ein Theil desselben in das zweite Medium eindringt. Man sagt, es findet bei der Reflexion ein Lichtverlust statt. Die Grösse dieses Verlustes hängt von der Art der Medien und der Richtung der Strahlen ab.

Aber auch vom gebrochenen Theile des aufgefallenen Lichtes geht nicht alles durch das zweite Medium durch. Vielmehr wird ein Antheil davon in letzterem verbraucht, beziehungsweise in andere Formen von Energie umgewandelt (Wärme, chemische Energie etc.).

Nach photometrischen Messungen beträgt die Stärke des zurückgeworfenen und des durch einen Körper gehenden Lichtes zusammen weniger als die ursprüngliche Stärke des darauf gefallenen Lichtstrahles.

Man sagt, das Licht wird verschluckt (absorbirt) und nennt die Erscheinung Absorption. Ein vollkommen durchsichtiger Körper absorbirt kein Licht; absolut durchsichtige (diaphane) Körper gibt es aber ebenso wenig wie absolut durchsichtige (adiaphane), die alles Licht spiegeln (Totalreflexionen ausgenommen). Selbst Gold u. a. Metalle werden durchsichtig, wenn sie nur dünn genug sind. Eine ganze Classe von Körpern absorbirt nur gewisse Farben des Lichtes (farbige Gläser): eine andere Classe verändert die Farbe des auffallenden Lichtes (fluorescirende Körper).

Durchscheinend werden die durchsichtigen Körper dadurch, dass in ihrem Innern fremde Partikelchen eingelagert sind, an denen diffuse Reflexion stattfindet. Beispiele solcher „trüben Medien" siud Milchglas, Blut, Milch u. s. w.

Nach dem Gesetze von der Erhaltung der Kraft geht die Energie des von der Materie absorbirten Lichtes nicht verloren, sondern sie wird die Quelle anderer Energieformen, welche gleichwerthig sind. Der Zustand der Materie, welche Licht absorbirt, wird verändert, und andererseits können nur solche Lichtstrahlen wirksam sein, welche absorbirt werden. Dem entsprechend ist Licht, welches eine Substanz passirt hat und daselbst Bestandtheile abgab, welche absorbirt werden, in seiner Wirksamkeit geschwächt.

§ 47. Beim Gange durch ein optisches Prisma wird ein Lichtstrahl von seiner Richtung abgelenkt und ausserdem in seine farbigen Bestandtheile zerlegt, es erscheint ein Farbenband (Spectrum), in welchem die Farben Roth, Orange, Gelb, Grün, Blau und Violett aufeinander folgen, u. zw. so, dass Roth am wenigsten und Violett am meisten abgelenkt erscheint. Im Gelb und Orange erscheint das Spectrum der Sonne dem Auge am hellsten, etwa doppelt so hell als im Grün, 30mal heller als im Blau und Roth und fast 200mal heller als das Violett. Diese Farben nehmen jedoch im Spectrum keine gleichen Räume ein; auch sind sie von einander nicht scharf abgegrenzt, indem jede Farbengattung unmerklich in die folgende übergeht.

Das weisse Licht ist also zusammengesetzt. Die Zerlegung eines zusammengesetzten Lichtes in seine Farbenbestandtheile nennt man Farbenzerstreuung oder Dispersion. Jeder der farbigen Bestandtheile des weissen Lichtes ist ein einfaches oder homogenes Licht. Bei Vereinigung des Spectrums, etwa durch eine Linse, zu einem Punkte erhält man wieder weisses Licht.

Die Körperfarben sind nicht identisch mit den Spectralfarben, sondern sie sind abhängig von dem auf sie fallenden Lichte. Sie entstehen dadurch, dass ein Körper einzelne Farbenbestandtheile des auffallenden und in ihn eindringenden Lichtes absorbirt und die übrig bleibenden zurückwirft, theils durchlässt. Im ersten Falle ist er farbig undurchsichtig, im letzten farbig durchsichtig.

Die Körperfarben haben also keine reale Existenz, sondern sind nur Erzeugnisse des auffallenden Lichtes.

Ein durchsichtiger Körper ist farblos durchsichtig, wenn er alle Bestandtheile des auffallenden Lichtes in demselben Verhältnisse durchlässt, wie sie in dem Lichte selber gemischt sind. Er ist blau durchsichtig, wenn er einen Theil der Strahlen absorbirt und nur solche Strahlen durchlässt, die in unserem Auge den Eindruck des Blau hervorbringen.

Von der blauen Lösung des Kupfervitriols werden hauptsächlich die rothen und gelben Strahlen absorbirt, die blauen vorzugsweise, die grünen und violetten schwächer durchgelassen, daher erscheint uns die Lösung blau.

Gelbe Farbstofflösungen lassen Gelb ungeschwächt, Roth oder Grün schwächer durch und absorbiren Blau und Violett.

Ein undurchsichtiger Körper ist weiss, wenn er alle Bestandtheile des weissen Lichtes in hohem Betrage und in gleichem Masse zurückwirft. Ein Körper ist schwarz, wenn er alle Bestandtheile des auf ihn fallenden weissen Lichtes absorbirt.

Interessant ist die Thatsache, dass selbst die farblosen Körper, welche für sichtbare Strahlen gleich transparent erscheinen, die sogenannten chemischen Strahlen (s. w. u.) sehr verschiedenartig durchlassen, z. B. absorbiren Doppelspath-Soda die sogenannten chemischen Strahlen weniger als Crownglas und Flintglas; am wenigsten davon absorbirt Bergkrystall und Steinsalz.

Das rothe Licht hat die Eigenschaft, die Körper viel besser zu durchdringen als das blaue Licht. Analysirt man das Licht einer Lampe, welches durch ein starkes Blatt Papier hindurchgegangen ist, mittels des Spectroskopes, so findet man, dass fast alles blaue Licht absorbirt wurde und nur rothes und gelbes Licht übrig geblieben ist. Bei grösserer Dicke der absorbirenden Schichte bleibt nur noch rothes Licht übrig. Dasselbe gilt auch für Gase und Dämpfe, z. B. für unsere Atmosphäre. Hiefür bietet die Rothfärbung der Gestirne, besonders der Sonne, wenn sie sich dem Horizonte nähern, ein vorzügliches Beispiel.

Je stärker brechbar ein Licht ist, umso leichter wird es von den absorbirenden Mitteln verschluckt.

Nach der Undulationstheorie des Lichtes nimmt man an, dass den farbigen Bestandtheilen des Sonnenlichtes verschiedene Schwingungszahlen zukommen, und zwar dem rothen Lichte die kleinste Schwingungszahl von circa 400 Billionen per 1 Secunde, die für die übrigen Farben gegen Violett zu immer grösser wird; das violette Licht hat schon circa 800 Billionen Schwingungen per 1 Secunde. Ein Strahl weissen

Sonnenlichtes enthält somit die verschiedenartigsten Lichtwellen von 400—800 Billionen Schwingungen per 1 Secunde.

Im optischen Prisma erfahren die verschiedenen Lichtwellen eines zusammengesetzten Lichtstrahles verschieden grosse Ablenkungen, u. zw. das rothe Licht infolge seiner kleinsten Schwingungszahl die relativ kleinste Ablenkung, respective Verzögerung, das violette Licht mit seiner grössten Schwingungszahl die relativ grösste Ablenkung und Verzögerung. Solch verschiedenartigen Lichtstrahlen, wie sie das Spectrum zeigt, kommen demnach auch verschiedene Brechungsquotienten zu.

Die Ursache dieser Verzögerung kleinerer Wellen war lange unbekannt. Es gereichte daher der Undulationstheorie zum Vorwurfe, dass sie dieselbe nicht anzugeben vermochte.

Cauchy gab der Theorie neue Stützpunkte, indem er bewies, dass eine Beziehung zwischen der Geschwindigkeit und der Länge einer Welle besteht, sobald die Massentheilchen des Körpers so gelagert sind, dass ihre gegenseitigen Abstände ein merkliches Verhältniss zur Wellenlänge haben. Den verschiedenen Farben entsprechen verschiedene Wellenlängen, u. zw. nimmt die Wellenlänge der einzelnen Farben in der Farbenfolge des Spectrums von Roth gegen Violett successive ab.

Man bezeichnet aus diesem Grunde auch die gegen Violett zu gelegenen Partien des Spectrums als Strahlen kleinerer Wellenlänge oder als stärker brechbare Strahlen, gegenüber den Strahlen grösserer Wellenlänge oder den schwächer brechbaren Strahlen, welche im Rothende des Spectrums ihren Platz haben.

Durch verschiedene Methoden, auf welche hier nicht eingegangen werden kann, ist man in den Stand gesetzt, die Wellenlänge der einzelnen Lichtgattungen zu bestimmen. Dieses ist durch *Fraunhofer* zuerst für die sichtbaren Strahlen geschehen, für die ultravioletten von *Cornu*, *Esselbach* und *Eisenlohr*, für das ultrarothe Spectrum von *Abney*. Genauere Messungen rühren von *Angström* her. In moderneren wissenschaftlichen Untersuchungen erfolgt die Angabe der Wellenlängen meist nach *Angström*'schen Einheiten (AE):

$$1\ \text{AE} = \frac{1}{10{,}000{,}000}\ mm.$$

Dem Lichte von kleinerer Wellenlänge entspricht auch eine kleinere Schwingungsdauer, aber eine grössere Schwingungszahl.

In festen und flüssigen Körpern ist die Dichte der von den Körpermolecülen angezogenen Aethertheilchen eine grössere als in Gasen, es pflanzt sich also Licht von kleinerer Wellenlänge beim Uebergange von Luft in den festen oder flüssigen Körpern langsamer fort als jenes von grösserer Wellenlänge; darum wird Licht von kleinerer Wellenlänge beim Uebergange von Luft in einen festen oder flüssigen Körper auch stärker gebrochen als jenes von grösserer Wellenlänge.

Das Sonnenspectrum hat nicht da seine Grenzen, wo es unter gewöhnlichen Umständen mit dem äussersten Roth zu beginnen und mit dem äussersten Violett zu endigen scheint; es gibt über das rothe Ende hinaus noch Strahlen von kleineren — unter 400 Billionen — Schwingungszahlen (grösseren Wellenlängen) — sogenannte infrarothe oder ultrarothe Strahlen —, und über das violette Ende hinaus Strahlen von grösseren — über 800 Billionen — Schwingungszahlen (kleineren Wellenlängen) — sogenannte ultraviolette Strahlen.

Der Satz, dass ein Lichtstrahl desto stärker gebrochen wird, je kleiner seine Wellenlänge ist, gilt auch für die unsichtbaren ultrarothen und ultravioletten Strahlen.

Für die schärfere Beobachtung des Spectrums dienen die Spectralapparate.

Das weisse Licht, welches von glühenden, festen und flüssigen Körpern ausgesendet wird, gibt ein continuirliches Spectrum. Wird dagegen in der Flamme eines Bunsenbrenners Na Cl verdampft, so erscheint blos eine helle gelbe Doppellinie als Spectrum des Natriumdampfes.

Lithiumdämpfe zeigen eine rothe und eine gelbe Linie. Aehnliche Linien zeigen auch Baryum-, Calcium- und Strontiumsalze. Den Dämpfen eines jeden Metalls entsprechen ganz bestimmte Linien, so dass man umgekehrt aus dem Vorhandensein gewisser Linien in dem Spectrum einer Flamme auf das Vorhandensein des betreffenden Körpers in der Flamme schliessen kann (Spectralanalyse). Auch Gase liefern solche Spectra, wenn dieselben in *Geissler*'schen Röhren untersucht und durch einen elektrischen Strom zum Glühen gebracht werden.

Lässt man das Licht einer hellen Flamme durch Natriumdämpfe gehen, so erscheint im Spectrum dort, wo die Natriumdämpfe allein eine helle, gelbe Doppellinie geben würden, eine dunkle Doppellinie. Diese Erscheinung nennt man nach *Kirchhoff* Umkehrung des Spectrums. Lässt man das Licht durch eine farbige Glasplatte oder eine mit einer Farbstofflösung gefüllte Glascuvette etc., so verschwinden aus dem Spectrum diejenigen Farbenpartien, welche bei dem Durchgange des Lichtes durch den farbigen Körper absorbirt wurden, es erscheinen ganze Partien des Spectrums dunkel und wir erhalten sodann ein Absorptionsspectrum.

Man nennt diesen Vorgang, bei welchem das weisse Licht, ein Gemisch von verschiedenen Aetherschwingungen von verschiedener Wellenlänge, entmischt wird, das Filtriren des Lichtes. Dieses Entmischen, Zerlegen oder Filtriren des Lichtes ist seit langer Zeit ein wichtiges Arbeitsmittel verschiedener graphischer Gewerbe.

In einem selbstleuchtenden Körper, der nur einfarbiges Licht, also nur Licht von einer bestimmten Wellenlänge oder Schwingungsdauer aussendet, schwingen die Theilchen alle mit gleicher Schwingungsdauer. Wenn Schwingungen derselben Dauer auf den Körper fallen, so werden sie seine Theilchen in Bewegung versetzen, gerade so wie ein Körper mit einem, der denselben Ton gibt, mittönt. Die lebendige Kraft, welche auf die Schwingungen der Körpertheile verwendet wird, bewirkt eine Verminderung in der lebendigen Kraft der ankommenden Aetherschwingungen und damit eine Schwächung des durchgehenden Lichtes (s. pag. 301). Allerdings wird dabei der schwingende Körper an lebendiger Kraft gewinnen. Diese wird sich aber nach allen Seiten hin ausbreiten, nicht blos in der Richtung der ankommenden Schwingungen. In dieser Richtung wird weniger fortgehen, als ankommt. Auf diese Weise wird das von *Kirchhoff* theoretisch nachgewiesene Gesetz begreiflich, dass ein Körper, der im glühenden Zustande nur Licht von einer bestimmten Wellenlänge aussendet, einen darauf fallenden Lichtstrahl von derselben Wellenlänge absorbirt. Sendet er aber Licht von verschiedenen Wellenlängen aus, so absorbirt er aus demselben Grund auch alle entsprechenden Lichtstrahlen. Das Verhältniss zwischen dem Emissionsvermögen und dem Absorptionsvermögen aller Körper ist, wie *Kirchhoff* bewiesen hat, für Strahlen von gleicher Wellenlänge bei derselben Temperatur dasselbe *(Eisenlohr)*.

Was geschieht mit dem absorbirten Theile des Lichtes?

Mit demselben können folgende Umwandlungen stattfinden:

1. das absorbirte Licht wird meist in Wärme umgewandelt. Die auffallenden sichtbaren Strahlen werden dann von dem erwärmten Körper als dunkle Wärmestrahlen, also mit vergrösserter Wellenlänge wieder ausgesendet. Umgekehrt kann man durch Bestrahlung mit dunklen Wärmestrahlen einen Körper bis zum Leuchten erhitzen. Letztere Erscheinung hat *Tyndall* mit Calorescenz bezeichnet.

2. Veranlasst das absorbirte Licht in manchen Fällen sofort die Aussendung neuer Lichtstrahlen von verschiedener Farbe; diese Erscheinung ist unter dem Namen Fluorescenz bekannt, dabei werden die Körper vom Beginne bis zum Schlusse ihrer Beleuchtung wie selbstleuchtend und strahlen ein Licht aus, dessen Farbe gewöhnlich sowohl von der Farbe des auffallenden Lichtes als auch von der Eigenfarbe des Körpers verschieden ist. Die Körperfarben entstehen durch reflectirte Strahlen, die Fluorescenzfarben aber durch die absorbirten Strahlen.

3. Das absorbirte Licht kann auch eine mehr oder weniger andauernde Aussendung neuer Lichtstrahlen verschiedener Farbe veranlassen; diese unter dem Namen Phosphorescenz bekannte Erscheinung zeigen Schwefelcalcium, Schwefelstrontium etc.[1])

4. Das Licht veranlasst chemische Wirkungen, insbesondere Zersetzungen, und darauf beruht die Photographie.

5. In manchen Fällen können die auffallenden Aetherschwingungen des Lichtes auch elektrische Erscheinungen hervorrufen.

6. Auch mechanische Arbeit kann das Licht unter Umständen leisten (Lichtmühle).

---

[1]) *Becquerel* gelang es mit Hilfe eines Phosphoroskopes zu zeigen, dass alle festen fluorescirenden Körper auch Phosphorescenz zeigen, wenn auch das Phosphorescenzlicht von sehr kurzer Dauer ist. Auf Grund dieser Thatsache formulirte er seine Ansicht, dass Fluorescenz und Phosphorescenz ihrem Wesen nach identisch seien, dass Fluorescenz nur eine Phosphorescenz von sehr kurzer Dauer sei.

Die fluorescenzerregende Wirkung ist vorzüglich dem kurzwelligen Lichte eigen. In dem Fluorescenzlichte treten aber auch Lichtarten auf, deren Wellenlänge grösser ist als diejenige irgend eines Bestandtheiles des fluorescenzerregenden Lichtes. Dagegen treten in dem Fluorescenzlichte keine Wellenlängen auf, welche kleiner wären, als die des fluorescenzerregenden Lichtes.

Nach *E. Wiedemann* bezeichnet man jene Art der Lichtentwicklung, welche wohl durch äussere Ursachen, aber ohne entsprechende Temperatursteigerung erzeugt wird, als Luminiscenz. Je nach der erregenden Ursache unterscheidet der genannte Physiker mehrere Arten der Luminiscenz, deren specielle Bezeichnungen auf die Ursache hinweisen:

Bezeichnung:	Ursache der Erregung:
Photoluminiscenz,	Bestrahlung,
Elektroluminiscenz,	Elektrische Entladung,
Chemiluminiscenz,	Chemische Processe,
Thermoluminiscenz,	Schwache Erwärmung,
Triboluminiscenz,	Reibung,
Krystalloluminiscenz.	Krystallisation.

Die Emissionsspectra sind ihrem Aussehen nach continuirlich, Linien- oder Banden-Spectren, die Absorptionsspectren dagegen nur Linien- oder Banden-Spectren. Es gibt auch Absorptionsspectren mit einseitiger Absorption, wenn ein Ende des Spectrums absorbirt wird. Alaun absorbirt beispielsweise das Ultraroth, Glas hingegen Ultraviolett etc. Auch Spectren mit zweiseitiger Absorption gibt es.

Schon *Fraunhofer* bemerkt, dass das Sonnenspectrum nicht ein einfaches continuirliches Spectrum sei, sondern von zahllosen feinen schwarzen Linien durchfurcht ist. In Fig. 88 sind einige der wichtigsten Linien auf dem langen Streifen abgebildet.

Nach dem Entdecker nennt man diese Linien die *Fraunhofer*schen Linien. Die stärksten derselben sind von ihm mit Buchstaben bezeichnet worden. Das Auftreten dieser Linien erklärte *Kirchhoff* durch die Annahme, dass in der die Sonne umgebenden Dampfhülle glühende Dämpfe vorhanden sind, welche allein jene Linien hell liefern würden, die im Sonnenspectrum dunkel erscheinen, dass also das vom weissglühenden Sonnenkörper ausgestrahlte Licht auf seinem Wege durch Absorption Verluste bestimmter Farbennuancen erfährt. Darnach ist das Sonnenspectrum ein Absorptionsspectrum. Man kann daher aus der *Fraunhofer*'schen Linie erkennen, welche Gase die Photosphäre enthält.

Fig. 88.

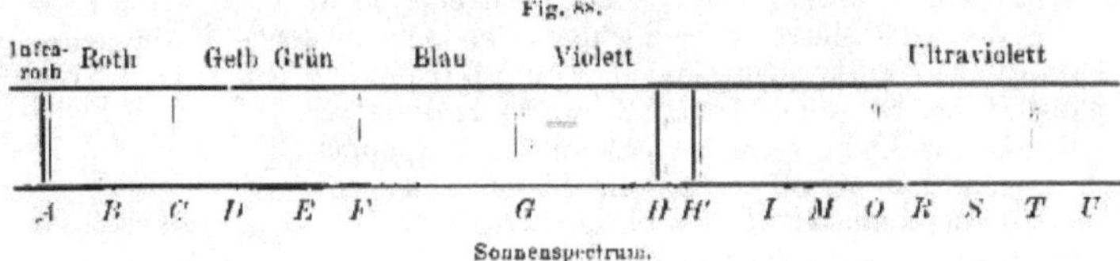

Sonnenspectrum.

Die Spectralanalyse gestattet uns Körper, welche weit von uns entfernt sind, namentlich also die Himmelskörper, auf ihre chemische Zusammensetzung zu untersuchen, und auf diesem Gebiet hat sie auch die wichtigsten Resultate ergeben. Ferner aber ist sie auch wichtig durch ihre enorme Empfindlichkeit, welche Spuren von Elementen zu entdecken gestattet, bei denen die chemische Analyse längst versagt. So verdanken wir der Spectralanalyse die Kenntniss einer ganzen Anzahl neuer Elemente.

Die sorgfältigen Messungen von *Kirchhoff*, *Thalén*, *Huggin*, *Dewar*, *Abney*, *Eder*, *Valenta*, *Exner*, *Kayser* etc. haben die Wellenlänge des von verschiedenen Elementen ausgesandten Lichtes bestimmt, zum Beispiel:

Na besitzt eine helle gelbe Doppellinie, die sog. *D*-Linie ($\lambda = 5896{\cdot}16$ und $5890{\cdot}19$),
Li besitzt rothe Linien (6708 und 6104),
Ba sendet grünes Licht aus; seine Hauptlinien sind: 6497, 6142, 5828, 5536 etc.

Die mit den Buchstaben *A* bis *H* bezeichneten Linien des Spectrums sind diejenigen, welche am leichtesten wieder erkannt werden können. Die grösste Empfindlichkeit zeigt das Auge für das Licht zwischen *D* und *E*, also im Gelb. Von da an nimmt sie nach beiden Seiten rasch ab und ist für das Roth jenseits *A* und die ultravioletten Strahlen jenseits *H* sehr gering.

Unser Sehorgan nimmt daher nur bestimmte Wellenlängen wahr, grössere und kleinere aber nicht; in ähnlicher Weise ist ja auch das Gehör beschränkt, so dass wir kleinere Wellen als von 1 Mm. nicht mehr hören. Bekanntlich (s. o.) erklärt *d'Arsonval* auch in ähnlicher Weise die Unempfindlichkeit gegen seine Ströme.

Daraus folgt aber nicht, dass die Vibrationsintensität der Lichtstrahlen von grösserer oder kleinerer Wellenlänge eine geringere ist. Denn gegen Roth nimmt, wie der Astronom *Herschel* gezeigt hat, eine andere Wirkung der Sonnenstrahlen, die Wärme, zu und setzt sich beträchtlich in dem dunklen Raume daneben fort.

§ 48. Mit einem äusserst empfindlichen Apparate (Bolometer[1]), welcher Wärmeunterschiede selbst von einem millionsten Theil eines Celsiusgrades verzeichnet, fand *Langley*, dass sich jenseits des rothen Endes des sichtbaren Spectrums noch ein Wärmespectrum ausdehnt, welches fast zwanzigmal länger ist als das sichtbare Sonnenspectrum, und dass in diesem Wärmespectrum sich gegen 700 Stellen befinden, die man „Kältelinien" nennen kann, weil an diesen Stellen das Bolometer keine Wärmeerscheinungen anzeigt.

Diese Kältelinien erinnern ganz an die von *Fraunhofer* im Lichtspectrum entdeckten dunklen Linien. Die Wellenlänge der untersuchten Wärmestrahlen erstreckt sich von 0·7 μ bis 5·2 μ ($\mu = {}^1/_{1000}$ Mm.).

Sucht man mit dem Bolometerdraht das Wärmespectrum ab, so zeigt sich ein beständiges Schwanken der Temperatur, oft plötzliches Abfallen, dann wieder plötzliches Ansteigen innerhalb ganz kleiner Zwischenräume, andererseits wieder breitere Streifen tieferer oder höherer Temperatur. Dem plötzlichen Abfallen und Ansteigen der Temperatur entsprechen linienförmige Aenderungen im Spectrum, während die breiteren Stellen tieferer Temperatur als Absorptionsstreifen aufzufassen sind. *Langley* machte seine Untersuchungen auch in 4000 M. Höhe auf dem Mount Whitney und fand, dass sehr viel Wärme von der Atmosphäre absorbirt wird und konnte aus seinen Messungen gleichzeitig einen Schluss machen, welche Wärmemenge von der Sonne die Grenze unserer Atmosphäre erreicht.

Diese ist so gross, dass sie bei senkrechtem Auffallen der Strahlen in einer Minute eine fast 3 Cm. dicke Eisschichte schmelzen würde. Auch zu verschiedenen Tageszeiten ist die Dicke der Atmosphäre, welche die Sonnenstrahlen durchsetzen, verschieden, indem bei hohem Sonnenstande der Weg durch die Luft ja viel kürzer ist, als gegen Sonnenuntergang. Die Spectren fallen deshalb zu verschiedenen Tageszeiten verschieden aus. *Langley* fand auch, dass nicht alle Strahlen in gleichem Masse von der Atmosphäre absorbirt werden. Die Strahlen werden umsomehr von der Atmosphäre zurückgehalten, je kürzer ihre Wellenlänge ist. Das Wärmemaximum liegt bei hohem Sonnenstande im Rothgelb, am Abend mehr gegen Roth. Nicht nur zu verschiedenen Tageszeiten, sondern zu verschiedenen Jahreszeiten ändert sich der Charakter des Wärmespectrums.

Langley kam dabei zum Schlusse, es dürfte die fortgesetzte Untersuchung des Wärmespectrums von grosser Bedeutung für die Meteorologie werden. Die Intensität der Wärmestrahlung der Körper hängt von deren Temperatur, ihrer chemischen Natur und der Beschaffenheit ihrer Oberfläche ab; von diesen Umständen hängt auch die Qualität der Strahlung, d. h. die Schwingungszahl der ausgesandten Strahlen ab.

Von den auf einen Körper auffallenden Wärmestrahlen wird ein Theil reflectirt, ein anderer dringt in den Körper ein; der letztere

[1]) Derselbe beruht auf dem Umstande, dass ein Draht bei wachsender Temperatur eine Erhöhung des elektrischen Widerstandes erfährt.

20*

Theil kann durch den Körper hindurchgehen, — dann ist der Körper diatherman —, oder er wird theilweise oder ganz absorbirt — dann nennt man den Körper atherman.

Da Glas die langen Wellen nicht durchlässt. muss man bei derartigen Untersuchungen Prismen aus Steinsalz oder Flussspat benützen. Diese langen Wellen sind dasjenige, was man als strahlende Wärme bezeichnet.

§ 49. In dem fast unsichtbaren Theile von *H* bis *R* tritt bei vielen lichtempfindlichen Präparaten die chemische Wirkung der Strahlen auf. Diese beginnt für Bromsilber schon in *F* und für Jodsilber bei *G*. Im allgemeinen ist sie am stärksten bei der Linie *H* und nimmt von hier aus auf beiden Seiten ab. (Die Linie *a, b, c* in Fig. 89 gibt die thermische, die Linie *d, e, f, g* die chemische Wirkungscurve: wie diese beiden Curven über dem Spectrum steigen und fallen, so verhält es sich auch mit den beiden Wirkungen. Die Curve *h, i, k* gibt die Lichtwirkung an, deren Maximum in Gelb fällt.) Dies gilt jedoch nur für das Sonnenspectrum, indem das jeder anderen Lichtquelle davon ver-

Fig. 89.

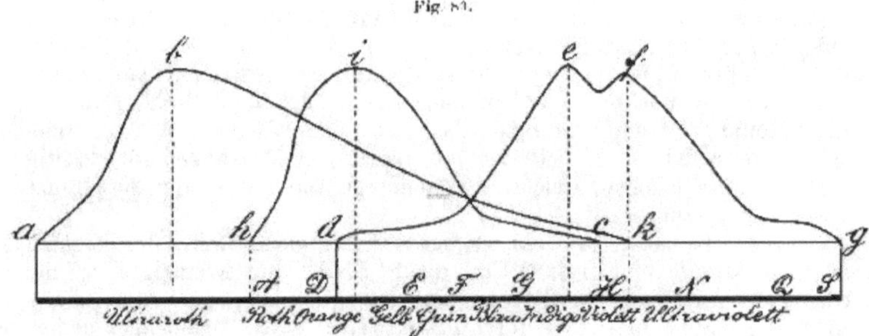

Aus *A. Lainer*, Vorträge über photogr. Optik. Wien 1890, pag. 107.

schieden ist. Das Spectrum des *Drumond*'schen Kalklichtes und das des elektrischen Bogenlichtes ist nach der ultravioletten Seite hin bedeutend weiter ausgedehnt als das Sonnenspectrum, weil die kurzwelligen Schwingungen des Sonnenlichtes auf seinem Wege durch die Atmosphäre stark absorbirt werden. (Ebenso ist der Gehalt des Sonnenlichtes an ultrarothen Strahlen vom Wasserdampf- und Kohlensäuregehalt der Atmosphäre abhängig.) Noch mehr ultraviolette Antheile zeigt das Spectrum, welches die Funken eines Inductionsapparates liefern, welche zwischen zwei Spitzen überspringen. Am grössten ist das auf diese Weise erzeugte ultraviolette Spectrum von Aluminium, Kobalt, Eisen oder *Eder*'scher Legirung (Blei, Zink Cadmium). Die so erhaltenen Spectra sind Linienspectra, welche zahllose Linien, namentlich im Ultraviolett enthalten; das Eisenspectrum besitzt z. B. etwa 5000 Linien. (S. pag. 98.)

Von den bis jetzt untersuchten Medien besitzen kein nachweisliches Absorptionsvermögen für Ultraviolett: Bergkrystall, weisser Flussspath und Kalkspath. Sehr gering ist die Absorption für Ultraviolett von Steinsalz, Eis, Alkali-Sulfaten, -Carbonaten, -Arsenicaten, -Boraten, den alkalischen Erden, löslichen Fluorverbindungen, Chloriden und Bromiden der Alkalien, Alaun. Durch eine Kerzenflamme und durch reinen

Wasserstoff (*Schumann*) gehen die ultravioletten Strahlen ohne bemerkbare Schwächung hindurch.

Stark ist die Absorption bei den organischen Säuren und ihren Verbindungen und am ausgezeichnetsten bei vielen Benzolderivaten (*Hartley*). Glas, Glimmer, Gips, Gelatine und viele vegetabilische und animalische Flüssigkeiten absorbiren Ultraviolett bedeutend (*de Chardonnet*[1]). (So absorbirt beispielsweise der Humor aqueus alle kürzeren Wellen als 307 μμ.) Flüssiges Hühnereiweiss (also eine 12%ige Eiweisslösung) absorbirt nach *G. P. Drossbach*[2]) alle kürzeren Wellen als 320 μμ, stark verdünnt bis 300 μμ. Eine 1%ige Pepton-Nährgelatine ist ebenso undurchlässig wie eine äquivalente Eiweisslösung.

Von Glassorten absorbirt am stärksten Schwerflintglas und alle dichten stark bleihältigen Gläser, weniger das Crownglas und das Barytflintglas.

Cornu stellte fest, dass man mit einem Quarzprisma ein Sonnenspectrum bis über *R* im Ultraviolett erhält; mit Kalkspath erstreckt sich die Wirkung nur bis über *P*, mit Schwerflintglas nicht einmal bis zur Grenze des sichtbaren Violett, mit Leichtflintglas dagegen bis gegen *N* im Ultraviolett.

Aus *Schumann's* Versuchen geht hervor, dass eine gläserne Deckglasplatte von 0·125 Mm. Dicke schon ein Drittel der äusseren ultravioletten Strahlen des Magnesiumfunkens (über λ = 277) verschluckt.[3])

Durch Linsen von Quarz, Steinsalz oder Flussspath werden ultraviolette Strahlen gebrochen, respective gesammelt.

So wie die kurzwelligen Strahlen des sichtbaren Spectrums besitzen auch die ultravioletten Strahlen die Fähigkeit der Fluorescenzerregung.

Kathodenstrahlen und Becquerelstrahlen machen die Luft, in der sie sich ausbreiten, elektrisch leitend und verwandeln deren Sauerstoff in Ozon.

Derselben Wirkungen sind aber auch das ultraviolette Licht, und zwar die Strahlen geringer Wellenlänge (λ = 0·00014—0·00019 Mm.) fähig.

Schon *Hertz* fand, dass die Bestrahlung einer elektrische Wellen aussendenden Vorrichtung, eines Erregers, mit ultraviolettem Licht den oscillatorischen Charakter des Entladungsvorganges vernichtet. Dies beruht auf dem Leitendwerden der Gasschicht zwischen den beiden Theilen des Erregers, zwischen denen der Funke überspringt.[4]) Diesen Vorgang hätte man sich etwa als Zerspaltung der elektrisch neutralen Molekel durch die aufprallenden Corpuskeln vorzustellen. In Verfolgung dieser Beobachtung fand *Hallwachs*, dass negativ geladene Metallflächen durch ultraviolettes Licht entladen werden. *Lenard* entdeckte[5]), dass durch Bestrahlung einer Metallfläche mit ultraviolettem Lichte die negativ geladenen „Corpuskeln" (s. Einleitg. pag. 6) des Metalles in so heftiges Mitschwingen versetzt werden können, dass sie von der Oberfläche mit grosser Geschwindigkeit fortfliegen und dann ein Verhalten zeigen, welches ganz demjenigen der gewöhnlichen, durch Entladungen erzeugten Kathodenstrahlen entspricht. Es verwandelt sich demnach unter dem Einflusse des ultravioletten Lichtes die negative elektrische Ladung eines Körpers in Kathodenstrahlen, welche in den freien Raum hinausgehen. Diese Strahlen pflanzen sich mit wesentlich geringerer Geschwindigkeit als die Lichtstrahlen fort.

Neben der normalen Dispersion des Lichtes gibt es ausnahmsweise auch eine anormale, bei welcher die Reihenfolge der Farben und Linien im Spectrum ganz abweichend von der normalen ist. Eine weingeistige Fuchsinlösung zeigt als Prisma angewendet Violett am wenigsten abgelenkt, dann folgt Roth, dann Gelb; der grüne und blaugrüne Theil wird ganz absorbirt.

---

[1]) Compt. rend. 1881, Bd. XCIII, pag. 406.

[2]) Deutsche med. Wochenschr., 21. November 1901.

[3]) *J. M. Eder's* Ausführl. Handb. d. Photogr., I, 1, pag. 213, 283.

[4]) Siehe *Lampa*, Ueber Stromunterbrechung mit besonderer Berücksichtigung des *Wehnelt*'schen Unterbrechers, Sitzungsber. d. kaiserl. Akademie d. Wissensch. in Wien 1901.

[5]) Annalen d. Physik, 1900, Bd. III, pag. 298. — *Drude's* Ann., Bd. I, 1900, pag. 486. — Sitzungsber. d. kaiserl. Akademie d. Wissensch., math.-naturw. Cl., 19. October 1899.

Auch die Spectrallinien nehmen nicht unter allen Umständen ihre unveränderte Lage ein.

Humphreys und *Mohler* fanden, dass, wenn man die Lichtquelle unter Druck brennen lässt, stets eine kleine Verschiebung der Linien nach Roth hin eintritt.

Ferner fand *P. Zeemann*, dass, wenn man die Lichtquelle in ein starkes Magnetfeld bringt, die Spectrallinien eigenthümliche Veränderungen zeigen, welche je nach der Sehrichtung im wesentlichen in einer Verdoppelung oder Verdreifachung der Linien mit bestimmten Polarisationsverhältnissen bestehen.

§ 50. Die Interferenz des Lichtes ist die Erscheinung des Zusammenwirkens von Lichtwellen, wenn dieselben an einer Stelle des Raumes zusammentreffen.

Die interferirenden Wellen verstärken oder schwächen sich in ihren Wirkungen je nach der Grösse ihres Gangunterschiedes. Auf diese Weise kann man mit homogenem Lichte eine Reihe von abwechselnd hellen und dunklen Streifen, mit weissem Lichte eine Reihe von Spectren erhalten.

Auf den Erscheinungen der Interferenz beruhen die Farben dünner Plättchen und lässt sich aus ihnen die Wellenlänge des angewendeten Lichtes berechnen.

§ 51. Die Beugung oder Diffraction des Lichtes ist die Erscheinung, dass Licht, welches durch einen engen Spalt hindurch oder an einem dünnen Stäbchen vorbei geht, hinter demselben auch eine geringe seitliche Fortpflanzung erfährt, durch welche sie wieder die Veranlassung zu Interferenzerscheinungen darbietet.

So sieht man bei Anwendung von homogenem Lichte einen hellen Streifen von der Farbe des verwendeten Lichtes, an den sich beiderseits abwechselnd helle und dunkle Streifen anreihen. Wird weisses Licht angewendet, so erscheint in der Mitte ein weisser Streifen, auf den rechts und links Farbenstreifen folgen.

Gitter nennt man eine zahlreiche Reihe paralleler schmaler Spalten, welche man erzeugt, indem man entweder feine Drähte in einem Rähmchen in gleichen Abständen nebeneinander spannt (Drahtgitter) oder auf einer berussten Glasplatte mit der Theilmaschine feine parallele Streifen zieht (Russgitter) oder endlich die Striche mit einem Diamanten auf eine Glasplatte ritzt (Glasgitter). Lässt man durch ein solches Gitter, durch einen Spalt eindringendes weisses Licht hindurchgehen und projicirt, das Bild auf einen Schirm, so sieht man sehr hell glänzende Spectra zu beiden Seiten eines weissen Mittelbildes, des directen Spaltbildes.

In dem ersten Gitterspectrum neben der Mitte sind die Farben rein ausgebreitet und der rothe, gelbe, grüne und blaue Theil alle ziemlich gleich weit ausgedehnt. Das erste ist das reinste und hellste Spectrum, das zweite ist aber breiter ausgedehnt. Die folgenden Gitterspectren werden aber schon undeutlich. Die gleichen Erscheinungen treten auf, wenn das Licht von einer geritzten Fläche reflectirt wird. In neuerer Zeit benützt man namentlich Reflexionsgitter, welche in einer Spiegelmetallfläche bestehen, in die eine grosse Anzahl von feinen Strichen (700 auf jedem Millimeter) in gleichen Abständen von einander eingeritzt sind.

Das Metall ist concav geschliffen, damit es gleich als Concavspiegel dienen kann und man also ohne Linsen die Bilder des Spaltes erhalten kann. Diese Gitter werden Concavgitter genannt.

Das mit diesem Apparate erhaltene Beugungsspectrum hat nicht nur den Vorzug, frei von Absorptionseinflüssen zu sein (was namentlich bei Untersuchungen des ultravioletten Theiles des Spectrums in Betracht kommt, weil Glasprismen Ultraviolett in hohem Grade absorbiren); es hat vor dem Brechungsspectrum noch das voraus, dass die Ablenkung der Strahlen der Wellenlänge proportional ist, während beim letzteren die stärker brechbaren Strahlen eine verhältnissmässig viel stärkere Ablenkung erfahren, als die schwächer brechbaren, so dass das blaue Ende des Spectrums gegenüber dem rothen ungewöhnlich in die Breite gezogen erscheint.

Die Interferenzerscheinungen werden in gleicher Weise bei den sichtbaren wie den ultrarothen, d. h. den Wärmestrahlen und ultravioletten Strahlen beobachtet; dadurch wird die Identität der Wärmestrahlen mit Aetherschwingungen bewiesen.

§ 52. Die elektromagnetischen Schwingungen aller Wellenlängen sind imstande, Wirkungen auf chemische Systeme auszuüben. *K. Schaum*[1]) zeigte, dass unter dem Einfluss elektromagnetischer Schwingungen

1. Vorgänge mit erhöhter Geschwindigkeit verlaufen, welche sich auch im Dunklen abspielen (Krystallisationsbeschleunigung, Bildung von HCl aus $H_2 + Cl_2$);

2. Vorgänge erzwungen werden, welche ohne Belichtung nicht stattfinden (Zerlegung der Silberhalogenide in Silber und Subhaloid); manche werden im Dunkeln wieder rückgängig (Phototropie).

Andererseits sieht man, dass die durch Licht beeinflussten oder erzwungenen Vorgänge theils exotherm (Bildung von HCl), theils auch endotherm[2]) (Bildung von Ozon, Assimilation) verlaufen.

Früher meinte man, dass das rothe Ende des Spectrums vorzüglich thermische, der mittlere Theil desselben, wo es im Gelb, Orange und Grün dem Auge am hellsten erscheint, optische und das violette Ende besonders chemische Eigenschaften besitze. Thatsächlich haben das violette, blaue und selbst das grüne Licht auf alle in der Photographie gebrauchten Präparate eine überwiegende Wirkung und man nannte diese Strahlen nach *Wollaston's* Vorgange chemisch-wirksame oder actinische Strahlen.

Indessen haben neuere Untersuchungen festgestellt, dass es keine Farbe gibt, welche chemisch absolut unwirksam ist; auch das äussere Roth und selbst das Ultraroth wirkt auf Silbersalze, ja auf manche Substanzen äussert das rothe Licht einen stärkeren Einfluss als das violette.

Andererseits ist nach neueren Untersuchungen die Wärmewirkung keine specifische Eigenthümlichkeit der schwächer brechbaren rothen und ultrarothen Strahlen, sondern die Wärme ist über alle Spectralabschnitte vertheilt.

Es können demnach alle Lichtstrahlen des Spectrums chemische Wirkungen äussern, wobei sie von dem lichtempfindlichen Präparate absorbirt oder verschluckt werden.

---

[1]) Sitzgsber. d. Gesellsch. z. Beförderg. d. ges. Naturwissensch. zu Marburg, Nr. 9. Juli 1901.

[2]) Chemische Vorgänge, bei welchen Wärme entwickelt wird, nennt man exotherme Reactionen; wird hiebei Wärme absorbirt, so nennt man sie endotherme Reactionen.

Diese chemischen Wirkungen sind folgende:

1. Unter Umständen bringt das Licht moleculare Umwandlungen hervor, es entstehen allotrope Modificationen oder isomere Verbindungen.

So wird z. B. gelber Phosphor durch Wärme oder Licht in den rothen übergeführt.

2. Das Licht hat das Vermögen, chemische Verbindungsvorgänge einzuleiten.

Gleiche Volumina von Chlor und Wasserstoff z. B. verbinden sich im Dunkeln nicht, im Licht mit Explosion zu HCl.

Das Licht erleichtert in sehr vielen Fällen die Oxydation; hieher gehört das Bleichen, das „Verschiessen" vieler Farbstoffe unter dem Einflusse der Belichtung.

3. Das Licht führt Zersetzungen chemischer Verbindungen herbei. Der grossartigste Zersetzungsprocess durch das Licht findet beim Wachsthum der Pflanzen, in dem grünen Farbstoffe derselben, dem Chlorophyll, statt. Das Chlorophyll nämlich hat die Eigenschaft, dass es unter dem Einflusse der Sonnenstrahlen die Kohlensäure der Luft zerlegt und den Kohlenstoff in sich aufnimmt, den Sauerstoff aber wieder in die Luft entlässt. Durch diesen Process nehmen einerseits die Pflanzen all den Kohlenstoff auf, den sie zum Aufbau ihres Körpers brauchen, andererseits reinigen sie die Luft von Kohlensäure und führen ihr den nothwendigen Sauerstoff zu.

Diese Wirkung des Chlorophylls geschieht nur bei Beleuchtung, und sie beruht auf der Absorption des Lichtes, und da man aus dem Absorptionsspectrum des Chlorophylls sieht, dass es hauptsächlich die rothen Strahlen absorbirt, so geschehen diese chemischen Processe auch hauptsächlich unter dem Einflusse der rothen Strahlen.

Auch die photographischen Processe gehören hieher, die meist auf einer Reduction der Metallsalze beruhen. Meist werden Haloidverbindungen des Silbers benützt.

Jede Spectralfarbe kann oxydirend und reducirend wirken; jedoch wirkt rothes Licht auf metallische Verbindungen meist oxydirend, und violettes meist reducirend. Organische Verbindungen werden meist durch violettes Licht am kräftigsten oxydirt und Farbstoffe von jenem Lichte, welches sie absorbiren.

Nicht nur das vom photographischen Präparate (Br Ag, Cl Ag etc.) absorbirte Licht wirkt auf selbes zersetzend, sondern auch das infolge beigemengter Stoffe, **optischer Sensibilisatoren**, absorbirte Licht.

Beigemengte Stoffe, welche den durch das Licht ausgeschiedenen Bestandtheil (Brom, Jod, Sauerstoff etc.) chemisch binden (**chemische Sensibilisatoren**), befördern die Zersetzung durch das Licht.

Die künstlichen Lichtquellen wirken auf die photographische Platte durchaus nicht im Verhältniss ihrer sichtbaren optischen Lichtstärke ein, da sie sehr ungleich sind in Bezug auf den Gehalt an actinischen Strahlen. Nach einer von *Eder* angegebenen Tabelle ist beispielsweise das Magnesiumlicht und das elektrische Bogenlicht über 20 mal mehr actinisch wirksam, als ein optisch gleich helles Lampenlicht.

Die Wirkung der farbigen Strahlen hängt unter anderem ab von der Lichtintensität, von der Natur des Lichtes, von der Dauer der Einwirkung und von der Natur und dem molecularen Zustande des bestrahlten Körpers.

Die chemische Wirkung des Lichtes verschiedener Wellenlänge (Farbe) ist verschieden. Wirksam sind nur diejenigen Strahlen, welche absorbirt werden. Der Verlauf der photochemischen Reactionen kann durch höhere Temperaturen, Druck und Elektricität beeinflusst werden.

Physiologische Wirkungen des Lichtes.

§ 53. Unter der Bezeichnung „Physiologische Wirkungen des Lichtes" werden gewöhnlich zusammengefasst:

1. Seine physikalische Einwirkung auf die Materie, auf die elementaren Partikelchen, aus denen sich die Gewebe zusammensetzen. Die physikalischen und chemischen Vorgänge, welche so veranlasst werden können, sind verschieden: sie können sich als optische, chemische und Wärmewirkungen äussern; wir wissen, dass das Licht Fluorescenz, Phosphorescenz, elektrische Erscheinungen und andere physikalische Vorgänge hervorrufen kann.

2. Seine Einwirkung auf die Lebensfunctionen. Unter seinem Einflusse können lebende Gewebe aus dem ruhenden in den thätigen Zustand übertreten, können Erscheinungen des Form-, Kraft- und Stoffwechsels erregt werden. In diesem Sinne wirkt das Licht ähnlich wie andere physiologische Reize, welche unter bestimmten Verhältnissen elementare Lebenserscheinungen erwecken und verstärken, unter anderen vermindern oder vernichten.

Die beiden Hauptwirkungen des Lichtes stehen in einem causalen Zusammenhange, indem durch die physikalische Beeinflussung der Materie der physiologische Vorgang ausgelöst wird.

Nach *Loeb*[1]) wirkt Licht nicht nur als Reiz im physiologischen Sinne des Wortes, Licht wirkt auch, indem es dem Organismus Energie zuführt. Diese Energie wird in andere Energieformen umgewandelt. Diese anderen Energieformen sind meist chemische, da morphologische Unterschiede auch solche im Chemismus eines Organes bedingen.

Die Intensität der Effecte ist im allgemeinen umso grösser, je grösser die einwirkende Energie war und je länger dieselbe zur Einwirkung gelangte. Doch wird in vielen Fällen der Reiz intensiver Belichtung umso kräftiger, je kürzer sich dieser Vorgang abspielt. Wir finden auch hier Analogien in den Wirkungen plötzlicher Temperatur- und elektrischer Stromschwankungen.

1. Die Wirkung des Lichtes auf Pflanzen.[2])

§ 54. Mehr als andere organische Wesen steht die Pflanzenwelt unter der Herrschaft des Lichtes. Zu ihrem Leben bedarf die Pflanze dringend der Kohlensäure. Unter dem Einflusse des Lichtes wird die Kohlensäure der Luft von der Pflanze begierig eingesogen und mit Hilfe der chlorophyllführenden Pflanzentheile in Sauerstoff und Kohlenstoff zersetzt. Während der Sauerstoff an die Atmosphäre wieder abgegeben

---

[1]) *Pflüger's* Archiv, 1896, Bd. LXIII.

[2]) Nach *C. Müller* und *H. Potonié*, Botanik. Berlin 1893, pag. 260 ff.

wird, wird der freigemachte Kohlenstoff in neue Verbindungen gefesselt: als Endresultat dieser und weiterer Vorgänge erscheinen organische Verbindungen: Zucker, Gummi, Stärkmehl, Cellulose, Eiweiss oder Kleber.[1]) Man bezeichnet diesen Vorgang als Kohlensäureassimilation. Dieselbe ist also unter anderem vorzüglich von dem Zutritte des Lichtes bedingt.

Betreffs der Lichtwirkung sind zweierlei Theorien aufgestellt. Die Mehrzahl der Physiologen nimmt eine unmittelbare photochemische Wirkung auf Chlorophyllfarbstoff an, welche abhängig ist von der Intensität und der Qualität des Lichtes.

Gewisse Pflanzen gedeihen bei schwacher Lichtintensität (schattenliebende Pflanzen. die in grossen Meerestiefen wachsenden Algen etc.), andere ziehen starkbesonnte Standorte vor (lichtliebende Pflanzen). Es gibt zweifellos eine untere und eine obere Grenze der Lichtintensität für die Unterhaltung des Kohlensäureassimilationsprocesses und ebenso für jede Pflanze eine optimale Lichtintensität, bei welcher die Assimilationsgrösse ihr Maximum erreicht.

Die Qualität des für die „Chlorophyllfunction" in Betracht kommenden Lichtes deckt sich mit der für gewisse physikalische und chemische Processe nothwendigen. Die photochemische Wirkung des Lichtes wird gewöhnlich den stärker brechbaren, also durch kurze Wellenlängen ausgezeichneten Strahlen (dem blau-violetten Theile des Spectrums und den ultravioletten Strahlen) zugeschrieben.

Bei der Kohlensäurezersetzung durch das Chlorophyll wirken gerade die schwächer brechbaren (die rothen und gelben) Strahlen des Lichtes.

Die Sonne fertigt sich selbst die Apparate, mit denen sie in dieser Weise arbeitet. Denn nur im Lichte entwickelt sich Chlorophyll. Zu beachten ist also die Thatsache, dass die Bildung des Chlorophyllfarbstoffes durch das Licht bedingt ist. Im Dunkeln erzogene Pflanzen und Pflanzentheile erzeugen kein Chorophyll, sie nehmen eine blassgelbe Farbe an: Etiolement. Im Lichte hingegen, und zwar nicht nur im Sonnenlichte, sondern auch in anderen künstlichen Lichtquellen, so im Scheine von Kerzen-, Petroleum-, Leuchtgasflammen oder im Strahle des elektrischen Bogenlichtes bilden die Pflanzen Chlorophyll. Die Quantität des Lichtes braucht hierbei gar nicht gross zu sein. *Wiesner* wies nach, dass Keimpflanzen schon bei einer Lichtintensität, in welcher grober Druck eben noch lesbar ist, tief ergrünen. In allen diesen Lichtquellen sind die gelben Strahlen, welchen die chlorophyllerzeugende Kraft zukommt, vorhanden.

Die Eigenschaft des Lichtes, Chlorophyll zu produciren, wurde mit Hilfe der *Peltier*'schen Glocken bestimmt: das sind Gefässe, welche mit Farblösungen gefüllt werden, welche nur die gewünschten Strahlengattungen durchlassen.

Im Gegensatz zu der verbreiteteren Anschauung von der unmittelbaren photochemischen Wirkung steht die *Pringsheim*'sche Chlorophylltheorie. Dieselbe geht dahin, dass der Chlorophyllfarbstoff durch Ab-

[1]) Man kann auf chemischem Wege direct nachweisen, dass die Blätter im Sonnenscheine aus der Luft genau ebenso viel Kohlensäure entziehen, als sie Sauerstoff entwickeln. Ohne Sonnenlicht dagegen vermehren Blätter den Gehalt der Luft an CO_2.

sorption der stärker brechbaren blauen, violetten und ultravioletten Lichtstrahlen, ohne selbst zersetzt zu werden, nach Art eines Lichtschirmes wirkt, welcher die Athmungsgrösse, d. h. die mit CO_2-Ausscheidung verknüpfte Oxydation herabsetzt, während die im Innern des plasmatischen Chlorophyllkörpers sich vollziehenden Assimilationsprocesse, insbesondere die Kohlenstoffansammlung und die Sauerstoffabgabe relativ gesteigert werden (primäre und secundäre photochemische Wirkungen).

Den Stoffänderungen, welche das Licht in der Pflanze hervorruft, entsprechen immer Kraftänderungen.[1] Oft treten nur die letzteren in den Vordergrund, während die Erscheinungen des Stoffwechsels weniger deutlich sind. Der Kraftwechsel zeigt sich bei den Pflanzen in Bewegungsvorgängen. Unter den Bewegungsformen der Pflanzen lassen sich zwei grosse Gruppen unterscheiden, die als Wachsthums- und als Reizbewegungen bezeichnet werden: erstere entstehen ausschliesslich durch das Wachsen und hören auf, sobald letzteres sistirt wird. Als Reizbewegungen dagegen erscheinen alle diejenigen Vorgänge, bei welchen durch irgend eine physikalische Einwirkung eine Lageveränderung des gereizten Pflanzentheiles herbeigeführt wird.

Das Licht ist für viele Wachsthumserscheinungen, nicht aber für alle nöthig. Zum Keimungsprocess, zum Wachsthum der Wurzeln und vieler Blüten, sowie zum Gedeihen vieler endophytisch (im Innern von Pflanzen) und endozoisch (im Innern von Thieren) lebenden Schmarotzer ist das Licht nicht nöthig. Im allgemeinen übt das Licht (auch auf die oberirdischen Organe) eine das Wachsthum nach Geschwindigkeit und Grösse verzögernde (retardirende) Wirkung aus. Es erklärt sich hieraus die Tagesperiode der Wachsthumsgeschwindigkeit. Letztere hat für Stengel und Blätter ihr Minimum meist gegen Abend, ihr Maximum gegen oder am Morgen. Die Tagesperiode lässt sich nicht durch künstliche Verdunkelung sofort beeinflussen, sie „wirkt bei Verdunkelung längere Zeit nach".

Van Tieghem[2]) zeigte, dass ausser den am wenigsten brechbaren (rothen und ultrarothen) Strahlen alle anderen das Wachsthum der Pflanzen verzögern und vermindern. Die retardirende Wirkung ist am meisten ausgesprochen in der Hälfte des am meisten brechbaren Spectrums. Diese Erscheinung kann bedingungsweise als lähmende Wirkung der stärker brechbaren Lichtstrahlen aufgefasst werden. Ebenso constatirte *Flammarion*, dass das rothe Licht die Entwicklung von Pflanzen beschleunigt, während sie das blaue Licht verzögert. Auch die Farbe der Blumen wird nach *Flammarion*[3]) durch Licht von verschiedener Wellenlänge beeinflusst, so dass z. B. beim Flieder durch Anwendung verschiedenfarbiger Beleuchtung die verschiedensten Farbentöne erzielt wurden. Vor allem aber zeigte sich eine grosse Wirkung auf den Duft. So waren Erdbeeren, welche unter rothem Glase gezogen waren, von ausserordentlichem Aroma, und Crassulablüten, die im gewöhnlichen Sonnenlichte nur wenig Duft entfalten, strömten, wenn sie dem rothen

[1]) *Augustus Waller* wies nach, dass das Licht im assimilirenden Blatte eine elektromotorische Kraft entfaltet, und zwar sind die Wärmestrahlen dazu nicht so geeignet wie die leuchtenden rothen, besonders jene, welche vom Chlorophyll absorbirt werden. (Compt. rend. de la soc. de biolog., 1900, LII, pag. 1093.)

[2]) Traité de Botanique, Paris 1889.

[3]) Cit. nach *Gebhard*, Die Heilkraft des Lichtes, Leipzig 1898, pag. 44.

Lichte ausgesetzt waren, einen zarten, dem der Bananen ähnlichen Duft aus.

Die Beeinflussung der Wachsthumsgrösse durch das Licht zeigt am deutlichsten die Thatsache, dass in der Dunkelheit erzogene Pflanzen ungewöhnlich lange Internodien und Blattstiele, aber keine Blattspreiten erzeugen. Eine Wachsthumsförderung durch das Licht zeigen alle grünen Blattspreiten. Es hängt dies, wie vielleicht alle Beeinflussungen des Wachsthums durch das Licht, mit der vom Lichte abhängigen Kohlensäureassimilation zusammen.

Es mag noch bemerkt werden, dass man principiell Wärmewirkung und chemische Wirkung des Lichtes (thermische und photochemische Wirkung) auseinanderhalten muss.

Als specifische Wachsthumsbewegungen, welche unter dem Einflusse des Lichtes erfolgen, sind zu bezeichnen gewisse Formen der Nutationen und der Heliotropismus. Insoferne das Licht hiebei als auslösender Reiz wirkt, sind diese Bewegungen auch als Reizerscheinungen aufzufassen.

Nutationen sind autonome Bewegungen, welche gewisse im Wachsen begriffene Pflanzentheile in einer bestimmten Periode einmal oder wiederholt ausführen.

Eine besondere Art der periodischen Nutationsbewegungen sind die Schlafbewegungen (nyctitropische Nutationen), welche die grünen Blätter gewisser Pflanzen nach Sonnenuntergang ausführen. Man bezeichnet als Tagstellung die Lage, in welcher die Blätter, beziehungsweise Blättchen ihre Spreite flach ausbreitet senkrecht zum Lichteinfall stellen. Bei der Nachtstellung falten sich die Blättchen zusammen und schlagen sich je nach der Art nach oben oder unten, beziehungsweise gegen den gemeinsamen Blattstiel zusammen.

Heliotropismus ist die Fähigkeit vieler Pflanzentheile, sich nach der Seite stärkster Beleuchtung hinzukehren oder von ihr sich abzuwenden.

Die Stengel und Blattstiele sind meist positiv heliotropisch, d. h. sie wachsen der Lichtquelle in der Richtung der Lichtstrahlen entgegen.

Die Wurzeln und Rhizome sind fast sämmtlich negativ heliotropisch, d. h. sie wenden sich von der Lichtquelle ab.

Die grünen Blattspreiten zeigen Transversal- oder Diaheliotropismus, d. h. sie stellen sich senkrecht zur Fortpflanzungsrichtung der Lichtstrahlen.

Aus der Normalstellung gebrachte Pflanzentheile führen bei der Beleuchtung die entsprechende heliotropische Krümmung aus.

Die heliotropischen Eigenschaften sind von dem Helligkeitsgrade abhängig. Bei sehr grellem Licht können sonst positiv heliotropische Organe negativ heliotropisch werden. Die heliotropische Krümmung ist durch die Richtung des einfallenden Lichtes bedingt.

Als reine Reizbewegungen sind viele freie Ortsbewegungen aufzufassen, welche unter dem Einflusse des Lichtes vielfach bei Pflanzen vorkommen.

Nackte Plasmakörper, wie die Schwärmsporen vieler Algen besitzen häufig die Fähigkeit selbständiger locomotorischer Bewegungen, welche durch hin- und herschwingende Wimpern vermittelt wird. Die Richtung ihrer Bewegung hängt theils von Temperatureinwirkungen, theils von der Wirkung des einfallenden Lichtes ab.

Bei den mikroskopischen Bewohnern der Teiche, Seen und des Meeres veranlasst das Licht Ortsveränderung, wie bei den Thieren; sie werden vom Lichte angezogen und steigen im Sonnenschein aus der Tiefe an die Oberfläche; sie erfüllen dieselbe oft so dicht, dass das Wasser seine natürliche Klarheit, Durchsichtigkeit und Farblosigkeit verliert, trüb-grün, bläulich, braun oder roth gefärbt erscheint; man bezeichnet diese Erscheinung als Wasserblüte. Doch ist beim Aufsteigen der Wasserpflanzen an die Oberfläche auch das durch Entwicklung von Sauerstoff — zwischen den Fäden der Algen, oder bei höheren Formen, im Innern der Luftcanäle oder Lufthöhlen — verminderte specifische Gewicht von Einfluss. Die mit Hilfe flimmernder Wimpern nach Art der Infusorien selbstbeweglichen Fortpflanzungszellen der Algen (Schwärmsporen, Zoosporen) zeigen heliotropische Bewegung, indem sie so weit als möglich in geradliniger Richtung sich der Lichtquelle entgegen bewegen; einige Arten sind negativ heliotropisch und werden vom Licht abgestossen. Die Bewegungen der Schwärmsporen sind verbunden mit einer Drehung derselben um die Längsachse ihres Körpers; ob diese von links nach rechts oder umgekehrt stattfindet, wird ebenfalls durch die Lichtstrahlen bestimmt. Und zwar haben nur die schneller schwingenden blauen Strahlen einen Einfluss auf die Bewegungsrichtung (heliotropische Wirkung), während die rothen, gleich der Finsterniss, keine solche Wirkung besitzen.

Auch die Kriechbewegungen (amöboide Bewegungen) der Plasmodien von Schleimpilzen, wie die der Lohblüte, sind vom Licht abhängig, und zwar sind diese zähen, auf ihrem Substrat sich langsam fortschiebenden Schleimkörper negativ heliotropisch, indem sie von den beleuchteten Stellen in den Schatten kriechen.

Mit der Plasmabewegung hängen vielleicht die Ortsbewegungen der Chlorophyllkörper zusammen, welche in Beziehung zu der grösseren oder geringeren Intensität des Lichtes stehen.

Stark und anhaltend beschattete Stellen grüner Blätter von Phanerogamen, Mosen, Farnprothallien nehmen infolge langsamer Lageänderungen der im Protoplasma eingeschlossenen Chlorophyllkörner eine dunklere Färbung an. Diese häufen sich nämlich unter dem Einflusse des Lichtes, speciell der kurzwelligen Strahlen, hauptsächlich an den der Blattoberfläche zugekehrten Zellflächen, im Dunkeln hauptsächlich an den zu diesen senkrecht stehenden Seitenwänden der Zellen an. Es ist fraglich, ob es sich hier um einen directen Einfluss auf das Protoplasma, oder um einen indirecten, etwa durch primäre Aenderung in den Chlorophyllkörnern vermittelten Einfluss des Lichtes handelt.

Borodin unterschied Tag- und Nachtstellung. *Stahl* unterscheidet die Stellung der meist flachen Chlorophyllkörper zum Lichteinfall als Flächen- und Profilstellung. In allen Fällen entspricht die Stellung der Chlorophyllkörper der allgemeinen Regel:

Die Chlorophyllkörper stellen sich bei dem mittleren Grade der Helligkeit so, dass sie den Lichtstrahlen eine möglichst breite Fläche bieten. Bei minimaler Helligkeit (Dunkelheit) und bei maximaler Helligkeit (z. B. bei directer Insolation) stellen sie ihre schmale Kante, also die möglichst kleine Fläche gegen das Licht.

Die Ortsbewegung kommt den Chlorophyllkörpern in allen assimilirenden Geweben zu.

Der allgemeinen Regel für die Ortsbewegung entspricht die vom Helligkeitsgrade abhängige Gestaltänderung der Chlorophyllkörner. Bei der optimalen Helligkeit sind die Chlorophyllkörner am flachsten. Sie haben ein Concentrationsvermögen. Die grüne Pflanze kann also je nach der Beleuchtung heller oder dunkler grün erscheinen (analog wie ein Chamäleon seine Farbe wechselt).

Während die Protoplasmaströmung in den Pflanzenzellen nachweislich durch Temperatur, Wassergehalt, Gegenwart von Sauerstoff, beeinflusst wird, vielfach auch erst durch einen Wundreiz eine solche Beschleunigung erfährt, dass sie unter dem Mikroskope erkennbar wird, scheint sie unter gewöhnlichen Bedingungen vom Lichte unabhängig zu sein: denn nach den bisherigen Angaben dauert die Strömung in den Zellen auch nach Verdunkelung unbehindert fort. *E. Josing*[1]) wies aber nach, dass unter veränderten Aussenbedingungen die Protoplasmaströmung doch durch das Licht wesentlich beeinflusst werden kann. Er führte die Aenderungen der Aussenbedingungen auf zweierlei Weise herbei: erstens dadurch, dass er auf Objecte mit gut strömendem Protoplasma schwache Aether- oder Chloroformlösungen einwirken liess, und zweitens dadurch, dass er der umgebenden Luft durch entsprechende Agentien die Kohlensäure entzog. Unter solchen äusseren Bedingungen trat nun bei der Verdunkelung ein Stillstehen und bei erneuter Beleuchtung ein Wiedererwachen der Protoplasmaströmung ein.

Ueber schädigende Einwirkungen des Lichts auf Pflanzen hat zuerst *Pringsheim*[2]) Angaben gemacht. In Uebereinstimmung mit ihm sah *Klemm* keine für dieselben charakteristischen Veränderungen. Starre, Knotenbildungen, Plasmaconcretionen, Granulirung (besonders im Zellkern) kommen vor, ohne indessen besonders stark ausgeprägt und charakteristisch zu sein. Vom „Wärmetod" unterscheidet sich die durch Belichtung erzeugte Desorganisation dadurch, dass niemals so intensive Massenbewegungen wie durch plötzlichen Temperaturwechsel herbeigeführt werden. Im übrigen „arbeiten aufs Ultramaximum gesteigerte Lichtintensitäten unmittelbar auf Fällungen im Plasma und Erstarrung desselben hin". Vacuolisationen treten nicht auf; Contractionen nur bei nachträglich sich einstellendem Tode.

2. Die Wirkung des Lichtes auf Bakterien.

§ 55. *Downes* und *Blunt*[3]) machten im Jahre 1877 zuerst darauf aufmerksam, dass diffuses und noch mehr directes Sonnenlicht imstande ist, Fäulnissbakterien abzutödten, dass bei dieser Wirkung die Wärmestrahlen keine Rolle spielen und dass die blauen, violetten und ultravioletten Strahlen am intensivsten betheiligt sind, wenn auch die rothen und orangefarbigen Strahlen nicht ganz unwirksam sind. Sie zeigten, dass diese Wirkung stattfindet, sowohl wenn die Bakterien feucht, als auch wenn sie eingetrocknet sind; sie wiesen nach, dass die Gegenwart von Sauerstoff hiezu nothwendig ist, ferner dass die Art der Licht-

[1]) Jahrb. d. wissensch. Botanik, 1901, Bd. XXXVI.

[2]) Jahrb. f. wissensch. Botanik, Bd. XII, pag. 288 (ref. bei *Schmaus* und *Albrecht* in *Lubarsch-Ostertag's* Ergebn. d. allgem. Pathologie, 1899).

[3]) Proceedings of the Royal Society of London, 6. December 1877, Bd. XXVI, pag. 488 und 19. December 1878, Bd. XXVIII, pag. 199.

einwirkung in diesen Versuchen nicht in einer Modification der Nährsubstrate zu suchen sei. Auch die Möglichkeit, dass die Stoffwechselproducte der Bakterien vom Lichte beeinflusst werden können, wurde von diesen beiden Autoren in Betracht gezogen. Diese Angaben, ursprünglich von *Tyndall*[1]) bestritten, fanden bald von allen Seiten Bestätigung, auch wurden diese Kenntnisse durch eine Menge von neuen Thatsachen erweitert. Während *Downes* und *Blunt* mit zufälligen uncontrolirbaren Bakteriengemischen faulender Flüssigkeiten experimentirten, benützten die späteren Untersucher Reinculturen, auch wurden in der Folge die physikalischen Verhältnisse mehr berücksichtigt, die Versuchsanordnungen durch die Anwendung von Lichtquellen verschiedener Intensität und Lichtfiltern exacter gestaltet.

Als gemeinsames Ergebniss der Versuche von *Fatigati*[2]), *Arloing*[3]), *Duclaux*[4]), *Lübbert*[5]), *Janowski*[6]), *Santori*[7]), *Raspe*[8]), *Geissler*[9]), *Kotliar*[10]), *Dandrieu*[11]), *Chmiliewsky*[12]), *Gaillard*[13]), *Marshal Ward*[14]), *Ledoud-Ledard*[15]), *Pansini*[16]), *d'Arsonval* und *Charrin*[17]), *Roux*[18]), *Billings* und *Peckham*[19]), *Kruse*[20]), *Koch*[21]), *Beck* und *Schultz*[22]), *Dieudonné*[23]), *Buchner*[24]), *v. Esmarch*[25]), *Giunti*[26]), *Martinaud*[27]), *Momont*[28]), *Wittlin*[29]), *Richardson*[30]), *Schickhardt*[31]) und *Ruhemann*[32]) ist festzustellen, dass das Licht eine sehr intensive bakterienvernichtende Kraft besitzt. Die meisten pathogenen Bakterien werden durch das Licht in ihrer Entwicklung und in ihrem Wachsthum geschädigt oder vernichtet. Dasselbe wurde von *Ward* und *Bie* auch für Schimmel- und Sprosspilze nach-

[1]) Nature, 15. September 1881, Bd. XXIV, pag. 466.
[2]) Compt. rend., 1879, Bd. LXXXIX, pag. 959.
[3]) Ibid., Bd. C, pag. 378 und Bd. CI, pag. 511.
[4]) Ibid., 1885.
[5]) Ref. bei Raum, Zeitschr. f. Hyg., Bd. VI.
[6]) Centralbl. f. Bakteriologie, Bd. VIII, pag. 167.
[7]) Boll. della Accad. med. d'igiene Roma, Bd. XVI, pag. 386.
[8]) Einfluss des Sonnenlichtes auf Mikroben. Dissertation, Schwerin 1891.
[9]) Centralbl. f. Bakt., Bd. XI, pag. 161.
[10]) Ibid., Bd. XII, pag. 836.
[11]) Annales d'Hygiène, 1888, pag. 448.
[12]) Wratsch, 1892, Nr. 20.
[13]) Thèse de Lyon, pag. 396.
[14]) Proceedings of the Royal Soc. of London, Bd. LII, pag. 393 und Bd. LIII, pag. 23.
[15]) Arch. de médec. exp. etc., Ser. I, Bd. V, pag. 779.
[16]) Riv. d'igiene, 1889.
[17]) Arch. de physiologie norm. et patholog., Bd. VI, pag. 335.
[18]) Ann. de l'instit. Pasteur, 1887.
[19]) Centralbl. f. Bakt., Bd. XIX, pag. 244.
[20]) Zeitschr. f. Hygiene, 1895, pag. 322.
[21]) Ueber bakteriologische Forschung, Berlin (Hirschwald) 1890.
[22]) Zeitschr. f. Hygiene, Bd. XXIII.
[23]) Arbeiten aus dem kaiserl. Gesundheitsamte, Bd. IX.
[24]) Centralbl. f. Bakt., Bd. XI, pag. 781, Bd. XII, pag. 217 und Arch. f. Hygiene, Bd. XVII.
[25]) Zeitschr. f. Hygiene, Bd. XVI.
[26]) Stat. sper. agrar. ital., Bd. XVIII.
[27]) Compt. red. Acad. d. sc., Bd. CXIII.
[28]) Annales de l'instit. Pasteur, 1892.
[29]) Wiener klin. Wochenschr., 1896.
[30]) Transact. of the chem. soc., 1893.
[31]) *Friedreich's* Blätter f. gerichtl. Med., 1893, pag. 405.
[32]) Zeitschr. f. diät. und phys. Therapie, Bd. IV.

gewiesen. Die einzelnen Bakterienarten verhalten sich verschieden (*Axel L. Larsen*[1]): während z. B. Typhus-, Diphtherie-, Pest- und Milzbrandbacillen verhältnissmässig wenig widerstandsfähig sind, leisten Tuberkelbacillen und Staphylokokken einen grösseren Widerstand. Einzelne Arten sollen in ihrem Wachsthum durch das Licht sogar direct begünstigt werden. So wurde das vom Bacterium photometricum *(Engelmann)*, gewissen Hefe- und Schimmelpilzen *(Gaillard)* und einem von *Schenk*[2]) aus den Fäces gezüchteten Coccus beobachtet. Doch scheint dies nur bei Verwendung wenig intensiver Lichtquellen der Fall zu sein.

Milzbrandsporen und Milzbrandbacillen zeigen eine ganz verschiedene Resistenz. Erstere konnte *Arloing* schon durch eine zweistündige directe Besonnung abtödten, während er zur Vernichtung des Bacillus 26—30 Stunden benöthigte.

Eine Belichtung, welche noch keine vollständige Entwicklungshemmung herbeiführt, kann aber schon die Farbstoffbildung beeinträchtigen. Bei anderen Bakterien ist hingegen das Licht nothwendige Vorbedingung für die Farbstoffbildung, so z. B. bei Mikrococcus ochroleucus. Nebst der Entwicklungshemmung von Bakterien verursacht die Belichtung auch eine Verminderung der Virulenz dieser Mikroorganismen.

Eine Erhöhung der Temperatur beschleunigt die Abtödtung *(Geisler, Bang)*, doch ist die Wärme zur Erzielung des Effectes nicht nothwendig. Directes Sonnenlicht wirkt intensiver als diffuses Tageslicht, aber schwächer als einfaches oder concentrirtes elektrisches Bogenlicht. Einen viel grösseren bactericiden Effect hat Bogenlicht zwischen Metallelektroden *(Bang)* und das Licht des elektrischen Funkens *(Strebel)*.

Dieudonné beobachtete bei directem Sonnenlichte nach $^1/_2$ Stunde, bei diffusem Tageslichte nach 6 Stunden, bei elektrischem Bogenlichte von 900 Normalkerzenstärke nach 8 Stunden und bei elektrischem Glühlicht nach 11 Stunden Abtödtung von Bakterien. Da die Intensität des Sonnenlichtes zu verschiedenen Jahreszeiten verschieden ist, so ist selbstverständlich auch die baktericide Wirkung dieser Bestrahlung zu verschiedenen Zeiten verschieden.

Unter den verschiedenen Strahlen des Spectrums verhalten sich die rothen und grünen indifferent, befördern sogar nach einigen Beobachtern das Wachsthum; die stärker brechbaren blauen, violetten und ultravioletten Strahlen haben dagegen deutliche baktericide Eigenschaften. Ueber die Art der Lichtwirkung nimmt man an, dass es 1. eine directe Wirkung auf das Plasma der Bakterien selbst ausübe, 2. dass es gleichzeitig eine indirecte Schädigung des Nährbodens durch photochemische Veränderungen herbeiführe.

Kruse fand, dass sich durch Belichtung steriler Nährböden complicirte chemische Körper (Peptone) entwickelten, welche entwicklungshemmende Eigenschaften besassen.

Richardson wies nach, dass in frischem Urin unter dem Einflusse directer Belichtung sich Wasserstoffsuperoxyd bildet, der durch die Bakterien gespalten wird und durch den frei werdenden Sauerstoff diese abtödte. *Dieudonné* zeigte dann, dass auch im Wasser durch die Wir-

[1]) Mittheilungen aus *Finsen's* med. Lichtinstitut. I, pag. 89.

[2]) *Koch's* Jahresb. über die Fortschr. in der Lehre von den Gährungsorganismen. 1893, pag. 53.

kung der chemischen Strahlen des Lichtes sich Wasserstoffsuperoxyd bildet, und zwar in den obersten Schichten am reichlichsten. Diese Substanz ist stark antiseptisch. Bei Belichtung unter Sauerstoffabschluss fanden *Dieudonné*, sowie *Tizzoni* und *Cattani*[1]) sehr starke Verminderung der baktericiden Wirkung; dieselbe erklärt sich daraus, dass es jetzt nicht mehr zur Bildung von Wasserstoffsuperoxyd kommen konnte.

Die schädigende Wirkung des Lichtes auf Bakterien erfolgt aber nicht nur dadurch, dass es den Nährboden für das Wachsthum der Bakterien ungeeignet macht, sondern auch durch directe Schädigung des Protoplasmas. *Ward* und *Kruse* wiesen nach, dass auch ausgetrocknete Sporen ohne Nährmaterial durch Besonnung vernichtet werden. Die neueren Arbeiten von *Finsen*[2]), *Bie*[3]), *S. Bang*[4]) und *H. Strebel*[5]) beanspruchen nicht nur aus dem Grunde Interesse, weil sie die intensivere baktericide Wirkung von Lichtquellen zeigen, die reichlich kurzwellige Strahlen produciren (concentrirtes Sonnen- und Bogenlicht — *Finsen*, Bogenlicht von Metallelektroden — *Bang*, *Strebel*, elektrisches Funkenlicht — *Strebel*[6]), sie sind auch deshalb werthvoll, weil durch sinnreiche Versuchsanordnungen die möglichste Exactheit in der Beurtheilung einerseits der baktericiden Kraft einer Lichtquelle, andererseits auch der Lichtfestigkeit eines Mikroorganismus gewährleistet wird. Es zeigte sich, dass concentrirtes Sonnenlicht das Wachsthum von Bakterien schon nach einer Minute schwächte, nach 5—7 Minuten absoluten Tod herbeiführte. Concentrirtes elektrisches Bogenlicht schwächt das Wachsthum von Bakterien nach 4—5 Minuten und tödtet dieselben nach 15—20 Mi-

[1]) Arch. f. exper. Pathologie und Pharmakologie, XXVIII. Bd., 59.

[2]) Ueber die Anwendung der concentrirten chemischen Lichtstrahlen in der Medicin, Leipzig 1899.

[3]) Mittheilungen aus *Finsen's* med. Lichtinstitut. I.

[4]) Ibid. III.

[5]) Deutsche med. Wochenschr., 1901, Nr. 5, 6.

[6]) Eine besondere Stellung nimmt *G. O. Drossbach* ein, welcher auf Grund seiner Untersuchungen sich gegenüber der Annahme einer parasiticiden Wirkung des Lichtes sehr skeptisch verhält; insbesonders hält er es für ausgeschlossen, dass Bakterien, die sich auch nur $^{1}/_{10}$ Mm. unter der Hautoberfläche befinden, von ultravioletten Strahlen beeinflusst werden können. Seine Versuche über den Einfluss der chemischen (ultravioletten) Strahlen auf das Wachsthum von Bakterien gaben negative Resultate. „Die inficirte Nährgelatine wurde auf zwei Petrischälchen vertheilt, das eine derselben mit Hilfe des Eisenbogenlichts (1000 Watt) direct, das andere durch das Glas bestrahlt, und zwar höchstens 10 Cm. vom Bogen entfernt, zwei Tage hindurch je 4mal 10 Minuten, also insgesammt 80 Minuten. Diese intermittirende Belichtung war nothwendig, da bei länger dauernder Belichtung die Gelatine abschmolz. Die Colonien entwickelten sich auf beiden Platten gleichartig, die Schimmelpilze am dritten, die Bakterien am siebenten Tage, und zwar sehr lebhaft. In einem anderen Falle wurde eine Platte direct sechsmal so lange bestrahlt, bis die Gelatine geschmolzen war. Nach sieben Tagen hatten sich die Colonien normal entwickelt. Der entwicklungshemmende Einfluss ist sonach stets gleich gering, ob die Bestrahlung durch Glas oder Luft erfolgte. Lichtwellen, die kürzer sind als die uns durch das Sonnenlicht gebotenen, sind sonach für diese Zwecke werthlos. Berücksichtigt man noch die geringe Lichtstärke des Eisenbogenlichtes (bolometrisch gemessen) gegenüber dem Kohlenbogenlicht oder Sonnenlicht, so kann das erstere gar nicht in Frage kommen. Ueberhaupt ist die mikrobicide Wirkung unserer künstlichen Lichtquellen viel geringer, als vielfach angenommen wird. Wahrscheinlich ist dieselbe gar nicht vorhanden, wenn die Mikroorganismen sich auf günstigstem Nährboden befinden. Pathogene Bakterien, die auf unseren künstlichen Nährböden an und für sich schlecht wachsen, mögen in diesen beeinflusst werden. Wenn sonach eine Heilwirkung constatirt ist, kann diese nur auf die durch Lichtabsorption bedingte Erwärmung bezogen werden.“ (Deutsche med. Wochenschr., 21. November 1901, Nr. 47.)

nuten. Das Bogenlicht zwischen Metallelektroden, ebenso das elektrische Funkenlicht tödtet Mikroorganismen schon nach wenigen (5—40) Secunden.

O. Bie konnte durch seine Versuche genauer beweisen, an welche Spectralgebiete die baktericide Wirkung des Lichtes im wesentlichen gebunden und wie gross der Unterschied zwischen der Wirkung der verschiedenen Spectralgebiete ist.

Bie experimentirte mit dem Bacillus prodigiosus und dem Lichte einer Bogenlampe von 35 Ampère und 44—46 Volt (ca. 6000 NK), welches durch einen *Finsen*schen Lichtsammelapparat concentrirt war und auf die Plattencultur senkrecht auffiel. Als Lichtfilter verwendete er Cuvetten mit planparallelen Glaswänden, welche eine 3 Cm. dicke Flüssigkeitsschichte fassten. Als absorbirende Medien wurden verwendet:

1. eine frische 1%ige Lösung von schwefelsaurem Chinin mit einigen Tropfen Schwefelsäure, welche alle Strahlen mit Ausnahme der ultravioletten durchlässt;
2. eine 5%ige Nickelsulfatlösung, welche ähnlich wirkte;
3. eine 1½%ige Lösung von monochromsaurem Kali, welche roth bis grün incl. durchlässt.
4. eine 1½%ige Lösung von doppeltchromsaurem Kali, welche roth bis gelb incl. durchlässt;
5. eine ½%ige Lösung von Fuchsin, welche nur roth durchlässt.

Zur Beurtheilung der Lichtintensität wurde der Schwärzungsgrad der Flecken, welche in bestimmten Belichtungszeiten auf Aristopapier erzeugt wurden, verglichen.

Es ergab sich aus diesen Untersuchungen, dass alle Strahlen des Spectrums, ausser den ultrarothen, welche nicht untersucht wurden, vom rothen aufwärts die Entwicklung der Bakterien hemmen. Die Wirkung steigt mit dem Brechungsexponenten und ist besonders ausgeprägt im blauen, violetten und ultravioletten Spectrum. Rothe, orangefarbige, gelbe und grüne Lichtstrahlen wirken auch schädigend auf das Bakteriumwachsthum, jedoch erst nach langwieriger Beleuchtung. Reines rothes Licht rief sogar erst nach einer Beleuchtung von 1½ Stunden die schwächste erkennbare Verspätung des Wachsthums hervor.

Ganz besonders sorgfältig und für alle derartigen zukünftigen Untersuchungen beispielgebend sind die Arbeiten *Sophus Bang's*, des sehr verdienten Mitarbeiters *Finsen's*. *Bang* zog alle Umstände in Betracht, welche bei der Lichtwirkung berücksichtigt werden müssen: Die verwendete Lichtstärke, den Abstand des Objectes von der Strahlungsquelle, welche Arten von Strahlen die Filter passiren und wieviel durch dieselben hindurchgeht, ein wie grosser Procentsatz des Lichtes zu den Bakterien hineindringt (Absorption und Refraction desselben durch die Masse des Culturbehältnisses und der Nährsubstrate). Es wurde eine Versuchsanordnung getroffen, bei welcher der Lichtstrahl auf seinem Wege von der Lichtquelle zum Objecte möglichst wenig Hindernissen begegnete, so wenige und so einfache reflectirende Flächen wie möglich, eine so kleine Absorption und Refraction wie möglich, eine constante Temperatur vorhanden, und die Möglichkeit, die Lichtstärke in berechenbarer Weise variiren zu können, gegeben war.

Bang bediente sich zu diesen Experimenten eines Apparates, bei dessen Verwendung die Bakteriencultur in möglichst dünner Schichte, z. B. als hängender Tropfen auf einer dünnen Quarzplatte ausgebreitet zur Untersuchung gelangt. Diese Quarzplatte wird als Decke einer „feuchten Kammer" angebracht, diese Kammer wieder in einem Kasten befestigt, welcher mit Wasser gefüllt ist, das durch ein Schaufelrad in fortwährender Strömung und bei constanter Temperatur gehalten ist. Das Licht, dessen Intensität und Auffallsrichtung natürlich genau berücksichtigt ist, dringt durch ein Quarzfenster in der Seite des Kastens hinein.

Auf diese Weise constatirte *Bang*, „dass unter dem Einflusse des Lichtes, das sich in 28 Cm. Abstand von einem elektrischen Lichtbogen von 35 Ampère und 50 Volt befand, in einem Winkel von 45° mit der Achse der Kohlen, nachdem ein Theil der Wärmestrahlen durch eine 25 Mm. dicke Wasserschichte zwischen Quarzplatten zurückgehalten worden ist, und bei einer Temperatur von 30° eine 3 Stunden alte Prodigiosus-Bouilloncultur im hängenden Tropfen in circa einer Minute, eine 10—15 Stunden alte Cultur erst in 3—5 Minuten sterilisirt wird. Bei 45° wirkt das Licht schneller als bei 30°, so dass eine 3 Stunden alte Cultur in circa ½ Minute sterilisirt wird."

Es ergab sich somit, dass eine Cultur mit steigendem Alter steigende Widerstandsfähigkeit gegen das Licht erlangt, weiters dass die baktericide Wirkung des Lichtes mit steigender Temperatur zunimmt.

Die baktericide Wirkung des Sonnenlichtes spielt nach *Buchner*, *Schickhardt*, *Dieudonné*, *Uffelmann*, *v. Pettenkofer*, *Prausnitz* u. a. in der Natur wahrscheinlich eine bedeutende Rolle bei der „Selbstreinigung" der Flüsse, indem deren durch Einleitung von Kanaljauche etc. verunreinigtes Wasser, nachdem es eine grössere Strecke zurückgelegt hat, in bakteriologischer Beziehung wieder denselben Stand erhält, welchen es vor Einführung der Verunreinigung besass. Allerdings wirken hiebei die grosse Verdünnung der verunreinigenden Stoffe, die Sedimentirung der schwebenden Bestandtheile, die Aufnahme, beziehungsweise Zerlegung von Substanzen durch Lebewesen, Pflanzen und Thiere mit. *Wittlin* constatirte, dass auch der Strassenstaub durch die Belichtung mit directem Sonnenlichte in hohem Grade desinficirt wird. *v. Esmarch* prüfte die baktericide Wirkung des directen Sonnenlichtes auf keimhältige Kleider, Bettwäsche etc.; es zeigte sich, dass diese Wirkung nur auf die oberflächlichsten Schichten der Objecte beschränkt ist, in das Innere derselben aber gar nicht eindringt.

Es wurde auch behauptet, dass durch die Belichtung die Empfänglichkeit des Organismus für lebende Bakterien und Bakteriengifte herabgesetzt wird (*Kondratjew*[1]), *Gebhard*[2]), *Jousset*[3]). Nach *Boeder*[4]), welcher daraufhin gerichtete genaue Untersuchungen anstellte, sind die diesbezüglichen Angaben jedoch nicht einwandfrei.

Ausser der hemmenden Wirkung des Lichtes auf die Entwicklung und das Wachsthum von Bakterien ist noch ein bewegungsrichtender Einfluss desselben bekannt. Nach *Winogradsky*[5]) und *Beijerinck*[6]) sammeln sich Schwefelbakterien und Chromatien stets an der hellsten Stelle; sie sind also positiv phototaktisch.

3. Die Wirkung des Lichtes auf höhere Organismen (Thiere und Menschen).

§ 56. So wie bei der Pflanze regt das Licht auch beim Thiere die Function von Gewebselementen, Organtheilen und Organen an; die dem Körper durch die Lichtbestrahlung zugeführte umgesetzte Energie äussert sich als Reiz, welcher erregend und die Lebensprocesse steigernd wirkt.

---

[1]) Cit. bei *Dworetzky*, Zeitschr. f. diätetische u. phys. Therapie, Bd. V, H. 3.
[2]) Die Heilkraft des Lichtes, Leipzig 1898.
[3]) La Semaine médicale, 1900, 45.
[4]) Arbeiten aus dem kaiserl. Gesundheitsamt, 1900, Bd. XVII, H. 1.
[5]) Zur Morphologie und Physiologie der Schwefelbakterien.
[6]) Centralbl. f. Bakteriologie, Bd. XIV, pag. 844.

Als solcher beeinflusst das Licht entweder direct das Protoplasma der bestrahlten Zellen, oder es bringt gewisse Leistungen bestimmter Organe auf indirectem Wege (durch Vermittlung der Sinnesorgane und Nerven) zustande.

Es ist eine seit langem bekannte Thatsache, dass die **Entwicklung vieler Thiere** vom Lichte abhängig ist; ohne Licht geht sie langsam vor sich oder steht ganz still. *William Edwards*[1]) beobachtete, dass Froscheier, welche sich in opaken Vasen befanden, umkamen, während jene, welche sich in einem durchsichtigen Glase befanden, sich regelmässig entwickelten. Die Umwandlung der Kaulquappen wird demnach im Dunkeln verlangsamt. *Schnetzler's*[2]) Untersuchungen ergaben, dass diese Entwicklung im weissen Licht besser vor sich ging als im grünen. *E. Young*[3]) zeigte, dass violettes Licht die Entwicklung der Embryonen von Rana, Salmo und Lymnea beschleunigt, während die Dunkelheit oder andere Spectralbezirke dieselbe verzögern oder stören. *Beclard* fand[4]), dass Fliegeneier unter blauem und violettem Glase sich rascher entwickeln als unter rothem, gelbem, grünem oder weissem. *Guarinoni*[5]) glaubt gefunden zu haben, dass auch violettes Licht einen günstigen Einfluss auf Seidenwürmer habe. *Godnew*[6]) bemerkte, dass sich auf dem Lichte ausgesetzten Fleischstücken Würmer viel eher entwickeln als auf dem im Dunklen aufbewahrten Fleische. *Loeb*[7]) studirte die Einwirkung des Lichtes auf Polypen und fand, dass nicht alle Strahlen das Wachsthum gleichmässig beeinflussen, sondern nur die stärker brechbaren, die blauen befördern das Wachsthum, während die rothen wie die Dunkelheit wirken. Auch auf das Wachsthum älterer höherer Thiere nimmt das Licht bedeutenden Einfluss. So will *Pöcy*[8]) festgestellt haben, dass Ferkel und Kälber im violetten Licht besser gediehen als im weissen (?). Kaninchenjunge gehen in der Dunkelheit zugrunde.

Ueberhaupt ist es jedem Landwirthe bekannt, dass das Vieh in lichten sonnigen Ställen besser gedeiht als in dunklen. Auch das Gedeihen von wachsenden Kindern hängt wie bekannt in hohem Grade vom Lichte ab.

Die Aenderung der Lichtzufuhr beeinflusst aber nicht blos das Gesammtwachsthum, sondern auch die Entwicklung einzelner Organe und Organtheile. Es ist eine bekannte Thatsache, dass im Lichte eine grössere Zahl pigmenthaltiger Zellen gebildet wird als im Dunkeln (Epheliden). Das Wachsthum der Epidermoidalgebilde (Nägel, Haare) wird, wie *Berthold*[9]) und *Finsen*[10]) gezeigt haben, durch das Licht gefördert, während es in der Dunkelheit langsamer von statten geht. Die in der *Finsen*'schen Klinik behandelten Kranken und Wärterinnen erhielten an den Stellen, wo sie wiederholt und lange der intensiven elektrischen Belichtung ausgesetzt waren, eine reichlichere Behaarung.

---

[1]) De l'influence des agents physiques sur la vie. Paris 1824.
[2]) Archives des sc. physiques et naturelles, 1874, Bd. LI.
[3]) Compt. rend., Bd. LXXXVII.
[4]) Compt. rend., 1858.
[5]) Cit. bei *Eder J. M.*, Ueber die chem. Wirkungen d. farb. Lichtes, Wien 1879.
[6]) *Kasan*'sche Dissert., 1882.
[7]) *Pflüger's* Archiv, Bd. LXIII.
[8]) Compt. rend., 1871, Bd. LXXIII.
[9]) *Müller's* Archiv f. Anatomie und Physiologie, 1850, pag. 158.
[10]) Mittheilgn. aus *Finsen's* med. Lichtinst., I. pag. 118

Es ist nachgewiesen, dass sich abgebrochene Körpertheile von Amphibien und Fischen im Lichte rascher restituiren als im Dunklen.

Die erregenden Wirkungen des Lichtes auf den Formen- und den Energiewechsel, namentlich auf die Bewegungserscheinungen, sind durch mehrere sehr interessante Beobachtungen nachgewiesen worden.

Bei einige Zeit anhaltender Einwirkung von Licht oder Dunkelheit ändert sich die Anordnung des Protoplasmas von amöboiden Zellen (Amöben, Rhizopoden, Infusorien) merklich. Im Finstern an die Oberfläche der Lohe gekrochene Plasmodien von Aethalium ziehen sich bei hellem Lichte wieder in die Tiefe zurück. Dieselben entwickeln im Lichte nun kurze gedrungene Ausläufer, im Finstern lange schmale, dünne, Auszweigungen. Hier scheint also Beleuchtung, ähnlich künstlichen Reizen zu wirken.

Bekannt sind die auf Wechsel der Beleuchtung erfolgenden Gestaltveränderungen der contractilen Pigmentzellen in der Haut mancher Fische, Amphibien und Reptilien, Aenderungen, auf welchen der Farbenwechsel dieser Thiere beruht. Die im Dunkeln weitverzweigten schwarzen Pigmentzellen der Froschcutis z. B. contrahiren sich bei heller Beleuchtung allmählig zu kleinen Kugeln, infolge dessen die Haut heller wird.

Pelomyxa palustris zieht sich bei plötzlicher Beleuchtung binnen weniger Secunden, nach vorhergehender Sistirung der Körnchenströmung, kugelig zusammen. Bei andauernder Beleuchtung kehren dann nur schwache und träge Bewegungen zurück. Bei allmähliger Vertreibung der Dunkelheit durch Tageslicht wachsender Helligkeit bleibt die Reizwirkung aus (*Engelmann* [1]).

Engelmann entdeckte auch das Bacterium photometricum, welches sich als ausserordentlich empfänglich für Lichtreize erwies.

Solange dieses der Einwirkung des Lichtes ausgesetzt ist, bewegt es sich durch den Schlag des Geisselfadens, den die Enden jedes beweglichen Bakterienkörpers tragen, lebhaft im Wassertropfen umher. Wird es dagegen ins Dunkle gebracht, so hört allmählig die Bewegung auf und das Bacterium bleibt still liegen. Sobald aber wieder Licht einwirkt, beginnt die Bewegung der Bakterien von Neuem, und zwar konnte *Engelmann* mittels eines Spectralapparates feststellen, dass es die Strahlen des Orange und des Ultraroth sind, welche besonders diese erregende Wirkung auf die Bewegung der Bakterien ausüben.[2])

Licht beeinflusst auch sehr stark die Flimmerbewegung grüner Schwärmsporen niederer Pflanzen und Flagellaten, namentlich in Bezug auf die Richtung.

Die Flimmerbewegung des Oesophagusepithels ist nach *Uskoff* im rothen und violetten Lichte gleich schnell, sistirt jedoch, wenn man rothes Licht statt des vorher wirkenden violetten substituirte.

Auch unter den Wimperinfusorien, die sich im allgemeinen als nicht lichtreizbar gezeigt haben, finden sich vereinzelte Vertreter, deren Wimperbewegung durch Lichtreize erregt wird. *Verworn* [3]) beobachtete,

[1]) Archiv f. d. ges. Physiologie, XIX, pag. 1 und Handbch. d. Physiologie, Bd. I, pag. 370.

[2]) *Pflüger's* Archiv, XXX. Bd.

[3]) Cit. nach *Verworn*, Allgem. Physiologie und psycho-physiolog. Protistenstudien, Jena 1889.

dass Pleuronema chrysalis, welches im ungestörten Zustande still im Wasser liegt, bei plötzlicher Belichtung Sprungbewegungen macht, und zwar nicht unmittelbar im Momente, wo das Licht plötzlich auffällt, sondern erst nach einem Stadium latenter Reizung, das etwa 1—2 Secunden dauert. *Verworn* stellte fest, dass es nicht etwa eine Wärmewirkung des Lichtes ist, welche in dieser Sprungbewegung zum Ausdrucke kommt, sondern dass es gerade die Strahlen des blauen und violetten Lichtes sind, welche diese Reizwirkung am stärksten hervorrufen.

Allerdings können mit intensiven (concentrirten) Wärmestrahlen dieselben Wirkungen ebenfalls erzielt werden.

Das Verhalten des Protoplasmas von Blutzellen studirte *Uskoff.*[1]) Weisse Froschblutkörperchen zeigten im rothen Lichte mehr und längere Fortsätze als im violetten; ferner waren sie in ersterem grösstentheils in Form von kaum sichtbaren Plättchen ausgebreitet. Nach *Hermann*[2]) sind dagegen Leukocyten gegen Licht unempfindlich, während rothe Blutkörperchen deutliche Formveränderungen zeigen. *Finsen* beobachtete[3]), dass die rothen Blutkörperchen von Kaulquappen unter dem Einflusse des Sonnenlichtes ihre Form veränderten; sie wurden runder und zogen sich zusammen.

Für das Protoplasma der Froscheier ist nach *Auerbach* das Licht ein energischer Reiz zu Contractionen. Auch *Finsen*[4]) machte bei seinen Versuchen mit Froscheiern und Salamanderkeimen die Wahrnehmung, dass das Licht in hohem Grade die Fähigkeit besitzt, Bewegungen des Keimes hervorzurufen und dass diese Fähigkeit in ganz besonderem Grade den blau-violetten Strahlen zukommt. Daphnia pulex zeigt bei zunehmender Lichtstärke präcisere schnellere Orientirungs- und Schwimmbewegungen *(Yerkes).*

Die Bewegungen von Amöben sind im rothen Lichte am günstigsten. Dagegen wirken die violetten Strahlen hemmend, ebenso weisses Licht *(Harrington* und *Leaming).*

Die Untersuchungen über den Einfluss der Lichtstrahlen auf die Bewegungen älterer Thiere ergaben ähnliche Resultate.

Hierher gehört die bewegungsrichtende Wirkung des Lichtes auf höher organisirte Thiere, welche allerdings wegen der vielfachen Betheiligung der Sinnesorgane und des Nervensystemes an diesen Erscheinungen oft nicht leicht zu deuten ist. Die Untersuchungen von *Loeb*[5]) sowie von *Parker* und *Burnett*[6]) haben ergeben, dass gerade wie bei den Pflanzen das Licht auf die Richtung der Bewegung vieler Thiere einen Einfluss hat; sogar manche augenlose Thiere zeigen den Heliotropismus.

So wie auf die Pflanze übt das Licht oft auch auf thierische Organismen die Wirkung aus, dass sie so wie das Eisen vom Magneten mit unwiderstehlicher Gewalt gezwungen werden, sich der Lichtquelle zu- oder sich von ihr abzuwenden.

---

[1]) Centralbl. f. d. med. Wissensch., 1879, Nr. 25.
[2]) Cit. bei *Strebel*, pag. 6.
[3]) Ueber d. Bedeutung d. chem. Strahlen, Leipzig 1879.
[4]) Centralbl. f. d. med. Wissensch., 1870, Nr. 23.
[5]) Der Heliotropismus der Thiere etc., Würzburg 1890.
[6]) Wirkung auf Planarien. American Journ. of Physiolog., IV, 8, pag. 273.

So wird die Mücke stets von dem Lichte angezogen, in dessen Flammen sie unfehlbar ihre Flügel versengt und ihr Leben verliert. Blinde Frösche richten stets ihren Kopf nach der Lichtquelle und stellen sich so, dass ihre beiden Körperhälften symmetrisch belichtet werden (*Wwedenskij*[1]). In einen Kasten gebracht, welcher zur Hälfte belichtet, zur anderen Hälfte dunkler ist, streben sie nach *Bert*[2]) stets der hellen Partie zu. Es ist aber bekannt, dass es neben den Thieren, welche das Licht lieben und der Sonne stets zustreben, auch solche gibt, welche lichtscheu sind und in der Dunkelheit leben.

Viele Thiere, z. B. die Ameisen und Bienen, besitzen die Fähigkeit, die Farben zu unterscheiden.

Ohrwürmer, Mauerasseln, Laufkäfer (*Finsen*[3]), selbst augenlose Thiere, z. B. der Regenwurm (*Graber*[4]), und geblendete, wie z. B. Triton, sind besonders gegen die kurzwelligen (blauen. violetten) Strahlen des Lichtes empfindlich und suchen die Dunkelheit oder die Strahlen grösserer Wellenlängen (roth) auf.

Andere Thiere hingegen, z. B. die Schmetterlinge, bevorzugen mehr die blauen und violetten Strahlen.

Cohn und *Strassburger* stellten fest, dass allgemein die kurzwelligen Strahlen des Spectrums phototaktisch wirksamer sind als die langwelligen, die bei nicht zu hohen Intensitätsgraden wie völlige Dunkelheit wirken.

Der Verlauf der phototaktischen Erscheinungen hängt aber oft auch von anderen Umständen ab. So reagirt Paramaecium bursaria nur bei ungenügender Sauerstoffzufuhr auf Licht, während dieser Reiz bei genügender Sauerstoffzufuhr keinen Einfluss ausübt.

Bei Polygordiuslarven treten die Erscheinungen der Phototaxis nur bei gleichzeitiger Erhöhung der Temperatur auf.

Manche Thiere reagiren vorzüglich auf Schwankungen der Lichtintensität.

Bezüglich der Wirkung des Lichtes auf bestimmte Gewebselemente wurde sein Einfluss auf die **Muskeln** näher studirt.

Eine Beeinflussung der Bewegung der quergestreiften Musculatur durch Licht ist bis jetzt nicht bekannt geworden.

Die Einwirkung des Lichtes in Bezug auf die Erregung von glatten Muskelfasern prüften *Fr. Arnold, Reinhardt, Budge, Brown-Séquard* und *Heinrich Müller*[5]), *Steinach*[6]). Die Iris von Amphibien und Fischen zieht sich im ausgeschnittenen Auge, also ohne Vermittlung des Centralnervensystemes, auf Lichteinfall (mit Ausschluss von Wärme) zusammen. Die Netzhaut kann entfernt, das Auge schon lange ausgeschnitten sein (beim Aal im Winter 16 Tage!).

Brown-Séquard hält die Erscheinung für eine directe Muskelreizung durch Licht.

[1]) Bull. de l'Acad. des sc. à Pétersbourg, 1879.
[2]) Revue scientif., 1878, 42.
[3]) Ueber die Bedeutung der chem. Strahlen, Leipzig, pag. 58.
[4]) Sitzungsber. der kaiserl. Akad. der Wissensch. Wien, math.-naturw. Cl., 1883, Bd. LXXXVII. Abth. I. pag. 201.
[5]) Würzburger naturw. Zeitschr., 1861, II, pag. 133.
[6]) *Pflüger's* Arch., Bd. LII.

Harless[1]) beobachtete auch an menschlichen Leichen bis 30 Stunden nach dem Tode deutliche Pupillenverengerung des dem Lichte exponirten Auges im Vergleich mit dem verschlossenen.

De Parville (cit. bei *Büdingen*) will nachgewiesen haben, dass das rothe Ende des Spectrums die Nerven erregt, während das entgegengesetzte Ende mit den Farben grün, blau und violett sie beruhigt. Diese Angaben konnte jedoch *Büdingen* nicht bestätigen.

Th. Büdingen[2]) stellte behufs Lösung der Frage, ob Belichtung auf den Muskel direct oder vermittels des motorischen Nerven auf das Nervenmuskelpräparat wirksam sei, ferner, ob reflectorische Zuckungen durch Bestrahlung der Haut angeregt werden können, Versuche an Thieren an, bei denen das Grosshirn entfernt und die Nervenverbindung zwischen Hirn und Rückenmark durchtrennt war. Es ergab sich aus diesen Experimenten, dass Licht in Form plötzlicher Uebergänge von der Dunkelheit zu einer blauen oder rothen Belichtung in concentrirter Form keinen directen Einfluss auf das Nervenmuskelpräparat von Fröschen ausübte, ebenso wie es auch nicht im Stande war, eine durch andere Reize hervorgerufene Zuckung zu modificiren. Auch aus den Versuchen, welche sich mit der Frage der Beeinflussung der Reflexerregbarkeit entgrosshirnter Thiere durch concentrirtes rothes und blaues Bogenlicht beschäftigten, war irgend eine Einwirkung dieser Strahlen in dem fraglichen Sinne nicht zu erkennen. *Büdingen* schliesst, dass die Reflexerregbarkeit des Rückenmarkes durch die Haut treffende Lichtstrahlen nicht beeinflusst wird.

Ausser den Muskelzellen gibt es noch eine Reihe anderer, welche auf den Reiz kräftiger Lichtbestrahlungen reagiren. Dies beweisen die Erscheinungen des Erythema solare, der Dermatitis photoelectrica, des Xeroderma pigmentosum, der Hydroa und der Sommereruption, der Pellagra und der verschiedenen Pigmentanomalien, deren Entstehung auf den Einfluss des Lichtes zurückgeführt wird.

Augenfällige Wirkungen am Körper eines höher organisirten Thieres bringt das Licht auf seiner Körperoberfläche, der **Haut** hervor.

Nach *Unna*[3]) wird die Haut an den dem Lichte ausgesetzten Stellen derber und härter, indem unter dem Einflusse des Lichtes das Protoplasma zu Keratin reducirt wird. *Moeller*[4]) konnte experimentell und mikroskopisch nachweisen (s. pag. 341), dass das Licht eine Hyperplasie der Epidermis, einen abnormen Verhornungsprocess anregt.

Die unter der Bezeichnung Erythema oder Eczema solare s. photoelectricum bekannten Hautveränderungen, bestehend in diffusen Röthungen, Bläschen- und Pustelbildungen, welche sich in schweren Fällen zu leuko-sero-fibrinösen Entzündungen der ganzen Hautdecke steigern können, werden als Circulationsstörungen aufgefasst. Ob diese Hyperämien und deren Folgezustände, welche auch bei intensiver Belichtung anderer Organe, z. B. der Conjunctiva, Nase, der Kiemen (bei Proteus *Rusconi*[5]) zustande kommen, auf eine Beeinflussung der Gefäss-

[1]) Abhdlgn. d. bayr. Akad., 1848, V, pag. 490.
[2]) Zeitschr. f. diät. und physik. Therap., Bd. VI, Heft 5, pag. 272.
[3]) Monatsh. f. prakt. Dermatologie, 1885, IV. pag. 284.
[4]) Der Einfluss des Lichtes auf die Haut. Biblioth. med., Stuttgart 1900, pag. 18.
[5]) Cit. bei *Raum*, pag. 338.

nerven zurückzuführen sind, oder ob den Anstoss zu denselben primäre Schädigungen (Degenerationen) der Gewebszellen abgeben, muss vorläufig dahingestellt bleiben. Immerhin ist durch einige histologische Untersuchungen *(Ogneff, Moeller, Glebowssky)* (s. w. u.) erwiesen, dass Licht in den Körperzellen, welche intensiv bestrahlt werden, locale pathologische Veränderungen hervorruft.

Bekannt ist die Thatsache, dass es in Fabriken, wo man mit starkem Bogenlicht arbeitet, infolge derartiger Schädigungen durch Licht oft Schwierigkeiten macht, Arbeiter zu bekommen *(Maklakoff)*.

Die Erscheinungen dieser Reaction auf der Haut sind folgende: Die Haut wird lebhaft roth bis kupferroth, angeschwollen, brennend, schmerzhaft. Infolge der proliferativen Processe in der Hornschichte erscheint diese getrübt. Nach intensiverer Einwirkung des Lichtes bilden sich kleinere oder grössere Blasen, Ekchymosen, ja es kann zu mehr minder tief greifenden Gewebsnekrosen kommen. Die Krankheitserscheinungen, welche auf diese Weise zustande kommen, können sehr hohe Grade erreichen. Nach einigen Tagen vermindert sich die Hautröthe, an deren Stelle eine zunehmende Pigmentation tritt; die Schwellung nimmt ab, die Blasen trocknen ein, die Oberhaut löst sich zuerst in grösseren Lamellen, so wie nach Scharlach, später in kleineren Epidermisschüppchen ab.

Schon *Maklakoff*[1]) und *Widmark*[2]) machten auf einen wichtigen Umstand aufmerksam, unter welchem diese Reaction vor sich geht. Die Veränderungen auf der Haut erscheinen nämlich nicht sofort, unmittelbar nach der Einwirkung des Lichtes, im Gegensatze zu den Veränderungen, welche die Wärmestrahlen hervorbringen, welche sofort sichtbar werden, aber auch bald wieder verschwinden.

Das Lichterythem erscheint vielmehr so wie die Röntgenreaction erst nach einer mehr weniger langen Latenzperiode, perisistirt je nach der Intensität der Einwirkung kürzere oder längere Zeit, in welcher sie ihren Höhepunkt erreicht, und verschwindet langsam unter Desquamation und Hinterlassung von Pigment.

Maklakoff versuchte die Dauer der Latenzperiode für intensives Bogenlicht zu bestimmen. Der Effect einer Bestrahlung, welcher nur 15 Secunden andauerte, trat erst nach 10 Stunden zum Vorschein. Eine der Lichteinwirkung im Laufe von einer Minute unterworfene Hautstelle zeigte nach $^1/_2$ Stunde eine deutliche umschriebene Hyperästhesie, während eine Röthung sich erst nach $2^3/_4$ Stunden bemerkbar machte. Hautbezirke, die dem Lichte $3^1/_4$ Minuten ausgesetzt waren, rötheten sich nach 11 Minuten. Nach Verlauf von 3 Minuten wiesen das Erythem solche Hautpartien auf, welche $5^3/_4$ Minuten lang bestrahlt wurden.

Diese Befunde wurden durch genaue experimentelle Untersuchungen *Finsen's*[3]) und *Moeller's*[4]) bestätigt.

Vergleichen wir diese Thatsachen mit den Effecten, welche Wärmestrahlen und Röntgenstrahlen auf der Haut hervorbringen, so können

[1]) Archives d'ophthalmologie, 1889, IX, pag. 97.

[2]) Hygiea, Festband Nr. 3, 1889. — Beiträge zur Ophthalmologie, Leipzig 1881, pag. 438.

[3]) Mittheil. aus *Finsen's* med. Lichtinst., 1900, I, Leipzig, Vogel.

[4]) Der Einfluss des Lichtes auf die Haut, Stuttgart.

wir in Bezug auf die Schnelligkeit, mit welcher die Reaction eintritt, und die Dauer, welche sie anhält, folgende Gesetze feststellen, aus welchen sich ergibt:

1. Dass die Dauer der Latenzperiode im umgekehrten Verhältnisse zur Wellenlänge der einwirkenden Strahlung steht: ebenso hält die Wirkung umso länger an, je kürzer die Wellenlänge der einwirkenden Strahlung war.

2. Die Beziehungen der Strahlungsintensität zum Reactionsverlaufe gestalten sich so, dass die Reaction umso früher eintritt und umso länger anhält, je grösser die Strahlungsintensität war; war letztere geringer, so tritt die Reaction später auf und hält kürzere Zeit an.

Finsen und *Moeller* wiesen experimentell eine Eigenthümlichkeit der Lichtreaction nach, welche genau derjenigen entspricht, welche ich von der Röntgenstrahlenreaction beobachtet hatte [1]): Die Haut, welche von chemischen (blau-ultravioletten) Strahlen intensiv beeinflusst worden ist, behält noch lange hinterher (Monate und Jahre, nachdem das erste Lichterythem verschwunden ist), eine besondere Geneigtheit, auf mechanische, chemische, thermische Reize und auch auf innere Einflüsse hin (psychische Erregung etc.) mittels Röthung auffallend schnell zu reagiren.

Sehr interessant sind die Beziehungen, welche zwischen dem Hautpigmente und dem Lichte bestehen.

An anderer Stelle (pag. 325) wurde schon auf die Rolle hingewiesen, welche das Licht beim Farbenwechsel der Thiere spielt. In der Haut sehr vieler Thiere (aber auch in anderen Organen, z. B. in der Iris von Amphibien und Fischen) finden sich Pigmentzellen, Chromatophoren, deren Protoplasma auf Lichtreiz Fortsätze ausstreckt oder einzieht und dadurch das Pigment auf einen grösseren oder kleineren Raum vertheilt, welche aber an manchen Stellen (Iris) auch als pigmentirte glatte Muskelfasern oder als Zellen, an deren Peripherie sich Muskelfasern ansetzen, betrachtet werden, die auf Lichtreiz mit Contractionen reagiren.

Brücke, welcher den Farbenwechsel des Chamäleons am eingehendsten studirte, wies nach, dass die Bewegung dieser Chromatophoren vom Centralnervensysteme abhängt. Auf die Haut dieses Thieres wirkt die Dunkelheit als ein Reiz, während die Tageshelle, beziehungsweise sogar der Sonnenschein, die Pigmentzellen in den passiven Zustand versetzt; denn wenn man die Thiere in die Sonne bringt, so werden sie schwarz (sie strecken die Fortsätze ihrer Pigmentzellen an die Körperoberfläche), wenn man sie hingegen in's Dunkle bringt, werden sie blass (das Thier zieht die dunklen Fortsätze der Pigmentzellen in die Tiefe, so dass sie jetzt von dem hellfarbigen Pigmente in den oberen Schichten der Cutis bedeckt sind.)

Dass der Zustand, in dem die Zellen ihre Fortsätze ausgestreckt haben, der passive Zustand der Ruhe ist, der Zustand hingegen, bei dem die Zellen ihre Fortsätze eingezogen haben, der active Zustand der Erregung ist, erhellt aus dem verschiedenen

---

[1]) Cf. die physiolog. Wirkungen der Polentladungen etc. Sitzungsber. d. kaiserl Akad. d. Wissensch., math.-naturw. Cl., Bd. CIX, Abth. III, pag. 644.

Verhalten der Chromatophoren bei Reizung (Strychninvergiftung, Einreibung von Terpentinöl, Schläge eines Magnetelektromotors) und bei Lähmung (Durchschneiden der Hautnerven).

Die Wirkung, welche vom Lichte auf die Haut ausgeübt wird, ist eine locale, denn nach *Brücke* findet man, wenn man ein Band von Staniol um ein Chamäleon legt und es in die Sonne setzt, während der übrige Körper schwarz erscheint, unter dem Staniol einen hellen Streifen. *Brücke* wies nach, dass dies auch wirklich eine Wirkung des Lichtes und nicht der strahlenden Wärme sei.

P. Bert[1]) bestimmte, dass es nicht die rothen und gelben, vielmehr die blauen Bestandtheile des Lichtes sind, welche auf die Chromatophoren wirken und welchen die besprochenen Effecte zuzuschreiben sind.

So wie beim Chamäleon wurde auch bei anderen Thieren nachgewiesen, dass die Protoplasmabewegung der Chromatophoren infolge Belichtung unter Vermittlung des Centralnervensystemes erfolge. Dass letztere mit dem nervösen Centralorgane in Verbindung stehen, wird nach den Untersuchungen *Ehrmann's*, welcher bei Fröschen den Uebergang von Nervenfasern in Pigmentzellen direct verfolgen konnte, wahrscheinlich.

Steinbutten, denen der Sympathicus durchschnitten wurde, werden in dem Theile ihres Körpers dunkel, welcher seine Nerven rückwärts von der Schnittfläche bezog.

Geblendete Fische werden durch Ausbreitung der Pigmentzellen dunkelfarbig.

Brücke vermuthet, dass eine Reflexwirkung vom Sehnerven aus stattfindet, dass die Erregung des Nervus opticus eine Erregung zum Centralorgan bringt, durch welche die Chromatophoren zur Zusammenziehung bestimmt werden, so dass sie, wenn ihnen diese Anregung fehlt, dauernd einen grösseren Raum decken.[2])

Nach *Wittich*[3]) und *E. Du Bois-Reymond*[4]) ist auch die Farbe der Frösche und Zitterwelse vom Lichte abhängig, indem diese Thiere im Dunkeln schwarz, unter dem Einflusse des Lichtes hingegen wieder hell werden.

Exner wies auf Pigmentverschiebungen im Insectenauge infolge Beleuchtung hin.

Das Verhalten dieser Thiere gegenüber dem Lichte wird daraus verständlich, dass das Pigment, wie wir gleich sehen werden, ein natürliches Schutzmittel gegen die Lichtwirkung darstellt, dessen sich die Thiere, je nachdem ihnen der Lichtreiz mehr oder weniger lästig wird, bedienen.

Von dieser gelegentlichen vorübergehenden Reaction der Chromatophoren auf Lichtreize müssen diejenigen mehr oder weniger persistirenden Pigmentationen, welche bei Menschen und Thieren an den dem Lichte exponirten Stellen sichtbar sind, auseinander gehalten werden. Nach *Ehrmann* entwickelt sich dort, wo die Sonnenstrahlen eine Haut

---

[1]) *Hoppe-Seyler*, Physiol. Chemie, 1881, pag. 25.

[2]) Cit nach *Brücke*, Vorles. über Physiologie, 1885, Bd. I.

[3]) *Müller's* Archiv, 1854.

[4]) Untersuchungen zur Naturlehre des Menschen und der Thiere von *Moleschott*, 1858, Bd. V

treffen, in welcher Melanoblasten vorhanden sind, d. h. Zellen, welche Melanin — ein nur von Zellen, nicht in Interstitien gebildetes melanotisches, braunes Pigment — produciren, aus dem reichlicher zugeführten Nährmateriale und unter der Anregung, welche die Zellen von den Lichtstrahlen erhalten, Melanin, und daraus resultirt die sepiabraune, manchmal jahrelang bestehende Braunfärbung der Haut. Eine andere Entstehungsursache hat die intensive, aber bald vorübergehende Braunfärbung der Haut, welche als Residuum eines Erythema solare s. photoelectricum nach einer einmaligen, aber sehr intensiven Lichtbestrahlung, z. B. bei Touristen nach einer Gletscherwanderung, oft zu sehen ist.

In diesem Falle erzeugte die Bestrahlung eine starke Hauthyperämie; durch die Wand der Capillaren tritt reichlich Blutplasma aus, in welchem Hämoglobin aufgelöst ist. Dieses schlägt sich in kurzer Zeit als goldgelbes Hämosiderin in die Gewebsinterstitien nieder und bedingt das gelblich-bräunliche Colorit der Haut, welches erst nach der Resorption dieses verwandten Blutfarbstoffes (nach einigen Wochen) verschwindet.[1]) Das Pigment kann auch aus den rothen Blutkörperchen direct entstehen, indem dieselben auf dem Wege der Diapedese aus der Wand der Blutgefässe treten und zu Pigmentkörpern verschrumpfen.

Wie schon vorher bemerkt wurde, ist das Pigment das Schutzorgan der Haut gegen Lichtstrahlen. Dies ist schon daraus ersichtlich, dass Menschenracen, welche immer unter dem Einflusse starker Insolation stehen, sowie die Thiere an der dem Lichte zugekehrten Fläche ihres Körpers eine dunklere Färbung (Hautfarbe) besitzen.

Eine merkwürdige Beobachtung machte *Wedding*.[2]) Rinder und Schafe, welche mit Buchweizen gefüttert wurden, bekamen, wenn sie dem Sonnenlichte ausgesetzt wurden oder wenn sie von heller Hautfarbe waren, einen Blasenausschlag. Im Dunkeln gehaltene Thiere blieben gesund. Gescheckte Thiere wurden nur an den hellen Partien krank, während die dunkeln unverändert blieben. *Wedding* bestrich eine Kuh zum Theile mit Theer; der Ausschlag erschien nur an den weissgebliebenen Theilen der Haut, während die geschwärzten nicht erkrankten.

Im letzten Sommer hatte ich Gelegenheit, eine ebenfalls hieher gehörende Thatsache zu constatiren. Ein brünetter Herr, der seit vielen Jahren mit Vitiligoflecken am Körper und im Gesichte behaftet ist, hatte nach einer längeren Wanderung über den Grossglocknergletscher nur im Bereiche der weissen Gesichtsflecken lebhafte Entzündungen (Erytheme) acquirirt. Die übrige Haut blieb völlig intact.

Finsen machte ein sehr schönes Experiment, welches den Nachweis erbrachte, dass auch die erworbene, nicht angeborene Pigmentation eine Schutzkraft gegen die schädliche Einwirkung der Lichtstrahlen besitzt.

Finsen malte mit schwarzer Tusche einen Ring um seinen Arm und exponirte dann denselben 3 Stunden lang sehr starkem Sonnenlichte. Darauf wurde die Tusche entfernt. Die Haut erschien nach einigen Stunden ganz weiss und normal, nur im Bereiche des Tuschegürtels zeigte sie sich an den Grenzlinien geröthet. Einige Stunden später entwickelte sich im Bereiche der bestrahlten Partie ein intensives Erythem, während die Haut im Bereiche des Tuscheringes rein weiss und unverändert blieb. Die Grenzlinie zwischen den angegriffenen und den normalen Theilen der Haut war ausser-

[1]) *S. Ehrmann*, Wiener. med. Wochenschr., 1901, Nr. 30.

[2]) Verhandlungen der Berliner Gesellschaft für Anthropologie, 1888, pag. 57.

ordentlich scharf und zeigte genau dieselben kleinen Unregelmässigkeiten, die die Ränder des schwarzen Streifens gezeigt hatten. Nach Ablauf des Erythems war die Haut ziemlich stark pigmentirt. Nun setzte *Finsen* diesen Arm nochmals dem Sonnenlichte aus, diesmal jedoch ohne ihn geschwärzt zu haben; das Resultat war genau das umgekehrte: der weisse Streifen ward Sitz des Erythems, die benachbarten Partien blieben aber unverändert.

Lichterythem und Lichtpigmentation rühren von den ultravioletten Strahlen her. Schon *Charcot* vermuthete [1]), dass es die sogen. chemischen Lichtstrahlen seien, welche das Erythema photoelectricum hervorufen. Auch *Veiel* [2]) hatte schon 1887 nachgewiesen, dass eine eigenthümliche, in einer Gesichtsanschwellung und rothen nesselsuchtartigen Beulen bestehende Hautaffection durch die chemischen Strahlen des Sonnenlichtes erzeugt werde.

Veiel empfahl deshalb das Tragen eines rothen Schleiers, der die chemischen Strahlen des Sonnenlichtes absorbiren sollte. Dieses einfache Mittel bewährte sich vorzüglich.

Auch *Unna* [3]) und *C. Berliner* [4]) sowie *Wolters* [5]) wiesen auf die chemischen (violetten und ultravioletten) Strahlen des Lichtes als Erreger des Erythema solare, des Xeroderma pigmentosum und der *Hutchinson*schen Sommereruption hin und empfahlen zur Behandlung mit Curcuma gelbgefärbte Masken, Schleier oder Fenster, welche durch Wochen und Monate lang consequent verwendet werden mussten.

Nach einer Erzählung *Bowle's* (Monatsh. f. pr. Dermatologie, 1894, Bd. XVIII, pag. 16) schützte sich ein Officier, welcher in Indien sehr stark unter der Sonnenstrahlung litt, dadurch, dass er seine Kleider und seinen Tropenhelm mit gelbem Futter versehen liess.

Directe Experimente zum Nachweise des eigentlich schädlichen Spectralbezirkes unternahmen *Bouchard*, *Widmark*, *Hammer*, *Finsen*, *Moeller* und *Maklakow*. *Bouchard* [6]) verwendete gefärbte Gläser und fand, dass Violett wirksamer ist als Roth.

Widmark [7]) untersuchte, was die Ursache des Erythema photoelectricum sei. Er benutzte das Licht einer kräftigen elektrischen Bogenlampe, welches er zunächst durch eine Bergkrystalllinse concentrirte: zur Controle wurde zwischen das bestrahlte Object und den Sammelapparat zweitweise eine Glasplatte geschoben, welche die ultraviolette Strahlung absorbirte. Weiters bediente sich *Widmark* zu einer anderen Versuchsreihe, um die von der Lichtquelle ausgehenden divergenten Strahlen parallel zu machen und abzukühlen, eines Metalltubus, der an einem Ende mit einer Bergkrystalllinse, am anderen mit einer planen Glasplatte geschlossen war, die ihrerseits ein Loch besass, in welches eine Bergkrystallplatte eingekittet war. Das Innere des Rohres war mit circulirendem Wasser gefüllt.

Aus den Versuchen *Widmark's* ging hervor, dass die durch Bergkrystall gegangenen, an ultravioletten Strahlen reichen Strahlen das

[1]) Compt. rend. Soc. biolog., 1859, pag. 63.
[2]) Vierteljahresschr. f. Derm. u. Syph., Jahrg. 1887, pag. 1114.
[3]) Monatsh. f. prakt. Dermatologie, 1885, Bd. IV, pag. 277.
[4]) Ibid., 1890, Bd. XI, Nr. 10 u. 11.
[5]) Ergänzungsh. z. Arch. f. Dermat. u. Syph., 1892, pag. 187.
[6]) Compt. rend. Soc. biolog., 1877.
[7]) Hygiea, 1889, Festband Nr. 3. — Verhandlungen d. biolog. Vereins in Stockholm, 1889, 20. — Skandin. Archiv f. Physiologie, 1889, I.

Erythem hervorriefen. Die Wärme- und die leuchtenden Strahlen spielen beim Zustandekommen des Erythems eine untergeordnete Rolle.

Für die Unterscheidung der Wirkung von Licht- und Wärmestrahlen wandte *Hammer*[1]) eine Gaslampe mit Argandbrenner an, die mit einem Rubinglascylinder versehen war. Ausser den rothen Strahlen waren hier also ziemlich vollständig alle anderen leuchtenden Strahlen, besonders aber auch die ultravioletten, ausgeschlossen. Exponirt wurde der Oberarm, auf dem durch Heftpflaster und braunes Papier eine Stelle abgegrenzt und in circa 10—15 Centimeter Entfernung von der Flamme gehalten wurde. Eine ziemlich intensive Wärme wurde verspürt. Dauer des Versuches $1\frac{1}{2}$ Stunden. Nach 25 Minuten deutliche Röthung, die Hautstelle fühlte sich warm an. Zu Ende des Versuches zeigte sich die Haut mässig geröthet mit einigen helleren Partien darin. Diese weissen Stellen vergrössern sich während der nächsten Stunden auf Kosten der rothen immer mehr, und nach 24 Stunden war die Haut wieder normal.

Zu bemerken war ferner, dass hier nicht nur die exponirte Hautpartie, sondern auch die vom Heftpflaster, nicht aber die durch Papier nur lose bedeckt gewesene von derselben marmorirten Röthe war.

Ein Versuch, zwei neben einander gelegene Hautstreifen, beide gleichmässig vom elektrischen Licht, den einen aber noch überdies von obiger mit Rubinglascylinder umgebenen Gasflamme bestrahlen zu lassen, ergab erst intensivere Röthung der letzteren Partie und ihrer mit Heftpflaster bedeckten Umgebung, dann aber ganz gleichmässige Erythemerkrankungen beider exponirten Hautstreifen.

Diese Versuche veranschaulichen recht deutlich den Unterschied der Einwirkung von Wärme und von chemischen ultravioletten Strahlen auf die Haut. Beide führen zur Röthung, doch mit dem grossen Unterschied, dass die durch Wärme erzeugte Hautröthe sehr bald entsteht und sehr bald wieder verschwindet, wenn nicht gerade eine Hitze eingewirkt hat, die Eiweiss zum Gerinnen bringt. Die nun durch ultravioletthaltiges Licht entstandene Hautröthe dagegen entsteht meist einige Stunden nachher, ist sehr beständig und hat Ablösung der Oberhaut wie Pigmentbildung im Gefolge.

Nach der Ansicht *Maklakow's*[2]) ist die Wirkung des Bogenlichtes auf die Haut keine thermische, sondern eine chemische, welche dem Effect der Insolation sehr ähnlich ist. Das gelbe und das rothe Licht, welches keine chemischen Strahlen enthält, wirkt auch nicht auf die Haut. Weniger intensive Lichtquellen bringen auf der Haut keine acute Wirkung hervor, führen aber bei länger andauernder Bestrahlung eine Pigmentation der Haut herbei. Bei sehr intensiver Beleuchtung und bei langer Exposition treten nekrotische Processe auf: Die Haut gangränescirt infolge der chemischen Lichtwirkung.

Finsen[3]) setzte gewisse Theile der Haut allen Strahlen, andere Theile der Haut aber nur einzelnen Gebieten des Spectrums aus. Zu diesem Zweck brachte er auf seinen Arm eine Bergkrystallplatte, eine Reihe verschieden gefärbter Glasstücke, einige mit Tusche angestrichene Buchstaben und Streifen. Alle diese Sachen und Farben waren derart

[1]) Ueber den Einfluss des Lichtes auf die Haut, Stuttgart 1891.
[2]) L. c.
[3]) Mittheilungen aus *Finsen's* med. Lichtinstitut, I, pag. 9.

auf dem Arm angebracht, dass die jede Figur umgebende Haut unbeschränkt von allen Lichtstrahlen beeinflusst wurde; dieser Arm wurde dem Lichte einer 80 Ampèrelampe in 75 Cm. Entfernung 10 Minuten hindurch exponirt. Die Haut zeigte sich gleich etwas roth, nach 2 Stunden hatte die Röthe zugenommen, nach 4 Stunden noch mehr, aber nur an den Stellen, welche nicht zugedeckt gewesen waren. Nach im ganzen 12 Stunden erschien die Haut ganz dunkelroth, warm und empfindlich. Ueberall, wo die Haut während des Versuches mit Tusche bedeckt gewesen war, zeigte sie sich jetzt ganz weiss und normal und zeichnete sich scharf gegen die rothen Umgebungen ab, die zwei Buchstaben zeigten sich sehr deutlich — weiss auf rothem Grund. — Wo die fünf Glasstücke gelegen hatten, waren fünf weisse Streifen von der unregelmässigen Gestalt der Glasstücke sichtbar und die Haut derselben war gleichmässig ganz normal anzusehen. Dagegen hatte die Haut an der Stelle, wo die Bergkrystallplatte angebracht gewesen war, vollständig dieselbe Farbe und war ebenso heiss und empfindlich als auf den nicht zugedeckten Theilen.

Es ergab sich somit auch aus diesem Versuche, dass es die ultravioletten Strahlen des Lichtes sind, welche das Lichterythem hervorrufen. In einem zweiten Versuche concentrirte *Finsen* das Bogenlicht mit einer Quarzlinse und hielt verschiedenfarbige Glasstücke, sowie Bergkrystall vor. Gleichzeitig wurde Vorsorge getroffen, dass das Licht eine Schichte kalten Wassers passirte und die beleuchtete Stelle mit einem Strome kalten Wassers berieselt wurde. Es zeigte sich, dass die Haut auf den drei Stellen reagirte, wo das Licht durch den Bergkrystall, das helle Glas und das blaue Glas gewirkt hatte, während nicht die geringste Reaction in Betreff der übrigen Farben zum Vorschein kam. Daraus lässt sich schliessen, dass nicht nur die ultravioletten, sondern auch die sichtbaren chemischen Strahlen die Fähigkeit haben, das Erythema photoelectricum hervorzurufen.

Von grossem Interesse erscheint die Feststellung der Thatsache, wie tief das Licht, und speciell die sogenannten chemisch wirksamen Strahlen in das Gewebe eindringen. Da man, wie gezeigt wurde, insbesonders den ultravioletten Strahlen einen besonderen Einfluss auf die Erscheinungen, welche nach Insolation auftreten, zuschreibt, erschien es mir wichtig zu prüfen, inwiefern die letzte Annahme berechtigt ist, und zwar wurde das Augenmerk nicht darauf gerichtet, zu untersuchen, ob die ultravioletten Strahlen thatsächlich die hier interessirenden Wirkungen ausüben, sondern die Frage gestellt, ob die ultravioletten Strahlen denn thatsächlich in der Lage wären, eine Wirkung auf die Gebilde in der Tiefe des Corions (Capillargefässe, Nervenenden, Chromatophoren etc.) auszuüben, von welchen sich verschiedene krankhafte Zustände der Haut ableiten. Da die äussersten ultravioletten Strahlen zum grossen Theile von verschiedenen lichtdurchlässigen Medien, z. B. von Glas[1]) absorbirt werden, war es interessant zu ermitteln, ob die opaken Oberhautschichten dem Durchtritte dieser Strahlengattung ein wesentliches Hinderniss darbieten. Die Beantwortung dieser Frage hat noch insoferne ein praktisches Interesse,

[1]) Siehe die Abhandlung von *Eder* und *Valenta*, Die Spectren farbloser und gefärbter Gläser. Denkschr. d. kais. Akad. d. Wissensch. Math.-naturw. Cl., Bd. LXI.

als man jetzt, durch die von *Finsen* mitgetheilten günstigen Resultate der Lichtbehandlung bei Lupus aufmerksam gemacht, der Bestrahlung parasitärer Affectionen mit sogenannten chemischen Lichtstrahlen lebhaftes Interesse zuwendet. In neuester Zeit ersetzte sogar *Strebel* die *Finsen*'sche Behandlung mit elektrischem Bogenlicht durch die Bestrahlung mit dem ultravioletten Lichte des Inductionsfunkens und will damit Bakterienculturen in bedeutend kürzerer Zeit als mit dem Bogenlichte abgetödtet haben. Unter solchen Umständen ist die Kenntniss der Durchlässigkeit der Epidermis für ultraviolette Strahlen von besonderer Wichtigkeit. Denn, wenn die ultravioletten Strahlen thatsächlich so intensiv wirksam sind, und wenn sie in praxi wirklich diese Wirkung in den tieferen Hautschichten, wo der Sitz der krankhaften Veränderungen sich befindet, auszuüben in die Lage kommen, d. h. an ihrem Eintritte zu den letzteren nicht durch die absorbirenden oberflächlichen Gewebe gehindert werden, dann wäre es angezeigt, von der Verwendung der sichtbaren Bestandtheile des Spectrums möglichst abzusehen und nur solche Lichtquellen zu benützen, welche besonders reichlich ultraviolette Strahlen aussenden.

Meine diesbezüglichen Untersuchungen sollten daher nicht nur ermitteln, ob die chemischen und ultravioletten Strahlen in die tieferen Hautschichten eindringen können, um dort ihre Wirkung auszuüben, sie sollten auch im Falle eines positiven Ergebnisses dieser Untersuchungen in möglichst exacter Weise feststellen, welchem Theile des ultravioletten Spectrums diese Eigenthümlichkeit zukommt.

Dass die thierischen Gewebe dem auf sie fallenden Lichte, oder zum mindesten gewissen Bestandtheilen desselben, ohne weiteres den Durchgang gestatten, ist eine seit altersher bekannte Thatsache, und vor Entdeckung der Röntgenstrahlen bediente man sich dieser Transparenz der Gewebe sogar vielfach zur Exploration der Art und des Sitzes von krankhaften Veränderungen im Innern des menschlichen Körpers. Diese Diaphanität findet bei den verschiedenen Geweben in verschiedenem Grade und in verschiedener Abstufung statt und hängt nicht nur von der Dichtigkeit und chemischen Beschaffenheit, sondern vorzüglich von der Gleichartigkeit der Masse der betreffenden Schichte und von deren gleichmässigen Dichtigkeit ab. Die meisten im menschlichen Körper vorkommenden Stoffe sind nicht für alle Farben gleichmässig durchlässig; sie absorbiren die Strahlen einer oder mehrerer Farben, während sie die Strahlen der anderen Farben durchlassen.

Die Transparenz der Haut lehrt der einfache Versuch, dass man beim Vorhalten der Hand vor eine intensive Lichtquelle die Fingerspitzen roth durchschimmern sieht, oder dass man, im Falle man mit geschlossenen Lidern in die Sonne blickt, die Empfindung von rothem Lichte hat. Die rothe Farbe zeigt an, dass rothe Strahlen die Gewebe durchdrungen haben. Die täglich geübte Prüfung der Hydrokelen auf ihre Transparenz zeigt ebenfalls in einfacher Weise, dass das Licht die Haut des Scrotums durchdringt. *Dessaignes*[1]) demonstrirte den Durchgang des Lichtes durch die Haut in der Weise, dass er einen Diamanten zum Leuchten brachte, sobald der ihn bedeckende Finger von oben

[1]) Cit. bei *Gebhard*.

belichtet wurde. Aehnliches fand statt, wenn das Licht durch ein weiss- oder sämisch gegerbtes Fell dringen musste.

Einen genaueren Aufschluss über die Natur der die Haut durchdringenden Strahlen gab ein Versuch *Gadneff's.*[1]) Dieser füllte kleine Röhrchen mit Chlorsilber, schmolz sie zu und brachte sie dann mit Hilfe eines Troiquarts unter die Haut von Hunden und Katzen. Wurden diese Thiere einige Zeit dem Sonnenlicht ausgesetzt, so zeigte sich, dass das Chlorsilber sich geschwärzt hatte, während es bei Controlthieren, die im Dunkeln gehalten worden waren, unverändert blieb. *Finsen* bewies den Durchtritt des Lichtes durch die Haut in der Weise, dass er lichtempfindliches Papier hinter das Ohrläppchen brachte und letzteres bestrahlte. Das Papier wurde geschwärzt, und zwar besonders intensiv, wenn durch Compression das Blut aus der Haut verdrängt ward. *Darbois*[2]) wies nach, dass ein Stück photographisches Papier, welches zwischen zwei Uhrgläsern unter die Wangenhaut in den Mund geschoben wurde, durch das auf die Aussenseite der Wange fallende Licht des *Finsen*schen Concentrators nach 1 Minute geschwärzt wurde. *Gebhard*[3]) bettete eine Hand so vollständig in Gyps ein, dass nur der Handrücken frei blieb. In der Höhlung der Palma war eine photographische Platte untergebracht, dann wurde die Hand dem Lichte einer elektrischen Bogenlampe während 20 Minuten ausgesetzt, nachher in der Dunkelkammer von der Platte getrennt und letztere entwickelt. Die Platte erschien geschwärzt, die Contouren der Hand und der Finger traten deutlich hervor: Ein Zeichen, dass das Licht durch die Hand hindurchgegangen war. *Solucha*[4]) stellte in *Bechterew's* Laboratorium ähnliche Versuche an. Hunden wurden Röhrchen mit Bromsilbergelatinestreifen gefüllt unter die Haut geführt und die Wunde vernäht. Die betreffenden Stellen wurden mit dem Lichte eines elektrischen Projectionsapparates von 10—20 Ampère Stromstärke und 50—65 Volt bestrahlt. Das Bromsilber erwies sich schon nach $^1/_2$ Minute zersetzt. Wenn man die Röhrchen dagegen tief in die Muskelsubstanz der Glutäen einführte, trat keine Wirkung ein. Beim Ansetzen der Röhrchen hinter das Ohr oder unter die Backe von Patienten trat auch rasche Zersetzung ein, im ersten Falle nach $^1/_2$, im letzten nach 2 Minuten; hinter dem Vorderarm oder in der Faust blieb das Bromsilber selbst nach 15 Minuten unverändert.

Bei obiger Stromstärke dringt also das Licht nur durch die Haut, bei stärkerer dagegen, und zwar von 25 Ampère und 110 Volt dringt es durch den ganzen Körper, denn unter diesen Umständen zersetzte sich die Bromsilbergelatineplatte, selbst wenn sie an einem der Applicationsstelle des Lichtes entgegengesetzten Körpertheile placirt wurde: so legte sie *Solucha* an den Nacken, während er den Vorderhals bestrahlte, oder auf die rechte Körperseite, während das Licht von links kam. *Kime* und *Hortatler*[5]) bewiesen, dass auch Sonnenstrahlen den menschlichen Thorax genügend zu durchdringen vermögen und noch

[1]) Cit. bei *Boubnoff*, Arch. f. Hyg., Bd. X, pag. 335.

[2]) *P. Darbois,* Traitement du lupus vulgaire. Thèse de Paris, 1901, pag. 80.

[3]) Die Heilkraft des Lichtes, Leipzig 1898, pag. 131.

[4]) Wissenschaftl. Sitz. d. Vereinig. d. Petersburger Klinik f. Nerven- und Geisteskrankheiten, 24. Februar 1900, Wratsch. 1900, Nr. 28, pag. 864.

[5]) Allgem. Photogr.-Ztg., 1901, pag. 462.

die Kraft besitzen, ein Bild auf einer photographischen Platte zu erzeugen. *Finsen*[1]) liess concentrirtes Sonnenlicht durch das Ohr eines weissen Kaninchens hindurchtreten und auf eine Bakteriencultur wirken. Nach $^3/_4$ Stunden konnte er deutliche Abschwächung oder Tödtung der Culturen constatiren.

Finsen konnte auch spectroskopisch nachweisen, dass ein durch das comprimirte Ohrläppchen eines Menschen geschickter Lichtstrahl sich noch in alle Farben des Spectrums deutlich zerlegen liess.

Zum Nachweise der Permeabilität der menschlichen Haut für ultraviolette Strahlen diente *Strebel*[2]) die Eigenschaft der letzteren, fluorescenzfähige Körper zum Leuchten zu bringen. Als Ergebnisse dieser Versuche theilte er mit: „Glas saugt ultraviolettes Licht sehr stark auf, Epidermis aber thut dies ganz enorm.“ Eine ca. 1 Mm. dicke Hornplatte löschte das Spectrum schon von Linie 410 ab aus, erschien also sehr wenig durchgängig. Ein zwischen Quarzplatten eingepresstes menschliches Ohr absorbirte isolirtes ultraviolettes concentrirtes Licht vollständig. In einer späteren Mittheilung berichtet *Strebel* über folgenden Versuch: Ein Stück von Fettgewebe frei präparirter Haut wurde zwischen Quarzplättchen geklemmt und unter Ausschluss aller Farbstrahlen mit concentrirtem ultravioletten Lichte, das von Inductionsfunken zwischen Zink- und Aluminiumelektroden geliefert wurde, bestrahlt; das Bestrahlungsobject war 140 Cm. vom Funken entfernt. Es zeigte sich nun auf dem hinter der Haut aufgestellten Fluorescenzschirm eine schwache, aber sehr deutliche Lichterscheinung.

Die hier mitgetheilten Versuche zeigen, dass nicht nur die optischen Strahlen, sondern auch chemisch-wirksame Strahlen thierische Gewebe, unter Umständen sogar in beträchtlich dicker Schichte zu passiren vermögen.

Wie bereits erwähnt, war die gestellte Aufgabe, zu untersuchen, 1. ob die ultravioletten Strahlen die Epidermis passiren und in die tieferen Hautschichten eindringen können, und 2. welchem Theile des ultravioletten Spectrums diese Eigenthümlichkeit zukommt.

Eine exacte Lösung dieser Aufgabe war nur auf spectrographischem Wege möglich, denn wenn auch das Aufleuchten des Fluorescenzschirmes bei *Strebel's* Versuchen den gleichsam qualitativen Nachweis erbrachte, dass ultraviolette Strahlen unter Umständen die Haut zu passiren vermögen, konnte nur die spectrographische Prüfung des durchgedrungenen Lichtes genau und mit Sicherheit feststellen, welchem Bestandtheile desselben dieses Verhalten zuzuschreiben ist.

Bekanntlich erfolgt bei den meist üblichen Spectralapparaten die Zerlegung des Lichtes in seine Bestandtheile mit Hilfe eines Glasprismas. Glas besitzt aber, wie manche andere durchsichtige Medien, die unangenehme Eigenschaft, verschiedene Theile des Spectrums und insbesondere das Ultraviolett zu absorbiren. Aus diesem Grunde wurde bei den Versuchen von der Verwendung eines Glasprismenspectrographen abgesehen und ein sogenannter Gitterspectrograph benützt, welcher ein Beugungsspectrum erzeugt.

Als Material für diese Untersuchungen, welche ich unter Anleitung des Herrn Prof. *Eduard Valenta* im photochemischen Laboratorium der k. k. graphischen Lehr- und Versuchsanstalt in Wien durchführte, diente frische Epidermis, und zwar 1. Brand-

[1]) Ueber die Anwendung von concentrirten chemischen Lichtstrahlen in der Medicin. Leipzig 1899, pag. 31.

[2]) Deutsche med. Wochenschr., 1901, Nr. 5, 6.

blasen; 2. Blasen von Pemphigus vulgaris. Beide wurden sorgfältig mit der Schere abpräparirt, auf Glaswalzen gerollt und mit diesen in die in einer kleinen Eprouvette aufgefangene Blasenflüssigkeit für den kurzen Transport vom Krankenzimmer ins Laboratorium aufbewahrt. 3. *Thiersch*'sche Epidermislappen, welche in ähnlicher Weise, wie die beiden anderen Präparate, in physiologischer Kochsalzlösung aufbewahrt wurden.

Diese verschiedenen Membranen wurden nun sorgfältig auf eine Quarzplatte gebreitet und mit einer ebensolchen Platte zugedeckt. Sodann prüfte ich mit starker Lupenvergrösserung, ob das Präparat keine Lücken oder Einrisse besitze. Als diese Untersuchung ein befriedigendes Resultat ergeben hatte, wurden die Quarzplatten vor dem Spalte des Gitterspectrographen befestigt. Als Lichtquelle diente der durch Leydener-Flaschen verstärkte Funke eines kräftigen *Ruhmkorff*'schen Inductoriums, welcher zwischen Elektroden aus einer Legirung von Blei, Zink und Cadmium (*Eder*'sche Legirung) überschlagen gelassen wurde. Das Spectrum dieser ca. 40 Cm. vom Spalte aufgestellten Lichtquelle wurde nun unter Vorschaltung der Präparate, sowie ohne dieselben übereinander photographirt. Die Spaltweite betrug 0·2 Mm., die Belichtungszeit 15 Minuten.

Es ergab sich, dass unter diesen Umständen die Absorption der ultravioletten Lichtstrahlen bei der Cadmiumlinie $\lambda = 3260$ AE beginnt, d. h. dass diese Linie unter den gegebenen Umständen eben noch auf der Platte erkennbar ist, während das Licht der stärker brechbaren Strahlen keine Schwärzung mehr hervorbringt, also absorbirt wird.

Auffallende Unterschiede in der Durchlässigkeit der drei verschiedenen Präparate waren nicht zu constatiren.

Infolge dieser Uebereinstimmung lässt sich mit Sicherheit annehmen, dass von den blauen, violetten und ultravioletten Strahlen diejenigen bis zur Wellenlänge der genannten Cadmiumlinie durch die Epidermis dringen.

Behufs Vergleiches des Verhaltens dieser succulenten, frischen, der normalen Epidermis entsprechenden Präparate mit eingetrockneter wurden folgende Versuche gemacht: Als Materiale dienten Platten aus fast farblosem und etwas gelblich gefärbtem Horn von 0·5, respective 0·56 Mm. Stärke. Die Prüfung derselben wurde unter Zuhilfenahme des beschriebenen Gitterspectrographen und Sonnenlicht durchgeführt.

Es ergab sich, dass gelb gefärbtes Horn bei einer Spaltbreite von 0·1 Mm. und einer Belichtungszeit von 80 Secunden bis zur *Fraunhofer*'schen Linie O ($\lambda = 3440$ AE) ultraviolettes Licht durchlässt, während unter denselben Umständen bei farblosem Horn die Wirkung der ultravioletten Strahlen bis Q ($\lambda = 3287$ AE) reicht.

Während also farblose todte Epidermis im allgemeinen gleiche Absorptionsverhältnisse darbot wie die lebende Oberhaut, erwies sich die Permeabilität gefärbter (pigmentirter) Epidermis gegenüber der ersteren erheblich vermindert.

Nach *Finsen* (s. pag. 345) hindert das in der Haut circulirende Blut das Eindringen der chemisch wirksamen Lichtstrahlen in erheblicher Weise. Aus diesem Grunde sah sich auch *Finsen* zur Construction seiner Compressionsapparate veranlasst, mit welchen er die Dauer der Behandlung auch wesentlich abkürzt.

Um spectrographisch festzustellen, in welchem Umfange die Absorption der stärker brechbaren Strahlen vom Blute stattfindet, wurden einige Tropfen Blutes aus der Fingerbeere auf eine Quarzplatte gebracht, welche am Rande ringsherum mit einem Streifen Papier von 0·17 Mm. Dicke abgegrenzt war und mit einer zweiten Quarzplatte bedeckt. Das Blut füllte den Zwischenraum, welcher zufolge dieser Anordnung 0·17 Mm. betrug, vollkommen aus. Diese Schichte zeigte eine gleichmässig rothe Färbung ohne einen lichten Zwischenraum. Bei Prüfung mit einem kleinen Taschenspectroskop zeigte sich das gewöhnliche Absorptionsspectrum des Blutes mit den charakteristischen Absorptionsstreifen zwischen den *Fraunhofer*'schen Linien *D* und *E* im Grüngelb.

Es wurde nun das Spectrum mit Hilfe eines kleinen Glasspectrographen unter Benützung von Sonnenlicht photographirt. Es ergab sich bei einer Belichtung von 5 Minuten ein Bild des Gesehenen.

22*

Die Absorption begann bei F $^1/_2$ G und war von da an gegen ultraviolett so gut wie keine Einwirkung auf die photographische Platte zu constatiren.

Die bis jetzt geschilderten Versuche hatten die Epidermis und das Blut zum Gegenstande. Um das Verhalten der lebenden frischen Epidermis, unter welcher Blut circulirt, zu erforschen, wurde ein weiterer Versuch angestellt.

Ein Frosch wurde curaresirt, dann zwei Zehen eines Hinterfusses an den Rändern des dreieckigen Ausschnittes einer Korkplatte mit Stiften so befestigt, dass die Schwimmhaut über diesen Ausschnitt glatt gespannt hinüberzog. Diese Korkplatte wurde vor dem Spalt des Gitterspectrographen befestigt. Als Leuchtquelle diente Sonnenlicht. Die Spaltweite betrug 0·15 Mm., die Belichtungszeit 5 Minuten.

Es ergab sich, dass unter diesen Umständen das Licht von der Linie H_1 ($\lambda = 3964$ AE) an verlaufend absorbirt wurde.

Wenn man die Dicke der Membran, den Blutreichthum derselben u. s. w. in Betracht zieht, so ist es interessant, dass noch so viel Lichtstrahlen vom stärker brechbaren Theile des Spectrums durchgelassen werden.

Aus allen diesen Versuchen folgt, dass ein beträchtlicher Theil der von verschiedenen Lichtquellen ausgesendeten ultravioletten Strahlen die Epidermis durchdringt und zu den tieferen Hautschichten zu gelangen vermag. Die Menge dieser Lichtstrahlen entspricht ungefähr dem 3. Theil des bisher genauer bekannten ultravioletten Spectrums.

Selbstverständlich werden diese Resultate von der Intensität der Lichtquelle, der Dauer der Einwirkung und der Dicke der bestrahlten Schichte beeinflusst. Bei entsprechender Versuchsanordnung könnte man daher noch günstigere Permeabilitätsverhältnisse der Epidermis constatiren.

Es sei bei dieser Gelegenheit nur nochmals darauf hingewiesen, dass durch neuere photochemische Forschungen nachgewiesen ist, dass nicht nur die kurzwelligen Strahlen, sondern Licht jedweder Wellenlänge, respective Farbe je nach der Natur des von ihm getroffenen Körpers chemische Wirkungen auszuüben vermag. Das Licht wird, wenn es einen Körper trifft und von diesem absorbirt wird, entweder chemische Arbeit leisten (Oxydations-Reductionsprocesse), oder es wird in Wärme umgesetzt ohne eine chemische Veränderung hervorzubringen (Absorptionserscheinungen bei lichtecht gefärbten Substanzen) oder es gibt Anlass zu elektrischen Erscheinungen, erregt elektrische Ströme (Photoelektricität) oder beeinflusst das elektrische Leitungsvermögen der isolirten Substanz. Selten verlaufen diese Phänomene vollständig einheitlich, sondern in der Regel treten Complicationen mehrerer derartiger nebeneinander verlaufender Processe ein. Allerdings wird die Mehrzahl der Körper von den kurzwelligen Strahlen am meisten afficirt, doch ist es bei dem verschiedenen Verhalten der einzelnen thierischen Gewebe und Säftemassen gegen das Licht und bei den variabeln Absorptionsspectren dieser Substanzen sehr fraglich, ob man den Einfluss einer einzigen speciellen Lichtgattung auf den menschlichen Organismus einheitlich auffassen kann. Ich erinnere nur an die verschiedenen Absorptionsspectren, welche Blutkörper und Eiweisssubstanzen geben, indem bei ersteren ausser einem Theil der blauen und ultravioletten Strahlen auch langwelliges Licht von bestimmten Bezirken des Spectrums verschluckt wird, während bei Eiweisssubstanzen die kurzwelligen Strahlen die grösste Absorption erleiden.

Jedenfalls sind die animalischen organischen Substanzen, wie aus ihren Absorptionsspectren hervorgeht, sehr reactionsfähig gegen Licht, womit übereinstimmt, dass nach rein empirischen Beobachtungen physiologische Wirkungen auf den Organismus beobachtet wurden.

Moeller[1]) wollte untersuchen, welche mikroskopischen Gewebsveränderungen in der Haut den verschiedenen klinischen Bildern von dem gewöhnlichen Sonnenbrand bis zu den tiefer gehenden Störungen durch das Licht entsprechen.

Als Untersuchungsobject diente die Schädelhaut und das Ohr von Kaninchen, dann die Haut von *Moeller's* Vorderarm. Bei diesen Versuchen wurde elektrisches Licht angewandt, nämlich Bogenlampen von 1200—4000 Normalkerzenstärke; durch Variation in der Entfernung zwischen Lichtquelle und Haut, wie in der Belichtungszeit bei den verschiedenen Versuchen oder durch wiederholte Bestrahlungen derselben Hautstelle wurden verschiedene Effectnuancen erzielt, vom schwachen Erythem mit nachfolgender geringer Trübung und Pigmentirung bis zu stärkeren Veränderungen: starker Röthung und Anschwellung, Vesikelbildung, Nekrotisirung u. s. w. Durch Abfiltration der Wärmestrahlen liess *Moeller* nur sogenannte chemisch wirksame Strahlen auf die Haut einwirken. Er benützte zu seinen Versuchen den *Widmark*'schen Apparat (s. pag. 333). Von den so hervorgerufenen Dermatitiden verschiedener Gradation wurden Exstirpationen zu histologischer Untersuchung gemacht.

Zur mikroskopischen Untersuchung gelangte

1. Menschenhaut nach Erzeugung eines schwachen Erythema photoelectricum (Object *a*).

2. Graulich getrübte, verdickte, rigide, aber noch nicht pigmentirte Haut vom Schädel eines Kaninchens (Object *b*).

3. Die hyperämische ödematöse, mit kleinen Bläschen besetzte Haut eines albinotischen Kaninchenohres.

4. Das intensiver veränderte (auf beiden Seiten geschwellte hyperämische, Ecchymosen und Blasen aufweisende) Ohr eines albinotischen Kaninchens.

5. Ein Stück bestrahlter Menschenhaut, auf welcher eine maulbeerförmige, unebene, dunkelrothe hämorrhagische Blase aufgeschossen war.

Eine Uebersicht der bei diesen verschiedenen Untersuchungsobjecten *a*—*e* gefundenen mikroskopischen Veränderungen scheint zu folgenden Schlüssen zu berechtigen:

„Die zuerst eintretende Veränderung auf der belichteten Hautpartie zeigen die Gefässe, welche makroskopisch mehr oder weniger dilatirt werden. Im Zusammenhange damit tritt eine Durchfeuchtung der Epithelien mit einer abnormen Hornbildung (Parakeratose) und veränderter, dunkler Hornfarbe ein. Die Stachelschichte der Epidermis und die Hornschichte erschienen sehr verbreitert (Parakeratose). Innerhalb der letzteren ein stark gefärbter Streifen, welcher aus Hornzellen mit beibehaltenen Kernen und Zellschollen besteht (Fig. 90). *Moeller* vermuthet, dass die bis auf eine gelbbraune Verfärbung makroskopisch sonst keine Veränderung zeigende Haut ihr Colorit durch diesen ab-

[1]) L. c. pag. 28.

normen Streifen kernführender Zellen erhält. Bei intensiverer oder lange dauernder Einwirkung des Irritaments kommt es zu einer Exsudation, welche serofibrinös oder zellenreich ist, meist auch mit einem Zusatz von rothen Blutkörperchen versehen sein kann. Je nach der Belichtungsintensität und der verschiedenartigen Beschaffenheit der bestrahlten Haut (Mensch, Kaninchen u. s. w.) sind die Veränderungen mehr oder weniger tiefgehend. Abhängig von der Intensität des Exsudationsprocesses können dann mehr oder weniger in die Augen fallende Störungen entstehen: das collagene Gewebe schwillt an und wird homogenisirt, das Epithel schwillt, wird locker, infiltrirt und blasig aufgehoben. Die Continuitätstrennung geschieht bei verschiedenen Gelegen-

Fig. 90.

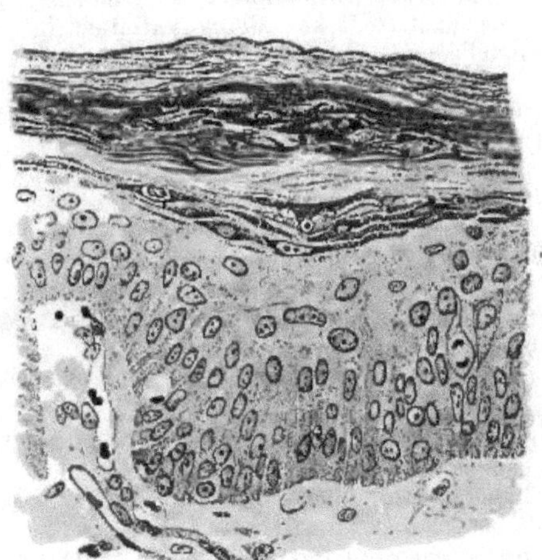

Aus *Magnus Moeller*, Der Einfluss auf die Haut etc. Bibliotheca medica. Stuttgart 1900.

heiten an verschiedenen Stellen. Beim Menschen geschah die Continuitätstrennung ungefähr auf der Grenze zwischen der Körnerschicht und der Hornschicht, was durchaus nicht die Möglichkeit ausschliesst, dass bei anderen Gelegenheiten (andere Haut und andere Belichtungsintensität) die Verdrängungsblase anders entstehen kann. Dies in Analogie mit dem Verhalten z. B. bei Pemphigus[1]), wo in einigen Fällen die Blasen zwischen Cutis und Rete entstehen, in anderen Fällen zwischen der Granulosum- und Hornschicht. Bei intensiverer Belichtung trat Thrombenbildung in den Gefässen der Cutis ein."

Der Inhalt der Blase bestand in *Moeller's* Fall aus einem feinen Reticulum mit darin enthaltenen zahlreichen rothen Blutkörperchen und ganz vereinzelten Leukocyten. Ueberall näher der Decke sieht man zahlreiche helle runde Bläschen mit einer mehr minder zarten Hüllmembran und einem hellen Centrum (Fig. 91). An einigen von der

---

[1]) *Jarisch*, Zur Anatomie und Pathogenese der Pemphigusblasen. Arch. f. Derm. u. Syph., 1898. Festschrift gewidmet *F. J. Pick*, II. Theil, pag. 341.

Blasendecke losgelösten Hornzellen sieht man durch Anschwellung der Zellen sehr deutlich statt des Kernes im Centrum ein längliches stäbchenförmiges Loch. Auch in der zurückbleibenden Stachelschichte, welche die Basis der Blase bildet, kommen Zellenveränderungen von einer einfachen Anschwellung bis zur blasigen Degeneration vor (Fig. 92).

Fig. 91.

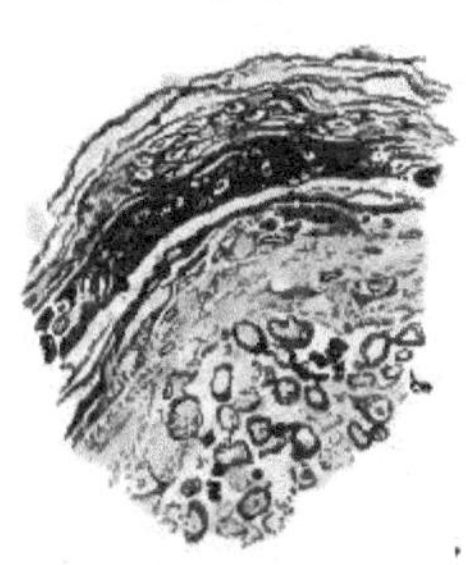

Aus *Magnus Moeller*, l. c.

Von Interesse war die Constatirung der nicht unbedeutenden Tiefenwirkung der ultravioletten Strahlen, was sehr schön beim Kaninchenohr hervortritt. Die Störungen waren nämlich (bei grosser Lichtintensität) sehr ausgeprägt auch an der anderen Seite der Knorpelscheibe, ja sogar — sicherlich zufolge des grösseren Reichthums an Gefässen auf dieser Seite — hier stärker hervortretend als an der direct belichteten.

In einer weiteren Versuchsreihe constatirte *Moeller*, dass Wärmestrahlung (50 bis 55°) im Zusammenwirken mit intensiver ultravioletter Bestrahlung, ebensowie Wärmestrahlung allein, nach Abfiltriren der ultravioletten Strahlen, auf die Schädelhaut von Kaninchen gerichtet, mehr weniger intensive cerebrale Störungen bis zum augenblicklichen Tode hervorrief. Bei der Autopsie erwies sich die Kopfhaut nach intensiver derartiger Bestrahlung stark angeschwollen, in dem subcutanen Gewebe ein blutiges gelatinöses Exsudat. Das Periost, die Cranialknochen, die Dura erschienen getrübt, stark blutgefüllt mit Ekchymosen bedeckt. Die Hirnoberfläche zeigte stark dilatirte Gefässe und zahlreiche, zum Theil zusammenfliessende Ekchymosen. Dagegen blieben bei Bestrahlung mit ultravioletten Strahlen allein nach Abfiltriren der Wärmestrahlen jegliche centrale Störungen aus.

Fig. 92.

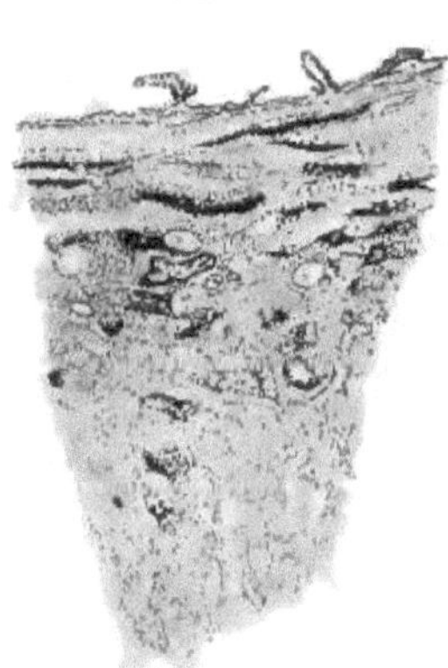

Aus *Magnus Moeller*, l. c.

Aus diesen letzten Versuchen geht hervor, dass die ultravioletten Strahlen eine relativ nicht so sehr bedeutende Tiefenwirkung haben. Schon in dem lockeren, subcutanen Gewebe waren keinerlei Gewebeveränderungen mehr zu constatiren. Dies im geraden Gegensatz zu dem Verhalten nach Wärmebestrahlung. Durch die Wirkung sowohl der Wärme wie der ultravioletten Strahlen entsteht eine Hyperämie der Cutis und durch die ultravioletten Strahlen später eine Trübung und Hyperplasie der Epidermis, vor allem der Hornschicht, wodurch das weitere Eindringen dieser Strahlen in die Gewebe verhindert wird.

Nicht minder wichtig als jene auf der Haut sind die Veränderungen, welche das Licht am **Sehorgane** hervorruft. *Ogneff*[1]) gibt an,

[1]) *Pflüger's* Arch., Bd. LXIII, pag. 209.

dass bei längerer Einwirkung elektrischen Bogenlichtes von grosser Intensität und besonderem Reichthum an violetten und ultravioletten Strahlen die Zellen der Hornhaut bei Kaninchen, Tauben (Fröschen) nekrosiren. In den fixen Hornhautzellen geht der Nekrose eine amitotische Kernvermehrung voran (während auf kurzdauernde Belichtung mitotische Theilung sich einstellt). Von übrigen Theilen des Auges werden Linse und Glaskörper gar nicht, nur schwach die Retina betroffen. Temperatureinwirkung glaubt *Ogneff* für seine Versuche ausgeschlossen zu haben.

Die Einwirkung des Lichtes auf die Netzhaut hat Veränderungen in derselben zur Folge: ein sie roth färbender Stoff, der durch *Boll*[1]) in den Aussengliedern der Stäbchen nachgewiesene „Sehpurpur" („Rhodopsin"), wird durch das Licht gebleicht (*Kühne*[2]); wie weit dieser Vorgang für den Sehact von Bedeutung sei, ist indessen noch äusserst zweifelhaft.

In vorher im Dunkeln gehaltenen Augen lebender oder todter (ausgeschnittene Augen) Frösche und Kaninchen können nach Art des photographischen Processes durch locale Bleichung des Sehpurpurs Bilder von hellen Gegenständen auf dunklem Grunde (beleuchtete Fenster) weiss auf roth erhalten und durch Alaun haltbar gemacht werden („Optogramme").

In den Pigmentepithelzellen liegen die Pigmentkörnchen, wenn das Auge sich in der Dunkelheit, also im Ruhezustande, befindet, im hintersten Theile der Zelle, zunächst dem Kern; wenn die Netzhaut vom Licht getroffen wird, so rücken dieselben nach vorne in die wimperartigen Fortsätze hinein, welche sich zwischen die Stäbchen und Zapfen erstrecken. An den Stäbchen und Zapfen selbst findet unter dem Einfluss des Lichtes eine Zusammenziehung mit Verkürzung statt. (*Boll, Angelucci, Engelmann, v. Genderen, Heger, Perpens*, nach *E. Fuchs*.[3])

Eine im Dunkeln gehaltene Netzhaut zeigt bei plötzlichem Lichteinfalle eine Aenderung des elektrischen Verhaltens, indem der normalerweise von der Netzhaut zum Gehirne gehende elektrische Strom verstärkt wird (*Holmgren*). Hieher gehören die sogenannten photoelektrischen Schwankungen, und zwar liegt beim dunkeladaptirten Auge das Maximum der Reizwirkung im gelblichen Grün in der Nähe der Thalliumlinie, während beim helladaptirten Auge das Maximum der Wirkung bei der gelben *D*-Linie des Spectrums liegt (*Himstedt* und *Nagel*[4]).

Engelmann[5]) wies nach, dass Frösche, bei welchen der Lichteinfall in die Augen durch die Versuchsanordnung unmöglich gemacht worden war, lediglich auf Belichtung der Rückenhaut mit einer Contraction der Zapfeninnenglieder der Netzhaut reagiren. Damit ist der Nachweis erbracht, dass der Lichtreiz auf centripetalen Bahnen zum Gehirn gelangt und von dort aus motorische Erscheinungen veranlassen kann. *Büdingen* hat gezeigt, dass diese Reflexe bei Entfernung

---

[1]) Ak. Berl. Monatsber. 1876 und 1877, Arch. f. Anat. u. Physiol., 1877, pag. 4, Mem. dell' Accad. d. Lincei, 1877.
[2]) Untersuch. a. d. physiol. Institut Heidelb., Bd. I u. II.
[3]) Lehrb. d. Augenheilk., Leipzig und Wien 1893.
[4]) Physik. Zeitschr., 1901, Jahrg. II, pag. 362.
[5]) *Pflüger's* Arch., 1885, Bd. XXXV, pag. 498.

des Gehirnes ausbleiben, woraus geschlossen werden kann, dass diese Umsetzung des Reizes thatsächlich im Gehirne vor sich geht.

Nach den Untersuchungen von *Bence Jones, Dupré* und *John Tyndall* besitzt die Linse die Fähigkeit der Fluorescenz im hohen Grade. „Bringe ich mein Auge in einen violetten Strahl, so bemerke ich einen blauweissen Schimmer, der den Raum vor mir erfüllt. Der Schimmer rührt von dem im Auge selbst erzeugten Fluorescenzlichte her. Von aussen gesehen, leuchtet die Krystalllinse des Auges zur selben Zeit lebhaft auf.“ [1])

Diese Eigenschaft der Linse, welche dieselbe mit dem Glaskörper theilt, dürfte vielleicht auch die Ursache davon sein, dass Röntgenstrahlen und Becquerelstrahlen bei manchen Personen Lichteindrücke hervorrufen. Es ist aber nicht ausgeschlossen, dass auch elektrische Reizungen der Netzhaut und des Sehnerven hiebei eine Rolle spielen.

Von grosser Bedeutung für die Wirkungen des Lichtes auf den gesammten menschlichen und thierischen Organismus ist der Einfluss, den dasselbe auf das **Blut und das Gefässsystem** ausübt.

Auf die Formveränderungen, welche die Blutzellen durch die Bestrahlung mit Licht erfahren, wurde schon früher (pag. 326) hingewiesen.

Blut absorbirt Licht in hohem Grade und in ganz eigenthümlicher Weise. Dies beweisen die charakteristischen Absorptionsspectren im Grüngelb *(Hoppe-Seyler)* und im Blauviolett, welche von *d'Arsonval* [2]) und dem Verfasser [3]) nachgewiesen wurden. *Finsen* [4]) legte auf die eine Seite eines Ohrläppchens ein Stück lichtempfindliches Aristopapier und liess einen blau-violetten Strahlenkegel auf die andere Seite des Hautlappens fallen; nach Verlauf von 5 Minuten liess sich unter solchen Umständen noch keine Wirkung auf das Papier constatiren. Wurde jedoch das Ohrläppchen zwischen zwei Glasplatten so gepresst, dass es weiss und blutleer schien, so wurde das Papier schon nach 20 Secunden schwarz. Daraus folgt, dass das Blut ein wesentliches Hinderniss für das Eindringen der chemischen Strahlen in die Gewebe ist.

Es ist insbesonders ein Bestandtheil des Blutes, welcher Licht in stets gleicher Weise absorbirt: das Hämoglobin; u. zw. zeigt das Oxyhämoglobin ein anderes Absorptionsspectrum als das Methämoglobin. *Quincke* [5]) wies nach, dass Hämoglobin bei Belichtung seinen Sauerstoff schneller abgibt als im Dunkeln (der Oxyhämoglobinstreifen im Spectrum verschwindet), dass demnach das Licht die Oxydationskraft des Blutes und damit die Oxydationsvorgänge im menschlichen Körper steigert.

Die nach intensiver Belichtung zurückbleibenden Pigmentationen, welche von der Stauung und Ablagerung von Blutzellen und Hämosiderin in den Gewebsinterstitien herrühren (siehe pag. 332), muss man demzufolge auch in letzter Linie auf den Einfluss des Lichtes auf das Gefässsystem zurückführen. Nimmt dieser Vorgang grössere Dimensionen an, d. h. erfolgt infolge intensiver Belichtung ausgedehnter

[1]) Das Licht. Sechs Vorlesungen von *John Tyndall*. Braunschweig 1895, pag. 179.
[2]) Arch. de Physiolog. XXII, 2, pag. 340.
[3]) Cf. pag. 339.
[4]) Ueber die Bedeutung der chem. Strahlen des Lichtes, Leipzig, pag. 78.
[5]) *Pflüger's* Archiv, 1894, Bd. LVII, pag. 134.

Körpertheile diese Abgabe von Blutfarbstoff in höherem Grade, dann bedingt er eine gewisse Verarmung des Blutes an Elementen und Blutfarbstoff, zu dessen Ersatz der Körper mächtig angeregt werden könnte. Zufolge dieser Annahme (*Löwenthal*[1]) ist der Einfluss des Lichtes auf gewisse Stoffwechselvorgänge verständlich. Nach *Graffenberger*[2]) nimmt die Menge des in den rothen Blutkörperchen enthaltenen Hämoglobins im Dunkeln ab; bei längerem Verweilen in der Dunkelheit findet eine Verkleinerung des gesammten Blutquantums statt. Auch *Marti*[3]) stellte durch Versuche an Ratten fest, dass, während intensive und dauernde Belichtung die Bildung der Erythrocyten und auch die des Hämoglobins anregt, Lichtentziehung die Zahl der rothen Blutkörperchen und in geringerem Masse auch das Hämoglobin vermindert.[4])

Mit diesen Untersuchungsergebnissen stimmen die Thatsachen, dass die Frauen des hohen Nordens eine hohe Neigung zur Amenorrhoe zeigen, ja während der langen Winternacht ganz amenorrhoisch sein sollen (*Eulenburg*[5]), sowie dass nach Ablauf der Polarnacht die Oxyhämoglobinbänder im Blute der untersuchten Personen eine Verbreiterung zeigten (*Holmgreen* und *Gyllenkreutz*[6]).

Ob es nun diese directe Wirkung auf das Blut oder ob es die Incitation des Nervensystemes ist, welche wiederum secundär andere Lebensfunctionen anregt (*Finsen*): Thatsache bleibt es, dass unter Belichtung sich der **Stoffwechsel** von Menschen und Thieren in gewissem Sinne ändert. Für letztere Annahme haben mehrere Autoren interessante Beobachtungen angeführt.

Zunächst verdienen die wichtigen Untersuchungsergebnise *Quincke's*[7]) Beachtung, welcher nachwies, dass verschiedene Gewebszellen (Blut, Eiter, Muskel, Nieren, Leber etc.) im Lichte mehr Sauerstoff aufnehmen als im Dunkeln. Wurden diese Substanzen mit untersalpetrigsaurem Wismut vermischt, so wurde letzteres reducirt, aber nur im Lichte. Losgetrennte Muskeln und Nerven zeigen, solange sie noch nicht abgestorben sind, im Lichte eine grössere Kohlensäureausscheidung als im Dunkeln (*Moleschott* und *Fubini*[8]).

Aus diesen Untersuchungen würde sich demnach ergeben, dass das Licht einen Einfluss auf die Gewebsathmung besitzt.

Eine Beeinflussung des Stoffwechsels von lebenden Thieren und Menschen wollen mehrere Experimentatoren aus zahlreichen Beobachtungen entnehmen.

---

[1]) Deutsche Medicinalzeitung, 1899, Nr. 72.

[2]) *Pflüger's* Archiv, 1892, Bd. LIII, pag. 238.

[3]) Verh. d. Congr. f. innere Med., 1897.

[4]) Auch *P. Borissow* (ref. Zeitschr. f. phys. u. diät. Ther., Bd. V, pag. 237) hat weder von Licht noch von Dunkelheit einen Einfluss auf die Zahl der rothen, noch auf die Zahl der weissen Blutkörperchen, noch auf die Hämoglobinbildung nachweisen können. Nach seinen Versuchen stieg das Gewicht belichteter Hunde nach einem anfänglichen Abfall bedeutend, während das von Hunden, die in der Dunkelheit belassen wurden, zurückblieb. Die belichteten Thiere hatten einen grösseren Appetit als die im Dunkeln gehaltenen.

[5]) Cit. nach *Strebel*, Die Verwendung des Lichtes in der Therapie, pag. 8.

[6]) Cit. nach *Gebhard* und *Moeller*.

[7]) L. c.

[8]) Untersuchungen zur Naturlehre des Menschen und der Thiere von *Moleschott*, 1881, Bd. XII, pag. 266. — Archivio di Bizzozero, 1879, Vol. III, Nr. 19, pag. 23, citirt nach *Raum*.

Hunde, Hühner, Tauben, Frösche scheiden bei Lichtabschluss weniger Kohlensäure ab als im Lichte (*Moleschott*[1]), *Selmi* und *Piacentini*[2]), die Menge der Kohlensäureabscheidung steht im directen Verhältnisse zu der Lichtstärke (*Moleschott*) und ist nicht von der grösseren Beweglichkeit der Thiere im Lichte abhängig (*Chassanowitz*[3]).

Am wirksamsten in Bezug auf die Steigerung der Kohlensäureausscheidung erwiesen sich bei Fröschen und Kröten die blauen Strahlen, während bei Vögeln und Nagern die rothen Strahlen einen grösseren Einfluss besitzen (*Pott*[4]). *Van Pech*[5]) constatirte, dass Käfer (Brunchus pisi) im Lichte mehr Sauerstoff aufnehmen als im Dunkeln. *Scharling*[6]), *Pettenkofer* und *Voit*[7]), *Fubini* und *Ronchi*[8]) wiesen nach, dass der Mensch während der Nachtstunden weniger Kohlensäure ausscheidet als unter strengster Ruhe bei Tage. Die beiden letztgenannten Autoren stellten ihre Untersuchungen an einem einzigen Körpertheile (Vorderarm und Hand) an.

Brown-Séquard, Pflüger u. a. meinen jedoch, dass die Vergrösserung der Kohlensäureausscheidung durch das Licht nur anscheinend sei und durch die Bewegung und Vergrösserung des Muskeltonus, welche das Licht veranlasst, hervorgerufen werde.

J. Godnew[9]) constatirte, dass Menschen und Thiere, welchen das Tageslicht zugänglich war, mehr Harn, Harnstoff und Chloride ausschieden, als diejenigen, welche längere Zeit in der Dunkelheit verweilten.

J. Daitsch[10]) und *B. Kogan*[11]) kamen bei ihren Untersuchungen zu folgenden Schlussfolgerungen:

1. Das rothe Licht schwächt sowohl die Assimilations- wie die Desassimilationsprocesse ab; 2. das grüne Licht steht in Bezug auf den Stickstoffansatz wie auf die qualitative Metamorphose niedriger als das weisse, die Destructionsvorgänge sind beim grünen Licht energischer; 3. das gelbe und violette Licht ergeben eine maximale Anspannung aller Lebensvorgänge, wobei unter der Einwirkung des violetten Lichtes eine vollkommenere Metamorphose vorherrscht; 4. die Dunkelheit bedingt eine Herabsetzung des Stickstoffaustausches im Körper und nebenbei eine Verminderung der täglichen Harnmenge.

Nach *Godnew*, *Gorbazewicz*[12]), *Hammond*[13]) u. a. nehmen Thiere im Licht am Körpergewicht mehr zu als im Dunkeln.

---

[1]) Wiener med. Wochenschr., 1885, Nr. 43.

[2]) Rendi conti del Reale Instituto Lombard. di sc. e lettere, 1870, Vol. III, Ser. II, pag. 51; ref. Allg. med. Centr.-Ztg., 1872, pag. 810.

[3]) Ueber d. Einfluss des Lichtes auf die Kohlensäureausscheidung im thierischen Organismus. Inaug.-Dissert. Königsberg 1872.

[4]) Vergleichende Unters. über Mengenverhältn. d. ausgesch. Kohlensäure. Habilitationsschrift, Jena 1875.

[5]) Amsterdamer Maandblaad voor natuurwet., 1879, pag. 116.

[6]) Ann. de chim. et de pharm., 1843, Sér. 3, pag. 488.

[7]) Bericht der Münchner Akademie, 10. November 1866.

[8]) Arch. per la sc. med., 1876, Bd. I.

[9]) Zur Lehre v. d. Einfluss d. Sonnenlichtes auf die Thiere. Kasansche Dissert. 1882.

[10]) Ueber den Einfluss des weissen Lichtes und der verschiedenfarbigen Strahlen auf den Gasaustausch bei Warmblütern. Petersburger Dissert. 1891.

[11]) Ueber den Einfluss des weissen (elektrischen) Lichtes und der verschiedenfarbigen Strahlen auf die Stickstoffmetamorphose bei Thieren. Petersburger Dissert. 1894.

[12]) Ueber den Einfluss der verschiedenen farbigen Lichtstrahlen auf die Entwicklung und das Wachsthum der Säugethiere. Petersburger Dissert. 1883.

[13]) The Sanitarian, 1873--74, Bd. I.

Der Einfluss der Belichtung auf den Stoffwechsel ist ein directer oder indirecter; er wird von den Autoren begründet:

1. Mit dem Einflusse des Lichtes auf das Blut und die Circulation überhaupt. (Siehe pag. 345.)

2. Mit dem Einflusse des Lichtes auf die Gewebselemente selbst. (Siehe pag. 325 ff.)

3. Mit der incitirenden Wirkung auf das Nervensystem, welche gesteigerte Muskelaction und Körperbewegung zur Folge hat *(Loeb)*.

4. Mit der anregenden Wirkung des Lichtes auf die Sinnesorgane (Augen, Licht), welche reflectorisch die Körperfunctionen steigert.

Bezüglich der Abhängigkeit der Stoffwechselvorgänge von der Zugängigkeit der reizbaren Netzhaut für Licht stellten *Moleschott*, *Béchard*, *Selmi* und *Piacentini*, *Pott*, *Pflüger* und *v. Platten*[1]) fest, dass unter dem Einflusse des Lichtes durch die Erregung der Retina Kohlensäureausscheidung und Sauerstoffaufnahme eine erhebliche Steigerung erfahren.

Dass die Beeinflussung des Stoffwechsels auf reflectorischer durch die Haut vermittelter Wirkung beruhen kann, beweisen die Versuche mit Thieren, denen nicht nur die Augen, sondern auch selbst die Gehirnhemisphären und Lungen entfernt worden waren.

Es muss constatirt werden, dass gegenüber den erwähnten Angaben auch Mittheilungen veröffentlicht wurden, welche dem Lichte entweder gar keinen oder einen solchen Einfluss auf den Stoffwechsel annahmen, welcher von dem in den bereits citirten Versuchen sich ergebenen ganz verschieden war.

Nach *Graffenberger's*[2]) und den Beobachtungen anderer Autoren (z. B. *Bidder* und *Schmidt*) ist im Dunkeln der Kohlenstoffumsatz herabgesetzt, es wird mehr Fett gebildet und abgelagert. Dementsprechend nehmen im Dunkeln gehaltene Thiere an Körpergewicht zu, weshalb auch die zum Schoppen bestimmten Gänse in dunklen Ställen gehalten werden. Wegen dieser Verlangsamung des Stoffwechsels gehen auch hungernde Thiere im Dunkeln viel später zugrunde als im Lichte hungernde (*Aducco*[3]). *Bie*[4]) hält es überhaupt für nicht erwiesen, dass das Licht einen Einfluss auf die Hämoglobinmenge des Blutes ausübt oder dass es die Ausscheidung der Kohlensäure vermehre.

Justus Gaulé[5]) will nachgewiesen haben, dass bei Fröschen während des Winters die neben den Sexualorganen liegenden Fettkörper am Tage schwinden und sich in der Nacht wieder bilden. Diese Erscheinung zeigt sich auch bei blindgemachten Fröschen. Demnach wird der Einfluss des Lichtes auf den Fettkörper durch die Haut vermittelt.

Mehrfach wurde auch ein Einfluss des Lichtes auf die **Athmung**, die **Körpertemperatur** und den **Puls** angenommen. Nach *Féré*[6]) belief sich bei einem Individuum die Respirationsfrequenz im gelben Lichte auf 19 pro Minute, im grünen auf 17 und im rothen nur auf 15. Der Puls wird unter dem Einflusse des rothen Lichtes voller und

---

[1]) Arch. f. d. ges. Physiol., 1875, XI, pag. 268, 272.
[2]) *Pflüger's* Arch., 1892, Bd. LIII.
[3]) Communicazione all'Acad. di Torino, cit. bei *Frankenhäuser*.
[4]) 20. Congr. f. innere Medicin, 1902.
[5]) Centralbl. f. Physiol., 1900, Bd. XIV, pag. 25.
[6]) Dégénérescence et criminalité, 1888, cit. bei *Baum*.

seltener, im Dunkeln sinkt derselbe dermassen, dass sich mittels des Sphygmographen keine Oscillationen mehr nachweisen lassen.

Auch nach *J. Gadnew*[1]) (zeigte sich, dass die Zahl der Herzschläge und der Athemzüge von Versuchsthieren während der Beleuchtung merklich stieg.

Triwus[2]) studirte unter der Leitung *W. v. Bechterew's* den Einfluss der farbigen Beleuchtung auf den Puls gesunder Personen. Als Messapparat diente hauptsächlich der Plethysmograph von *Mosso*. Der Aufenthalt in dem speciellen farbigen Raum der Klinik dauerte gewöhnlich etwa zwei Stunden. Die Plethysmogramme wurden zu Beginn und am Schlusse eines jeden Versuches aufgenommen. Was die Ergebnisse betrifft, so ist hervorzuheben, dass in der Mehrzahl der Fälle die farbige Beleuchtung eine Depression des Pulses hervorrief: eine Verlangsamung der Pulsfrequenz und eine Verkleinerung der Pulswellenamplitude. Am allermeisten deprimirt die violette Farbe und am wenigsten die rothe die übrigen Farben verhalten sich wie ihre Reihenfolge im Spectrum mit Ausnahme der gelben, welche sich als indifferent erwies, wahrscheinlich deshalb, weil die gelben Scheiben fast alle übrigen Lichtstrahlen durchlassen. *Triwus* spricht die Voraussetzung aus, dass, da jeder farbige Lichtstrahl für sich nur einen Theil der Energie des gesammten weissen Lichtstromes bildet, welcher für den physiologischen Nerventonus nothwendig ist, man die farbige Beleuchtung als eigenthümlichen, wenn man sich so ausdrücken darf, Lichthunger ansehen müsse, welcher ein gewisses Minus in dem Chemismus des Thierkörpers hervorrufe, d. h. dass die Wirkung irgend einer Farbe sich durch die Abwesenheit aller übrigen Spectralfarben erklären lasse.

Es ist bekannt, dass Sonnenbäder und Glühlichtbäder einen Einfluss auf Puls und Respirationsfrequenz sowie auf die Körpertemperatur nehmen, welche bei ausgedehntem Gebrauche dieser Bestrahlungen entschiedene Steigerungen erfahren. Es scheint sich aber in diesen Fällen mehr um Wirkungen der strahlenden Wärme zu handeln, als um solche des Lichtes, welche aber immerhin nicht ganz ausgeschlossen werden dürften. *Raum* ist geneigt, dem Lichte auch einen Einfluss auf die Tagesschwankungen der Temperatur, des Stoffumsatzes und der Ausscheidung im menschlichen gesunden und kranken Organismus zuzuschreiben.

Dass das Licht einen mächtigen Einfluss auf das **Nervensystem** und die Sinnesorgane ausübt, ist schon aus vielen vorher angeführten biologischen Thatsachen ersichtlich. Dafür sprechen nicht nur die directen Wirkungen auf die nervösen Organe, auf das Bewusstsein und das Seelenleben, sondern auch viele auf reflectorischem Wege zustande kommende Erscheinungen und Modificationen der Lebensfunctionen. Die verschiedenen Strahlen des Spectrums sind auf Menschen und Thiere von auffallendem Einfluss. *Goethe* hebt bereits in seiner Farbenlehre die Beziehungen zwischen Farben und bestimmten Gemüthserregungen hervor. Keine Naturerscheinung ergreift das Gemüth des Menschen tiefer, keine Kraft wirkt anregender auf seine Seelenkräfte, als

[1]) L. c.

[2]) Wissensch. Sitzung der Vereinigung der Aerzte d. Petersburger Klinik f. Nerven- und Geisteskrankh., 27. Januar 1900, cit. bei *Dworetzky*.

der Wechsel von Finsterniss und Licht. Nach Versuchen von *Ponza* an Geisteskranken wirkt Blau beruhigend, Roth erregend.

Wir wissen, dass das Licht nicht nur durch directe Wirkung auf die Gewebe von Thieren, sondern auch auf reflectorischem Wege zu Bewegungen Veranlassung gibt. *Dogel* und *Jegorow*[1]) fanden eine Veränderung in der Blutcirculation beim Menschen und beim Hunde besonders ausprägt unter Einwirkung der Reizung des Auges durch grünes Licht. Es wurde constatirt, dass der Stoffwechsel auf reflectorischem Wege unter Vermittlung der Haut und des Auges beeinflusst werden kann. *P. Bert*[2]) constatirte, dass ein auf einem Auge geblendetes Chamäleon auf der ganzen entsprechenden Körperhälfte heller wird. Bei anderen Thieren (z. B. Octopus) lässt sich ebenso constatiren, dass das Licht auf reflectorischem Wege die Hautfarbe beeinflusst.

Auch auf andere nervöse Organe übt das Licht eine kräftige Wirkung aus. Ich will nur auf das leicht durchzuführende und stets vollkommen beweisende Experiment hinweisen, dass man durch Belichtung kräftiges Niesen hervorrufen kann; das geschieht offenbar durch Vermittlung der in der Conjunctiva vertheilten Nerven (Trigeminus), denn man kann einen Niesreiz, welchen das Blinzeln in die Sonne erzeugt, oder welcher durch das Blinzeln in die Sonne gewaltig gesteigert wird, sofort unterdrücken, wenn man die Augenlider fest schliesst, so dass die chemisch irritirenden Strahlen durch das Lid abgehalten werden; da rothes Licht aber noch immer in beträchtlicher Menge durch die Lidhaut dringt (wie man aus dem rothen Lichteindruck, den man erhält, wenn man mit geschlossenen Augen gegen die Sonne hinblickt, schliessen kann), so muss man annehmen, dass die sogenannten chemischen Strahlen die Niesreflexe auslösen. Oeffnet man die geschlossenen Lider nach einer Weile ein wenig, so stellt sich der Niesreiz wieder ein, der sich dann schnell bis zum wirklichen Niesreflex steigert.

Auf reflectorische und fortgeleitete Wirkungen des Lichtes lassen sich auch die Modificationen in den Functionen **innerer Organe** zurückführen. Einige Autoren (*Holzknecht*[3]), *Bie*[4]) behaupten in jüngster Zeit, dass es sich hiebei nur um indirecte Wirkungen des Lichtes handle, weil die einzig wirksamen sogenannten chemischen Strahlen schon von den oberflächlichen Organen vollständig absorbirt werden.

Holzknecht hält aus diesem Grunde jede Lichtbehandlung innerer Krankheiten für vollständig aussichtslos, ja er steht nicht an zu behaupten, dass es eine curative Tiefenwirkung von Strahlungen nicht gibt und nicht geben kann, dass es weder jetzt eine Strahlung gibt, noch jemals eine Strahlung geben wird, die für tiefe Processe curativ verwendbar ist, weil jede Strahlung, die in der Tiefe eine Wirkung ausübt, gleichzeitig die oberen Gewebsschichten zerstört.

Ich möchte mich in dieser Beziehung nicht so decidirt aussprechen. Allerdings wissen wir, dass die ultravioletten Strahlen, welche auf die lebenden Gewebe einen entschiedenen Einfluss besitzen, schon in den obersten Hautschichten eine starke Absorption erleiden.

---

[1]) Cit. nach *Dworetzky's* Ref., Zeitschr. f. diät. u. physik. Ther., Bd. V, pag. 165.

[2]) L. c.

[3]) K. k. Gesellsch. d. Aerzte, Wien, 21. Februar 1902.

[4]) L. c.

Es ist aber auch bekannt, dass die physiologisch gleichfalls noch sehr wirksamen blauen und violetten Strahlen (s. pag. 322) in grössere Tiefen dringen als die ultravioletten Strahlen, u. zw. bei längerer Belichtungsdauer und starker Lichtintensität in verhältnissmässig tiefe Schichten, und dass dieselben dort kräftige Wirkungen hervorrufen (z. B. auf Lupusknötchen in der Cutis), ohne die oberflächlichen Schichten zu zerstören.

Es ist weiters bekannt, dass das Penetrationsvermögen der Strahlen für thierische Gewebe mit der Wellenlänge steigt, dass z. B. rothes Licht relativ massige Körpergebilde (z. B. die Hand) in genügender Menge durchsetzt und daher in grössere Tiefen gelangen kann. Es ist durchaus nicht erwiesen, dass diese Strahlungen physiologisch absolut unwirksam sind; wir wissen nur, dass sie nicht dieselben Wirkungen auf die Haut hervorbringen, wie die blauen, violetten und ultravioletten Strahlen. Eine Beeinflussung anderer Gewebe durch diese Strahlen ist aber durchaus nicht ausgeschlossen; ist es doch festgestellt, dass bestimmte Körperbestandtheile (z. B. Blut) ein ganz specifisches Absorptionsvermögen für dieselben besitzen, und nach einem allgemein giltigen Naturgesetze muss jede obsorbirte Energie eine Wirkung ausüben. Die rothen, gelben und grünen Strahlen sind auch nicht chemisch so unwirksam, wie oft angenommen wird, es ist im Gegentheile nachgewiesen, dass dieselben auf gewisse Substanzen, z. B. auf verdünnte Lösungen von Nitroprussidnatrium mit Schwefelammonium, auf das im violetten Lichte durch Oxydation durch Bleioxyd entstandene braune Bleisuperoxyd, auf Eisenvitriol, auf metallisches Arsen und arsenige Säure, auf Schwefelwasserstoffwasser, Schwefelnatrium, auf das Cyanin, auf gewisse Pflanzenfarbstoffe, das Chlorophyll etc. viel intensiver wirken, als die Strahlen kleinerer Wellenlängen. Wir wissen ja aus der Pflanzenbiologie, welche Bedeutung diese Strahlen für das Wachsthum und die Nutrition dieser Gewächse besitzen. Es dürften nach meiner Meinung eventuelle biologische Wirkungen dieser Strahlungen nur nach sorgfältigsten Untersuchungen, welche trotz lange fortgesetzter und intensiver Bestrahlung der verschiedensten Gewebsarten mit allen in Betracht kommenden Strahlengattungen durchwegs negative physiologische Resultate ergeben, ausgeschlossen werden.

Es scheint jedoch, als ob derartige Untersuchungen nicht ganz aussichtslos wären. Nach *L. Camus*[1]) wird der Farbstoff der Hundegalle bei Gegenwart von Sauerstoff durch Einwirkung des Lichtes rasch oxydirt, grün gefärbt und dann entfärbt. Auch das Pferdeblutserum wird zuerst grün und entfärbt sich später, wenn man es bei Einwirkung des Lichtes unter Sauerstoffzutritt aufbewahrt.

Bei einem Ueberblick über dieses letzte Capitel können wir constatiren, dass das Licht folgende Wirkungen hat:

1. Es wirkt reizend auf die Haut ein, erzeugt Hautentzündungen.
2. Es befördert den Schweissausbruch.
3. Es wirkt direct auf das Blut und die Blutgefässe ein.
4. Bei intensiver Belichtung ausgedehnter Körperstellen bewirkt es ein Zuströmen grösserer Blutmengen zur Körperoberfläche und damit die Entlastung innerer Organe.
5. Es modificirt entweder direct oder indirect den Stoffwechsel.
6. Es regt zu Bewegungen an.

[1]) C. R. Soc. de biolog., 27. Februar 1897.

7. Es übt einen Einfluss auf das Nervensystem und die Psyche aus.
8. Es besitzt eine parasiticide Kraft.
9. Als Ueberreiz wirkt Licht zerstörend und lähmend (Dermatitis, lange Persistenz der Erytheme, Geneigtheit zu Recidiven derselben etc.).

Die therapeutische Anwendung des Lichtes.

§ 57. Die wohlthätige therapeutische Action des Lichtes kennt man sozusagen instinctiv schon seit langer Zeit. In der Medicin der Naturvölker (z. B. in China, Japan, Mexico, Haiti) finden sich Methoden, welche direct auf die nützliche oder schädliche Kraft des Sonnenlichtes Rücksicht nehmen, indem in bestimmten Fällen den Kranken Sonnenbäder verabfolgt, in anderen hingegen die Patienten dem Lichte entzogen werden.

Nach *J. Marcuse*[1]) setzten sich die alten Griechen nackt und mit gesalbtem Körper auf den platten Dächern ihrer Häuser sowohl zum Vergnügen als zur Erhaltung ihrer Gesundheit den Sonnenstrahlen aus. In ähnlicher Weise nahmen die Römer nach den Berichten des *Vestricius* und *Cicero* Sonnenbäder, nach welchen oft kalte Waschungen des Körpers vorgenommen wurden. In späterer Zeit liessen sie eigene Anbaue (Solaria) an ihre Häuser anbringen, wo die Heliosis vorgenommen wurde. *Herodot* stellte die besondere Indication der Sonnenbäder bei Personen, die einer Wiederherstellung und Zunahme der Musculatur bedurften. *Antyllus* beschrieb die Wirkungen der Insolation (Erythem, Schweissausbruch) genauer und gab ausführlichere Darstellungen der Wirkung dieser Sonnenbäder (Entfettung, Verkleinerung von Geschwülsten, Besserung der Wassersucht, Abhärtung, günstiger Einfluss auf die Respiration). Seine Indicationen waren: Hydrops, Ischias, Nierenkrankheiten, Elephantiasis, Schwellungen, Krankheiten des Unterleibes, chronische Blasenerkrankungen, Lähmungen, Gebärmutterleiden, Fluor albus.

Neben *Antyllus* empfahlen auch *Herodot* und *C. Aurelian* die Lichtbäder bei Hautkrankheiten.

Ausser den erwähnten Affectionen wurden in damaliger Zeit auch Arthritis, Nervenleiden, Kolik, Icterus, Atrophie und Constitutionsanomalien der Kinder in den Bereich der Heliosis einbezogen. Das Sonnenbad wurde nicht nur allgemein, sondern auch local, z. B. zur Vorbereitung der Scarification, angewendet. Desgleichen combinirte man oft Licht- und Wasserbäder *(Vitruv, Plinius)*.

Im Mittelalter gerieth dieses Heilverfahren in Vergessenheit. Man kannte wohl Thatsachen, welche sowohl die günstigen als auch die schädlichen Wirkungen des Sonnenlichtes auf den Körper bewiesen; die systematische Durchführung einer Lichtbehandlung finden wir aber erst am Anfange des vorigen Jahrhundertes bei dem Jenenser Professor *Loebel*, welcher die Indicationen und Contraindicationen für die Lichtbehandlung von Kranken genau erörterte und einen Sonnenbadapparat (ἡλιοθερμος) beschrieb, welcher bei verschiedenen krankhaften Zuständen zur Anwendung gelangen sollte. Die medicinische Literatur des 19. Jahrhundertes verzeichnet dann eine Reihe von Beobachtungen und Bestrebungen, welche man als die Grundlage und Vorläufer der modernen

[1]) Zeitschr. f. diät. und phys. Therapie, Bd. III, pag. 336.

Lichtbehandlung auffassen muss. Dazu gehören in erster Linie die Untersuchungen der zahlreichen Bakteriologen, welche die parasiticide Kraft des Lichtes und insbesonders jene bestimmter Spectralbezirke festgestellt haben, dann die an anderer Stelle (s. pag. 332, 333) schon erwähnten physiologischen Arbeiten *Hammer's*, *Widmark's* u. a., welche auf die Unterschiede in den Wirkungen des Rothendes und Blauendes des Lichtes auf die Haut, jene *Moleschott's*, welche auf den Stoffwechsel hingewiesen haben. Wir finden die Ansätze zu einer Chromotherapie bei *Ponza*, *Charpignon*, *Martin*, *Veiel*, *Unna*, *Berliner*, *Wolters*, zu einer sogenannten negativen Lichttherapie bei *Piorry*, *Picton*, *Black*, *Barlow* und *Waters*; wir constatiren Bestrebungen, das Sonnenlicht durch elektrisches zu ersetzen *(Lahmann)*, concentrirtes Licht zur Behandlung des Lupus zu benützen *(Thayer, Otterbein, Mehl)*, Versuche, die in der Physik und Photochemie schon seit langer Zeit geübten Methoden der Lichtzerlegung (Wärme- und Lichtfilter) auch bei den Untersuchungen über die physiologische Wirkung des Lichtes auf die Haut zur Anwendung zu bringen *(Widmark)*. Auch die Arbeiten *Kelogg's* über die Wirkungen der elektrischen Glühlichtbäder, welche einen kräftigen Impuls für die medicinische Lichtforschung bildeten, bedeuten eine wichtige Etappe in der Entwicklung dieser Wissenschaft.

Die entscheidendste Förderung erfuhr jedoch die Lichttherapie durch die Arbeiten *Finsen's* (seit 1893), welcher, nachdem er sich durch sorgfältige eigene und Nachprüfungen anderer Versuche eine sichere theoretische Grundlage geschaffen hatte, seinen Apparat construirte, mit welchem er in intensivster Weise Licht auf krankhafte Processe (Lupus) einwirken lassen und dessen Nutzen zeigen konnte. Dadurch, dass *Finsen* in der glücklichen Lage war, unbehindert durch äussere Umstände, gefördert von dem Wohlwollen privater und Staatsbehörden, seinen Weg und seine Arbeiten fortzusetzen, konnte er seine Pläne nicht nur zur Ausführung bringen, sondern auch in relativ kurzer Zeit an einem enormen Krankenmateriale den ausserordentlichen Nutzen der Lichtbehandlung der ärztlichen Welt in eindringlichster Weise vor die Augen führen.

Diesem Umstande ist es wohl zu danken, dass die Lichttherapie in verhältnissmässig kurzer Zeit so grosse Fortschritte machte.

Die interessanten Arbeiten *Bang's*, *Strebel's*, *Görl's*, *Foveau de Courmelle's*, *Lortet* und *Genoud's*, welche eine Vereinfachung der Apparate und Verstärkung deren Wirkung bezwecken, theoretische Untersuchungen, welche gewisse für die Lichttherapie wichtige Probleme zu lösen versuchen (*Moeller*, *Strebel*, *Glebowsky*, Verfasser u. a.), sowie der grosse Eifer, mit welchem man sich gegenwärtig dem Studium der praktischen Erfolge der Lichtbehandlung bei den verschiedensten krankhaften Zuständen hingibt, lassen erwarten, dass die nächste Zukunft die Klärung manchen bisher noch dunklen Umstandes sowie eine Erweiterung des Gebietes der Phototherapie bringen werde.

Das Licht kommt zu therapeutischen Zwecken entweder als natürliches oder als künstliches Licht zur Verwendung, u. zw. entweder einfach unzerlegt und nicht gesammelt oder in seine Bestandtheile zerlegt und concentrirt.

a) Die Behandlung mit Sonnenlicht.

§ 58. Als natürlichste Lichtquelle kommt die Sonne in Betracht. Diese Lichtquelle ist an heiteren klaren Tagen auch in unseren Gegenden die intensivste, die wir überhaupt besitzen, wie aus folgender Scala (nach *Pickering*[1]) ersichtlich wird:

	Leuchtkraft in den einzelnen Theilen des Spectrums				Totale Leuchtkraft in Normalkerzen
	C roth	*D* gelb	*C''*	*F* ½ *G* blau	
Normallicht	73	100	104	134	1
Gaslampe	74	100	103	125	16
Kalklicht	59	100	113	285	90
Elektr. Bogenlicht	61	100	121	735	362
Magnesiumlicht	50	100	223	1129	215
Mondlicht	87	100	155	363	204
Sonnenlicht	45	100	250	2971	70.000

Leider sind wir in Bezug auf die Verwendung dieser Lichtquelle nicht nur von den Zufälligkeiten der Witterung, sondern auch von anderen Umständen abhängig, welche nicht nur die optische Helligkeit, sondern auch die chemische Intensität des Sonnenlichtes beeinflussen. Dass die chemische Intensität des Lichtes durchaus nicht mit der optischen Helligkeit desselben Hand in Hand gehe, haben nach *Eder*[2]), dessen grundlegendem Werke ich diese und die folgenden Daten entnehme, schon 1866 *Roscoë* und *Baxendell* festgestellt. Die chemische Lichtintensität der Sonnenstrahlen ändert sich mit der Tageszeit und mit der Jahreszeit, also mit der Sonnenhöhe, u. zw. tritt das Maximum der chemischen Intensität mit der grössten Sonnenhöhe, also mittags, ein. Im Sommer ist die chemische Wirkung der Sonne wie auch des blauen Himmelslichtes bedeutend kräftiger als im Winter; so ist z. B. in Wien im December selbst zu Mittag die Intensität der Sonne nur etwa so gross, wie im Juni um 6 Uhr morgens oder abends. Die chemische Intensität des Lichtes ist im Frühling geschwächt. Die Schwächung, welche die optische Intensität des Sonnenlichtes bei dem Durchgange durch die Atmosphäre erleidet, ist ungefähr ¼. Die Extinction der chemisch wirksamen Strahlen durch die Atmosphäre ist eine viel intensivere. *Langley* fand, dass von den einzelnen Strahlengattungen folgende Mengen (in Procenten ausgedrückt) durch die Atmosphäre hindurchgelassen[3]) werden:

	Proc.
Ultraviolett	39
Violett	42
Blau	48
Grünlichblau	54
Gelb	63
Roth	70
Infraroth	76

[1]) Ausführl. Handbuch d. Photographie, I, pag. 320 ff.

[2]) Aus *Eder's* ausführl. Handbuch d. Photographie, I, pag. 355.

[3]) Näheres s. *J. M. Pernter,* Meteorolog. Optik, Wien 1902; ferner *J. Wiesner,* Studien über das photochem. Klima. Wiener Akad.

Nach *E. v. Oppolzer*[1]) werden von den optischen Strahlen etwa 20%, von den photographischen ungefähr 30% durch die Atmosphäre absorbirt. *C. Musch*[2]) stellte fest, dass 57·5% der für Bromsilber wirksamen Sonnenstrahlen in der Atmosphäre durch Extinction verloren gehen.

Die Lichtabsorption der Luft ist also wesentlich und wird beeinflusst durch ihren Gehalt an Wasserdampf, Kohlensäure und suspendirtem Staub, weiters durch die Bewegung und Temperatur der Luft, indem durch Bewegung der Luft Schichten verschiedener Dichtigkeit gebildet werden und bei Temperaturerhöhung der Luft die Intensität des Lichtes steigt.

Die chemische Intensität des Sonnenscheines nimmt wesentlich zu, wenn man sich in bedeutende Höhen der Atmosphäre erhebt, d. h. wenn der Luftdruck geringer wird; so fand *Simony*, dass sich das ultraviolette Spectrum des Sonnenlichtes auf dem Gipfel des 3500 Meter hohen Pic de Teyde auf Teneriffa viel weiter gegen das stärker brechbare Ende ausdehnte als in der Ebene; diese Unterschiede sind aber doch nur gering im Vergleich zu den Verschiedenheiten, welche von der geographischen Breite abhängen.

Dem Laufe der Sonne entsprechend, die bis zur Breite von ungefähr 23 Grad zweimal im Jahre den Zenith passirt, gibt es in diesen Breiten zwei Maxima der Lichtwirkung, am Aequator im März und September, am 10. Breitegrad im April und August; am 20. Grad ist nur mehr ein Maximum vorhanden, welches aber von Mai bis Juli erhalten bleibt. Je weiter wir gegen die höheren Breiten fortschreiten, umso steiler finden wir die Curve, welche die Lichtvertheilung im Laufe eines Jahres darstellt, gegen das Maximum in den Sommermonaten ansteigen. Die absolute Lichtmenge, welche von der Sonne der Erde im Laufe eines Tages zugestrahlt wird, ist am Aequator und in den niederen Breiten am grössten und nimmt gegen die höheren Breiten ab. Hierin findet sich nur eine einzige Unregelmässigkeit in den höchsten Breiten, wo die Sonne während des ganzen arktischen Sommers nicht untergeht. (Nach *D. Spitaler*.[3])

Die chemische Intensität des diffusen Tageslichtes ist nach *Holetschek* um die Mittagsstunde im Winter 1/2-, im Sommer nur ein 1/4mal so gross als die Intensität des directen Sonnenlichtes; morgens und abends im Sommer wirkt letzteres noch immer ungefähr doppelt so stark; dagegen besteht im Winter zwischen directem Sonnenlicht und dem diffusen Lichte nur ein sehr geringer Unterschied. Nach *Roscoë* und *Baxendell* ist das Verhältniss der chemischen Intensität des directen Sonnenlichtes zu der des zerstreuten für eine bestimmte Sonnenhöhe an verschiedenen Orten kein constantes, sondern es wechselt mit der Durchsichtigkeit und anderen Zuständen der Atmosphäre.

Selbstverständlich hat die Bewölkung, die Dicke und Dichte der Wolkenschichten, die Färbung, die Form und die Lage der Wolken gegen die Sonne einen grossen Einfluss auf die chemische Intensität des Tageslichtes, u. zw. wirken Nebel und Wolken bedeutend mehr schwächend, als man nach unserem subjectiven Lichtempfinden glauben sollte.

Das einfache Sonnenlicht findet therapeutische Anwendung bei den Sonnenbädern und den Lichtluftbädern; einzelne abfiltrirte Bestandtheile seines Spectrums verwendet man in der sogenannten Chromo-

---

[1]) Sitzungsbericht d. k. Akad. d. Wissensch., 107. Abth., II, pag. 1477, 1898.
[2]) Schriften d. naturw. Ver. f. Schleswig-Holstein, Bd. XII, H. 2.
[3]) *Eder's* Jahrb. f. Photogr., 1888, 2. Jahrg., pag. 379.

23*

therapie. Concentrirt wird es gleichfalls entweder unzerlegt oder nach Abfiltration gewisser Bestandtheile (Wärmestrahlen) zur Behandlung von Hautaffection benützt.

Sonnenbäder.

§ 59. Für Sonnenbäder[1]) dient gewöhnlich eine nach Süden vollständig offene Halle, worin die Patienten gegen Wind geschützt, mit erhöhtem Kopfe auf Decken oder Matratzen liegen. Durch geeignete Schirme und durch schwarze Augengläser sind der Kopf und die Augen vor den directen Sonnenstrahlen geschützt.

Die Sonnenbäder werden im Hochsommer zwischen 10 Uhr vormittags und 5 Uhr nachmittags vorgenommen. Sie sollen mindestens eine Viertelstunde dauern; man steigt gewöhnlich bis zu $^3/_4$ Stunden, überschreitet aber eine Stunde selten. Während des Sonnenbades muss die Lage des Körpers in verschiedenen Zwischenräumen geändert werden, damit alle Körpertheile bestrahlt werden. Man belässt den Kranken so lange in einer Lage, bis an der bestrahlten Region lebhafter Schweissausbruch erfolgt. Zu lange fortgesetztes Einhalten derselben Lage ist zu vermeiden, weil es sonst zu heftigen Dermatitiden kommen kann.

Nach beendetem Sonnenbad und eventuell auch während desselben ist ein kurzes Voll- und Halbbad von 28° -22° C. zu empfehlen. Nach demselben wird der Körper des Patienten abgerieben und, sofern keine Contraindication vorhanden ist, auch gleich massirt. Manche Aerzte verabfolgen nach dem Sonnenbade eine trockene Einpackung eine Viertelstunde hindurch. Ist die Procedur beendet, so lässt man die Patienten Bewegung machen.

Die Sonnenbäder werden zuweilen täglich, meistens aber nur 2—3mal wöchentlich genommen. Für Gesunde genügt es, wenn sie wöchentlich nur ein Sonnenbad nehmen.

Als unmittelbare Wirkungen der Sonnenbäder werden neben der erythematösen scharlachartigen, zu intensiven Pigmentationen und lamellösen Desquamationen führenden Reaction der Haut die starke Schweisssecretion, eine Steigerung der Körpertemperatur bis auf 40° C., bei empfindlichen Personen nervöse Störungen, bei gesunden ein angenehmes Erfrischungsgefühl und Behagen angegeben. Die Stimmung ist gehoben, der Appetit angeregt. Oft macht sich nach dem Bade ein grosses Schlafbedürfniss geltend.

Nach verschiedenen Angaben bewähren sich Sonnenbäder bei Stoffwechselkrankheiten (Fettsucht, Diabetes, Gicht), Scrophulose, Rhachitis, Stauungen in den inneren Organen (Asthma, Herzfehler), Anämie, Kachexie, Nervenleiden (Neuralgien, Neurasthenie, Ischias), Haut- und Schleimhautaffectionen.

Die günstigen Erfolge der Sonnenbäder begründen sich in ihrer schweisstreibenden Wirkung, indem mit dem Schweisse schädliche Stoffe aus dem Körper ausgeschieden werden; weiters in der Anregung des Stoffwechsels und Nervensystems durch das Licht und in der directen Wirkung des letzteren auf das Blut. Die starke und längere Zeit persistirende Hyperämie der Haut bewirkt eine Ableitung der Blutmasse

[1]) Ueber Glühlichtbäder siehe pag. 366 ff.

von den inneren Organen zur Körperoberfläche und damit eine Entlastung der ersteren.

Die baktericide Wirkung des Sonnenlichtes fällt wohl nicht so stark in die Wagschale, weil den am meisten baktericiden ultravioletten Strahlen die Fähigkeit der Tiefenwirkung nur im beschränkten Masse zukommt. Doch ist dieselbe nicht vollständig auszuschliessen, weil die Strahlen grösserer Wellenlänge (blau, violett), die noch immerhin bemerkenswerth antibakteriell wirken, tiefer eindringen.

Hingegen bewirkt das Licht eine Steigerung des Gesammtumsatzes. Je lebhafter dieser ist, desto grösser ist nach *Liebermeister* im allgemeinen die Lebensenergie und die Widerstandsfähigkeit des Körpers gegen alle Schädlichkeiten und insbesondere gegen pathogene Mikroorganismen. In diesem Sinne sowie mit Rücksicht auf die Hyperämie, welche die Sonnenbestrahlung in den längere Zeit (täglich 2—3 Stunden) exponirten Körpertheilen hervorruft, wären die von *Ciechansky*[1]), *Poncet*[2]), *Perdu* und *Blanc*[3]) u. a. mitgetheilten Heilerfolge bei localer Gelenk- und Knochentuberculose erklärlich.

Als Ersatz der Sonnenlichtbäder im Freien verabfolgt *Rieder* in der kalten Jahreszeit Sonnenbäder in atelierartigen Räumen oder elektrische Bogenlichtbäder.

Lichtluftbäder.

§ 60. Von den Sonnenbädern unterscheiden sich die Lichtluftbäder, bei denen die Kranken nackt oder nur wenig bekleidet in freier Luft herumgehen. Die Dauer derartiger Lichtluftbäder beträgt 2—6 Stunden. Zur Unterstützung der Wärmeproduction lässt man die Patienten körperliche Arbeit leisten oder turnen, oder man massirt sie. Die Lichtluftbäder werden morgens und abends genommen, dazwischen mittags ein Sonnenbad oder ein warmes Vollbad verabfolgt.

Beim Lichtluftbade wirken nach *Rieder* der thermische Reiz, die Erhöhung der Hautthätigkeit durch Wärmeausstrahlung und der Einfluss des Lichtes auf den Stoffwechsel.

Die Lichtluftbäder werden als Abhärtungsmittel, dann zur Kräftigung des Nervensystems, zur Behandlung der Fettleibigkeit, bei Congestionen zu inneren Organen, zur Anregung der Herz- und Nierenthätigkeit angewendet. Ihre Wirkung und Erfolge sind ganz ähnlich wie die der Wassercuren.

Chromotherapie.

§ 61. Das farbige, d. h. filtrirte weisse Sonnenlicht im nichtconcentrirten Zustande, wurde bisher zur Behandlung von infectiösen Allgemeinerkrankungen (Variola, Morbillen, Scarlatina, Erysipel), nervösen Affectionen und einigen Dermatonosen verwendet. Die allgemeine Chromotherapie erfolgt in der Weise, dass die Kranken längere Zeit hindurch consequent in einem Zimmer, welches sein Licht ausschliesslich durch entsprechend gefärbte Glasscheiben (roth, blau) erhält, belassen werden. Die Chromotherapie localisirter Affectionen wird hingegen derart durchgeführt, dass der kranke Körpertheil mit ent-

[1]) Gesellsch. d. Kinderärzte, Moskau, 7. März 1901.
[2]) *Millioz*, Thèse de Lyon, 1899.
[3]) Revue intern. de l'électrothérapie, Januar 1900, pag. 157.

sprechend gefärbten Stoffen, welche als Lichtfilter dienen, dicht verhüllt wird.

Aus den bisherigen Erfahrungen lässt sich der Schluss ziehen, dass die Behandlung von auf der Haut localisirten Affectionen mit rothem diffusem Lichte den Verlauf dieser krankhaften Processe in günstigem Sinne beeinflusst.

Ansätze zu einer erfolgreichen Chromotherapie finden sich nach *Finsen*[1]) schon in der Volksmedicin vergangener Jahrhunderte. So wurden in China, Japan und Rumänien Pockenkranke im Gesichte und an den Händen mit rothen Tüchern verhüllt und dadurch das Auftreten schwererer Symptome vermieden. Den ersten Versuch einer wissenschaftlich begründeten Chromotherapie unternahm 1887 *Th. Veiel*, welcher ein heftiges, im Lichte stets recidivirendes Eczema solare bei einer Dame durch die Verordnung rother Seidenschleier heilte.[2]) Ueber gleich günstige Erfolge berichteten 1892 *Wolters*[3]), *Unna*[4]) und *Berliner*.[5]) *Unna* und *Berliner* verwendeten statt der rothen Lichtfilter gelbe, u. zw. mit Curcuma gefärbte Masken, Schleier und Fenster.

In neuester Zeit berichtete *W. Winternitz* über ganz analoge Erfahrungen auch bei Affectionen, deren Entstehung mit der Lichtwirkung nicht im Zusammenhange steht.

W. Winternitz[6]) hat durch Bedeckung von der Sonne ausgesetzten Körpertheilen mit rothen Stoffen Verminderung chronischer Hauthyperämie, Anämisirung hyperämischer Hautpartien, Besserung und Heilung von Ekzemen erzielt, auf diesem Wege hat er chronisch-rheumatische Affectionen in den Gelenken, an den Händen und an den Füssen sehr günstig beeinflusst.

Die Chromotherapie acuter Exantheme wurde im Juli 1893 von *Niels Finsen* inaugurirt.[7]) Schon im Jahre 1832 hatte *Picton*[8]), im Jahre 1848 *Piorry*[9]) behauptet, einen ungünstigen Einfluss des Lichtes auf den Verlauf von Pocken bemerkt zu haben. Aehnliche Mittheilungen finden sich noch mehrfach in der medicinischen Literatur. *Barlow*[10]) und *Waters*[11]) behandelten deshalb ihre Pockenkranken bei vollständigem Lichtabschluss und constatirten, dass diese Behandlung das Eintrocknen der Bläschen, die Vermeidung von Suppuration und Narbenbildung zur Folge habe.

Finsen machte die Beobachtung, dass sich bei Leuten, welche Variola überstanden hatten, die tiefsten und zahlreichsten Narben im Gesichte und an den Händen, d. h. an den dem Lichte am meisten ausgesetzten Körpertheilen bilden. Mit Rücksicht auf eigene und fremde Erfahrungen nahm *Finsen* an, dass die sogenannten chemischen Strahlen, deren schädlicher Einfluss auf die Haut erwiesen war, bei der Ver-

[1]) Ueber die Bedeutung der chemischen Strahlen des Lichtes etc., Leipzig 1899.
[2]) Vierteljahrschr. f. Derm. und Syph., 1897, pag. 1113.
[3]) Ergänzungsh. z. Arch. f. Derm. u. Syph., 1892, I, pag. 187.
[4]) Monatsh. f. prakt. Derm., 1885, Bd. IV, pag. 277.
[5]) Ibid., 1890, Bd. XI, Nr. 10 u. 11.
[6]) 22. öffentl. Vers. d. balneol. Gesellsch., Berlin, 7.—12. Mai 1901.
[7]) L. c.
[8]) Arch. gén. de méd., XXX, pag. 406.
[9]) Traité de médecine prat., T. VII, pag. 495.
[10]) The Lancet, 1871, pag. 1.
[11]) Ibid. 1871, pag. 151.

schwärung der Variolaefflorescenzen ein ätiologisches Moment darstellen. Von dieser Anschauung geleitet, führte er, so wie früher *Veiel* bei Ekzema solare, bei seinen Blatternkranken die Behandlung im „rothen" Zimmer, d. h. mit Ausschluss der chemischen Strahlen ein. Dieses Verfahren ergab insoferne den günstigsten Erfolg, als nach Berichten *Lindholm's, Svendsen's, Feilberg's, Strandgaard's, Beuckert's, Krohn's, Mygind's* u. a. [1]) die Suppuration und das Suppurationsfieber ganz unterdrückt wurden oder innerhalb niedriger Grenzen verliefen und die Narbenbildung ausblieb. Die hinterbliebenen Narben bestehen gemeinhin nur aus oberflächlichen, glatten, hyperämischen, später sich aufhellenden Flecken. Tiefe strahlige Substanzverluste kommen nicht vor, höchstens seichte Depressionen. Da schwere Geschwürsprocesse der Haut vermieden sind, bleiben auch die secundären schweren Allgemeinerkrankungen meist aus (*Engel* [2]).

Die Erfolge dieser Behandlung bei Variola veranlassten in neuerer Zeit *Chatinière* [3]), *Backmann* [4]) und *Th. Schüler* [5]), dieselbe auch bei Morbillen zu versuchen. Thatsächlich soll damit der Verlauf dieses Exanthems in sehr günstigem Sinne beeinflusst werden. Die Hyperthermie sinkt, die laryngealen und bronchialen Symptome bessern sich. Auch bei Scharlach und Erysipel soll diese Therapie nach *E. Schouli* [6]), *Festner* [7]), *Schüler* und *Krukenberg's* [8]) Angaben gute Dienste leisten, indem die betreffenden Processe milder gestaltet und abgekürzt werden.

Es drängt sich hier die Frage auf, ob man berechtigt ist, diese Therapie Chromotherapie zu nennen. Diese Bezeichnung könnte den Gedanken erwecken, als ob Licht von einer bestimmten Farbe auf die betreffenden Processe heilend wirkt.

Aus den in vorstehender Darstellung mitgetheilten Erfahrungen wäre eine derartige Annahme wohl nicht begründet. Wir haben gesehen, dass nicht blos der Ausschluss der chemischen Lichtstrahlen — also blos eines Bestandtheiles des weissen Lichtes — günstig wirkt (*Veiel, Finsen*), wir entnehmen den Beobachtungen *Barlow's* und *Water's* (s. o.), sowie dem Umstande, dass Leute, welche Blattern überstanden haben, an den Stellen, welche während ihrer Krankheit mit Decken etc. ganz dunkel gehalten wurden, von Blatternnarben frei sind, dass die Dunkelheit, also der völlige Lichtabschluss, in ganz ähnlicher Weise wirkt. Von diesem Gesichtspunkte aus müsste die *Finsen*'sche Rothlichtbehandlung nur als Modification der *Barlow-Water*'schen Dunkelbehandlung angesehen werden, allerdings als eine die Durchführung dieser Therapie erleichternde und dem Patienten angenehmere Cur, da die dauernde absolute Verfinsterung des Krankenzimmers wohl nicht leicht aufrecht zu erhalten geht. [9])

[1]) Cit. bei *Finsen.*

[2]) Therapie d. Gegenwart, 1901, Nr. 3.

[3]) La Presse médic., 1898, Nr. 75.

[4]) Cit. bei *Bie*, Mittheilungen aus *Finsen's* Lichtinst., II, pag. 150.

[5]) Ibid.

[6]) Ref. Zeitschr. f. diät. u. phys. Th., 3. Bd., pag. 612.

[7]) Cit. bei *Bie*, Behandlung von Masern und Scharlach mit Ausschl. d. sog. chem. Lichtstrahlen. Mitth. a. *Finsen's* Lichtinst., II, pag. 146.

[8]) München. med. Wochenschr., 1901, 1. April.

[9]) In diesem Sinne müsste auch angenommen werden, dass der Lichtabschluss, welchen die Wundverbände bewirken, einen Factor bei der Wundheilung darstellt.

Es ist aber nicht ausgeschlossen, dass die rothen Strahlen bei dieser Therapie eine gewisse active Rolle spielen. Die Wirkung dieser Strahlen auf krankhafte Processe ist ja noch nicht studirt und bei dem günstigen Einflusse der ihnen verwandten Wärmestrahlen (s. w. u.) nicht ganz unwahrscheinlich. Hiemit würde eventuell die Beobachtung *Engel's* stimmen, dass die Behandlung von Pockenkranken im rothen Zimmer auf die Efflorescenzen, welche auf den Schleimhäuten der oberen Luftwege — also an Stellen, welche sich zumeist in der Dunkelheit befinden — keinen Einfluss besitzt.

Für die active Rolle der schwächer brechbaren Strahlen bei vielen physikalischen Erscheinungen sprechen manche Beobachtungen. Wir wissen (s. pag. 351), dass dieselben auf viele Substanzen intensiver chemisch wirken als die stärker brechbaren. Auch ein gewisser Antagonismus in den Wirkungen dieser beiden Strahlengattungen, die Thatsache, dass die rothen Strahlen gewisse Wirkungen der blauen und violetten gewissermassen corrigiren, ist erwiesen.

Nach *Eder*[1]) fand schon *Herschel* 1830[2]), dass die rothen Strahlen auf gewisse photographische Papiere den blauen entgegengesetzt wirken. Auch *Fizeau* und *Foucault*[3]) beschrieben die sogenannte negative Wirkung gewisser Lichtstrahlen sehr genau. *Claudet*[4]) wies 1847 nach, dass die rothen und gelben Strahlen des Spectrums die Wirkung der anderen (namentlich blauen Strahlen auf Brom-, Jod- oder Chlorsilber) verhindern oder eine stattgehabte Wirkung wieder vernichten; später fand er[5]), dass rothes und gelbes Licht immer eine negative oder zerstörende Wirkung auf Bromjod oder Bromchlorplatten ausübt, dagegen auf reine Jodsilberplatten bald im selben Sinne wie Blau, bald negativ wirkt. Was die relative Wirkung der einzelnen Strahlen anlangt, so braucht nach *Claudet* rothes Licht die Zeit 50, orangefarbenes 15, gelbes 18, um die Wirkung des weissen Lichtes, welches durch die Zeit 1 gedauert hat, aufzuheben. Die Untersuchungen *Waterhouse's*[6]) ergaben, dass jede Art des Spectrallichtes (vom Roth bis zum Violett) eine vorausgegangene Lichtwirkung auf Bromsilber aufheben könne.

Die Bedeutung derartiger Momente für unseren Gegenstand dürfte nach diesen Angaben wohl nicht unterschätzt werden.

Indessen zeigen jedoch neue Versuche mit photographischen Präparaten, dass die gegensätzliche Wirkung von rothem und violettem Lichte keineswegs erwiesen ist, dass vielmehr die beiden Spectralenden in gleichem Sinne wirken.

Interessant und für diese Frage überaus wichtig ist der Antagonismus in der Wirkung rother und violetter Strahlen auf die Phosphorescenz; wir werden auf diesen Gegenstand noch später zu sprechen kommen.

Eine andere Indication für die Anwendung der Chromotherapie bilden die Geistes- und Nervenkrankheiten.

[1]) Ausführl. Handb. d. Photogr., I, 1, pag. 262.
[2]) Biblioth. univ. de Genève. Neue Serie, Bd. XXIII, pag. 185.
[3]) Compt. rend., Bd. XXIII, pag. 679.
[4]) Philosoph. Transact., 1847. Daguerreian Journ., 1851, Bd. 1, pag. 161.
[5]) Philosoph. Magaz., Bd. XXXII, pag. 199.
[6]) London R. Soc. Proc., 24, 186.

Akopenko[1]) stellte im Laboratorium *Bechterew's* fest, dass die Färbung des Lichtes unbedingt auf die Schnelligkeit des Ablaufes der psychischen Processe einwirkt, und dass dabei die verschiedenen Strahlen eine verschiedenartige Wirkung ausüben, je nach ihrer Lage im Spectrum. Je mehr man sich den Wärmestrahlen des Spectrums nähert, desto belebender und beschleunigender wirken die Farben. Auch die Stimmung unterliegt ihrer Einwirkung, die zu untersuchende Person fühlt sich im rothen Licht belebt, munter, aufgeweckt, empfindet das Bedürfniss sich zu bewegen, zu handeln. Somatische Erscheinungen bleiben ebenfalls nicht ausserhalb ihrer Wirkungssphäre: so z. B. verschwand manchmal von der Versuchsperson empfundener Kopfschmerz zum Schluss der Sitzung. Das gelbe Licht wirkt nicht sonderlich auf die Schnelligkeit der psychischen Reactionen und auf das Temperament ein und gleicht in dieser Hinsicht dem Tageslicht. Die Strahlen kürzerer Wellenlänge haben eine hemmende, niederdrückende Wirkung, deshalb wird auch das Verweilen in grün beleuchtetem Raume, obgleich anfangs angenehm empfunden, später unangenehm drückend. Unter dem Einflusse des grünen Lichtes werden die psychischen Processe verlangsamt; es tritt geistige Ruhe ein, die Bewegungen werden gehemmt, die Aufregung legt sich. Diese niederdrückende Wirkung steigert sich im violetten Lichte. Die Gemüthsverfassung wird melancholisch, träumerisch; nach längerer Zeit stellen sich Kopfschmerzen ein. Die Vorgänge in der Psyche werden gehemmt und bedeutend verzögert, während die somatischen Erscheinungen fast unerträglich werden.

Mit diesen Erfahrungen stimmen die Beobachtungen *Goethe's* überein, welcher rothes und gelbes Licht als incitirend, grünes und blaues dagegen als deprimirend bezeichnete. Aehnliche Angaben machte Baron *Reichenbach*.

Auch *v. Jaksch*[2]) betont die beruhigende, schlafmachende Wirkung des blauen Lichtes und benützt deshalb blaue Lampencylinder in seinen Krankensälen. Hingegen berichtet *G. Oleinikow*[3]), dass der Aufenthalt im rothen Zimmer bei Schwerkranken Delirien mit schreckhaften Hallucinationen hervorrief, welche nach Uebertragung der Patienten in einen hellen Raum sofort schwanden.

Nach *Biné, Féré* und *Gilles de la Tourette*[4]) ist das rothe Licht ein nervenkräftigendes Mittel. In der Fabrik für photographische Platten der Brüder Lumière in Lyon wurde beobachtet, dass die Arbeiter, welche in den rothen Sälen beschäftigt waren, sich während der Arbeit sehr aufgeräumt zeigten, sangen, mit lauter Stimme raisonnirten und lebhafte Gesten machten. Wurden die rothen Scheiben durch grüne ersetzt, dann wurden jene viel ruhiger.

Meine Erfahrungen stimmen mit den letzteren nicht ganz überein. Von zahlreichen Berufsphotographen erhielt ich auf meine Umfrage die Mittheilung, dass der längere Aufenthalt in der Dunkelkammer, zu dem sie namentlich nach grösseren Excursionen, wo sich viel Plattenmateriale angesammelt hat, gezwungen sind, auf sie einen sehr deprimirenden Eindruck mache.

Praktisch wurde die Chromotherapie der Geisteskrankheiten zuerst von *Ponza*[5]) erprobt. Dieser beobachtete, dass Melancholiker nach

[1]) Cit. nach *Dworetzky's* Refer. Zeitschr. f. diät. u. phys. Th., Bd. V, pag. 165.
[2]) 20. Congr. f. innere Medicin, 1902.
[3]) Jeshenedelnik, 1900, Nr. 38.
[4]) L'année électr., 1901, pag. 368.
[5]) Annales médico-psychologiques, 1876, Bd. XV, Ser. V.

kurzer Zeit (3—24 Stunden) im rothen Zimmer heiter und gesprächig wurden sowie Nahrung zu sich nahmen; das blaue Zimmer wirkte hinwiederum auf maniakalische Kranke, welche bereits die Zwangsjacke tragen mussten, beruhigend ein. 20 Jahre früher soll der Redacteur der Inventuo Médica in Guatemala dasselbe beobachtet haben.

Dass blaue zerstreute Sonnenlicht wurde bisher nur wenig in den Bereich der Phototherapie gezogen. So will General *Pleasanton* bei einer Contusion durch dreimalige halbstündige Bestrahlung vollständige Heilung erzielt haben.[1]) Bei dieser Gelegenheit sei erwähnt, dass in manchen Gegenden des Böhmerwaldes Erysipel so behandelt wird, dass man die kranke Stelle in blaue Tücher verpackt und den Zutritt des weissen Lichtes sorgfältig abhält. (Die geforderte blaue Farbe des lichtabschliessenden Materiales dürfte hier wohl keine Rolle spielen.)

Concentrirtes Sonnenlicht.

§ 62. Concentrirtes Sonnenlicht erhält man durch Verwendung von Convexlinsen oder Hohlspiegeln. In vereinzelten Fällen wurden schon vor längerer Zeit Lupuskranke mittels Sonnenlicht, welches durch Brenngläser auf die kranken Hautstellen concentrirt ward, von *Thayer*, *Mehl* und einem anderen bei *Otterbein* [2]) citirten Laien behandelt und damit günstige Resultate erzielt. So geeignet dieser einfache Apparat auch zur Verstärkung der eigentlichen Lichtwirkung ist, er besitzt einen Fehler, welcher seine allgemein praktische Anwendung zu therapeutischen Zwecken ausschliesst: Mit einer einfachen Convexlinse werden nicht nur die Licht-, sondern auch die Wärmestrahlen im Focus gesammelt, in welchem demzufolge eine so hohe Temperatur erzeugt wird, dass die längere Exposition einer lebenden Körperstelle hier schlechterdings unmöglich ist. Um die Wärmestrahlen zu eliminiren, bediente sich *Finsen* eines von Physikern, Phototechnikern und auch bei physiologischen Versuchen (z. B. von *Widmark*) schon früher häufig angewendeten Filtrationsverfahrens mittels Kälteschichten. Sein Apparat besteht aus einer planconvexen mit kaltem Wasser gefüllten Hohllinse von 20—24 Cm. Durchmesser, welche auf einem gabelförmigen Gestelle so aufmontirt ist, dass sie alle Bewegungen um eine verticale und horizontale Achse vollführen, dabei auch gehoben und gesenkt werden kann (Fig. 93).

Mit diesem Apparate werden jedoch auch nicht alle Bestandtheile des weissen Sonnenlichtes auf die kranke Hautstelle vereinigt, denn beim Durchtritte durch das Glas erfahren die ultravioletten Strahlen eine starke Absorption. Auch die Substanz des Kältefilters ist für die Qualität des durchgetretenen Lichtes von grossem Einfluss. Destillirtes Wasser absorbirt zwar sehr wenig; die Zusätze von Methylenblau oder ammoniakalischem Kupfersulfat, welcher sich *Finsen*, dem es nur auf die Anwendung der chemischen Strahlen ankommt, anfangs bediente, um die schwächer brechbaren Strahlen abzufiltriren, schwächen die ultraviolette Strahlung jedoch in erheblichem Grade.

Schaltet man ein solches blaues Flüssigkeitsfilter (eine Lösung von Kupferammoniumsulfat) in einer für Ultraviolett durchlässigen Wanne (Quarz) in den Gang der Lichtstrahlen, welche vom Funken zwischen Elektroden einer *Eder*'schen Legierung aus-

[1]) Chicago Times, ref. bei *Raum*.
[2]) Cit. bei *Finsen*.

gehen, vor dem Spalte des Gitterspectrographen ein und photographirt das Spectrum, so zeigt die entwickelte Platte, dass bei Verwendung einer 10 Mm. dicken Schichte von 5%iger ammoniakalischer Kupfervitriollösung, einer Spaltbreite von 0·1 Mm. und einer Expositionszeit von 3 Minuten das Spectrum bei der Luftlinie $\lambda = 3955$ abgeschnitten wird. Es lässt also ein derartiges Lichtfilter unter den geschilderten Umständen blaues und violettes, aber so gut wie kein ultraviolettes Licht durch.

Infolge dieses schwächenden Einflusses der blauen Lichtfilter wird gegenwärtig von der Verwendung derselben abgesehen.

Um die Durchlässigkeit des optischen Apparates zu erhöhen, sollte eigentlich als Material desselben Quarz in Anwendung kommen, welcher nach *Stokes* am meisten Ultraviolett durchlässt. (Nach *Hankel, Storer, Eder* und *Valenta* absorbirt das gewöhnliche Glas das Ultraviolett sehr stark, u. zw. absorbirt Schwer-Flintglas und alle bleihältigen Gläser am meisten, weniger Crownglas und Barytflint.) Doch lässt nach *Finsen* Glas das relativ schwache Ultraviolett des Sonnenlichtes noch durch; indess sind Quarzstücke von der hier nothwendigen Grösse schwer zu beschaffen und würden mit Quarzlinsen versehene derartige Apparate ausserordentlich theuer sein.

Fig. 93.

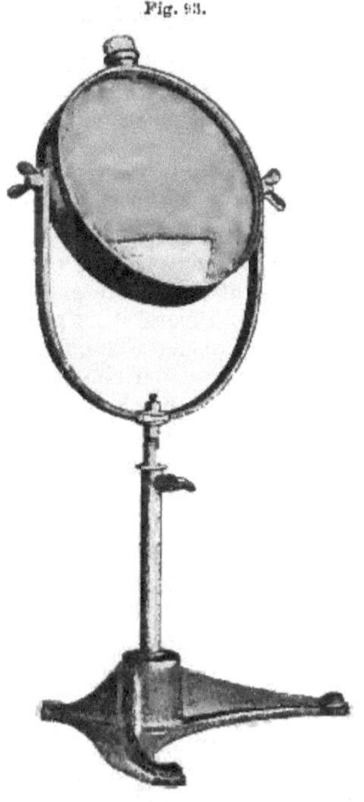

Sammelapparat für Sonnenlicht nach *Finsen*.

Dass es übrigens auf die reine ultraviolette Strahlung in so hohem Grade nicht ankommt, beweisen die günstigen Resultate, welche *Finsen* mit seiner alten Anordnung (Glaslinse und blauen Lichtfiltern) erzielte. Da ultraviolette Strahlen geringer Intensität von den oberflächlichen Hautschichten schon absorbirt werden, in stärkerer Intensität (z. B. mit der *Bang*'schen Lampe) in kurzer Zeit heftige Entzündungserscheinungen provociren, so erscheint es angezeigt, bei der Behandlung der Hautaffectionen (Lupus) nicht so grosses Gewicht auf die Verwendung von Strahlen kleinster Wellenlänge zu legen; vielmehr sollte man sich auf die Strahlen von etwas grösserer Wellenlänge beschränken, welche bei grösserer Penetrationskraft (siehe die Schwärzung von photographischen Platten durch Sonnenlicht, welches umfangreiche Körpertheile passirte!) doch die gewünschte chemische und therapeutische (siehe *Finsen's* Erfolge) Wirksamkeit besitzen, dabei aber doch nicht in dem übermässigen Grade, dass sie vor Erzielung des gewollten Effectes (Einfluss auf krankhafte Bildungen) gesunde Gewebe schädigen.

Grössere Mengen Lichtes als mit Linsen lassen sich mit Hohlspiegeln concentriren. *Strebel* benützt dazu Metallreflectoren von 1 Meter Durchmesser, welchen eine Wasserkühlung vorgesetzt wird.

Ueber die Methode der Behandlung mit concentrirtem Lichte und die Resultate, welche auf diese Weise bei Lupus vulgaris erzielt wurden, soll bei der Darstellung der Bogenlichtbehandlung, welche auf ganz ähnlichen Principien beruht, später die Rede sein.

Interesse beansprucht der Versuch *E. Nesnamow's*[1]), Eiterungsprocesse in der Hornhaut mit Sonnenlicht zu heilen. *Nesnamow* bediente sich hiezu eines Sammellinsenapparates, welcher dem *Finsen*'schen ähnlich construirt war. In täglichen, 2 bis 5 Minuten langen Sitzungen wurden 5 schwere Hornhautgeschwüre mit blau-violettem Sonnenlichte behandelt und sollen die erzielten Resultate geradezu glänzend sein.

b) Die Behandlung mit künstlichen Lichtquellen.

§ 63. Mit Rücksicht auf die Unzuverlässigkeit des Sonnenlichtes ist man in der Phototherapie zumeist auf künstliche Lichtquellen angewiesen. Selbstverständlich ist man bestrebt, deren Intensität jener des Sonnenlichtes möglichst nahe zu bringen und die Leuchtkraft des künstlichen Lichtes möglichst zu steigern. Hiebei muss man die optische Helligkeit eines Lichtes, bei welcher seine physiologische Wirkung auf das Auge in Betracht kommt, von seiner chemischen oder photographischen Leuchtkraft streng unterscheiden. Manches unserem Auge sehr hell erscheinende Licht wirkt auf photographische Platten und sonstige lichtempfindliche Präparate sehr wenig oder gar nicht ein. Dagegen sind manche blassblaue Flammen von bedeutender photochemischer Wirkung. Die Leuchtkraft der Sonne ist 524mal grösser als die des Magnesiums, aber an chemischer Kraft übertrifft sie dieses nur um 5mal. Das brennende Magnesium besitzt eine ebenso grosse chemische Wirkung wie die Sonne ohne Wolken bei 10° Höhe, d. h., wenn beide Lichtquellen dieselbe scheinbare Fläche haben. Bei einer Sonnenhöhe von 22·4° ist die chemische Wirkung der Sonne 36mal grösser als die des Magnesiums (*Bunsen* und *Roscoë*).

Für die verschiedenen Zwecke der Phototherapie sind Lichtquellen von bedeutender optischer Helligkeit und chemischer Wirksamkeit erforderlich. Die meisten Arten von künstlichem Lichte sind im Vergleich mit dem Sonnenlicht sehr wenig hell. Nun gibt es aber Lichtquellen, welche chemisch (photographisch) ausserordentlich wirksam sind; so ist das Licht des brennenden Magnesiums sehr reich an violetten und ultravioletten Strahlen (*Schrötter*, *Bunsen*, *Roscoë*); es ist so gewaltig actinisch, dass 4—5 Grm. Magnesiumpulver binnen einem Bruchtheil einer Secunde eine chemische Leuchtkraft von ungefähr einer Million Kerzen entwickeln. Ebenso enthält das elektrische Bogenlicht und das Licht des unter Zuleitung von Stickoxyd verbrennenden Schwefelkohlenstoffes (*H. W. Vogel*) sehr viel Violett und Ultraviolett. In dieser Richtung übertreffen diese Lichtquellen das *Drumond*'sche Kalklicht, welches sehr reich an gelben und rothen Strahlen ist, bezüglich des Gehaltes an stärker brechbaren Strahlen aber hinter jenen zurückbleibt (*Becquerel*).

Das elektrische Quecksilberlicht der *Way*'schen Lampe[2]) ist sehr reich an blauen, violetten und ultravioletten Strahlen, ja es ist actinischer als das elektrische Licht von Kohlenspitzen (*Monckhoven*, Bullet. soc. franç., 1871, pag. 210), aber es gibt fast keine rothen Strahlen, wo-

[1]) Westnik Ophthalmologii, 1901, Januar u. Februar; ref. bei *Dworetzky*, Zeitschr. f. diät. u. phys. Th., V. Bd., H. 3.

[2]) Bei derselben wird ein starker elektrischer Strom durch einen dünnen Faden von frei fallendem Quecksilber geschickt.

durch es sich von dem Lichte des Voltabogens zwischen Kohlenspitzen unterscheidet: überdies ist es gefährlich wegen der entwickelten Quecksilberdämpfe. Letzteres Licht wirkt auf photographische Brom- und Jodsilberplatten fast so energisch wie Sonnenlicht und zersetzt Jodsalze sogar noch energischer als letzteres. Das elektrische Glühlicht eines Kohlenfadens ist mehr gelb als der Voltabogen und auch viel weniger actinisch. Das Licht von brennendem Zink ist wohl reich an blauen, aber im Vergleich mit Magnesium arm an violetten Strahlen.

Nach *Eder* äussert von allen bis jetzt bekannten künstlichen Lichtquellen Magnesiumpulver bei der kürzesten Verbrennungsdauer den relativ stärksten chemischen Effect.[1])

Dank seinem Reichthume an stärker brechbaren Strahlen. (blau, violett, ultraviolett), ist das Magnesiumlicht sehr actinisch. Leider ist es nicht möglich, dieses äusserst rasch verbrennende Licht zu anhaltend starker Wirkung zu steigern, und ferner ist die bedeutende Rauchentwicklung einer längeren Beleuchtungsdauer, wie man sie in der Phototherapie meistens braucht, hinderlich. Aus diesem Grunde kommen zu phototherapeutischen Zwecken hauptsächlich das elektrische Bogen- und Funkenlicht vermöge ihrer chemischen Wirksamkeit, welche derjenigen des Magnesiumlichtes noch am nächsten ist, in Betracht. Von anderen Lichtquellen, bei denen die Lichtemission durch Steigerung der Wärmeenergie der Körper bewirkt wird, ist bisher nur das Acetylenlicht in concentrirtem Zustande in der Phototherapie zur Anwendung gebracht worden. *G. Colleville*[2]) berichtet, dass er damit bei torpiden Geschwüren günstige Erfolge erzielt habe. Für diejenigen phototherapeutischen Proceduren, bei welchen es vorzüglich auf die Verwendung von Strahlen grösserer Wellenlänge ankommt, bedient man sich mit Erfolg des elektrischen Glühlichtes.

Die Behandlung mit elektrischem Glühlichte.

§ 64. Das elektrische Glühlicht ist in seinem spectralen Verhalten dem Petroleum- und Gasglühlichte sehr ähnlich, indem es arm an violetten und blauen Strahlen ist, während die gelben, rothen und grünen Strahlen dominiren. Daher ist seine chemische (photographische) Wirksamkeit nur gering. Dieselbe lässt sich ebenso wie seine Helligkeit durch stärkere Ströme bedeutend steigern, wie folgende Tabelle von *Abney*[3]) beweist:

Zahl der *Grove*'schen Elemente	Lichtstärke in NK.	Photographische Wirkung
12	0,132	unmessbar
14	0,26	0,35
16	1,17	1,61
18	2,44	5,83
20	3,84	12,84
22	6,85	36,45
24	10,38	86,60

[1]) *Eder's* Ausführl. Handb. d. Photogr., I, 1, pag. 455, 456, 457.
[2]) Gaz. hebd. d. médec., 5. October 1899.
[3]) Nach *Eder's* Ausführl. Handb. d. Photogr., I, 1, pag. 463.

Die Erhöhung der Spannung des elektrischen Stromes ist nicht nur von Einfluss auf die optische Helligkeit des elektrischen Glühlichtes, sondern auch auf den Gehalt an blauen und violetten Strahlen. Doch zerstören starke Ströme die Glühlampen sehr schnell.

Im allgemeinen haben 380 normal betriebene Glühlampen ohne Reflectoren in 1 M. Abstand vom Objecte denselben chemischen Effect wie Himmelslicht. Wo es daher auf Production intensiver chemischer Lichtstrahlen ankommt (wie z. B. bei der Lupusbehandlung), hat das elektrische Glühlicht als Lichtquelle nur geringen Werth; handelt es sich jedoch darum, Strahlen grösserer Wellenlänge (Wärmestrahlen, rothes Licht) zu verwenden, dann leistet das Glühlicht vorzügliche Dienste.

Die Behandlung mit dem elektrischen Glühlichte ist entweder eine allgemeine („elektrische Glühlichtbäder" [1]) oder eine locale.

Die ersten Apparate zu elektrischen Glühlichtbädern wurden von *J. H. Kellog* 1894 beschrieben [2]) und auf der Chicagoer Weltausstellung demonstrirt. In Deutschland wurden die ersten Glühlichtbäder von dem Chemiker *Gebhard* eingeführt. Die ursprünglichen Glühlichtbäder haben seither eine Reihe von Verbesserungen erfahren. Sie werden theils als Sitzlichtbäder, theils als Liegebäder ausgeführt; letztere entsprechen aber in ihrer Einrichtung ganz den Sitzlichtbädern. Bisweilen werden an den Glühlichtbädern Vorrichtungen angebracht, vermittels welcher man auf den Kranken Glühlicht und Bogenlicht in combinirter Form einwirken lassen kann.

Die modernen Glühlichtbäder werden nur zum Anschluss an elektrische Strassenleitungen hergestellt; sie bestehen aus achteckigen, mit Spiegelscheiben, Milchglasplatten u. dgl. ausgekleideten Kästen, welche mit einer von aussen und von innen verschliessbaren Thür zum Eintritt für den Patienten und oben mit einem verschiebbaren Deckel versehen sind, der einen Ausschnitt für den Hals des Patienten besitzt. An den Innenwänden sind 40—60 Glühlampen von je 16 NK. Lichtstärke vertheilt, welche von aussen, eventuell auch von innen mittels mehrerer Einschalter, die bei *Rieder* auf einem Schaltbrette vereinigt sind, serienweise in senkrechten oder horizontalen Reihen oder in einer schraubenförmigen Linie ein- und ausgeschaltet werden können. Die Lampen besitzen Schutzvorrichtungen (Stangennetze oder Gitter). In die Wand ist an einer Stelle eine Hülse eingelassen, in welche ein Thermometer zur Messung der Innentemperatur gesteckt werden kann. Neuerdings wird auch in der Wand des Kastens ein Fenster eingelassen, durch welches man die Schweissabsonderung und den Puls controliren kann. Durch andere mit Rollläden versehene Oeffnungen kann man eventuell das Licht von einem Bogenlichtreflector eintreten lassen. Zweckmässig ist es, in dem Kasten den Drücker einer elektrischen Klingel anzubringen.

Der Kranke setzt sich unbekleidet auf einen Sessel in den Lichtkasten, der vollkommene Abschluss am Halse erfolgt mit einem Handtuche. Auf den Kopf erhält er einen kalten Umschlag oder eine Kühlkappe.

Die Temperatur eines Lichtbades soll im Anfange nicht mehr als 35—40° R. betragen; erst wenn man sich von der Reactionsweise des

[1]) Ueber Bogenlichtbäder s. pag. 383.

[2]) American Electrotherapeutic Association, September 1894.

Patienten überzeugt hat, darf man bei den nächsten Bädern bis auf 55—60° R. steigen. Die Dauer des Lichtbades soll im ganzen 25—30 Minuten betragen.

Ob der Kasten vorgewärmt sein soll oder nicht, hängt von dem speciellen Falle ab. Soll bei einem sonst kräftigen gesunden Menschen eine intensive Wirkung, z. B. Schweissausbruch, erzielt werden, so wird man ihn in einen bereits vorgewärmten Kastenraum treten lassen. Der plötzliche Temperaturreiz wirkt in diesem Falle kräftig (so wie analog dem Reize durch Schluss oder Oeffnung von elektrischen Strömen) mit; bei kränklichen schwächeren Personen darf das aber nicht geschehen, vielmehr beginnt die allmähliche Erwärmung der Luft des Kastenraumes erst mit dem Eintritte des Patienten. Die Temperatur im Kastenraume geht je nach der Zahl der Lampen und der Intensität des Stromes in die Höhe. Während des Bades muss der Puls des Kranken unter steter Controle bleiben; man sorge für Zutritt von frischer Luft zu dem Kranken. Nach dem Bade wird ein Bad, eine Douche oder eine feuchte Einpackung verabfolgt.

Die allgemeinen Glühlichtbäder sollen nicht täglich, sondern nur zwei-, höchstens dreimal wöchentlich verabfolgt werden.

Die Wirkung des Glühlichtbades ist vorzüglich die der strahlenden Wärme. Infolge der Anwendung dieser Energie ist man imstande, tieferen Geweben Wärme zuzuführen; wir haben gesehen (pag. 348), dass Wärmestrahlen mit Leichtigkeit selbst Knochen durchdringen *(Moeller)*. Darin beruht der Vortheil dieser Therapie.

Die leitende Wärme der Wasser-, Dampf-, russischen, türkischen, irischen Bäder etc. beschränkt ihre Wirkung mehr auf die Körperoberfläche. Neben der Wirkung der strahlenden Wärme dürften aber auch die Lichtstrahlen einen gewissen Einfluss besitzen. Allerdings ist das Licht der Glühlampen arm an sogenannten chemischen Strahlen und enthält vorzüglich Roth, Gelb und Grün. Es ist aber, wie an anderen Stellen wiederholt erörtert wurde, nicht ausgeschlossen, dass auch den rothen und gelben Strahlen gewisse biologische und therapeutische Wirkungen zukommen.

Die auffälligste Wirkung dieser Behandlung ist jene auf die Schweisssecretion. Ob letztere durch Reizung peripherer Nervenenden oder durch Steigerung der Innentemperatur des Patienten durch die strahlende Wärme provocirt wird *(Strebel)*, muss dahingestellt bleiben. Jedenfalls wird durch die starke Transspiration einer Wärmestauung im Körper vorgebeugt.

Kellog[1]) beobachtete, dass die im elektrischen Glühlichtbade abgesonderte Schweissmenge in derselben Zeit doppelt so gross war als beim türkischen Bade, dabei betrug die Durchschnittstemperatur im elektrischen Lichtbade 27·2° C., im türkischen Bade 60—65° C. Im allgemeinen beginnt die Schweisssecretion, wenn alle (50) Lampen des Apparates eingeschaltet sind, nach 6—10 Minuten, etwa bei 35° C. Lässt man die Temperatur im Kasten auf 60—70° C. steigen, so kann die innerhalb kurzer Zeit ($^1/_4$—$^1/_2$ Stunde) abgesonderte Schweissmenge selbst ein Liter und mehr betragen.

Sehr interessant sind die von *Below* und *Aufrecht* mitgetheilten Thatsachen, dass im Schweisse von Leuten, welche vor Jahren Schmier-

[1]) Fortschr. d. Hydrotherapie, Festschr., Wien, Leipzig 1897.

curen durchgemacht hatten, Quecksilber nachgewiesen werden konnte. *Kattenbracker* fand im Schweisse eines Glasbläsers 0·26% Schwefel.

Weitere Einflüsse der Glühlichtbäder wurden auf die Circulation, die Respiration, den Stoffwechsel und das Körpergewicht beobachtet.

Man hat angegeben, dass die Herzaction des Patienten im Glühlichtkasten unverändert oder nur wenig beeinflusst bleibt. Das entspricht nicht den Thatsachen.

M. Roth [1]) beobachtete, dass der vor Eintritt in das Lichtbad gleichmässig volle Puls von 72 Schlägen im Kasten nach 10 Minuten 84, nach 15 Minuten 104, nach 20 Minuten 132 Schläge gab, dabei anfänglich ziemlich gleich, später jedoch oberflächlich, galoppirend und arhythmisch wurde.

Im allgemeinen kann man annehmen, dass der Puls bei circa 50° C. Kastentemperatur um 15—20 Schläge in der Minute frequenter wird.

Aehnliche Wirkungen constatirten *Strasser* [2]) und *Strebel*.[3]) Es ist jedoch erwiesen, dass diese Veränderungen des Pulses bei späteren Bädern oft nicht mehr in so hohem Grade ausgeprägt erscheinen. Auch Blutdrucksteigerungen und deren Folgen (Congestionen, Nasenbluten etc.) sind als unmittelbare Folgen der Glühlichtkastenbehandlung beobachtet worden.

Bei längerem Verweilen (20—25 Minuten) in den Glühlichtbädern und nach energischem Schwitzen in ihnen sinkt jedoch der Blutdruck in den meisten Fällen.

Winternitz [4]) beobachtete bei Anämischen nach jedem Glühlichtbade Zunahme von Hämoglobin und Erythrocyten.

Das allgemeine Glühlichtbad beeinflusst im hohen Grade die Respiration, u. zw. steigt die Zahl der Athemzüge in der Minute oft schon nach kurzem Aufenthalte im Bade (¼ Stunde) um das Doppelte, dabei werden die Athemzüge flacher und oberflächlicher.

Die Eigenwärme des Patienten ist nach dem allgemeinen Lichtbade ein wenig (circa 1° C.) erhöht.

Kellog beobachtete, dass drei Versuchspersonen, welche vor der Untersuchung durchschnittlich 3·60% Kohlensäure in 10 Minuten ausschieden, durch ein Glühlichtbad von 5 Minuten zu einer Abgabe von 4·10%, von 20 Minuten von 4·20% und 30 Minuten von 5·13% angeregt wurden.

Nach *Roth's* Harn- und Schweissuntersuchungen scheinen Lichtbäder keinen besonders grossen Einfluss auf den organischen Zerfall im Körper zu nehmen. Indessen lässt sich doch annehmen, dass die nach jedem Lichtbade nachweisbare Erhöhung der Körpertemperatur die Fettverbrennung fördert.

Das Körpergewicht zeigt nach einem Lichtbade eine von der Intensität der stattgehabten Schweissabsonderung abhängige mehr weniger ausgesprochene Abnahme. Befriedigt der Patient seinen meist, aber nicht immer, vorhandenen heftigen Durst durch reichliche Flüssigkeitszufuhr, so ersetzt sich dieser Gewichtsverlust sehr bald wieder; beobachtet

[1]) Wr. med. Wochenschr., 1899, Nr. 19.
[2]) Encyclop. Jahrb. 1900.
[3]) L. c.
[4]) Blätter f. klin. Hydroth., X. Jahrg., 1900, H. 6, pag. 144.

er jedoch eine entsprechende Diät, so kann man ganz erhebliche Gewichtsabnahmen in relativ kurzer Zeit erzielen.

Bisweilen verursacht das Lichtbad nervöse Symptome: Herzklopfen, Athembeschwerden, Erregung oder Mattigkeit.

Die Haut zeigt nach einem einfachen Glühlichtbade nur die Zeichen einer einfachen, wenn auch intensiven Hyperämie; bei gewöhnlichem Vorgehen, wenn die Kastentemperatur nicht derart gesteigert wird, dass Hautverbrennungen stattfinden, schwindet diese Hyperämie, entsprechend dem Charakter der durch Wärmestrahlung zustande kommenden Hyperämie (s. pag. 329) sehr schnell, ohne dass ein Erythem oder eine Pigmentation zurückbleiben würde. Die durch Ableitung der Blutmasse gegen die Körperoberfläche zustande kommende Entlastung der inneren Organe ist daher nur vorübergehend.

Aus dieser Wirkungsweise des elektrischen Glühlichtbades ergibt sich die Indication zur Anwendung desselben für alle jene Fälle, bei denen eine Schwitzcur angezeigt und eine möglichst geringe Inanspruchnahme des Herzens erwünscht ist: u. zw. stellt das Lichtbad infolge der exacten Regulirbarkeit seiner Temperatur, wegen des Umstandes, dass in demselben viel höhere Temperaturen angewendet werden können als bei den Dampf-, türkischen, russischen und irischen Bädern, weil die meisten Patienten unter gleichen Verhältnissen in ihnen eher und bei niedrigerer Temperatur schwitzen als bei anderen Schwitzproceduren, und weil bei demselben nur der Körper, nicht der Kopf, der Wärmeeinwirkung ausgesetzt ist, eine bequeme und wirksame Wärmequelle dar. Inwieferne man hiebei auf die Tiefenwirkung der penetrirenden langwelligen Lichtstrahlen (roth, gelb) Rücksicht zu nehmen habe, muss erst durch weitere Untersuchungen festgestellt werden.

Die allgemeinen Glühlichtbäder sind daher indicirt bei Stoffwechselerkrankungen (Obesitas, Diabetes, Gicht), rheumatischen Muskel- und Gelenksaffectionen, bei Nervenkrankheiten (Ischias, Neuralgien, Neurasthenie, Hysterie), bei Anämie und Chlorose, bei chronischen Intoxicationen (Metallvergiftungen, Syphilis), bei chronischen Exsudaten und Suffusionen, bei Asthma bronchiale, Bronchitis, bei Hydrops, Ascites und Oedemen infolge Nephritis, Herzhypertrophie und Fettherz, bei Augenaffectionen (Keratitis parenchymatosa, Iridocyklitis, Chorioiditis, Glaskörpertrübungen), als Stimulans und Prophylacticum gegen Krankheiten etc.

Nach *Strasser*[1]) eignen sich zur Glühlichtbehandlung vorzüglich die hydrämischen Formen der Fettleibigkeit, namentlich die jugendlichen, anämischen, pastösen Formen, während für Plethorisch-Fettleibige eher die Proceduren der Wärmestauung, also Einpackungen indicirt sind. Die höchste für Fettleibige im Lichtbade zulässige Temperatur ist nach *Strebel* 45° C. Darüber hinaus soll man nicht gehen.

Nach der herrschenden Anschauung reichen Glühlichtbäder zur Behandlung der Stoffwechselkrankheiten allein nicht aus; wohl aber erweisen sie sich in Verbindung mit diätetischen und medicamentösen Massnahmen als ein sehr wirksamer therapeutischer Factor, der dort indicirt erscheint, wo andere Schwitzproceduren wegen Complicationen

[1]) Blätter f. klin. Hydrother., 1900, Nr. 4, 5, pag. 94.

von Seite des Herzens nicht anwendbar sind. So wird z. B. ihre Wirkung bei gichtischen Gelenkerkrankungen, bei Arteriosklerose etc. sehr gelobt. Indessen sind die Glühlichtbäder in all diesen Fällen auch nicht immer angezeigt; wie *Strebel* richtig bemerkt, ist gerade bei gichtischen Leiden eine gründliche Flüssigkeitsdurchspülung der Gewebe erwünscht; durch die starken Wasserverluste infolge der Transspiration wird dieser heilsame Vorgang beeinträchtigt. *Strebel*[1]) verzichtet deshalb bei derartigen Affectionen auf die Schwitzbäder und wendet viel lieber protrahirte Sonnen- oder Bogenlichtbäder an, bei welchen Licht- und nicht blos die Wärmestrahlen einen Einfluss auf den Körper und seinen Stoffwechsel ausüben.

Aehnliche Verhältnisse liegen bei rheumatischen Gelenksaffectionen vor. Bei Muskelrheumatismen (Lumbago, Torticollis etc.) leisten jedoch die Glühlichtschwitzbäder Ausgezeichnetes.

Bei den verschiedenen Formen der Blutarmuth wirken die Glühlichtbäder wohl verhältnissmässig weniger als die Sonnenbäder, deren chemisch wirksame Strahlen eine dauernde Hyperämie, Pigmentation und damit eine Entnahme von Blutkörperchen aus der Blutbahn bewirken, welcher Vorgang zu einem Ersatz des Blutmateriales und damit zu einer Verbesserung der Stoffwechselvorgänge anregt *(Löwenthal, Strebel)*. Ob das Licht auch dadurch wirkt, dass die rothen Sonnenstrahlen, welche den Knochen durchdringen, auf das Knochenmark incitirend wirken *(Strebel)*, muss dahingestellt bleiben.

Da die Glühlichtbäder nur eine vorübergehende Hauthyperämie und damit nur eine passagere Entlastung der inneren Organe verursachen, ist ihr Werth in allen den Fällen, wo es auf letzteres Moment ankommt (Stauungen in den inneren Organen, in der Pfortader, Athembeschwerden, Herzklappenfehler, Angina pectoris etc.) ein nur untergeordneter und sind in solchen Fällen eher Sonnen- oder Bogenlichtbäder indicirt. Hingegen bedeutet ihre Verwendung in der Therapie des Hydrops infolge von Herz- und Nierenaffectionen einen entschiedenen Fortschritt gegenüber der früheren Therapie. Die Grundleiden werden jedoch durch diese Behandlung wenig beeinflusst.

In Bezug auf den Werth der Glühlichtbäder bei functionellen Nervenleiden sind die Ansichten der Autoren getheilt. Während die einen denselben z. B. bei Neurasthenie nicht hoch genug anschlagen können, ihren beruhigenden Einfluss auf die Reizbarkeit, Schlaflosigkeit, Ohrensausen, Herzbeklemmungen und Palpitationen rühmen (*Colombo*[2]), ist nach der Anschauung anderer der Neurastheniker kein günstiges Object für den Lichtschwitzkasten *(Strebel)*.

Es scheint sich mit der Glühlichtbehandlung derartiger Zustände genau so zu verhalten wie mit allen anderen therapeutischen Proceduren, mit welchen man sie schon zu heilen versucht hat. Bei dem einen nützen sie, bei dem anderen nicht, je nachdem der Kranke dem Verfahren ein grösseres oder geringeres Vertrauen entgegenbringt.

Bisweilen lindern oder beheben Glühlichtbäder Neuralgien und Migräne (*Strebel*, Verfasser); doch geschieht dies durchaus nicht immer; viele Fälle verhalten sich gegenüber dieser Behandlung vollkommen refractär.

[1]) Deutsche Medicin. Zeitung, 1901, Nr. 6—8.
[2]) Revue de Thérapie physique, 1901.

Mehrfach[1]) wurde ein specifischer Einfluss der Glühlichtbäder auf Tuberculose, Scrophulose und andere Infectionskrankheiten betont, u. zw. wurde hiebei meist eine baktericide Wirkung des Lichtes angenommen.

Wie bereits wiederholt erwähnt wurde, ist eine derartige Voraussetzung absolut unrichtig, denn bekanntlich produciren Glühlampen nur sehr wenige chemisch wirksame Strahlen, denen in erster Linie baktericide Eigenschaften zukommen, und auch diese werden bei ihrem Durchtritte durch die Glasbirne sowie durch die Körpergewebe vollständig absorbirt.

Eine unmittelbar bakterientödtende Kraft des Lichtes, welche als therapeutischer Factor in Betracht käme, liesse sich demnach nur bei oberflächlichen bakteriellen Krankheitsvorgängen annehmen, den entsprechenden Reichthum der Lichtquelle an actinischen Strahlen und eine genügend intensive Einwirkung vorausgesetzt.

Es liesse sich nun einwenden, dass es bei der Behandlung von Infectionskrankheiten gar nicht auf die actinischen Strahlen, vielmehr auf die mehr penetrirenden langwelligen gelben, rothen und Wärmestrahlen ankommt. Allerdings zeigt sich beim Experimente mit Bacterienculturen, dass diese Strahlen keine besonders ausgesprochene antibakterielle Eigenschaft besitzen. Das Bakterienculturexperiment wäre jedoch in diesem Falle nicht entscheidend, indem diese Strahlen in den Körper eindringen, erzeugen sie in den inficirten Organen eine Hyperämie, welche analog der *Bier*'schen Stauungshyperämie ein curatives Moment darstellt.

Diese auch von *Strebel* vertretene Annahme hat entschieden Einiges für sich, thatsächlich haben verschiedene Beobachter einen günstigen Einfluss des Lichtes auf inficirte Thiere angegeben (*Kondratiew, De Renzi, Kutschuck, Aufrecht*[2]). Hingegen tritt aus *Boeder's*[3]) Versuchen eine specifische und speciell specifisch-baktericide Wirkung der Lichtstrahlen an inficirten Thieren nicht hervor.

Drigalsky beobachtete sogar[4]), dass mit Milzbrand oder anderen Bakterien geimpfte Mäuse im Lichtbade schneller zu Grunde gingen als die Controlthiere, selbst wenn der Aufenthalt im Bade nur kurze Zeit dauerte. Durch die Wärmestrahlen wird nach ihm eine kolossale Transspiration hervorgerufen und die Widerstandskraft des Körpers geschwächt. *Drigalsky* weist auf die Gefahr hin, die vielen geschwächten Kranken, z. B. Tuberculösen, bei einer derartigen planlosen Behandlung drohen.

Nach diesen Ergebnissen könnte man demnach den günstigen Einfluss der Lichtbehandlung bei infectiösen Krankheiten innerer Organe nur durch secundäre Vorgänge (Anregung des Stoffwechsels, der Hautthätigkeit, Steigerung der Phagocytose und der Schweisssecretion etc.) erklären. Jedenfalls bedürfen diese Fragen noch weiterer detaillirter Untersuchungen.

Contraindicirt sind die allgemeinen Glühlichtbäder bei hochgradigen Schwächezuständen und ebensolcher Arteriosklerose, für Kranke mit organischen Herzfehlern und schweren Insufficienzerscheinungen, bei

[1]) *Ruhemann, Apery, Kattenbracker, Candler, Minin Cleaves, Below* u. a. cit. bei *Boeder*.

[2]) Cit. bei *Boeder*.

[3]) Arb. aus dem kaiserl. Gesundheitsamte. 1900.

[4]) Centralbl. f. Bakteriologie, Bd. XXV, II, Nr. 22, 23.

24*

Phthise mit Nachtschweissen, bei drohenden Blutungen (Hämoptoe, Hämatemesis, Apoplexie) und immer dann, wenn bei den ersten Bädern constatirt wird, dass keine Schweissbildung erfolgt *(Rieder, Strebel).*

Eine zweckmässige Modification des allgemeinen Glühlichtbades stellen die Theillichtbäder dar. Dieselben bestehen entweder aus kleineren Kästen, an deren Wänden reflectirende Flächen und Glühlampen angebracht sind und welche entsprechende Oeffnungen für die einzuschiebenden Gliedmassen besitzen; oder man benutzt zu denselben eine oder mehrere Glühlampen, die mit einem Reflector versehen sind *(Trouvé-Foveau de Courmelles, Laquer).*

Fig. 94.

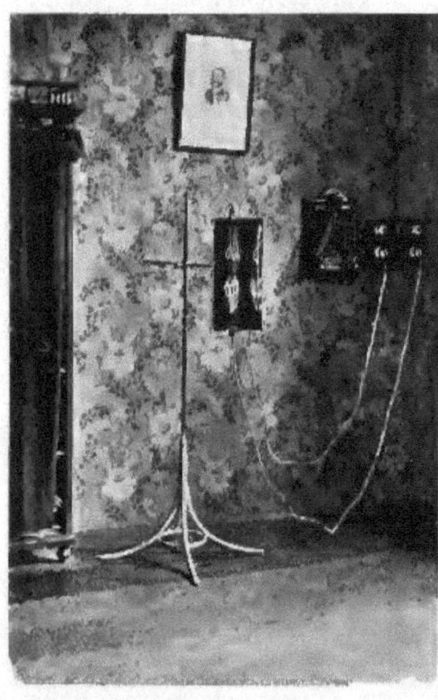

Der den Systemen dieser Autoren ganz ähnliche Apparat, welchen ich zu Theillichtbädern (Behandlung mit strahlender Wärme) benütze [1], besteht aus zwei in einem parabolischen Metallreflector untergebrachten, mit je einem Ausschalter versehenen Glühlampen von je 100 NK. Die Leitungsschnüre beider Lampen führen zu einem Rheostaten, dessen Kurbel man so einstellen kann, dass die Lampen hell, wenig oder auch ganz dunkel glühen. An seiner offenen Seite trägt der Metallreflector Falze, in welche farbige Glasfilter oder Blenden eingeschoben werden können. Dieser Apparat kann entweder auf einem Stativ beweglich angebracht (Fig. 94) oder an verschiedenen Hilfsapparaten befestigt werden. So wird beispielsweise zur Behandlung von Extremitäten ein trommelartiger Kasten verwendet, welcher auf einer Stelle seines Mantels einen Ausschnitt besitzt, in welchen der Reflector genau hineinpasst, und wo er befestigt werden kann. Diese Trommel wird sammt dem Reflector in zwei Gabeln gebracht und mit Riemen angeschnallt und kann dort so gedreht werden, dass die Strahlen nach und nach alle Theile der behandelten Extremität treffen. Ein mit Asbest imprägnirtes Netz, welches in einiger Entfernung vom Reflector innerhalb der Trommel gespannt ist, verhindert, dass der exponirte Körpertheil in allzugrosse Nähe der Lampen gelange (Fig. 95).

Ein anderer Nebenapparat zur Behandlung des Rumpfes oder einzelner Partien desselben besteht aus einem muldenförmigen Gestell, welches im Bereiche seines Mantels mit dicken, schlecht wärmeleitenden Stoffen gedeckt, an den beiden Basaltheilen mit ebensolchen Stoffvor-

[1]) Denselben liess ich bei *L. Schulmeister* in Wien, IX., construiren.

hängen und Bändchen verschliessbar ist. Auf ihrer höchsten Kuppe trägt die Mulde einen rechteckigen Ausschnitt, in welchen der Reflector hineinpasst. Unterhalb dieses Ausschnittes zieht über zwei aussen angebrachte Rollen ein Vorhang, welcher sich aus einem dichten imprägnirten Stofftheile, einem weit- und einem engmaschigen imprägnirten Netze zusammensetzt. Durch Vorschieben des einen oder des anderen Theiles des Vorhanges vermittels der Rollen kann man die Strahlung mehr oder weniger schwächen (Fig. 96).

Beide Nebenapparate tragen selbstverständlich an ihrer Peripherie Hülsen für die Aufnahme von Thermometern.

Die Wirkung derartiger Theillichtbäder ist eine ganz ähnliche wie jene der allgemeinen Glühlichtbäder. Nur besitzen sie grosse Vortheile gegenüber den letzteren. Einerseits sind sie werthvoll für die Glühlichtbehandlung von Bettlägerigen, welche in ein Bad durchaus nicht transportabel sind. Sie eignen sich für viele Fälle auch aus dem Grunde, weil mit ihnen viel höhere Temperaturen anwendbar sind als im allgemeinen Glühlichtbade. Während eine Temperatur über 50° C. im allgemeinen Glühlichtbade schon unangenehm empfunden wird, werden in diesem Apparate namentlich bei zweiten und dritten Bädern oft Temperaturen von 100° C. und mehr anstandslos ertragen. Der Schweissausbruch nur local bestrahlter Körpertheile erfolgt sogar erst bei höheren Temperaturen (zwischen 90 und 106°), er ist dann meist sehr profus.

Fig. 95.

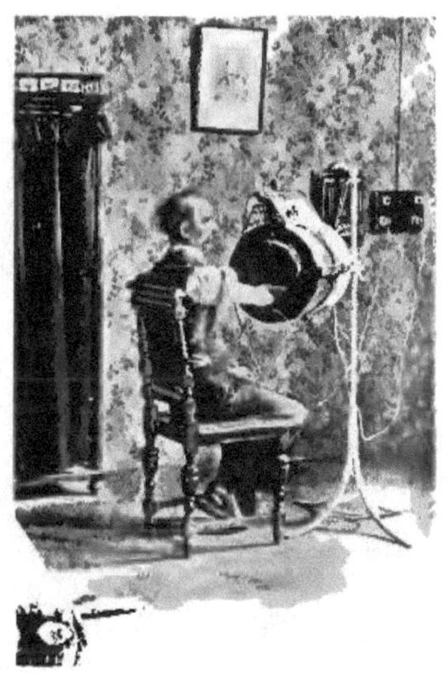

Interessant ist die Thatsache, dass durch die Bestrahlung peripherer Körpertheile auch die Temperatur des ganzen Körpers erhöht wird. Verfasser hat derartige Untersuchungen wiederholt bei Personen, welche an den Fuss- und Handgelenken behandelt wurden, durchgeführt. Einige Zeit ($^1/_2$—$^3/_4$ Stunden) nachdem die Behandlung eingeleitet wird, etwa bei 80° C. Innentemperatur des Apparates, gaben die Patienten an, dass ihnen nunmehr auch am ganzen Körper wohlig warm werde. Gleichzeitig röthete sich ihr Gesicht ein wenig. Die jetzt ebenso wie vor dem Versuche sorgsam gemessene Körpertemperatur (im Munde oder Rectum, das Quecksilber in beiden Fällen vorher zu gleichen Tiefständen heruntergeklopft, das Thermometer bleibt in beiden Fällen durch gleiche Zeiträume liegen) ergibt nun eine Erhöhung der Körpertemperatur um 0·2—0·6° C. Der Puls behält im allgemeinen dieselben Qualitäten: selten konnte ich eine geringe Frequenzerhöhung constatiren. Auch die Respiration bleibt unbeeinflusst.

Für die Erhöhung der gesammten Körpertemperatur liessen sich folgende Gründe heranziehen: 1. Erwärmung des Körpers durch Fortleitung der Wärme vom Apparate aus in den Geweben; 2. Mittheilung der höheren Temperatur an den ganzen Körper durch das erwärmte Blut; 3. reflectorische, vom Nervensysteme ausgelöste Temperatursteigerung. In Anbetracht der schon in relativ kurzer Zeit eintretenden Erhöhung der Körpertemperatur, der Massigkeit der hier in Betracht kommenden Theile und ihres geringen specifischen Leitungsvermögens für Wärme lässt sich die erste Ursache wohl ausschliessen. Welche von den beiden anderen Ursachen massgebend ist, lässt sich vorläufig nicht wohl entscheiden; vielleicht sind beide Momente in gleicher Weise betheiligt.

Fig. 96.

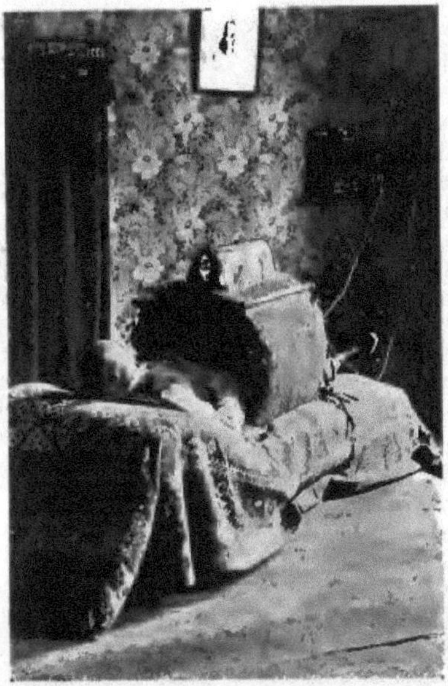

Die Methode dieser Behandlung ist folgende: Soll ein kräftiger Reiz auf den kranken Körpertheil ausgeübt werden, so wird letzterer in den (bis auf 50°) vorgewärmten Apparat geschoben; wenn es aber nicht auf eine Reizung, sondern eine längere Bestrahlung ankommt, dann wird der Strom erst nach Application des Apparates eingeschaltet. Das längere Verweilen im Apparate kann auf verschiedene Weise erträglich gemacht werden. Entweder wird, wenn die Wärmestrahlung lästig zu werden beginnt, der Betriebsstrom mittels des Rheostaten geschwächt; oder man dreht eine oder beide Lampen für längere oder kürzere Zeit ab, oder man verzichtet für einige Zeit auf die strahlende Wärme und lässt indessen nur die thermometrische Wärme des Kastenraumes einwirken; dies geschieht einfach dadurch, dass man auf die Stelle des Körpertheiles, wo die Wärmestrahlung unangenehm empfunden wird, eine trockene Leinencompresse legt, welche die Strahlen abhält. Auf diese Weise lassen sich verschiedene Modificationen der Behandlung erzielen. Sobald die gewünschte Wirkung, z. B. der Schweissausbruch, stattgefunden hat, unterbreche ich die Behandlung, entferne den Apparat und lasse den Körpertheil mit rauhen Tüchern gründlich frottiren und schliesse eventuell Gymnastik (active, passive und Widerstandsbewegungen), eventuell auch Massage an. Ich vermeide grundsätzlich, den leidenden Theil in dem ausgeschalteten Apparate zu belassen und ihn dort allmählich abkühlen zu lassen. Erfahrungsgemäss beeinträchtigt dieser Vorgang den Behandlungseffect ganz intensiv.

Den blossen Strahlapparat mit oder ohne Farbenfilter, ohne Anschluss an Kastenräume, benützen wir zur Behandlung von oberflächlichen Hautaffectionen, Neuralgien, Myalgien etc. Als Kriterium für den Moment, wo die Behandlung zu sistiren ist, betrachte ich eine ausgeprägte Hauthyperämie, eventuell eine leichte Schweissabsonderung.

Die Indicationen dieser Behandlung decken sich mit jenen der allgemeinen Glühlichtbäder vollständig; ja es lässt sich behaupten, dass ihr Indicationsgebiet insoferne ein weiteres ist, weil bei unserer Behandlung die Inanspruchnahme des Herzens in noch viel geringerem Grade stattfindet, als bei den allgemeinen Glühlichtbädern. Wir haben mit dieser Methode bei entsprechend energischer Durchführung derselben sehr schöne Erfolge, sowohl bei schmerzhaften Affectionen der Muskeln und Gelenke erzielt, als auch mit derselben die Resorption von serösen Exsudaten und Transsudaten in die Gelenke und Parametrien, von hydropischen Flüssigkeitsansammlungen etc. beschleunigt. Die schmerzstillende Wirkung bei Rheumatismen ist meist eine unmittelbare. Personen, welche vor der Behandlung kaum auftreten konnten, können nach derselben schmerzlos gehen. Doch ist diese Wirkung keine lang anhaltende, nach 1—3 Stunden stellen sich wieder Schmerzen ein, und erst eine längere Behandlung, welche zweckmässig mit anderen medicamentösen und mechanotherapeutischen Massnahmen combinirt wird, bringt den Process vollständig zur Ausheilung.

Zweifelhaft ist der Nutzen der Wärmestrahlung bei Neuralgien. In manchen Fällen von Trigeminusneuralgie, Ischias etc. geben allerdings die Patienten an, eine Erleichterung zu verspüren, und zwar wurden hie und da insbesonders die mit einem blauen Glase filtrirten Strahlen gerühmt. Bei anderen und leider der Mehrzahl der Patienten wurde jedoch das Leiden durch diese Behandlung nicht im geringsten modificirt. Ich kann mich der Vermuthung nicht entschlagen, dass in den erfolgreichen Fällen die Suggestion mitgewirkt habe.

Hingegen scheint mir der günstige Einfluss der von den starken Glühlampen ausgehenden Strahlungen auf oberflächliche Entzündungs- und Eiterungsprocesse der Haut ein auffälliger zu sein. Ich behandelte mehrere alte Fälle von Acne vulgaris, 2 Fälle von ulceröser Röntgendermatitis, die mir von Herrn Prof. *Ehrmann* zugewiesen worden waren[1]), ein lupöses, dann ein scrophulöses Geschwür, welches nach einer Lymphdrüsenvereiterung am Halse zurückgeblieben war, und ein ulceröses Syphilid theils mit dem unfiltrirten Lichte unseres Glühlichtapparates, theils mit Verwendung eines rothen Glasfilters (spectroskopisch untersucht). Mit Ausnahme des letzten Falles, der in seinem Fortschreiten durch die Behandlung nicht aufgehalten wurde, und des Scrophulodermas, welches infolge Vereiterung einer benachbarten Drüse trotz einer anfänglichen Besserung doch erst durch chirurgische Behandlung der Drüse geheilt werden konnte, war in allen diesen Fällen ein Stillstand, respective ein Rückgang der betreffenden Krankheitserscheinungen wahrzunehmen. Die perifolliculäre Infiltration der Akneknötchen verminderte sich, die Pustelbildungen wurden seltener und bei den Geschwürsprocessen wurde die Secretion eine geringere, die Granulationsbildung und Ueberhäutung sichtlich gefördert. Die jedesmalige Bestrahlung dauerte

[1]) Ges. d. Aerzte in Wien, 21. Februar 1902.

zum mindesten $^1/_2$ Stunde, die kranke Hautstelle möglichst nahe an die Lichtquelle postirt. Selbstverständlich wurde in diesen Fällen von jeder anderen Behandlung abgesehen und die betreffenden Geschwüre nach der Behandlung blos mit Vaselinverbänden gedeckt.

Der günstige Einfluss dieser Behandlungsweise bedarf, wie an anderer Stelle ausgeführt wurde, noch einer näheren Erklärung. Eine Wirkung chemischer Lichtstrahlen lässt sich bei dem Charakter der Lichtquelle wohl ausschliessen; es kämen nur die Strahlen grösserer Wellenlänge in Betracht, welche hier ziemlich reichlich producirt werden, und denen die Fähigkeit, in tiefere Schichten der Haut zu dringen, nicht abgeht. In dieser Hinsicht lässt sich mit Rücksicht auf die allbekannten günstigen Wirkungen höherer Temperaturen auf Geschwürsprocesse wohl annehmen, dass die Wärmestrahlen eine active günstige Rolle spielen; es liesse sich auch daran denken, dass der Reiz der in die Tiefe dringenden langwelligen Lichtstrahlen in ähnlicher Weise die Heilung, die Bildung von Binde- und Narbengewebe anregt wie die chemischen Reize (Lapis, Kampfer etc.), welche man auf torpide Geschwüre zur Anregung der Granulationsbildung applicirt.[1])

Eine Steigerung der Wirkung wird sich vielleicht dadurch erzielen lassen, dass die gewöhnlichen Glühlampen durch die *Auer*'schen Osmiumlampen, deren Leuchtkraft eine intensivere ist, ersetzt werden.

Die Literatur, namentlich die russische, verzeichnet eine Reihe von Mittheilungen, welche abgesehen von den enthusiastischen Uebertreibungen einiger Autoren, für den Werth der localen elektrischen Glühlichtbehandlung sprechen.

So heben *v. Stein*[2]), *Gatschkowsky*[3]), *Minin*[4]), *Makawejew*[5]), *Kessler*[6]) *Turner*[7]), *Upensky*[8]) u. a. [sämmtlich citirt in dem guten Referate *Dworetzky's*[9])] die günstige Wirkung derselben bei schmerzhaften Affectionen (Lumbago, Rheumatismus, Ischias, Neuralgie, Cephalalgie, Odontalgie, Pleuritis, Brustschmerzen nach Influenza etc.) hervor. Desgleichen erwies sich diese Behandlung als resorbirender Factor bei Exsudaten (Rheumatismus, Pleuritis, Peritonitis, Gonitis), subcutanen, subperiostalen und retinalen (*Tichomirow*[10]) Blutergüssen, als Heilfactor bei Dermatosen (Excoriationen, Ekzemen, Lupus, Lepra), bei venerischen und syphilitischen Affectionen.

Minin, *Turner* u. a. wollen nicht nur locale Knochentuberculose, sondern sogar auch allgemeine tuberculöse Erscheinungen (Nachtschweisse etc.), Tabes, Scorbut, Erbrechen durch Bestrahlung mit Glühlampen (16—50 NK) geheilt haben. Auch *Kaiser*[11]) berichtete über derartige Erfolge. Angesichts der Mittheilungen, dass derartige Riesenerfolge mit einer Glühlampe in 10—15 Minuten dauernden, alle 2—3 Tage vorgenommenen Sitzungen erzielt worden sein sollen, ist wohl eine gehörige Dosis von Skepsis am Platz.

---

[1]) Auch bei der *Finsen*'schen Bogenlichtbehandlung, bei welcher ja in letzter Zeit von der Verwendung der Blaufilter abgesehen wird, kann man unter Umständen an eine curative Wirkung der langwelligen Strahlen denken. Dies ist namentlich dann der Fall, wenn von der Benützung der Druckapparate Umgang genommen wird; bei mangelnder Blutleere finden die actinischen, kurzwelligen Strahlen bei ihrem Eindringen in die Gewebe wesentliche Hindernisse vor, die Passage der langwelligen Strahlen wird jedoch dadurch wenig beeinträchtigt.

[2]) Medizinskoje Obosrenie, 1890, Bd. XXXIII, pag. 1156.

[3]) Russkaja Medizina, 1892.

[4]) Wratsch, 1899, Nr. 22, 38, 47; 1900, Nr. 11, 47.

[5]) Ibid. 1900, Nr. 8.

[6]) Ibid. 1900, Nr. 14.

[7]) Ibid. 1900, Nr. 36.

[8]) Russky Mediz. Westnik, 1900, Nr. 19.

[9]) Zeitschr. f. diät. und phys. Therapie, Bd. V, H. 3.

[10]) Wratsch, 1900, Nr. 11.

[11]) K. k. Gesellsch. d. Aerzte in Wien, 7. Februar 1902.

Das elektrische Bogenlicht.

§ 65. Die Bogenlampen beruhen auf der von *Davy* 1821 gemachten Entdeckung des galvanischen Lichtbogens. Wenn man die Pole einer kräftigen galvanischen Batterie oder einer Dynamomaschine mit zwei Kohlenstiften verbindet, so wird zunächst bei ihrer Berührung ein Strom entstehen. Wenn man sie nun bis auf eine Distanz von mehreren Millimetern auseinanderzieht, so wird der Strom nicht unterbrochen, es bildet sich vielmehr zwischen den Kohlenspitzen ein leuchtender Bogen, der den Strom weiter leitet. Gleichzeitig gerathen die Kohlenspitzen infolge der entwickelten Wärme in intensive Weissglut, und darauf eben beruht ihre Verwendung zu Beleuchtungszwecken. Der Lichtbogen selbst wird von gasförmiger Kohle und von den Dämpfen der in der Kohle noch enthaltenen Metalle gebildet, wie die Untersuchung des von dem Bogen erzeugten Spectrums lehrt. Bei Wechselstromlampen glühen beide Kohlen annähernd gleich stark (sie verzehren sich im allgemeinen gleich rasch), infolge dessen werden auch nach beiden Seiten fast gleich grosse Lichtmengen ausgestrahlt: die hiedurch erzielte Lichtvertheilung

Fig. 97. Fig. 98.

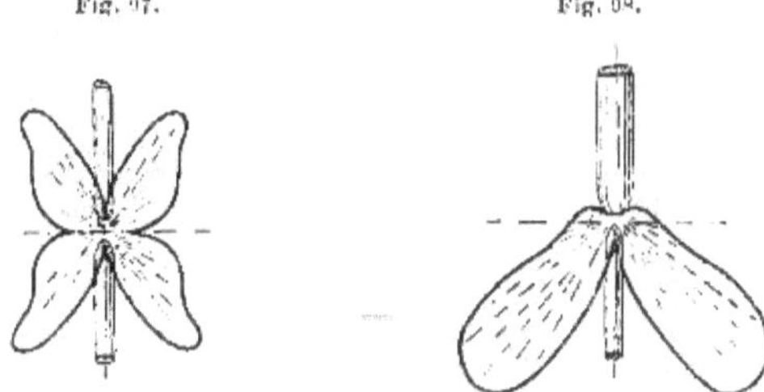

ist in Fig. 97 dargestellt, woselbst die Länge der durch die Curvenzüge begrenzten Radien den in den betreffenden Richtungen ausgestrahlten Lichtstärken entspricht. In Gleichstromlampen glüht die positive Kohle stärker als die negative Kohle, sie wird etwa doppelt so schnell consumirt wie die negative; die sich hier ergebende Lichtvertheilung ist aus Fig. 98 ersichtlich. Bei den zu Beleuchtungszwecken dienenden Lampen müssen die Kohlenstäbe, solange die Lampe brennt, in constanter Entfernung, die Lage des Lichtpunktes muss unverändert erhalten werden. Der Vorschub der sich allmählich verbrauchenden Kohlenstäbe geschieht im allgemeinen durch selbstthätige Regulirwerke.

Bei den Regulatoren der elektrischen Bogenlampen werden fast ausschliesslich die magnetischen Wirkungen angewendet, und zwar solche, die der Speisestrom der Lampe selbst ausübt. Mit Rücksicht auf die Spulenwickelung im Regulirwerke unterscheidet man Hauptstromlampen, Nebenschlusslampen und Differentiallampen.

Für Zwecke der Phototherapie werden auch bisweilen Lampen mit Handregulirung verwendet. Eine unveränderliche Lage des Lichtpunktes wird weiters dadurch erreicht, dass man bei Wahl des Querschnittes der beiden Kohlenstäbe auf die Schnelligkeit, mit welcher jeder der beiden abbrennt, Rücksicht nimmt. Für Gleichstrom kommen im allgemeinen Dochtkohlen (s. pag. 38) als obere (positive) und Homogenkohlen als untere (negative) Kohlen in Verwendung. Da sich die positive Kohle annähernd doppelt so rasch als die negative Kohle verzehrt, so muss, sollen beide Kohlenstäbe gleiche Brenndauer besitzen, die positive Kohle entweder länger oder, wie meist üblich, von grösserem Durchmesser genommen werden. Wechselstromlampen erhalten oben und unten Dochtkohlen, da sich beide Kohlen ungefähr gleich rasch verbrauchen. Im allgemeinen brennen schwächere Kohlenstäbe ruhiger und geben mehr Licht als stärkere, doch wählt man häufig wegen der verlangten längeren Brenndauer die zulässig stärksten Kohlenstäbe.

Die Helligkeit des elektrischen Lichtes hängt natürlich wesentlich ab von der Stärke des Stromes. Folgende Tabelle nach *S. v. Gaisberg* [1]) verzeichnet die mittlere, nach unten gestrahlte Leuchtkraft der offenen, ohne Kuppel brennenden Lampen bei verschiedenen Stromstärken und der hiebei einzuhaltenden Lampenspannung. Ferner sind in der Tabelle die zur Erlangung eines annähernd gleichen Abbrandes der Kohlen ungefähr erforderlichen Kohlenstabdurchmesser bei einer Länge beider Kohlen zusammen von 400—500 Mm. verzeichnet.

Gleichstrom					Wechselstrom			
Stromstärke	Lampenspannung	Docht-	Homogen-	Mittlere nach unten gestrahlte Leuchtkraft Hefnerkerzen	Lampenspannung	Lampen mit Reflector Dochtkohlen		Mittlere nach unten gestrahlte Leuchtkraft Hefnerkerzen
		Kohlen						
		oben Mm.	unten Mm.			oben Mm.	unten Mm.	
Amp.	Volt				Volt			
2	38	9	7	80				
3	39	11	8	140				
4	40	12	9	210	28	7	8	90
6	40	14	10	370	29	8	9	170
8	40	16	11	550	29	9	10	280
10	41	18	12	770	30	10	12	430
12	42	20	14	1000	30	11	13	580
15	43	21	15	1400	31	13	15	820
20	44	23	16	2050	32	15	17	1200
25	44	25	17	2800	32	16	19	1600

Abweichungen von den in der vorstehenden Tabelle verzeichneten Lampenspannungen treten bei besonderen Lampenconstructionen infolge der Wahl eines anderen Kohlenstabmateriales und eines kleineren Lichtbogens auf.

Graetz nimmt als mittlere Zahl an, dass eine Gleichstrombogenlampe für jedes Ampère, das sie verbraucht, etwa 100 NK. Lichtstärke gibt.

Palaz gibt für verschiedene Stromstärken folgende Tabelle [2]):

Stromstärke in Ampère	Mittlere sphärische Lichtstärke in Decimalkerzen	Wattverbrauch für eine mittlere sphärische Decimalkerze
4	302	0·66
6	470	0·64
8	650	0·62
10	840	0·60
12	1042	0·58
14	1255	0·56
16	1477	0·54
20	1960	0·51
30	3360	0·45

[1]) Taschenbuch für Monteure elektrischer Beleuchtungsanlagen, München, Leipzig 1901, pag. 102.

[2]) *R. Ruhlmann*, Grundzüge der Gleichstromtechnik, Leipzig 1901, pag. 59.

Die zum Betriebe des Bogens erforderliche Klemmenspannung ist für Gleich- und Wechselstrom von der Länge des Bogens, von der Art der verwendeten Kohle, von der Stromstärke und bei Wechselstrom ausser von diesen Grössen auch von der Curvenform abhängig. Bei den meist vorkommenden Stromstärken von 6—14 Ampère und Bogenlängen von 2—4 Mm. für Gleichstrom beträgt die Klemmenspannung 40—50 Volt.[1])

Die Lichtstärke einer Lampe hängt bei gleicher Stromstärke auch wesentlich von der Länge des Lichtbogens ab. Ist die Entfernung zwischen den Kohlenspitzen zu gross, so flackert das Licht, es wird unruhig und geht unter grossem Lärm der Lampe häufig aus. Es muss die Länge des Lichtbogens stets in Uebereinstimmung gebracht werden mit der Stromstärke, der Zahl der Ampères, welche durch die Lampe gehen. Nach *Graetz* soll die Lichtbogenlänge für Lampen, die mit 5—6 Ampères Stromstärke gespeist werden, 1—2 Mm., für Lampen von 8—10 Ampères 3 Mm. und bei starken Lampen mit 20 und mehr Ampères Stromstärke 4—5 Mm. betragen. Die Beobachtung des Lichtbogens geschieht durch ein dunkles Glas (Rauchglas) oder übereinander gelegtes rothes und grünes Glas.

Wie aus der Fig. 98 ersichtlich, ist bei einer Gleichstromlampe die messbare Lichtstärke, je nach der Richtung, in welcher das Licht auf das Auge oder das Photometer fällt, ganz erheblich verschieden. Die Ausstrahlung der grössten Lichtstärke erfolgt in Richtungen, die etwa 40—60° unter der Wagrechten liegen.

Bei Versuchen *H. W. Vogel's*[2]) mit einer Siemenslampe ergab sich bei fast horizontaler Stellung (1° und $8^3/_4$—9 Ampère Stromstärke und Aufwendung nahe einer Pferdekraft) 394 Amylkerzen. Bei $25^1/_2$° unter dem Horizont $8^1/_2$—$8^3/_4$ Ampère 1043·74 Kerzen.

Wenn demnach die Lichtstärke einer elektrischen Lampe von bestimmter Stromstärke angegeben wird, so muss auch gesagt werden, in welcher Richtung diese Helligkeit bestimmt wurde.

Die Wechselstromlampen strahlen nach oben und unten annähernd gleich grosse Lichtmengen aus. Um das nach oben ausgestrahlte Licht nach unten nutzbar zu machen, wird gewöhnlich unmittelbar über dem Lichtbogen ein Reflector angebracht: die Strahlung der Wechselstromlampe ähnelt alsdann in Bezug auf die Helligkeit derjenigen der Gleichstromlampe; in Bezug auf Actinität bestehen jedoch wesentliche Unterschiede. Wechselstromlampen unter 4 Ampères werden wegen ihrer geringen Leuchtkraft selten verwendet.

Ebenso wie beim Sonnenlichte ist auch beim elektrischen Bogenlichte die Helligkeit verschiedener Theile des Spectrums quantitativ verschieden (s. Scala pag. 354). Aus dieser Scala geht hervor, dass im elektrischen Lichte die blauen Strahlen im Verhältniss zu den rothen und gelben in viel reichlicherer Menge vorkommen.

Abney zeigte[3]), dass mit Zunahme der Umdrehungsgeschwindigkeit[4]) der dynamoelektrischen Maschine nicht nur die Gesammthelligkeit, sondern auch die Intensität der stärker brechbaren Strahlen eine bedeutende

[1]) *J. Herzog* und *C. P. Feldmann*, Handb. d. elektr. Beleuchtung, Berlin und München 1898, pag. 17.

[2]) Das Licht im Dienste der Photographie. Berlin 1894, pag. 123.

[3]) *Eder's* ausführliches Handbuch, I, 1, pag. 466.

[4]) Von welcher die Stromstärke oder die elektromotorische Kraft abhängt, s. pag. 83

Verstärkung erfährt, und zwar ist letztere grösser als bei den schwächer brechbaren Strahlen.

Diese Angaben wurden neuerdings durch die von *Absolon Larsen* erhobenen Befunde [1]) bestätigt.

Nächst dem directen Sonnen- und Magnesiumlichte ist das elektrische Bogenlicht das chemisch wirksamste. Das Licht von starken Bogenlampen wirkt auf photographische Brom- oder Jodsilberplatten fast so energisch wie Sonnenlicht und zersetzt Jodsalze sogar noch energischer als letzteres.[2]) Seine Wirksamkeit im Vergleiche zum Himmelslichte geht aus folgenden Angaben *Eder's* hervor [3]):

Fig. 99.

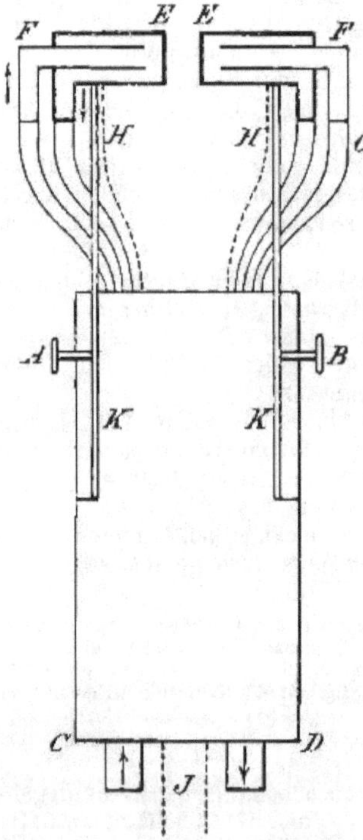

Eisenelektrodenlampe von Dr. *S. Bang*. Nach Zeitschr. f. diät. u. phys. Therapie, Bd. V, pag. 548.

Bei vergleichenden photographischen Aufnahmen von Zeichnungen ist die Exposition:

Im elektrischen Bogenlicht von 1800 Kerzen Helligkeit, Entfernung von $1/2$ M. und Anwendung eines weissen Reflectors 6 Minuten, im diffusen Himmelslicht $2 1/2$ Minuten, in der directen Sonne 40 Secunden. Eine andere Tabelle gibt Prof. *Vogel* betreffs der Reproduction von Gemälden. Es ergibt sich in Bezug auf die günstigste Beleuchtung für die Aufnahmen folgende Reihe:

1. Sonnenlicht wirkt ungefähr 8—14mal stärker als das Licht des heiteren Himmels;
2. elektrisches Bogenlicht (6 Lampen zusammen 7000 Kerzen, Abstand $1 1/2$ M. mit weissem Reflector) wirkt 4mal stärker als das Licht des heiteren Himmels im November;
3. dann folgt heiterer Himmel mit weissen Wolken;
4. blauer Himmel;
5. getrübter Himmel (welcher oft nur den zehnten Theil der Wirkung des wolkenlosen Himmels übt).

Es bedarf wohl keines Hinweises darauf, welche grundlegende Bedeutung diese gründlichen photometrischen Untersuchungen *Eder's*, *Vogel's* u. a. für die verschiedenen Formen der Phototherapie besitzen.

Von der Anschauung ausgehend, dass die Heilerfolge der Bogenlichtbehandlung vorzüglich den chemischen, und zwar den ultravioletten

---

[1]) Mittheilungen aus *Finsen's* med. Lichtinstitute, II, 1901, pag. 118.

[2]) *S. Leeds*, Chem. News. Bd. XLII, pag. 147. *Eder's* Handbuch, Bd. I, pag. 369.

[3]) Photogr. Mitth., Bd. XX, pag. 39, citirt aus *Eder's* Handbuch, pag. 465.

Strahlen zuzuschreiben sind, hat man sich in neuester Zeit bestrebt, Lichtquellen zu construiren, welche besonders reichlich Ultraviolett produciren. Dies wurde erreicht, indem statt der Kohle Metalle und schwer schmelzbare Substanzen (Kalk, Kieselsäure, Zirkon, Thorium, Magnesiumverbindungen etc.) als Elektrodenmateriale gewählt wurden. *Finsen* höhlte die positive Elektrode aus und füllte sie mit einer Mischung von Graphit und gebranntem Kalk. Auch *Strebel* demonstrirte auf dem dermatolog. Congresse in Breslau 1901 [1]) brauchbare Apparate zu phototherapeutischen Zwecken. Der Verwendung reiner Metalle als Elektrodenmateriale stellten sich ursprünglich grosse Schwierigkeiten entgegen, weil das Metall an den Elektrodenenden leicht schmilzt und abtropft, wodurch leicht Brücken zwischen den Elektroden entstehen und das Licht ausgelöscht wird. Diese Hindernisse umgeht die von *Sophus Bang* 1901 erfundene Eisenelektrodenlampe mit Wasserkühlung (s. Fig. 99 [2]). Dieselbe ist sehr handlich, beansprucht zu einer schon bemerkenswerthen chemischen Wirkung eines schwachen Betriebsstromes und kostet nicht viel. Ihre Einrichtung besteht im wesentlichen darin, dass die Leitungsschnüre *H H* zu zwei an den Federn *K K* befestigten Elektrodenhaltern *F F* geleitet werden, an welchen die auswechselbaren fingerhutförmigen Eisenelektroden *E E* angeschraubt sind. Die Elektroden sind hohl und

Fig. 100.

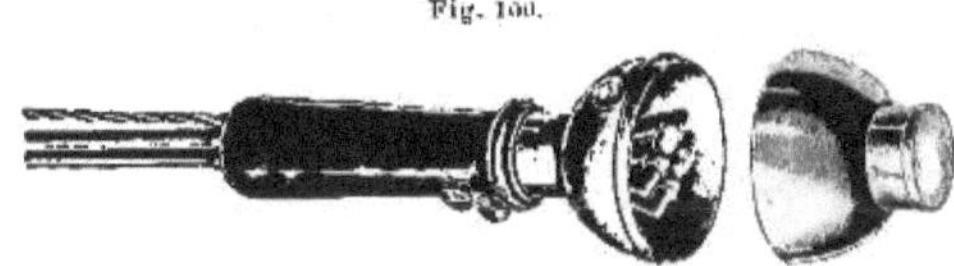

Eisenbogenlampe von *Reiniger, Gebbert & Schall.*

stehen durch dünne Schläuche *G*, welche im Innern des als Griff dienenden Rohres verlaufen, mit der Wasserleitung in Verbindung. Um die Lampe anzuzünden, nähert man durch einen Druck auf den Knopf *A* die Elektroden bis zur Berührung und lässt dann den Knopf sofort wieder los. Das Auslöschen der Lampe geschieht am bequemsten dadurch, dass man den Bogen wie ein gewöhnliches Licht ausbläst. Durch die Schraube *B* lässt sich der Abstand zwischen den Elektroden ändern, wodurch die Spannung sich genügend constant erhalten lässt. Wenn die Lampe mit 8 Ampère und 40 Volt brennt, dauert eine Eisenelektrode durchschnittlich 4—6 Stunden. Die Lampe ist mit einem *Finsen*'schen Quarzdruckapparat versehen; derselbe ist so auf dem Rohre *A B C D* angebracht, dass er sehr leicht auswechselbar ist, sowohl behufs Reinigung, wie um Druckapparate von verschiedener Form und Grösse verwenden zu können. Beim Gebrauch des Apparates muss man darauf achten, dass sich manchmal, wenn die Kühlung nicht genügend intensiv ist, kleine Tropfen aus geschmolzenem Eisen an den Elektroden bilden können. Diese Tropfen müssen mit einem Holzstäbchen entfernt werden, da sie sonst herunterfallen und den Druckapparat beschädigen können oder dem Patienten Schmerzen verursachen. Eine ähnliche Construction

[1]) Nach *Drossbach* benützte *Secchi* schon 1878 Eisenelektroden-Bogenlampen.

[2]) Nach *Bang* verwendete *W. Siemens* schon 1879 wassergekühlte Metallelektroden für Bogenlampen.

besitzt die *Kjeldsen*'sche Bogenlampe „Dermo". Auch *André* und *Broca Chatin* verwenden als Lichtquellen Bogenlampen, deren positive Elektrode eine Dochtkohle mit metallischer „Seele" ist.

Die Eisenbogenlampe von *Reiniger, Gebbert* und *Schall* (Fig. 100 und 101) weist eine ganz zweckmässige Verbesserung der *Bang*'schen Lampe auf; in derselben werden nämlich in einer der *Bang*'schen ähnlichen Anordnung zwei hintereinander geschaltete Lichtbogen angewendet und dadurch nicht nur die Lichtstärke des Apparates bedeutend erhöht, sondern auch der Betrieb der Lampe viel ökonomischer gestaltet, indem fast die ganze Energie der Netzspannungen von 110 Volt in 2 Lichtbogen von je 45 Volt umgewandelt wird, während bei Lampen mit blos einem Lichtbogen von 45 Volt mehr als die Hälfte der aufgewendeten Energie durch die Widerstände nutzlos vernichtet werden musste. Infolge der grösseren Lichtintensität ist die erforderliche Belichtungszeit auch bedeutend kleiner.

Fig. 101.

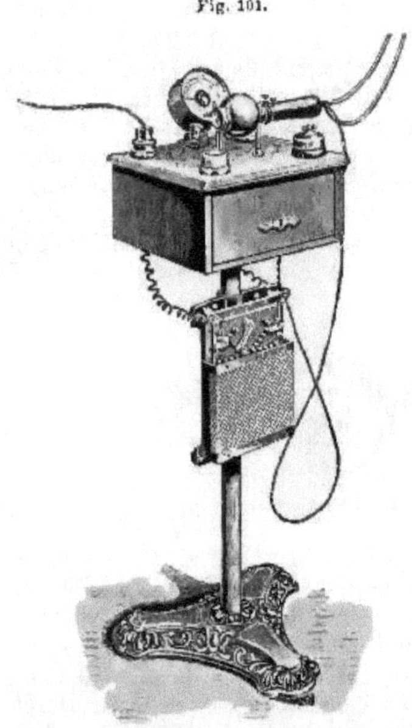

Eisenbogenlampe von *Reiniger, Gebbert* & *Schall.*

E. Rasch[1]) beschrieb jüngst eine Bogenlampe, bei welcher Oxyde der Erdmetalle, hier „Elektrolytelektroden" genannt, als Stifte benützt werden. Um den Lichtbogen zur Entstehung zu bringen, müssen diese Stifte durch Anwärmen leitend gemacht werden, was vermittelst eines Hilfsflammenbogens zwischen Kohlenelektroden, die nebenher angeordnet sind, geschieht. Bogenlampen dieser Art sollen einen ausserordentlich hohen Nutzeffect ergeben, nach den Angaben des Erfinders das Maximum, das überhaupt durch Bogenlicht zu erzielen ist; das Licht ist weiss.

Eine andere Construction hat die neue Bogenlampe von Herrn *Bremer.*[2]) Die Stifte derselben enthalten eine Mischung von Kohle und Fluorcalcium. Ein Anwärmen der Stifte ist nicht nothwendig, weil die Leistungsfähigkeit genügend ist. Die sonst gebräuchliche Anordnung der Stifte übereinander ist hier verlassen, vielmehr sind dieselben mit einer Neigung nebeneinander angeordnet, der zwischen den Kohlenspitzen horizontal gerichtete Flammenbogen erleidet durch den Strom eine Ablenkung nach abwärts, so dass er sich fächerförmig ausbreitet. Auch der Nutzeffect dieser Lampe ist ein sehr hoher; ihr Licht erscheint gelb.

---

[1]) Elektrotechn. Zeitschr., 14. Februar 1901.
[2]) Elektrotechn. Zeitschr., 4. April 1901.

Aus den Untersuchungen *W. Wedding's*[1]) an zwei Bremer'schen Gleichstrombogenlampen für 12 und 60 A. bei 44 resp. 60 Volt, deren positive Kohlen von einer calciumhaltigen Verbindung hergestellt waren, ergibt sich, dass bei der kleineren Lampe die maximale Lichtstärke 6400 Kerzen betrug, und dass die Lichtstärke unter den Winkeln 45—90° zur Horizontalen constant blieb und dann erst zur Horizontalen hin bis auf 1000 Kerzen abnahm. Die zweite starke Bogenlampe enthielt 4 Lichtbögen, welche bei der Messung in zwei Reihen geschaltet waren. Diese Lampe gab das Maximum der Lichtstärke von 83.000 Kerzen unter 37°. Es ergab sich weiters, dass man durch diese neue Lampe bei gleichem Energieaufwande dreimal so viel Licht erhalten könne als mit den bisherigen anderen Bogenlampen. Auch bei Verwendung von Wechselstrom als Betriebsstrom waren Fortschritte gegenüber den alten Systemen zu sehen.

Sowohl in der Lampe von *Rasch* wie in der von *Bremer* spielen neben den glühenden Elektrodenenden jedenfalls die verdampften, im Lichtbogen glühenden Metallverbindungen eine erhebliche Rolle. Der Verwendung dieser Lampen zu phototherapeutischen Zwecken dürften die gesundheitsschädlichen Dämpfe, welche sie entwickeln, im Wege stehen.

Das Bogenlicht wird im nicht concentrirten Zustande zu den elektrischen Lichtbädern, im concentrirten Zustande hingegen zur Behandlung localisirter Hautaffectionen verwendet.

Die therapeutische Anwendung des nichtconcentrirten Bogenlichtes.

§ 66. Die Bogenlichtbäder repräsentiren eine besondere Classe der elektrischen Lichtbäder. Während nämlich in den Glühlichtbädern namentlich die Strahlen grösserer Wellenlänge (Wärmestrahlen, rothgelb) zur Wirkung gelangen, wird bei den Bogenlichtbädern der ganze Körper vorzüglich den chemischen Strahlen des Lichtes ausgesetzt. Die Wärmewirkung dieses Lichtes tritt hier gegenüber der chemischen Wirkung ganz in den Hintergrund. Ueber beiden künstlichen Lichtbädern steht das natürliche Bad im Sonnenlichte, welches sowohl Wärme- als auch actinische Strahlen in grosser Intensität auf den Körper einwirken lässt. Auf die Eigenthümlichkeiten der verschiedenen Lichtbäder muss man daher Rücksicht nehmen und jeder dieser Methoden besondere Indicationen zuweisen.

Die Bogenlichtbäder sind entweder Freilichtbäder oder Kastenbäder. Erstere werden von *Finsen*[2]) in folgender Weise durchgeführt: In einem kreisförmigen Raume hängen in der Mitte und ein paar Meter über dem Fussboden zwei kolossale Bogenlampen von je 100 Ampère. Durch zahlreiche radiär stehende Scheidewände werden Badezellen mit schräge liegenden, gegen das Licht gekehrten Lagern gebildet, auf welchen die Patienten nackt liegen. Die Temperatur in diesen elektrischen Lichtbädern ist so niedrig, dass man künstliche Wärme anwenden muss, damit die Patienten nicht frieren, und dennoch ist die chemische Wirkung auf die Haut ebenso stark als von starkem Sonnenlicht. Sie rufen eine angenehme, leicht stechende und schwach wärmende Empfindung in der Haut hervor. Einzelne Menschen bekommen schon nach 10 Minuten ein sehr deutliches Erythem, während andere stundenlang darin verweilen können, ohne dass die Haut mehr als ein schwaches Erythem annehmen würde.

[1]) Elektrotechn. Zeitschr. 1900, H. 27.

[2]) Ueber d. Bedeutg. d. chem. Lichtstr., pag. 71.

Die Bogenlichtkastenbäder *Kellog's*[1]) sind viereckige Kästen, in welchen der Patient ähnlich wie bei den Glühlichtbädern mit freiem Kopfe sitzt. In jeder Ecke des Kastens ist eine starke Bogenlampe angebracht, und zwar nach oben und unten beweglich, so dass die Belichtung in jeder Lage durchgeführt werden kann. Durch vorgesetzte färbige Glasfilter kann man auch nach Belieben rothes oder blaues Licht erhalten, je nachdem man Wärme oder chemische Strahlen ausschalten will.

Gegen die Anwendung der Bogenlampen zu Kastenbädern macht *Strebel*[2]) den ganz berechtigten Einwand, dass sie bei einer chemischen Leistung, welche nur ungefähr der Stärke des diffusen Tageslichtes gleichkommt, eine so enorme Hitze im Kasten entwickeln, dass der Aufenthalt des Patienten daselbst auch bei thunlichster Lüftung nur ein beschränkter sein kann.

Die Zuhilfenahme von Reflectoren, um die Lichtintensität zu verstärken, ergibt den Missstand, dass an den vom concentrirten Lichtwärmekegel getroffenen Hautstellen leicht Brandblasen entstehen. Einen weiteren Umstand, welcher dieser Applicationsmethode des elektrischen Bogenlichtes im Wege steht, bilden die schädlichen gasförmigen Erzeugnisse des Lichtbogens (Cyanwasserstoff, Acetylen u. a. Kohlenwasserstoffe), welche nicht nur bei der im Kastenbade gesteigerten Hautathmung durch die Haut aufgenommen werden, sondern auch bei Aufsteigen zwischen dem nicht hermetisch abschliessenden Kastendeckel und Hals des Patienten durchdringen und in den Mund, die Nase und die Lungen des Kranken gelangen können *(Strebel)*.

Aus diesen Erwägungen geht hervor, dass sich für elektrische Bogenlichtbäder die *Finsen*'sche Methode besser eignet. Die chemische Wirkung dieser Bogenlichtbehandlung dürfte noch erheblich dadurch gesteigert werden, dass man das bei frei hängenden Bogenlampen nach oben nutzlos ausstrahlende Licht mittels parabolischer Reflectoren, welche alles Licht parallel zurückwerfen, auffängt. Die hier zur Anwendung gelangende Strahlung hat, ohne die besprochenen Nachtheile des concentrirten Lichtes zu besitzen, eine bedeutend höhere Actinität. Nach *H. W. Vogel*[3]) lieferte ein *Schuckert*'scher Scheinwerfer (bei welchem nicht nur der parabolische Reflector, sondern auch ein System von Cylinderlinsen zur Anwendung gelangt und die austretenden Strahlen daher sogar divergent sind) bei 60 Ampère Stromstärke eine Schwarzreproduction schon in 15 Secunden, während Tageslicht im November $2^1/_2$—3 Minuten erforderte.[4])

Bei jeder Bogenlichtbehandlung muss man die specifisch physiologischen Wirkungen der sogenannten chemischen Lichtstrahlen [die eigenthümliche und nachhaltige Hautreizung *(Finsen, Möller)*, die Wirkung auf das Blut *(Finsen* u. s. w. s. pag. 326) sowie den noch nicht bestimmt definirten Einfluss auf das Nervensystem] im Auge behalten und dem entsprechend seine Indicationen stellen.

---

[1]) Blätter f. klin. Hydrotherapie, X. Jahrg., pag. 14.

[2]) Die Verwendg. d. Lichtes in d. Therap., München 1902, pag. 20.

[3]) *H. W. Vogel*, Das Licht im Dienste der Photographie. Berlin 1894, pag. 123.

[4]) In seinem jüngst erschienenen interessanten Werke „Die Verwendung des Lichtes in der Therapie" (München, Seitz und Schauer, 1902) theilt *Strebel* mit, dass er auf Grund derselben Annahmen, zu welchen *Foreau de Courmelles*, Verfasser und viele andere Collegen ganz unabhängig von diesem Autor gelangen, in seiner Praxis das reflectirte Bogenlicht zum Ersatze des Sonnenbades mit Erfolg benutzt hat.

Die Bogenlichtbäder werden oft mit Glühlicht combinirt, indem man an den Wänden des Badekastens Glühlampen vertheilt; dadurch werden die Wirkungen beider Lichtarten in einem Apparate vereinigt.

Exacte, umfassende und prägnante Darstellungen über therapeutische Resultate dieser Lichtbademethode liegen noch nicht vor, doch lässt sich annehmen, dass das Licht „durch Kräftigung des Organismus, durch Förderung des Phagocytismus in der Ausscheidung von Mikroorganismen, von Toxinen und im Heilfieber“ ein Mittel gegen manche Krankheiten bieten wird.

Die Metallelektrodenlampen wurden zur Behandlung circumscripter Hautaffectionen empfohlen. Die Art der Anwendung derselben ist ähnlich jener der Lichtsammelapparate.

Die Behandlung mit concentrirtem Bogenlicht.

§ 67. Der Gedanke, concentrirtes elektrisches Bogenlicht zur Behandlung von Hautkrankheiten anzuwenden, wurde von *Niels Finsen* zur Ausführung gebracht. Sein Apparat macht die vom Lichtbogen aus-

Fig. 102.

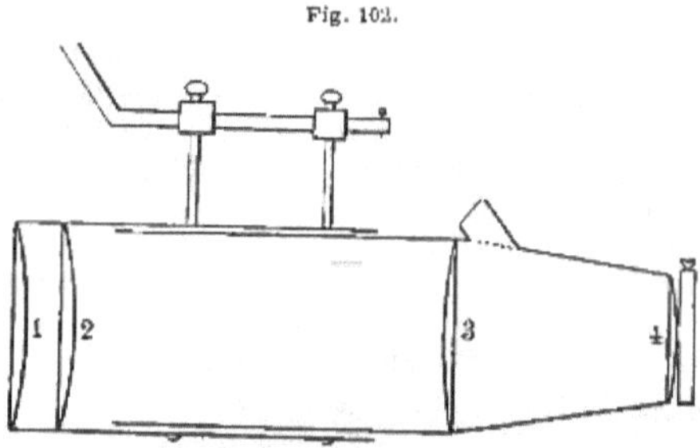

Lichtsammelapparat nach *N. Finsen*.

tretenden divergenten Strahlen zunächst parallel (so wie die Vorrichtung, welche *Widmark* zu seinen Versuchen benutzte). Diese parallelen Strahlen sammelt aber *Finsen* wieder zu einem Lichtkegel, dessen Spitze die zu behandelnde Hautstelle trifft (Fig. 102).

Ganz ähnliche Apparate, welche die vom Bogen des elektrischen Lichtes ausgehenden divergenten Strahlen zuerst parallel, dann wieder convergirend machen und die Wärmestrahlen durch Wasserschichten abfiltriren, sind in physikalischen und auch medicinischen Laboratorien seit langem in Verwendung. So steht im Wiener Institute für experimentelle Pathologie (Prof. *Paltauf*, vormals Prof. *Stricker*) seit vielen Jahren ein dem *Finsen*'schen Apparate ganz ähnlich construirter Apparat für Projectionszwecke in Verwendung.

Als Lichtquelle benützt *Finsen* eine Bogenlampe von 80 Ampère, deren Lichtstärke er auf ein wenig über 40.000 NK. veranschlagt; dieselbe kann nur von Gleichstrom betrieben werden.

Die Spannung derartiger kräftiger Gleichstromlampen beträgt an den Klemmen der Lampe fast um die Hälfte weniger als die Spannung des gewöhnlichen Strassenstromes. Wollte man daher die Lampe direct an eine Leitung von 110 und mehr Volt anschliessen, müssten über 50% der elektrischen Energie durch Vorschaltwiderstände vernichtet werden.[1]) Die Aufstellung zweier derartiger hintereinander geschalteter Lampen ist wegen unruhigen Functionirens derselben praktisch unzweckmässig. Auch gestatten die Elektricitätswerke die Entnahme so grosser Stromintensitäten nicht, und zwar wegen Ueberlastung einzelner Kabel und der dadurch hervorgerufenen Spannungsschwankungen bei den anderen in der Nähe befindlichen, an dasselbe Strassenkabel angeschlossenen Consumenten. Aus diesem Grunde muss bei Verwendung so kräftiger Bogenlampen und einer Strassennetzspannung von über 65 Volt ein Transformator aufgestellt werden, welcher die Betriebsspannung der Elektricitätswerke auf die erforderliche Lampenspannung inclusive des Beruhigungswiderstandes umformt.

Wechselstromlampen von so grosser Lichtstärke functioniren unsicher, auch ist bei ihnen die Lichtconcentration schwierig; man sieht daher für alle diese Zwecke von Wechselstromlampen ab.

Der Sammelapparat (Fig. 102) besteht aus zwei fernrohrartig in einander geschobenen Metallcylindern, von denen jeder zwei planconvexe Linsen enthält. Die beiden Theile des Apparates können zum Zwecke der Einstellung mittels Zahntriebes auseinander geschoben werden. Die Grössenverhältnisse der verschiedenen Linsen sind bei den *Finsen*'schen Apparaten derartige, dass die Linsen 1 und 2 zusammen eine Brennweite von 12 Cm., die Linsen 3 und 4 zusammen eine Brennweite von 10 Cm. haben.

Die beiden der Lichtquelle zunächst angebrachten Linsen 1 und 2 haben die Aufgabe, die divergirenden Strahlen der Bogenlampe zu einem Bündel paralleler Strahlen zu sammeln. Die Linsen 3 und 4 haben hinwiederum den Zweck, diese parallelen Strahlen auf der zu bestrahlenden Fläche zu vereinigen. Zwischen den Linsen 3 und 4 befindet sich eine Wasserkammer[2]), welche die Wärmestrahlen zu vernichten hat. Da sich das Wasser in derselben während des Betriebes erwärmt, ist Vorsorge getroffen, dass es stets durch kühles Wasser ersetzt werde. Dies geschieht durch einen Zufuhr- und einen Ableitungsschlauch, welche mit der Wasserleitung in Verbindung gesetzt sind.

Ursprünglich verwendete *Finsen* Glaslinsen und destillirtes Wasser und brachte noch an dem den Patienten zugewendeten Ende des Apparates Lichtfilter an, welche aus flachen, mit Kupfervitriollösung gefüllten Gläsern bestanden. Um die Absorptionsverhältnisse für die ultravioletten Strahlen zu verbessern, wird jetzt von der Benutzung der Farbfilter abgesehen und werden statt der stark absorbirenden Glaslinsen nur mehr Quarzlinsen verwendet. Immerhin geht noch ein beträchtlicher Theil der von dem Lichtbogen ausstrahlenden wirksamen Energie bei dem Durchtritte durch die nicht destillirte Flüssigkeitsschichte verloren. Auch die nothwendige Verwendung mehrerer Linsen beeinträchtigt die Stärke der zur Wirkung gelangenden Lichtstrahlen.

Gewöhnlich sind 4 derartige Sammelapparate um die Bogenlampe herum angeordnet (s. Fig. 103). Letztere hängt entweder von der Decke herab oder ist auf ein hohes Eisengestell montirt. Die Zwischenräume zwischen den einzelnen Concentratoren sind mit Asbestplatten ausgefüllt, damit das Aerzte- und Wartepersonale durch die starke Lichtstrahlung

---

[1]) Selbstredend wäre ein derartiger Betrieb wegen des hohen Energieverbrauches bedeutend theurer als jener mit einem Strome, der nur die erforderliche Spannung hat.

[2]) Nach dem Vorschlage *Reyn*'s wird die Wasserkammer jetzt zwischen den der Lampe zugekehrten Linsen angebracht, um letztere zu kühlen und dem häufigen Springen derselben vorzubeugen (cit. *A. Huber*, Der heutige Stand der *Finsen*-Therapie, Wiener med. Wochenschr. 1902, Nr. 20 ff.).

nicht belästigt werde. Zufolge dieser Anordnung können 4 Patienten gleichzeitig behandelt werden und ist die Ausnutzung des theuern Lichtes eine bessere.

Da das Licht in diesem Sammelapparate noch nicht so weit abgekühlt wird, dass es beim Auffallen auf die Haut des Patienten durch

Fig. 103.

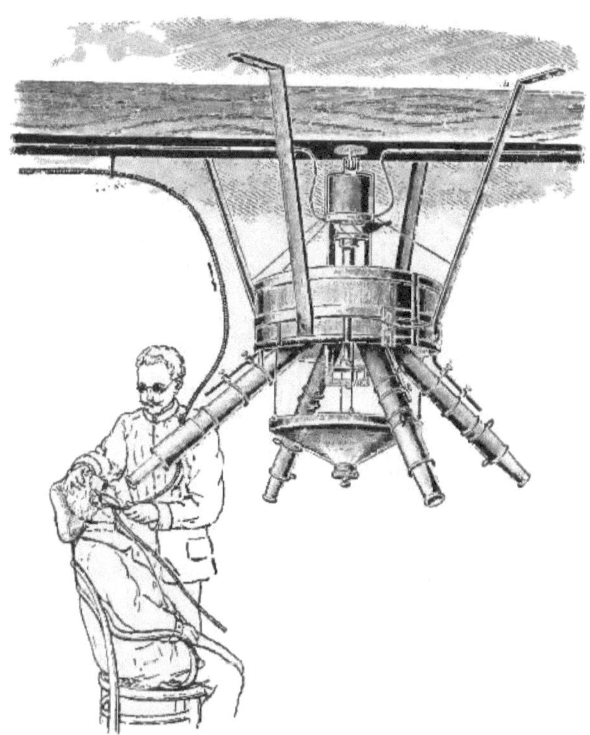

Behandlung mit concentrirtem Bogenlicht nach *N. Finsen*, mit einem Apparate von *M. Kohl* in Chemnitz.

längere Zeit ohne Beschwerden ertragen werden könnte, traf *Finsen* die sehr zweckmässige Anordnung, dass auf die belichtete Hautstelle noch eine Kapsel, bestehend aus zwei in einen Messingring gefassten Quarzplatten, gedrückt wird, durch welche mittels einer Zufluss- und Abflussröhre[1]) kaltes Wasser geleitet wird. Durch diese Vorrichtung

[1]) Dieselben verlaufen nach *A. Lang* im Griffe des Apparates. (S. *v. Petersen*, VII. Dermatolog. Congr. zu Breslau 1902.) Der Einfachheit der Zeichnung wegen ist in beistehender Figur die Speisung des Compressoriums mit dem Kühlwasser des Sammelapparates dargestellt. In der Praxis jedoch erhält jeder der beiden Apparate seine eigene Zu- und Ableitung unmittelbar von der Wasserleitung.

25*

wird der letzte lästige Rest von Wärme vernichtet. Indem mit diesem Apparate ein continuirlicher Druck auf die bestrahlte Haut ausgeübt wird, erfüllt er noch eine zweite wichtige Aufgabe, nämlich die, die Haut blutleer zu machen. Dadurch können, wie *Finsen* gezeigt hat (s. pag. 337), die actinischen Strahlen viel tiefer gelangen.

Dieser Druckapparat wird an dem Körper des Patienten mit Bandagen befestigt oder zweckmässiger mit der Hand angepresst.

Beurmann erzielt die Blutverdrängung aus den bestrahlten Bezirken durch Umschläge von Adrenalin (1 : 1000), welches erhebliche vaso-constrictive Eigenschaften besitzt.[1]) Nach meinen Versuchen ist

Fig. 104.

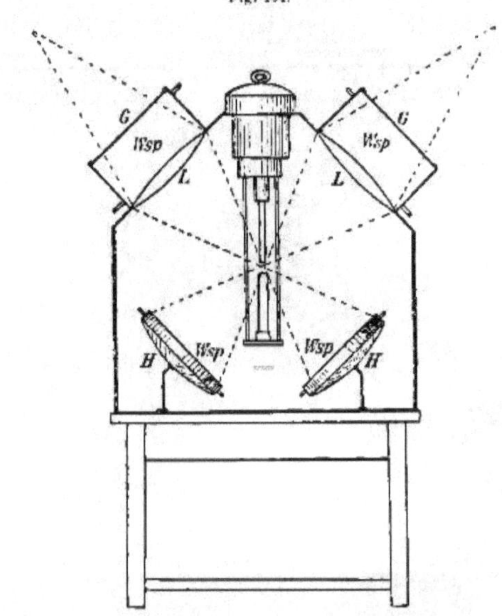

Lichtsammelapparat nach *H. Strebel*. Aus Verhandlungsber. des VII. Congr. der Dermatol. Gesellsch. Wien 1901.

jedoch diese anämisirende Wirkung des Adrenalins nur zu Beginn der Application ausgesprochen, später lässt sie schnell nach.

Wie erwähnt, ersetzte *Finsen* die Ultraviolett stark absorbirenden Glaslinsen durch Quarzlinsen. Das ergab aber den weiteren Missstand, dass man nur Linsen von kleinem Durchmesser (7—8 Cm.) verwenden kann, denn Quarzlinsen grösseren Durchmessers sind überhaupt schwer und dann nur mit grossen Kosten zu beschaffen. Mit kleinen Linsen ist aber die Ausnützung des vom Voltabogen gelieferten Lichtes eine verhältnissmässig geringe. In dieser Hinsicht werden sie von Metallreflectoren übertroffen. *Foveau de Courmelles, Trouvé*[2]), *Kime*[3]), *G. J.*

[1]) Soc. de dermatologie et de syph. 3. Juli 1902.
[2]) S. w. u.
[3]) Medical Record, 13. October 1900.

Müller[1]), *Strebel* u. a. schlugen deshalb statt der Linsenapparate Spiegelapparate vor. *Strebel* gab die Construction von Sammelapparaten an, bei welchen Metallspiegel aus Magnalia (einer Legierung von Aluminium und Magnesium) die Concentration des ausgestrahlten Lichtes bewirken. Diese Spiegel reflectiren nach *V. Schumann*[2]) nicht nur das sichtbare Spectrum, sondern auch das Ultraviolett in befriedigender Weise. Hiebei fällt das Licht auf vier Magnaliahohlspiegel[3]), welche mit 45° Neigung um den Lichtbogen herum in einem Blechkasten montirt sind. Dieselben werfen ihr Licht durch eine mit planparallelen Platten oder entsprechend gekrümmten Linsen versehene Kühlvorrichtung. Um die Politur der Spiegelfläche gegen die zerstörenden Einflüsse des Ozons zu schützen, ist auf den Rand der Spiegel jeweils luftdicht eine Wasserspülung mit zwei Glasscheiben[4]) angebracht oder die Kühlung des Metalls wird von hinten her bewirkt (Fig. 104).

Fig. 105.

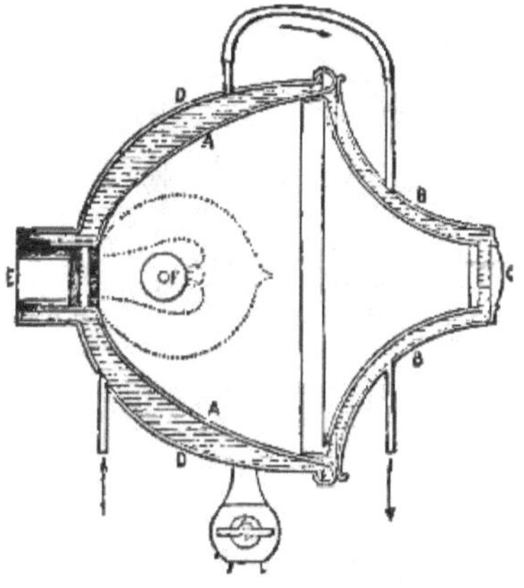

Apparat von *Trouvé-Foveau de Courmelles*, Bull. off. soc. médic. des praticiens, Paris, 21. März 1902, pag 136.

Fig. 106.

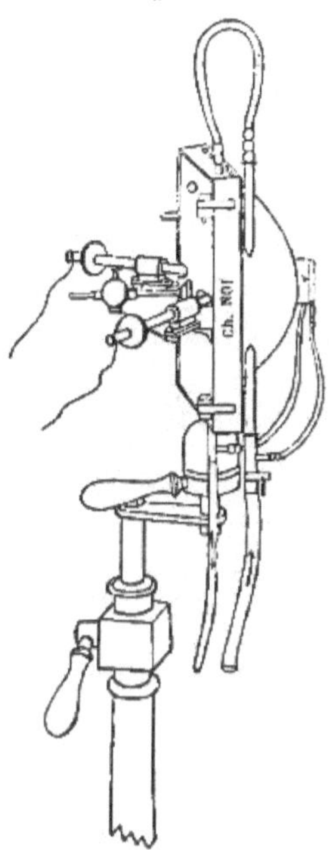

Apparat von *Trouvé-Foveau de Courmelles*, l. c.

Es ist mir nicht bekannt, ob diese Apparate zur Ausführung gelangten und welche Resultate dieselben gaben.

[1]) VII. Dermat.-Congr. Breslau 1901.

[2]) *L. Mach* und *V. Schumann*, Ein neues Spiegelmetall. Sitzgsber. d. kais. Akad. d. Wissensch., Math.-naturw. Cl., 1899.

[3]) Auch andere Metalle dürften sich als Material für derartige Reflectoren eignen. Ich möchte auf Stahl und die *Brandes-Schünemann*'sche Legirung (41% Cu + 26% Ni + 24% Sn + 8% Fe + 1% Sb) hinweisen, von denen namentlich letztere nach den Untersuchungen *Glatzel's* (Physik. Zeitschr., 1900, Bd. II, pag. 176) sehr politurfähig und luftbeständig ist. Für photographische Aufnahmen eignen sich beide ganz gut. Im sichtbaren Spectrum reflectiren Silberspiegel 92%, die *Brandes-Schünemann*'sche Legirung nur 50%, dagegen reflectirt letztere das Ultraviolett stärker als andere Metalle.

[4]) Die aber wohl das Ultraviolett vernichten.

Nach einem Fundamentalgesetze der Optik (s. pag. 295) nimmt die Lichtstärke in demselben Verhältnisse ab, in welchem die Quadratzahlen der Entfernung zunehmen. Mit Rücksicht darauf lässt sich erwarten, dass man die Wirkung der Lichtstrahlung dadurch verstärkt, dass man die Lichtquelle möglichst nahe an das Expositionsobject heranbringt. (Allerdings gilt dieses Gesetz nur für nicht concentrirtes Licht; bei concentrirtem Licht ist die Distanz nicht von so hervorragender Bedeutung.) Dieser Forderung entsprechen die schon beschriebenen Metallelektrodenlampen sowie die Apparate, welche von *Foveau de Courmelles* sowie von *Lortet* und *Genoud* angegeben wurden. Diese Apparate besitzen noch die Vortheile, dass einerseits infolge der Anwendung dieses Principes die Stärke der Lichtquelle und damit die Intensität des Betriebsstromes keine so ausserordentlich grosse zu sein braucht wie bei den *Finsen*'schen Sammelapparaten, sie erweisen sich

Fig. 107.

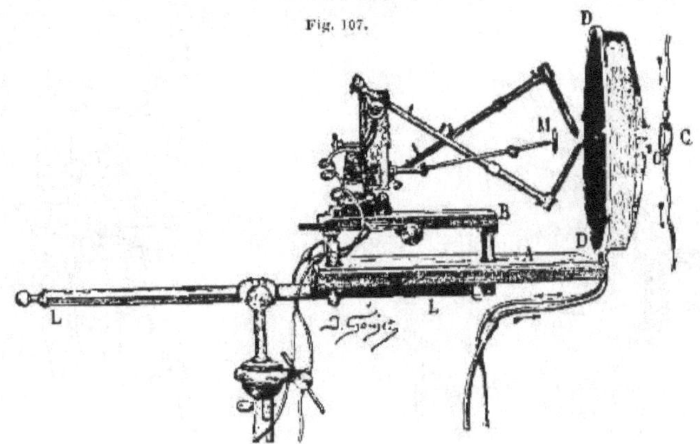

Apparat von *Lortet* und *Genoud*.

auch dadurch als brauchbar, dass bei ihnen die absorbirenden Medien auf ein kleineres Mass beschränkt sind. Infolge dessen ist die Wirkung der Apparate sehr intensiv und kann bei ihrer Verwendung die erforderliche Expositionszeit wesentlich abgekürzt werden.

Der Apparat von *Foveau de Courmelles* und *Trouvé* besteht aus einem parabolischen Spiegel, in dessen Brennpunkt sich der Lichtbogen einer Lampe von 10—12 Amp. befindet. An die Oeffnung des Reflectors wird, je nachdem man auf die Licht-, Wärme- oder auf beide Formen der Strahlungen reflectirt, ein entsprechendes Filter angebracht. Das Wärmefilter besteht aus zwei Quarzplatten mit einem Intervalle von 2—8 Mm., zwischen welchen eine kalte Wasserschichte circulirt. Diese zwei Platten können verschiedene Form und Grösse erhalten und werden dem zu bestrahlenden Körpertheile als Druckapparat direct aufgelegt.[1])

[1]) Nach *Foveau de Courmelles* (Bulletin offic. de la Soc. méd. des Praticiens. 11. Ann. 15. Juni 1901, Nr. 6) wendet *G. Trouvé* schon seit 1893 parabolische Spiegel zur Verstärkung der therapeutischen Lichtwirkung an.

In der Sitzung der Soc. franç. de Dermatolog. et Syph. vom 1. Mai 1902 theilte *Du Castel* mit, dass sich ihm dieser Apparat bei der Behandlung des Lupus vortrefflich bewährt habe.

Du Castel erzielte mit dem Apparate *Foveau-Trouvé* bei zwei Patienten nach 65 resp. 40 Sitzungen von 1 Stunde Dauer bei einer Betriebsstromstärke von 6 Amp. bemerkenswerthe curative Erfolge. *Du Castel* glaubt, dass es wesentlich auf die Dauer der Sitzungen ankomme und verabfolgt nunmehr Sitzungen von mindestens 1 Stunde Dauer.

Bei dem Apparate von *Lortet* und *Genoud* (L'Indépendance Médicale, 27. März 1901) wird der constante Lichtbogen zwischen zwei Kohlenspitzen erzeugt, welche einen Winkel bilden, der so gross ist, dass der Krater der positiven Kohle den grössten Theil des Lichtes in Form eines Kegels ausstrahlt, dessen Achse durch das Centrum der Oeffnung *O* geht; diese bildet das Centrum einer als Lichtschirm dienenden Metallschale *DD*, zwischen deren Doppelwänden fortwährend kaltes Wasser circulirt, so dass eine Erwärmung verhindert wird.

Ein kleiner Spiegel *M* verhindert jede Ausstrahlung des Lichtes nach rückwärts, so dass der grösste Theil desselben nach vorn fällt.

Ein System von Schrauben und Schiebern gestattet den Bogen zu reguliren und nach Bedarf mehr weniger der Oeffnung zu nähern. Wenn der Apparat functionirt, werden die Kohlen auf eine Entfernung von 1—2 Cm. der Oeffnung *O* genähert. Vor dieser ist eine aus zwei in einem Metallring gefassten Bergkrystallplatten bestehende Kapsel angebracht, in deren Innerem ein Wasserstrom circulirt. Diese Kapsel wird an den zu bestrahlenden Körpertheil angedrückt. Die Erfahrung lehrt, dass der Lichtbogen bis auf 3—4 Cm. der Kapsel genähert werden kann, ohne dass sich diese erwärmt. Die Wärmestrahlen erfahren in diesem Apparate eine befriedigende Absorption. Die Grösse der bestrahlten Partie beträgt bis zu 6 Cm. Die Lampe benöthigt angeblich nicht mehr als 10—12 Amp. Die zu therapeutischen Zwecken erforderliche Belichtungszeit wurde mit 10—15 Minuten angegeben.[1])

Die wichtigste Anwendung aller dieser Apparate findet bei der *Finsen*'schen Behandlung des **Lupus vulgaris** statt. Dieselbe wird in folgender Weise vorgenommen: Jeder Patient hat seine eigene Warteperson, welche die Aufgabe hat, das Licht stets auf die kranke Stelle zu dirigiren. Der Patient liegt auf einem entsprechenden Tisch mit erhöhtem Kopfe, oder sitzt auf einem Lehnstuhle mit Kopfstütze. (Sitzend ist der Kranke nicht wohl imstande, durch lange Zeit hindurch — zwei Stunden — eine unbewegliche Stellung einzuhalten.) Seine Augen sind mit einem Tuche, die der Warteperson mit schwarzen Brillen geschützt. Eventuelle, vorher erweichte Krusten und Borken werden mit einer Pincette abgehoben, die kranke Stelle mit einer schwach antiseptischen Flüssigkeit (3% Borwasser) gewaschen und abgetupft. Nun wird der Lichtkegel auf den Krankheitsherd gerichtet und darauf Bedacht genommen, dass die Achse des Lichtkegels senkrecht auf dem Beleuchtungsfeld steht; man stellt die zu behandelnde Partie nicht direct in

[1]) Indessen gibt *Foveau de Courmelles* (L'année électr., 1902, pag. 354) an, dass sich mit diesem Apparate ein Betriebsstrom von 20—25 Amp., sowie Sitzungen von $^1/_4$—$^1/_2$ Stunde als nothwendig herausstellten. Auch dürfte das nicht abgeblendete Licht des Apparates dem Arzte lästig werden.

dem Brennpunkte, sondern ein wenig vor demselben ein, so dass nicht ein Punkt, sondern ein kleiner Kreis belichtet erscheint. Dies ist aus dem Grunde vortheilhaft, weil man dadurch jeder Wärmeempfindung seitens des Kranken vorbeugt, und andererseits mit der Behandlung schneller vorwärts kommt. Die in einer Sitzung behandelte Stelle soll einen Kreis mit einem Durchmesser von 2 Cm. darstellen. Die Umgebung wird mit Watte oder gelbem Papier abgedeckt.

Nun wird das entsprechend geformte Compressorium [1]) auf die kranke Stelle gelegt und daselbst mit continuirlichem Drucke festgehalten. Die Sitzungsdauer schwankt je nach der Qualität und Intensität des verwendeten Lichtes. Bei Benützung seines Sammelapparates und einer Lampe von 30 Ampère empfahl *Finsen* eine Exposition von zwei Stunden; dieselbe kürzt sich bei Verwendung von Lampen zu 80 Ampère auf 1—1¼ Stunden ab. Mit diesen starken Lampen erzielte *Finsen* auch schon nach 15—20 Minuten andauernden Belichtungen definitive Heilungen erbsengrosser Lupusherde. Die Constructeure der neueren Apparate *(Foveau, Lortet, Bang, Strebel)* geben die nothwendige Belichtungsdauer bei ihren Instrumenten entsprechend den stärkeren Insensitäten, respective dem grösseren Gehalte an ultravioletten Strahlen auf 10—20 Minuten an. Täglich wird eine Sitzung vorgenommen, nur wenn der Krankheitsherd stark ausgebreitet ist, täglich zwei Sitzungen.

Der Kranke hat während der Bestrahlung keine Schmerzempfindung, höchstens, wenn der Druckapparat auf geschwürigen oder auf knochigen Stellen, z. B. in der Nachbarschaft der Nase, aufliegt.

Nach der Sitzung erscheinen die Symptome eines Erythema solare: die bestrahlte Partie wird ein wenig roth; diese Röthe nimmt während der nächsten Zeit stark zu; gleichzeitig treten leichte Schwellung und brennende Schmerzen auf, die Unebenheiten der Haut glätten sich, dieselbe wird weicher. Oft bildet sich nach 24—48 Stunden eine mit serösem Inhalte gefüllte grössere Blase, welche in wenigen (6—8) Tagen zu kleinen, leicht abhebbaren Krusten eintrocknet. Nie entsteht unter der Blase ein Substanzverlust.

Wenn sich die Blase exfoliirt hat, bleibt noch eine starke Röthung zurück, die erst nach Monaten schwindet.

Um einer Infection der Blasen vorzubeugen, wird ein Verband mit Borwasser oder eine Zinksalbe aufgelegt. Nach 8—15 Tagen, wenn die reactive Schwellung geschwunden und die Krusten abgefallen sind, kann man diese Stelle nochmals, später eventuell noch einigemale, bestrahlen; das ist sogar nothwendig, wenn man einen dauernden therapeutischen Effect erhalten will. Wenn eine Stelle genügend beleuchtet erscheint, so wird eine benachbarte in derselben Weise behandelt und auf diese Weise schreitet die Behandlung von Stelle zu Stelle fort, bis der ganze angegriffene Theil dem Einflusse des Lichtes ausgesetzt gewesen ist. Die Behandlung beginnt an der Peripherie des lupösen Plaque, u. zw. muss das Licht so dirigirt werden, dass in jedes Beleuchtungsfeld auch ein Stück der anscheinend gesunden Haut in der nächsten Umgebung einbezogen ist.

---

[1]) Für die leicht eindrückbare Haut der Wange wählt man convexe, für die Stirne concave, für die Schläfe plane Compressorien. (*Finsen, Schmidt*, Berliner klin. Wochenschr., 1901, Nr. 32.)

Nach der Sitzung wird die bestrahlte Stelle mit einem Dermatographen umrandet und so gekennzeichnet; dann wird der Verband aufgelegt. Der Druckapparat muss mit Aether, Alkohol und Carbollösung gereinigt für eine Stunde in Carbolwasser gelegt und dann mit destillirtem Wasser gefüllt aufgestellt werden. Die Bergkrystalllinsen der Concentratoren werden 1—2mal wöchentlich mit gewöhnlichem Wasser gereinigt und mit Kork abgerieben, die den Kohlenspitzen zunächst befindlichen ausserdem noch nach jeder Sitzung gründlich abgepinselt und mit Flanellkappen bedeckt, um ein zu schnelles Abkühlen und damit ein Springen der Linsen zu verhüten *(Schmidt)*.

Wenn eine lupöse Stelle genügend behandelt wurde, so flachen sich die Knötchen und die elevirten Ränder der Plaques ab; wo früher confluirende Knoten zusammenhängende lupöse Infiltrate bildeten, erscheinen jetzt isolirte Knötchen, zwischen denen gesunde Hautstreifen ziehen. Nach und nach verschwinden auch erstere, und zwar werden nicht nur oberflächliche, sondern auch tiefere Knötchen durch die Bestrahlung beeinflusst. Geschwüre nehmen sowohl nach der Tiefe als auch nach der Fläche in ihrer Ausdehnung ab und vernarben. Die Röthe der Haut macht allmählich einer normalen Färbung Platz. Das kosmetische Resultat, das Aussehen der Narben und früher lupös infiltrirten Hautstellen ist ein ausgezeichnetes. Die Narben sind glatt und weich, die Substanzverluste klein und nur von Zerstörungen des Krankheitsprocesses herrührend, nicht von der Behandlung, welche conservativ ist und normale Gewebe schont.

Gaston, *Baudouin* und *Chatin* constatirten von mehreren mittelst des *Lortet-Genoud*'schen Apparates geheilten Fällen neben glatten Narben auch Wucherungen und Keloidbildungen.[1])

Weil *Finsen* in sehr zweckmässiger Weise die Behandlung der lupösen Plaques an der Peripherie beginnt und die angrenzende gesunde Haut in die Bestrahlung einbezieht, bringt seine Behandlungsmethode zunächst fortschreitende, lupöse, destructive Processe zum Stillstande. Die Wirkung des Lichtes auf den Lupus ist nicht nur eine unmittelbare, sondern auch eine nachhaltige, indem sie sich selbst nach Aussetzen der Behandlung geltend macht. Man beobachtet oft, dass sich verdächtige Flecken nach Beendigung der Bestrahlung im Verlaufe mehrerer Monate rückbilden. *Finsen* schliesst aus diesem Umstande, dass die Tuberkelbacillen vom Lichte weit früher getödtet werden, als sich die Verwandlung des kranken rothbraunen Gewebes in gesunde, normal gefärbte Haut vollzieht, eine Verwandlung, die viel später und langsam vor sich geht.

Es erscheint mir fraglich, ob thatsächlich diese bakterientödtende Kraft des Lichtes das wesentliche curative Moment dieser Behandlung darstellt.

Ich möchte vielmehr mit *S. Bang*[2]), *G. J. Müller*[3]), *Glebowsky*, *Serapin*, *Sack* (s. w. u.) und *H. E. Schmidt*[4]) auf die entzündungserregende Wirkung des Lichtes Gewicht legen. Einerseits scheint mir das Licht als Reiz zu wirken, dessen Wirkung ähnlich jener der Röntgenstrahlen

[1]) Soc. de dermatolog., 1. April 1902.

[2]) VII. Congress d. deutsch. dermatol. Gesellsch., Breslau 1901.

[3]) Ibid.

[4]) Berlin. klin. Wochenschr., 1901, Nr. 32.

sehr tief reicht, tiefer als jene mancher chemischen Reize, z. B. Pyrogallussäure, Resorcin, Milchsäure, deren Kraft durch die bald entstehenden Eiweissverbindungen geschwächt wird, und welcher das Granulationsgewebe, das sonst nur geringe Tendenz zur bindegewebigen Metamorphose besitzt, zur Bindegewebs- und Narbenbildung anregt. Wahrscheinlich wirkt die ausserordentlich starke Belichtung auf die hiefür besonders empfindlichen und weniger widerstandsfähigen pathologischen Gewebe auch als Ueberreiz, welcher bekanntlich den Zelltod zur Folge hat. Dadurch werden die pathologisch veränderten Gewebe zerstört und zur Resorption vorbereitet.

Noch ein Umstand dürfte für die günstige Wirkung der Belichtung massgebend sein: die künstliche und nachhaltige Hyperämie, welche dieselbe an den kranken Stellen hervorruft. Wir wissen, dass die Hyperämie zur Behandlung verschiedener tuberculöser Processe wiederholt angestrebt wurde, und dass man hiemit auch gute therapeutische Resultate erzielt hat. Es sei hier nur auf die *Bier*'sche Behandlung tuberculöser Gelenkleiden hingewiesen, mit welchen man in dieser Beziehung die Wirkung des alten *Koch*'schen Tuberculins *(Neisser, Scholtz)*, sowie auch jene der tief greifenden chemischen Reize, Pyrogallussäure Resorcin *(Ehrmann)*, Milchsäure *(Max Joseph)* u. s. w. in Parallele stellen kann.

Durch die Stauung der Circulation soll auch eine Ansammlung der Stoffwechselproducte der Bakterien stattfinden, welch letztere durch dieselben vernichtet werden; auch fördert nach *Bier* die Hyperämie die Ausbildung des Bindegewebes und Narbengewebes.[1])

Das Licht wirkt nach meiner Ansicht bei derartigen Affectionen genau entsprechend der Wirkung, welche alle physiologischen Reize nach einem allgemeinen Gesetze ausüben: theils anregend, theils als Ueberreiz, lähmend und zerstörend. Ich erblicke in der Lichtbestrahlung ähnlich wie in der Röntgenbestrahlung derartige Reize, welche specifisch wirken und für die Therapie besonderen Werth besitzen 1. wegen der specifischen Qualität ihrer Strahlungen, 2. wegen ihres Vermögens, in die Tiefe zu dringen. Namentlich die letztere Eigenschaft ist für die Behandlung tiefer Granulationsprocesse von Wichtigkeit, denn andere Mittel, z. B. Lapis, Cupr. sulf., Kampher etc., mit welchen man seit altersher torpide Granulationen, Geschwüre und Wunden zur Bindegewebe- und Narbenbildung anregte, erschöpfen ihre Wirkung an der Oberfläche.

---

[1]) Da das Compressorium die kranken Stellen während der Behandlung blutleer macht und somit dem anzustrebenden Zwecke der Hyperämie entgegenwirkt, scheint mir die Annahme *E. Lang's* nicht begründet, welcher in dem Drucke des Kapselapparates ein wesentliches Heilungsmoment erblickt. Seine Behauptung (Wiener dermatolog. Gesellschaft und IV. Internat. Congr. f. Dermatologie und Syph., August 1900, Compt. rend., pag. 171), dass er durch Linsendruck allein Rückbildung beim Lupus erzielt habe, ist vereinzelt und wurde bisher nicht bestätigt. *G. J. Müller* gibt dagegen an (VII. Congress der deutschen dermatolog. Gesellsch., Breslau, Verhandlungsber., pag. 471), dass er von experimentell bis zu acht Stunden wochenlang hindurch geübtem Glasdruck niemals einen Effect sah, dagegen beobachten konnte, dass dort, wo an empfindlichen Stellen nur Licht ohne Druck wirkte, ein deutlicher Einfluss sichtbar wurde. Dasselbe haben *Bang* und *Lesser* (ibid.) constatirt. Die blosse Druckbehandlung des Lupus dürfte wegen der Gefahr, die Infectionskeime aus dem Krankheitsherde herauszupressen, jedenfalls auch nur mit Vorsicht geübt werden.

Glebowsky studirte den histologischen Rückbildungsprocess der lupös afficirten Haut unter dem Einflusse der Lichtbehandlung und kam zu folgenden Beobachtungsergebnissen[1]):

In Hautstücken, welche 24 Stunden nach der Bestrahlung excidirt wurden, fand sich eine Erweiterung und Blutüberfüllung der Gefässe, sowie eine Infiltration der Umgebung derselben mit Auswanderung von Leukocyten vor. Ausserdem wurde eine geringe Erweiterung der Bindegewebsspalten und eine leichte Vacuoldegeneration, welche besonders in den Riesenzellen deutlich ausgesprochen war, nachgewiesen.

In Stücken, welche nach 48 Stunden excidirt wurden, waren neben denselben viel ausgesprocheneren Erscheinungen noch fettige Degeneration des Protoplasmas und nekrobiotische Veränderungen der Kerne der Granulomzellen, besonders in den Riesenzellen (Pyknose und Chromatolyse) nachweisbar (Fig. 108). Nach wiederholten Sitzungen nahmen diese destructiven Erscheinungen in den Riesenzellen zu und schliesslich verschwanden die Riesenzellen. Dies geschah durchschnittlich nach 4—5maligen Lichteinwirkungen. In den epitheloiden Elementen waren die Degenerationsvorgänge im Vergleiche zu jenen in anderen Granulomelementen viel weniger ausgesprochen (zum Unterschiede von den Veränderungen im Lupusgranulom nach der Röntgenbestrahlung, wo solche Differenzen nicht constatirt wurden, s. pag. 232 ff.), hingegen beobachteten *Glebowsky* und *Serapin* in denselben Veränderungen rein progressiven Charakters, beispielsweise Verlängerungen der Kerne und der Zellkörper, man traf Elemente von spindelartiger Form, die zuweilen in Fasern überzugehen schienen. Auch die lymphoiden Elemente des Lupus wiesen während der acuten Reaction ziemlich ausgesprochene Erscheinungen fettiger Degeneration auf, später wurden unter ihnen ovale und spindelförmige Zellen beobachtet. Mit dem Fortschreiten und Abklingen des Reactionsprocesses schwinden im Granulom die zelligen Elemente immer mehr, und zwar von den oberen Schichten des Corions beginnend, und das Bindegewebe trat immer deutlicher hervor (Fig. 109). Erst am Schlusse der Behandlung obliterirten die zahlreichen im Granulom enthaltenen Blutgefässe.

Fig. 108.

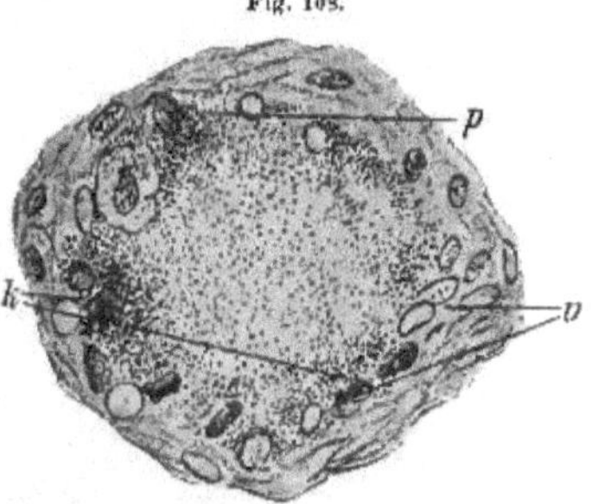

Riesenzelle aus lupös afficirter Haut, 3 Tage nach einer Lichtbestrahlung nach *Finsen*. *Glebowsky-Serapin*, Die Veränderungen im Lupusgranulom unter der Einwirkung des concentrirten Bogenlichtes nach der *Finsen*'schen Methode. Verhandl. d. D. dermat. Ges. VII. Congr.
p Pyknose der Kerne; *v* Vacuolisirte Kerne. *k* Fett.

Nach *A. Sack's* Untersuchungen, welche sich auf Lupus, Ulcus rodens und den Naevus vasculosus planus beziehen[2]), sind die Blutgefässe der erste Angriffspunkt für die Lichtwirkung. An den Wandungen derselben kommt es zu Endothelquellung und -Wucherung, Endovasculitis mit schliesslicher Obliteration der Gefässe. Die regressiven Veränderungen cellulären Charakters, die hier auftreten und zum Theile nekrobiotischer Art sind, sind rein elektiv, indem sie nur bestimmte, weniger standhafte Elemente des kranken Gewebes befallen, während die anderen Elemente innerhalb und ausserhalb des kranken Herdes gerade zur activen Thätigkeit angeregt werden.

Da in jeder Sitzung nur die Behandlung einer kleinen Partie durchgeführt werden kann, welche ein- oder mehreremale wiederholt werden muss, so ist die Dauer der ganzen Behandlung lang, u. zw. abhängig von der In- und Extensität der Affection. Kleine isolirte Herde können in wenigen Sitzungen geheilt werden; grosse Krankheitsherde erfordern aber eine jahrelange Behandlung und stellen die Geduld sowohl des Arztes als auch des Patienten auf eine harte Probe. Um die

[1]) *C. Serapin*, Ueber die Veränderungen im Lupusgranulom unter der Einwirkung des concentrirten Bogenlichtes etc. VII. Congr. d. deutsch. dermatolog. Gesellsch., Verhandlungsbericht, pag. 500 ff.

[2]) München. med. Wochenschr. 8. Juli 1902.

Behandlungsdauer abzukürzen, werden sehr ausgedehnte, stärker infiltrirte und dunkler pigmentirte Partien mit Pyrogallussalbe vorbehandelt, eventuell auch besonders tiefliegende Knoten mit Ignipunctur zerstört.

Bei der Lichtbehandlung des Lupus vulgaris ist es ebenso wie bei der Behandlung dieser Affection mit X-Strahlen zweckmässig, nach einer stärkeren Reaction eine Pause in der Behandlung eintreten zu lassen, damit man nach Ablauf der acuten Erscheinungen zu beurtheilen imstande sei, ob eine Fortsetzung der Behandlung indicirt ist.

Nach *Forchhammer*[1]) zeigt sich gewöhnlich nach einiger Zeit, wenn die Reaction geschwunden und die ganze Partie zur Ruhe gekommen ist, dass noch Reste der Krankheit als isolirte, tief gelegene

Fig. 109.

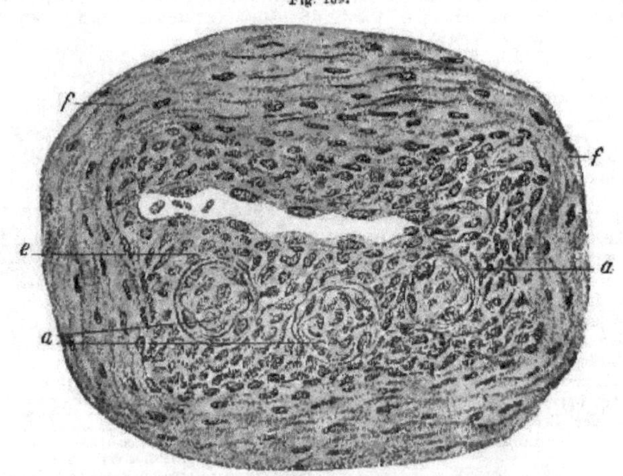

Lupusknötchen nach 4 Sitzungen. Aus *Glebowsky-Serapin*, l. c.
a Blutgefässe mit hyperplasirtem Endothel; *e* Granulationselemente, zwischen denen epitheloide Zellen sichtbar sind; *f* Bindegewebsbündel.

Knoten vorhanden sind. Der Patient muss daher genau beobachtet werden und sich, wenn nöthig, ein- oder mehreremale einer kürzeren Nachbehandlung unterziehen.

Bei nicht allzu ausgebreiteten und inveterirten Lupusherden, welche nicht länger als 10 Jahre bestehen, kann man die durchschnittliche Dauer der ersten „Hauptbehandlung“ auf 3—4 Monate veranschlagen; ältere und ausgebreitete Fälle geben sowohl in Bezug auf die Dauer der Behandlung als auch in Bezug auf die vollständige Ausheilung eine schlechtere Prognose, u. zw. dies zum grossen Theile wegen der Veränderungen, welche die lupösen Gewebe bei solchen Fällen während des Verlaufes der Krankheit, zum Theile auf Grund vorausgehender Behandlung erfahren, und wodurch das Eindringen des Lichtes erschwert wird. Solche Veränderungen sind namentlich fibröses Narbengewebe,

[1]) VII. Congress d. deutsch. dermatol. Gesellsch., Breslau 1901.

intensive braune Pigmentirungen und bedeutende Infiltrationen (*Forchhammer*).

Sowohl *Finsen* als auch seine Mitarbeiter betonen eindringlichst die Wichtigkeit der ständigen Controle, unter welcher die Behandelten lange Zeit hernach bleiben müssen.

Trotzdem die Methode die günstigsten Resultate gibt (85% Heilungen nach *Forchhammer*), gibt es doch eine kleine Anzahl von Fällen (2—3%), bei welchen auch sie versagt. Dazu kommen noch die Fälle, bei denen die Affection auf den Schleimhäuten localisirt ist. Immerhin kann auch der an den Körperöffnungen, am Zahnfleische und selbst am weichen Gaumen sowie auf der Zunge localisirte Schleimhautlupus nach dieser Methode behandelt werden (*Lebon*[1]), *Török* und *Schein*[2]). Bei einer grösseren Reihe von Kranken kommt es zu Recidiven; dies ist nach *Forchhammer* namentlich der Fall bei Kranken, welche es nach beendigter Hauptbehandlung versäumen, zur Observation zu kommen, dann solche Fälle mit verbreiteter und florider Schleimhautentzündung, wo die Rückfälle stets deutlich von den angegriffenen Schleimhäuten ausgehen und schliesslich bei solchen Patienten, welche in der nächsten Zeit nach der Behandlung an schweren und schwächenden Leiden (z. B. Erysipel, Influenza) erkranken.

Als Contraindication wurde bisher ein Fall von *Brocq*[3]) erwähnt, bei welchem die Bestrahlung stets heftigste Ekzeme und Schwellungen hervorrief und daher auf die Dauer nicht durchzuführen war.

Nach *M. Morris* und *E. Dore*[4]) sind für die Finsenbehandlung jene Lupusfälle ungeeignet, welche mit starker Narbenbildung, reichlichem Pigment, starker Vascularisation und Verdickung der Haut vergesellschaftet sind, und welche ungünstige Localisation haben (Augen, Mund, Nasenhöhle). *Leredde* und *Pautier* empfehlen bei Fällen, bei denen vorhergehende therapeutische Versuche Sklerosirungen hervorbrachten, vorbereitende Skarificationen und Cauterisation.[5])

Den Vortheilen dieser Methode, ihrer Zuverlässigkeit, ihrer elektiven Wirkung auf lupöse Herde unter Conservirung jedes gesunden Gewebes, ihrer Schmerzlosigkeit, den schönen kosmetischen Resultaten, dem Freisein von unangenehmen unverhofften Nachwirkungen stehen wiederum einige Nachtheile gegenüber: sie erfordert eine grosse maschinelle Anlage, welche viel kostet und deren Betrieb wegen des grossen Stromverbrauches gleichfalls kostspielig ist; sie macht ein geschultes Wartepersonale nothwendig, sie stellt wegen ihrer langen Dauer nicht nur grosse Ansprüche an die Geduld des Arztes und des Patienten, sondern sie setzt auch eine bedeutende körperliche Ausdauer von beiden voraus.

Man hat Parallelen gezogen zwischen der Licht- und der Röntgenbehandlung und hat die letztere Methode als einfacher, schneller und billiger bezeichnet; es wurde von mancher Seite (*Kümmel* u. a.) mit Rücksicht darauf empfohlen, isolirte Lupusherde nach *Finsen*, grössere Lupusplaques dagegen mit Röntgenstrahlen zu behandeln. Objectiv betrachtet ist die Röntgenbehandlung allerdings einfacher: die Röhre

[1]) La Photothérapie. Paris, Société d'éditions scientifiques, 1901.
[2]) l. c.
[3]) IV. Intern. Congr. de Dermatologie, Paris 1900.
[4]) Brit. med. Journ. 9. Febr. 1901.
[5]) Soc. de Dermatolog. 1. Apr. 1902.

braucht nur auf den Kranken richtig eingestellt zu werden, dann kann man ihn, vorausgesetzt, dass er sich ruhig verhält, sich selbst überlassen und braucht auch kein technisch so geschultes Wartepersonale. Auch ist die Dauer der einzelnen Sitzung viel kürzer als bei *Finsen*, die Röntgenbehandlung als solche ebenso schmerzlos wie die Lichtbehandlung; die Ausdehnung der jedesmal mit X-Strahlen bestrahlten Partien ist viel grösser als bei der *Finsen*'schen Behandlung und die erzielten kosmetischen Resultate genau so schön wie bei letzterer. Dem ist jedoch gegenüber zu halten, dass die Röntgenmethode, wenn auch kein so gut geschultes Wartepersonale, so doch eine grosse Erfahrung und Uebung beim Operateur voraussetzt, dass sie vom Arzte wohl keine so peinliche körperliche Ausdauer, jedoch die Fähigkeit, die Strahlungsintensität, die zulässige Expositionsdauer etc. richtig zu beurtheilen und abzuschätzen voraussetzt, während es bei der *Finsen*'schen Therapie auf derartige Subtilitäten wohl nicht ankommt; es muss der Röntgentherapie vorgeworfen werden, dass sie in vielen Fällen einen definitiven Erfolg nur dann gewährleistet, wenn man eine intensive, schmerzhafte und lange bis zur Verheilung dauernde Dermatitis mit in den Kauf nimmt, und dass ihre Resultate keineswegs immer so augenfällige sind wie bei der Concurrenzmethode.

Bezüglich ihres Werthes bei Schleimhautlupus ebenso wie hinsichtlich der Gesammtdauer der Behandlung dürfte zwischen beiden Methoden kein grosser Unterschied obwalten; jede derselben erfordert nebst der Hauptbehandlung noch mehrere Nachbehandlungen. Ueberhaupt darf man die Vortheile der physikalischen Behandlung des Lupus nicht in der Behandlungsdauer suchen, denn diese ist im allgemeinen nicht kürzer als jene der bisher üblichen Heilmethoden, vielmehr liegen die Vorzüge der neueren Methoden eher darin, dass sie conservativ und fast schmerzlos sind und schöne kosmetische Resultate erzielen.

Aus diesen Erwägungen ergibt sich die Indication für die X-Strahlenbehandlung dann, wenn die Lichttherapie aus äusseren Gründen nicht durchführbar ist, hingegen ein brauchbarer Röntgenapparat zur Verfügung steht.

Die Methode *Finsen's* und deren Resultate haben allgemeine Anerkennung erweckt. Zahlreiche Aerzte reisten nach Kopenhagen, um die Lichtbehandlung an Ort und Stelle zu sehen und zu studiren. Auch Verfasser hatte Gelegenheit, die Einrichtungen des *Finsen*'schen Institutes zu besichtigen, und kann nur seiner Bewunderung über die Zweckmässigkeit der ganzen Anstalt, über die hohe wissenschaftliche Veranlagung der Abtheilungsvorstände dieser Anstalt *(Bang, Forchhammer, Ryn [Larsen], Bie)*, die Arbeitsfreudigkeit und Begeisterung, mit welcher sie die gute Sache zu fördern trachten, Ausdruck geben.

Die Angaben *Finsen's* haben schon jetzt zahlreiche Bestätigung von den namhaftesten Autoritäten erhalten. So berichteten *Lassar, Lesser, Jadassohn, Sabouraud, Petersen, Malcolm Morris, Leredde* und *Pautrier, Ehlers, Burgsdorf, Mackenzie, Dore, Sequeira* und viele andere über ganz analoge Erfahrungen.

Ganz ähnlich wie mit dem Bogenlichtapparate wird die Behandlung mit concentrirtem Sonnenlichte ausgeführt; hiebei muss aber noch darauf Rücksicht genommen werden, dass der Stand der Sammellinse dem Laufe der Sonne entsprechend stets corrigirt werde.

Wie bereits erwähnt, wurden einige Vereinfachungen des *Finsen*schen Apparates angegeben *(Foveau-Trouvé, Lortet* und *Genoud)* und sollen mit denselben in kurzer Expositionszeit (15—30 Minuten: *Gaston, Baudouin, Chatin*) ganz befriedigende Resultate erzielt worden sein (*Foveau de Cormelles*[1]), *Du Castel*[2]), *Lebon*[2]), *Gaston, Baudouin* und *Chatin*[3]).

Die neuen Bogenlampen mit Eisenelektroden scheinen sich bei der Behandlung des Lupus vulgaris nicht so zu bewähren wie die *Finsen*'schen Apparate.

S. Bang[4]) schreibt selbst, dass „die Finsenapparate uneingeschränkt ihre Suprematie den tiefer sitzenden Leiden, wie Lupus vulgaris, gegenüber behalten, wo von dem Eisenlicht abzurathen ist". Auch *Strebel* gibt zu[5]): „Da Funkenlicht und Eisenkühllicht vermöge ihres vorwiegend Ultraviolettgehaltes, dessen Absorption in der Epidermis ungemein gross ist, nur in der obersten Haut wirken können, so ist auch die frühere Finsenmethode noch nicht ersetzt, respective tiefer sitzende Lupusknoten müssen mit farbstrahlenreichem Lichte behandelt werden, welches allein in die Tiefe dringt."

Bang stellt für seinen Apparat die Indication in jenen Fällen, wo man auf einfache und billige Weise eine starke Hautreaction und oberflächliche bakterientödtende Wirkung erzielen will. *Kromayer, Liese, Below, Kattenbracker* und *Schiff* wollen mit der *Kjeldsen*'schen Lampe sehr gute Erfolge bei Lupus vulgaris und erythematodes, Alopecia areata, Acne rosacea, Eczem, syphilitischen Geschwüren, Condylomen, Favus und exulcerirten Hämorrhoidalknoten erzielt haben.

Alopecia areata.

Mit Rücksicht auf die von vielen Dermatologen angenommene parasitäre Natur dieses Leidens, sowie auf die baktericide und haarwuchsincitirende Wirkung des Lichtes (s. pag. 321) und seine Fähigkeit, locale Hautentzündungen hervorzurufen[6]), sah sich *O. Jersild*[7]) veranlasst, die Lichtbestrahlung zur Behandlung von Alopecia areata heranzuziehen.

Seine Methode ist jener, welche *Finsen* zur Behandlung des Lupus vulgaris angegeben hat, sehr ähnlich.

Zu verwenden ist das concentrirte Licht sehr kräftiger Lichtquellen. Die Umgebungen der Flecken werden noch in einer 1—2 Cm. breiten Zone rasirt. Nun wird die Beleuchtung an der Peripherie, und zwar im Gesunden begonnen und allmählich gegen das Centrum vorgeschritten. Täglich finden 1—2 Sitzungen von 1¼ Stunden statt. Von einer Compression der kranken Stellen kann man nach *Jersild* auch absehen und braucht die Haut behufs Abkühlung nur dann und wann mit kaltem Wasser zu benetzen. Richtig ausgeführt ist auch diese Behandlung schmerzlos.

---

[1]) Le médecin, 1902, Nr. 7, Bruxelles.

[2]) L. c.

[3]) Soc. de dermatologie, 1. April 1902.

[4]) Deutsche med. Wochenschr., 1902, Nr. 2.

[5]) L. c. pag. 62.

[6]) Auch die üblichen Behandlungsmethoden gehen ja darauf aus, mittelst chemischer, mechanischer *(Jacquet)* und elektrischer Reize *(Ehrmann, Bordier)* Hyperämie hervorzurufen.

[7]) Annales de dermatologie, 1899, pag. 20.

Jede kranke Stelle wird nur einmal beleuchtet. Die Dauer der Behandlung hängt selbstverständlich von der Ausdehnung der Affection ab.

Der unmittelbare Erfolg dieser Behandlung ist der, dass der weitere Haarausfall an den bestrahlten Stellen sofort aufhört (*Spiegler* [1]), *Jersild* [2]).

Nach mehr oder weniger kurzer Zeit (frühestens nach 11 Tagen, *Jersild*) erscheinen an den kahlen Stellen Lanugohärchen, welche allmählich Pigment bekommen und stärker werden.

Je jünger das Leiden ist, desto besser sind die Heilungsaussichten; bei universeller, lange Jahre bestehender Alopecia areata ist diese Behandlungsmethode erfolglos.

Die Erfolge, von denen *Jersild* berichtet, sind sehr ermuthigend. Nach *Forchhammer's* Statistik wurden in *Finsen's* Lichtinstitut von 49 Fällen 30 geheilt. Weniger günstig sind die Erfahrungen *Sabouraud's*. [3]) Nach seinen Mittheilungen gibt die Methode bei Alopecia areata, welche noch in der Entwicklung begriffen ist, keine hervorragenden Erfolge. Ihre Anwendung ist bei den „torpiden" in ihrer Ausdehnung begrenzten Fällen gerechtfertigt. Auch *Sabouraud* erklärt die Wirkung der Lichtbehandlung bei Alopecie mit der localen Congestion, welche sie hervorruft. [4])

Lupus erythematodes.

Finsen, Bang, Forchhammer [5]), *Leredde* [6]), *Petersen* [7]), *Sabouraud* [8]), *G. J. Müller* [9]) u. a. versuchten die Behandlung mit concentrirtem Bogenlichte auch bei dieser Affection. Die Wirkung derselben ist namentlich bei frischen Fällen ganz zufriedenstellend, bei älterem und namentlich generalisirtem Lupus erythematodes versagt sie hingegen oft. Immerhin gibt es nach *Leredde* Fälle, welche mit anderen Methoden absolut nicht zu beeinflussen waren, und bei denen die Lichtbehandlung entschiedene Besserung herbeiführt. Sehr zweckmässig erschien es diesem Autor, die Plaques vorher mit Hochfrequenzströmen zu behandeln. *Sabouraud* combinirt die Lichtbehandlung mit Scarification und Galvanopunctur. *M. H. Macleod* [10]) behandelte 5 Fälle von Lupus erythematodes nach *Finsen*. 2 wurden entschieden gebessert, 2 unbeeinflusst und in einem Falle trat eine augenscheinliche Verschlimmerung der Affection ein.

Epithelioma.

Bei oberflächlichen beginnenden Cancroiden haben *Finsen, Petersen, Burgsdorf* u. a. von der Lichtbehandlung entschiedene Besserung gesehen. *Sequeira* gibt bei diesem Leiden der Röntgenbestrahlung den Vorzug.

---

[1]) VII. Congr. d. deutschen dermatol. Gesellsch., Breslau, pag. 469.

[2]) Mittheilungen aus *Finsen's* med. Lichtinst., 1, pag. 113.

[3]) Der berühmte französische Forscher schreibt in dem Briefe, den er mir jüngst freundlichst gesandt hat: „J'ai expérimenté pendant six mois la photothérapie de *Finsen* dans la pelade. Et j'ai obtenu des résultats médiocres, beaucoup plus médiocres que l'Ecole de Copenhague me semblait les annoncer dans le traitement de cette maladie."

[4]) Cit. bei *H. Lebon*, La Photothérapie. Paris 1901, pag. 22.

[5]) Congrès pour l'étude de la tuberculose. Paris 1898 und Dermatologen-Congress Breslau 1901.

[6]) Bulletin général de thérapeutique.

[7]) VII. Congr. d. deutschen dermatolog. Gesellsch., 1901.

[8]) L. c.

[9]) L. c.

[10]) Brit. med. Assoc. meeting at Manchester, 30. Juli 1902.

Naevus vascularis.

Nach *Forchhammer* kann durch die Lichtbehandlung ein bedeutendes Abblassen der tiefroth gefärbten Affectionen erreicht werden, und wurde die Affection in einzelnen Fällen vollständig beseitigt. *Petersen* constatirte bei einem Falle, wo sich der Naevus von der Stirne auf das Augenlid erstreckte, dass sich nicht nur die bestrahlte Stelle auf der Stirne, sondern auch jener Theil des Naevus am Oberlid, welches nicht bestrahlt werden konnte, besserte.

Andere Hautkrankheiten.

Die Behandlung mit intensiver Lichtbestrahlung wurde noch bei verschiedenen anderen Dermatosen versucht (Acne vulgaris — *Finsen;* Furunculose — *Strebel, Barbensi;* Acne rosacea — *Finsen, Strebel,* Rhinophyma — *Leredde,* Psoriasis — *G. J. Müller, Strebel, Barbensi;* Sycosis parasitaria und non parasitaria — *Finsen, G. J. Müller;* Biskrabeule — *Petersen;* Favus — *Finsen*); die Erfahrungen hierüber sind noch gering, die Erfolge wechselnd und zweifelhaft. Auch varicöse Geschwüre, septische Wunden, Fisteln nach Bubonenoperationen etc. sollen nach *G. J. Müller* u. a. unter Lichtbestrahlung schneller heilen.

Finsen[1]) empfahl auch die Methode der Behandlung mit concentrirtem Lichte bei bakteriellen Affectionen, welche nicht ganz oberflächlich liegen und wo die Möglichkeit vorliegt, die betreffenden Gewebe blutleer oder blutarm zu machen. Dies wäre z. B. bei den tuberculösen Erkrankungen der kleinen Gelenke in den Extremitäten bei kleineren Kindern der Fall, welche stark pellucid und mit der *Esmarch*'schen Binde leicht blutleer gemacht werden können. *G. Hurtado* will auch eine Arthritis tuberculosa des Ellbogengelenkes so geheilt haben.[2]) Ob hierüber noch weitere Erfahrungen vorliegen, ist mir nicht bekannt.

Dass sich Sonnenbäder unter Umständen bei derartigen Leiden bewährten, wurde an anderer Stelle (s. pag. 357) erwähnt.

Geschlechtskrankheiten.

G. Barbensi und *Strebel*[3]) behandelten syphilitische Sklerosen, Gummen und weiche Schanker mit concentrirtem Lichte und Ultraviolettbestrahlung (Eisenlicht oder Funkenlicht). Die luetische Localaffection soll unter dieser Therapie schnell abheilen; secundäre Erscheinungen werden jedoch dadurch nicht verhindert. Die Lichtbehandlung müsste daher mit Quecksilber- und Joddarreichung combinirt werden. Bei der venerischen Helkose genügten nach *Strebel* 2—3 Bestrahlungen, um das Geschwür innerhalb weniger Tage zur Verheilung zu bringen. Ein deutlicher Einfluss auf die Drüsenschwellungen ist jedoch nicht wahrnehmbar.

Die therapeutische Verwendung anderer Lichtquellen.

§ 68. Während bei der im vorstehenden Capitel besprochenen Methode die Lichtstrahlung des Voltabogens zur Anwendung gelangt, wird in einer anderen Behandlungsart, welche von *Strebel* angegeben wurde, die Lichtstrahlung, welche vom condensirten Funken des hochgespannten

[1]) Ueber d. Anwendung von conc. chem. Lichtstrahlen, Leipzig 1899, pag. 50.

[2]) Revista Ibero-Americ. de C. med. 1901, Nr. 12.

[3]) Revista critica di Clinica Medic., cit. bei *Foveau de Courmelles,* L'année électr., 1902, pag. 392.

Inductionsstromes ausgeht, benutzt. Dass dieses Licht sehr reichhaltig an ultravioletten Strahlen ist, ist eine altbekannte Thatsache und die Phototechniker und Spectrographen bedienen sich zu ihren spectroskopischen und photospectrographischen Versuchen seit vielen Jahren des zwischen geeigneten Metalllegirungen überspringenden, durch Leydenerflaschen verstärkten Inductionsfunkens.[1])

Nachdem es durch anderweitige Versuche festgestellt war, dass ultraviolette Strahlen starke baktericide Wirkungen besitzen, war von vornherein anzunehmen, dass sich die Lichtstrahlung des Inductionsfunkens in dieser Richtung als besonders kräftig erweisen werde. Diesen Nachweis haben nun *Marshal Ward*[2]) und *H. Strebel*[3]) thatsächlich erbracht. *Strebel* zeigte, dass der Funke eines Inductoriums mit 20 Cm. Schlagweite alle möglichen Mikroben auf 70—140 Cm. in einigen Minuten, bei grösserer Annäherung der Objecte an die Lichtquelle in Belichtungszeiten abtödtet, welche den mit Bogenlicht erzielten durchaus nicht nachstehen. Auch auf die Haut wirkt die Strahlung des Inductionsfunkens genau so wie jene des Voltabogens, indem sie Erytheme und Pigmentationen hervorruft.

Die biologische Wirkung des Inductionslichtes ist zum grossen Theile eine solche von ultravioletten Strahlen; da es Strahlen grösserer Wellenlänge nur in geringen Mengen enthält, ist die eventuell in Betracht zu ziehende Wirkung der letzteren jedenfalls nur eine untergeordnete.

Welche Rolle bei den bekannten und noch nicht bekannten Wirkungen dieser Strahlung die von der Funkenstrecke ausgehenden elektrischen Wellen spielen, das festzustellen bleibt weiteren Untersuchungen vorbehalten.

Die Verwendung von Funkenlicht erscheint aus dem Grunde rationell, weil die Lichtquelle so wie bei den Metallelektroden-Bogenlampen sehr nahe an das Object herangebracht und damit die Lichtwirkung verstärkt werden kann. Mit Rücksicht hierauf und den Umstand, dass die Stelle der eigentlichen Lichtquelle keiner so aufmerksamen Ueberwachung und Regulirung bedarf wie bei den früher erwähnten Apparaten, und dass sich diese Lichtquelle in wenig umfangreichen Gehäusen unterbringen lässt, erscheinen, wofern man auf die Wirkung von ultravioletten Strahlen reflectiren sollte, die *Strebel*'schen Funkenlichtapparate vorwiegend dann geeignet, wo es erwünscht erscheint, ultraviolette Strahlen in Körperhöhlen wirken zu lassen.

Das *Strebel*'sche Instrumentarium zur Herstellung dieses Lichtes besteht aus einem kleinen (oder grossen, aber auf eine kleine Funkenstrecke eingestellten) Funkeninductorium, dessen Secundärpole mit einer Funkenstrecke verbunden sind. Parallel dieser Funkenstrecke, d. h. ein Pol mit dem inneren, der andere mit dem äusseren Belage verbunden, ist eine Leydenerflasche (oder eine Batterie von solchen) geschaltet.

---

[1]) Auch die stillen, dunkeln, nicht leuchtenden elektrischen Effluvien von Influenzmaschinen und *Ruhmkorff*'schen Inductorien enthalten, wie *Rood* (Fortschr. der Physik, 1864, pag. 257), *Berthelot* (Ann. Chim. Phys. (7). 19, pag. 150; *Tommasi*, (Beibl. Annal. Phys. Chem., 1836, pag. 427), *E. H. Cooks* (Philosoph. Mag. 1899, Ser. 5, Vol. XXXVII, pag. 40) u. a. nachgewiesen haben, viel ultraviolette Strahlen und wirken auf photographische Präparate ähnlich actinisch wie Lichtstrahlen.

[2]) Proc. of R. Soc. of London, 1894., Bd LIV, pag. 472 ff.

[3]) Deutsche med. Wochenschr., 1901, Nr. 5, 6.

Der Funke springt nun in verschiedenen Instrumenten über. Der sogenannte Kapselapparat zur Bestrahlung der äusseren Haut besteht aus einem kurzen, 6 Cm. weiten Ebonitrohre, das an einer Seite mit einer Quarzlinse, an der anderen Seite durch einen Hohlspiegel von Magnaliummetall abgeschlossen ist. Die Zuleitungen durchsetzen die Wand dieser Kapsel und endigen in einem oder mehr Paaren von Aluminiumelektroden, welche sich vor dem Hohlspiegel in kurzen Distanzen gegenüberstehen (Fig. 110).

Görl [1]) schaltete zwischen den beiden Elektroden isolirte Aluminiumkugeln in *S*-Form hintereinanderstehend ein. Der Funke springt von Kugel zu Kugel über und beschreibt dabei einen *S*-förmigen Weg. Durch eine Oeffnung wird mittels eines Gebläses Luft in die Kapsel gepresst und hiemit das vom Funken gebildete Ozon und Metalldampf ausgetrieben sowie einer Erhitzung der Elektroden entgegengearbeitet.[2]) Der Apparat wird gleichzeitig als Lichtquelle sowie als Compressorium benützt und vom Patienten selbst an die zu behandelnde Hautstelle gedrückt.

Fig. 110.

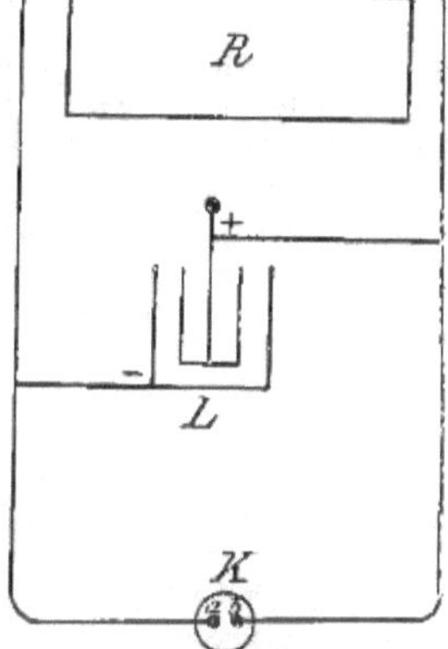

Zur Bestrahlung von Körperhöhlen construirte *Strebel* ganz ähnliche Instrumente, welche entsprechend der zu behandelnden Körperstelle wie Katheter, Mastdarm- und Scheidenspiegel geformt sind. Die Instrumente sollen beim Einführen durch den Druck und die Ausdehnung der Schleimhäute anämisirend wirken.

Mag auch der Gedanke ein guter sein, die Art, wie diese Apparate zur Ausführung gelangen, d. h. als blosse Glaskolben und -Röhren, in welche die isolirten Drähte hineinragen, lässt den Nutzen derselben fraglich erscheinen, denn ohne Rücksicht darauf, dass Glas Ultraviolett stark absorbirt, und dass somit von der ultravioletten Strahlung des Inductionsfunkens wenig nach aussen gelangt, wird Glas als Materiale der entsprechenden Apparate verwendet. Wohl gab *Strebel* an, man solle in den Instrumenten (gegenüber der Funkenstrecke) Quarzfenster anbringen; doch kommen diese Anordnungen meines Wissens nicht zur Ausführung.

Mit derartigen gläsernen Apparaten dürften wohl nur bei ausserordentlich langer Bestrahlung irgend welche biologische und therapeutische Wirkungen zu erzielen sein.

Das Einführen eines gläsernen Katheters in die männliche Urethra ist nicht ungefährlich. Es sei daran erinnert, dass vor nicht allzulanger Zeit ein Fall bekannt wurde, wo eine gläserne Sonde in der Harnröhre abbrach und zur Entfernung derselben die Sectio alta vorgenommen werden musste.

Als eine andere Form des Funkenlichtes schlug *Strebel* jene Strahlen vor, welche der Oeffnungsfunke des *Wagner*'schen Hammers an einem

[1]) München. med. Wochenschr., 1901, Nr. 19.

[2]) Das Licht selbst ist kalt.

Inductionsapparate producirt. *Strebel* wies nach, dass dieses Licht, wofern der Unterbrechungsfunke von Aluminiumcontacten geliefert wird, sehr reich an Farbstrahlen ist, aber doch nicht so stark wie das des Voltabogens, dagegen reicher an Ultraviolett als dieses. Da die Wärmestrahlung dieses Lichtes eine kräftige ist, muss für eine Kühlvorrichtung vorgesorgt werden.

Auch auf die eventuelle therapeutische Verwendung der ultravioletten Strahlen im elektrischen Büschellichte haben der Verfasser[1]) und *Strebel*[2]) hingewiesen. *Strebel* construirte einen kleinen Condensator, welcher diese elektrischen Entladungen auf einer Kreisfläche vor sich gehen lässt. Auch *S. Leduc* gab einen entsprechenden Apparat an.[3]) Dieser Condensator steckt isolirt in einer Kapsel mit Quarzabschluss und kann als Compressorium verwendet werden. In einen Stromkreis können 5—10 derartige Apparate eingeschaltet werden und damit ebenso viele Patienten bestrahlt werden.

Je nach der Schnelligkeit, mit welcher die Reaction eintritt, werden mit diesen Apparaten alle 1—3 Tage $^1/_4$—1stündige Bestrahlungen vorgenommen. Da bei Verwendung des Kapselapparates die Bestrahlungsfläche einen Durchmesser von 5 Cm. hat, kommt man nach *Strebel* rasch vorwärts.

Ueber Resultate dieser Behandlungsmethoden liegen bisher nur die Berichte dieses Autors vor. Derselbe will auf diese Weise Lupus vulgaris (deutliche Besserung nach mehreren $^3/_4$stündigen Bestrahlungen), luetische Geschwüre (nach einigen halbstündigen Bestrahlungen Ueberhäutung), hartnäckige Psoriasis (8 Sitzungen von je $1^1/_2$ Stunden Dauer), eine 5markstückgrosse Plaque von Herpes tonsurans (21 halbstündige Bestrahlungen), Sycosis (zwölf Sitzungen von 25—30 Minuten Dauer — gleichzeitig Epilation), Eczema madidans (2 Sitzungen), Ulcus cruris (nach 9—20 Sitzungen Ueberhäutung), und Alopecia areata (8 Sitzungen) sehr günstig beeinflusst haben. Auch bei Schleimhauterkrankungen (Fluor albus blennorrh. — einen Monat hindurch alle 3 Tage 1 Bestrahlung von 20 Minuten Dauer, daneben Kochsalzirrigationen, chron. Metritis — 10 intrauterine Bestrahlungen, Gonorrhoe des Mannes — 5—6malige Bestrahlung von je 15 Minuten Dauer, Otorrhoe — 10 Sitzungen à 15 Minuten, luetische Rhagaden — 3 Sitzungen) soll diese Behandlung auffallende Besserungen, Aufhören der Secretion, Schwinden sämmtlicher Beschwerden zur Folge haben.

Allerdings soll, wie *Strebel* selbst angibt, diese Behandlung unter Umständen auch starke Reizungen der Schleimhaut (Schwellungen, Schmerz beim Uriniren etc.) hervorrufen.

Die Behandlung des Lupus vulgaris mit elektrischem Büschellicht gibt, wie ich mich mit meiner Elektrode, die sehr reichliches Büschellicht abgibt (siehe Tafel, Fig. 7), überzeugt habe, auch bei sehr langer Durchführung derselben keine vollständig befriedigenden Resultate. Zwar konnte ich bei lupösen Geschwüren eine deutliche Besserung,

[1]) Die physiolog. Wirkungen der Polentl. Sitzungsber. d. k. Akad. d. Wissensch. in Wien, Mathem.-naturw. Classe, Bd. CIX, Abth. III, 1900, pag. 652.

[2]) L. c.

[3]) Cit. L'année électrique, 1901, pag. 389.

eine sichtbare Tendenz zur Ueberhäutung wahrnehmen [1]), doch traten stets nach längerer oder kürzerer Zeit Recidiven auf. Weitere Erfahrungen hierüber sind abzuwarten.

Bei den bisher besprochenen Formen der Lichtbehandlung dienten als Lichtquellen Körper, welche so zum Leuchten, d. h. zur Aussendung von Lichtstrahlen gebracht wurden, dass ihr Inhalt an Wärmeenergie bis zu jenem Grade gesteigert wurde, bei welchem die Lichtbestrahlung beginnt. Wie wir (pag. 305) gesehen haben, gibt es neben dieser normalen Art des Leuchtens auch andere Arten der Lichtentwicklung — Luminiscenz —, welche wohl auch durch äussere Ursachen, aber ohne entsprechende Temperatursteigerung erzeugt werden. Die medicinische Literatur der letzten Jahre verzeichnet einige Versuche, auch diese Art der Lichtstrahlung (zu welcher man auch jene des Inductionsfunkens zählen könnte) zur therapeutischen Anwendung zu bringen.

Das durch Elektricität in luftverdünnten *Geissler*'schen Röhren erzeugte Licht ist, wie die Untersuchungen von *Norley* [2]), *H. W. Vogel*, *Caprion* [3]) u. a. ergeben haben, trotz seiner scheinbaren Schwäche gut actinisch und hat einen bedeutenden Gehalt an ultravioletten Strahlen. Dieses Licht ist kalt. *Strebel* zieht von der photochemischen Eigenschaft des Glimmlichtes Nutzen, indem er Instrumente für Körperhöhlenbestrahlung construirte, bei welchen Helium als Gasfüllung verwendet wird. Das Licht dieser Apparate ist nach seinen Angaben stark baktericid und durchdringt die Gewebe sehr gut. *Strebel* wendet dieses Licht vorzüglich zur Behandlung von Schleimhautaffectionen, und zwar in ähnlicher Weise wie das Licht des Inductionsfunkens an.

Auch von einer anderen Gruppe von Luminiscenzerscheinungen der Fluorescenz und Phosphorescenz sind gewisse physiologische und therapeutische Wirkungen mitgetheilt worden.

Unter Fluorescenz versteht man ein eigenthümliches Selbstleuchten gewisser Körper, welches durch Lichtstrahlen hervorgerufen wird und nur so lange dauert, wie die Bestrahlung.

Die Fluorescenz ist eine eigenartige Wirkung des absorbirten Lichtes.

Das Fluorescenzlicht enthält meist nur Wellenlängen, welche nicht kleiner sind als jene des erregenden Lichtes. Wenn man z. B. die Fluorescenz von Chininlösungen untersucht, so sieht man, dass die fluorescenzerregende Wirkung vorzüglich dem kurzwelligen Lichte eigen ist. In diesem Fluorescenzlichte treten aber auch Lichtarten auf, deren Wellenlänge grösser ist als diejenige irgend eines Bestandtheiles des fluorescenzerregenden Lichtes, dagegen treten in dem Fluorescenzlichte keine Wellenlängen auf, welche kleiner wären als die des fluorescenzerregenden Lichtes. Für andere Substanzen, z. B. Eosin, Fluorescein und Naphtalinroth, trifft das Gesetz, dass das Fluorescenzlicht keine kleinere Wellenlänge enthalten könne als das erregende Licht, nicht zu.

Die fluorescenzerregende Wirkung ist, wie wir gesehen haben, den am markantesten physiologisch wirksamen Strahlungen (ultravioletten Strahlen, Röntgenstrahlen und Becquerelstrahlen) gemeinsam, was insbe-

---

[1]) Die Verwendung der Spannungselektricität etc., Referat f. d. VIII. Congr. d. deutschen dermatolog. Gesellsch. Berlin 1901, Verhandlungsber., pag. 71.

[2]) Photograph. Mittheilungen, 1871, Bd. VIII, pag. 102.

[3]) Photographed Spectra, London 1877.

sonders aus dem Grunde auffällig ist, weil diese Strahlungen, wie man annimmt, keine grosse Verwandtschaft haben. Es ist naheliegend, die gemeinsame Quelle dieser physiologischen Wirkungen in der fluorescenzerregenden Kraft aller dieser Strahlungsarten zu suchen, und dies scheint begründet 1. in der von verschiedenen Untersuchern festgestellten Fluorescenzfähigkeit thierischer Gewebe, 2. in den eigenthümlichen biologischen Wirkungen des Fluorescenzlichtes, welche von *Tappeiner* und *Raab* nachgewiesen wurden.

H. v. Tappeiner[1]) veranlasste *O. Raab* die Einwirkung des bei Belichtung von Phenylacridin entstehenden Fluorescenzlichtes auf Infusorien zu prüfen. Als Untersuchungsobject diente Paramaecicum caudatum am hängenden Tropfen in feuchter Kammer. Es zeigte sich, dass Paramaecien, mit Acridinlösung 1:20.000 versetzt, in Sonnenlicht nach 6 Minuten, dem diffusen Tageslicht ausgesetzt nach ca. 60 Minuten starben: ganz im Dunkeln gehalten waren sie jedoch noch nach 6000 Minuten (100 Stunden) am Leben. Wurde in den grünen Spectralabschnitt eines mittels Quarzprismas zerlegten kräftigen elektrischen Bogenlichtes eine mit Eosinlösung (1:800) versetzte Eosincultur aufgestellt, so zeigte sie nach 2—4stündiger Einwirkung alle Stadien der Schädigung bis zum Tode. Die anderen Spectralabschnitte (welche die Fluorescenz des Eosins sehr wenig erregen) erwiesen sich als wirkungslos. Wurde eine mit Acridinlösung 1:20.000 versetzte Paramaeciencultur derartig aufgestellt, dass alles an sie tretende Licht vorher eine 4—5 Cm. dicke Schicht einer concentrirten Acridinlösung (1:500) passiren musste, so trat die Lichtwirkung nicht mehr ein, die Paramaecien waren noch nach einer Woche gesund, selbst bei Durchleuchtung mit Sonnenlicht. Wurde hingegen als Vorlage eine Chininlösung genommen, so trat die Wirkung in gewohnter Weise ein, offenbar weil jetzt nur mehr die unwirksamen ultravioletten und nicht die die Fluorescenz des Acridins erregenden violetten Strahlen von der Vorlage absorbirt werden. Der letztere Versuch beweist zugleich, dass nicht das ausgesandte Fluorescenzlicht, sondern der Vorgang bei der Fluorescenzerregung selbst das schädliche Moment darstellt. *v. Tappeiner* fasste die Ergebnisse seiner Versuche so zusammen: Licht gewinnt bei Gegenwart von Acridin, Phenylacridin, Eosin, Chinin in Verdünnungen, in denen diese Stoffe für sich allein (im Dunkeln) entweder gar nicht oder nur noch sehr wenig giftig sind, einen stark schädigenden Einfluss auf Paramaecien. Diese Wirkung steht mit der Eigenschaft genannter Stoffe, zu fluoresciren, in genetischem Zusammenhange. Das Schädliche liegt indess nicht im erzeugten Fluorescenzlichte, sondern im Vorgange der Fluorescenzerregung.

O. Raab vermuthet, dass es sich hier um eine Umsetzung der Energie der Lichtstrahlen in chemische Energie handelt, analog dem Chlorophyll (einem ebenfalls stark fluorescirenden Körper), nur mit dem Unterschiede, dass diese Uebertragung bei den Paramaecien die Vernichtung, bei den Pflanzen die Fortführung des Lebens bedingt.

v. Tappeiner glaubt, dass diese Art von Lichtwirkung in den thierischen Organen und Flüssigkeiten (Haut, Netzhaut, Blut und Lymph-

[1]) Münchener med. Wochenschr., 1900, Nr. 1, pag. 5 und Zeitschr. f. Biologie, Bd. XXXIX.

serum), welche die Fähigkeit zu fluoresciren besitzen, eine Rolle spielt. Er vermuthet auch, dass die Ursache der von *Wedding*[1]) beobachteten Hautentzündungen bei Thieren, welche mit Buchweizen gefüttert wurden, darin zu suchen sei, dass Stoffe in den Körper gelangen, welche fluorescenzfähig sind.

Eine der Fluorescenz sehr nahe verwandte Luminiscenz ist die Phosphorescenz. (Nach *Becquerel* ist die Fluorescenz nur eine Phosphorescenz von sehr kurzer Dauer.) Eine grosse Anzahl von Körpern strahlt unter dem Einflusse kräftiger Belichtung, namentlich solcher Lichtquellen, welche viel ultraviolette Strahlen aussenden, ein sanftes Licht aus, ganz ähnlich wie dies bei der Fluorescenz der Fall ist. Von den letzteren unterscheidet sich aber diese Lichtstrahlung dadurch, dass sie eine merkliche, oft sogar erheblich lange Zeit nach der Bestrahlung andauert, während die fluorescirenden Substanzen keine merkliche Zeit nach der Bestrahlung fortleuchten.

Die Zahl natürlicher und künstlicher Substanzen, welche die Eigenschaft der Phosphorescenz in augenfälligem Masse besitzen, ist eine ziemlich beträchtliche. Von den natürlichen Phosphoren (Lichtsauger, Lichtmagnete) seien der Diamant, der Kalkspat, der Chlorophan erwähnt. Künstliche Phosphore sind die Sulfate der alkalischen Erden, welche man durch Glühen von Schwefel mit Kalk, Baryt oder Strontian erhält. Das violett phosphorescirende Schwefelcalcium ist die beste und am hellsten phosphorescirende Substanz, welche man bis heute kennt. Diese Farbe wird nach ihrem Entdecker *Balmain*'sche Leuchtfarbe genannt.

Die Farben des Phosphorescenzlichtes sind nicht nur von der chemischen Zusammensetzung der betreffenden phosphorescirenden Substanz, sondern auch in hohem Masse von deren physikalischer Beschaffenheit und ihrer Temperatur abhängig. Auch die Intensität des Phosphorescenzlichtes wird durch Erwärmen erhöht. Sowie das Fluorescenzlicht besteht das Phosphorescenzlicht aus Strahlen grösserer Wellenlänge als das erregende Licht; es spricht vieles dafür, dass in dem Phosphorescenzlichte Energie ausgegeben wird, welche dem absorbirten Lichte der erregenden Lichtquelle entnommen wurde. Von dem Vorgange der Umwandlung der Lichtbewegung des erregenden Lichtes in jene des Phosphorescenzlichtes haben wir leider noch keine einwandfreien, durchgebildeten Anschauungen *(A. Lampa)*. Das Licht der besten und am kräftigsten leuchtenden, am Tageslicht erregten phosphorescirenden Substanzen ist verhältnissmässig schwach; nach *Eder*[2]) wirkt es bei unmittelbarer Berührung auf eine Bromsilbergelatineplatte ungefähr so kräftig wie das Licht einer Normalkerze in einer Distanz von 50 Cm. Phosphorescenzlicht wirkt immer viel schwächer als jenes Licht, welches die Phosphorescenz erregte.

Seebeck und *Becquerel* fanden die merkwürdige Thatsache, dass die gelben und rothen Strahlen die Wirkung der violetten Strahlen aufheben, indem sie das durch diese hervorgerufene Leuchten auslöschen, respective bedeutend abschwächen.

[1]) S. pag. 332.

[2]) Ausführl. Handb. d. Photogr., I, 1, pag. 461.

Während fluorescirende Platten benützt werden, um das ultraviolette Spectrum sichtbar zu machen, indem dasselbe sichtbare Fluorescenzstrahlen an den getroffenen Stellen erregt, werden nach *Becquerel* Phosphorescenzplatten zur Sichtbarmachung des Ultraroth verwendet. Bringt man z. B. eine mit *Balmain*'scher Leuchtfarbe überzogene, dem Tageslicht ausgesetzt gewesene und daher leuchtende Platte ins Dunkle, so hört das Leuchten auf, wo ultrarothe Strahlen hinfallen, es entsteht ein negatives Bild des Spectrums.

Es ist sehr naheliegend, diese merkwürdige Thatsache mit gewissen Wirkungen des rothen Endes des Spectrums auf thierische Gewebe in Zusammenhang zu bringen; dies umsomehr, weil nachgewiesen ist, dass bestimmte Gewebe die Fähigkeit der Fluorescenz besitzen und der Vorgang der Fluorescenzerregung wiederum Veränderungen im ersteren bewirkt.

Die Strahlen des Phosphorescenzlichtes liefern im allgemeinen ein continuirliches, bis ins Blaue reichendes Spectrum. Die Farbe des ausgestrahlten Lichtes ist unabhängig von der Farbe der erregenden Strahlen, d. h. eine bestimmte Leuchtsubstanz strahlt immer dasselbe Licht aus, gleichgiltig ob sie durch blaues, violettes oder weisses Licht erregt wird.

Die Dauer des Phosphorescenzlichtes nach der Belichtung ist bei verschiedenen Körpern verschieden. Zwischen der Intensität des Phosphorescenzlichtes und der Dauer des Leuchtens existirt keine Beziehung.

Wie nach den Tabellen in *Eder's* „Recepte und Tabellen für Photographie und Reproductionstechnik" pag. 72 ersichtlich, nimmt die photographische Wirkung (Helligkeit) des blau phosphorescirenden Schwefelcalciums nach empfangenem Lichteindrucke rasch ab. Nimmt man die Helligkeit unmittelbar nach der Belichtung mit 100 an, so ist schon nach 18 Secunden 56·5, nach 45 Secunden 25·1, nach 1 Minute 33 Secunden 14·1 etc. Auch die Leuchtkraft phosphorescirender Farben nach empfangenem Lichteindrucke nimmt schnell ab, und zwar in den ersten Secunden nach der Insolation schneller als später.

Nach der Entdeckung der X-Strahlen äusserten *H. Becquerel*[1]) und gleichzeitig mit ihm eine Reihe anderer Physiker die Ansicht, dass phosphorescirende Körper unter geeigneten Versuchsbedingungen veranlasst werden können, dunkle, auf die photographische Platte durch opake Körper hindurch wirksame Strahlen auszusenden, demzufolge in dieser Hinsicht ähnlich den Röntgenstrahlen zu wirken.[2])

Mit Rücksicht hierauf sah ich mich veranlasst, einige Versuche anzustellen, um eine eventuelle biologische Wirkung des Phosphorescenzlichtes zu prüfen.

Herr Hofrath *Eder* stellte mir zu diesem Zwecke eine Standard-Lightplatte zur Verfügung. Dieselbe besteht aus einer zwischen 2 Glasplatten festgehaltenen Schichte der sogenannten *Balmain*'schen Leuchtfarbe, d. h. einer Mischung von geglühten Schwefelverbindungen des Calcium, Baryum und Strontium, welche ein verhältnissmässig ausserordentlich starkes und lange dauerndes Phosphorescenzlicht auszusenden vermag. Doch ist diese lange Dauer der Leuchtkraft eine nur relative (s. o.).

Um die Phosphorescenzplatte zum Leuchten zu bringen wurden $2^1/_2$ Cm. eines Magnesiumbandes verbrannt und die Flamme desselben möglichst nahe der Oberfläche des Glases hin- und hergeführt. Die Platte erstrahlte sodann schon bei ganz geringer Verdunkelung in sehr schönem intensivem blauen Lichte. Da die Leuchtkraft der

---

[1]) 4. Aufl. bei *Knapp* in Halle, 1896.

[2]) Compt. rend. 1896, pag. 420.

phosphorescirenden Substanz rapid abnimmt, musste alle 3 Minuten die Beleuchtung mit Magnesiumlicht wiederholt werden. Ein längeres Stück des Magnesiumbandes wurde nicht verbrannt, da der mit $2^1/_2$ Cm. erzielbare Leuchteffect nicht erhöht werden kann.

Diese leuchtende Schichte wurde auf eine diffuse Aussaat des Staphylococcus pyogenes aureus auf Agar in einer Petrischale möglichst nahe herangebracht, und zwar in der Weise, dass zum Versuche eine sehr seichte Schale gewählt, und in dieser ein dreifach dicker Nährboden gegossen wurde. Zwischen die Phosphorescenzplatte und die Cultur wurde ein Blatt lichtdichten Papieres geschoben, in welchem ein Kreuz ausgeschnitten war. Dies geschah zu dem Zwecke, um eine Differenzirung zwischen dem Wachstbum der bestrahlten Partien und jenem der unbestrahlten ermöglichen zu können.

Durch 3 Stunden lang wurde in der Weise vorgegangen, dass die Phosphorescenzplatte alle 3 Minuten mit dem Lichte eines $2^1/_2$ Cm. langen Magnesiumbandes belichtet und dann auf die offene Schale wieder gelegt wurde. Während das Magnesium leuchtete, war die Cultur selbstverständlich an einem dunklen Ort deponirt, damit sie von der Einwirkung der intensiven chemischen Strahlen des Magnesiumlichtes bewahrt bleibe. Nach drei Stunden kam die Cultur in den Brutofen.

Am nächsten Tage zeigte sich der Nährboden von einem gleichmässigen dichten Rasen bewachsen, welcher nirgends einen Unterschied der Entwicklung aufwies.

Der Versuch wurde in gleicher Weise durch 6 Stunden hindurch wiederholt, gab aber auch dann, ebenso wie bei gleicher Behandlung einer Typhuscultur, ein analoges negatives Resultat.

Es besitzt mithin das Phosphorescenzlicht von der in diesen Versuchen zur Verfügung stehenden Intensität keinen Einfluss auf die Bakterienentwicklung.

In neuester Zeit wandte *C. Roth* das von phosphorescirenden Körpern ausgestrahlte Licht bei verschiedenen Affectionen in den Hohlräumen und Kanälen des Körpers an und erzielte angeblich bei chronischem Nasenkatarrh günstige Heilwirkungen. Nach meinen oben geschilderten Versuchsergebnissen wäre ein derartiger Erfolg keinesfalls auf eine deletäre Wirkung des Phosphorescenzliches auf Bakterien zurückzuführen, wie *Roth* scheinbar anzunehmen geneigt ist (Zeitschr. f. angew. Chemie).

Ein Rückblick auf die bisherigen Ergebnisse der Forschungen in dem Gebiete der Phototherapie zeigt, dass wir dank der Arbeit der Photochemiker und Physiker, dank der Initiative zahlreicher Aerzte bemerkenswerthe Kenntnisse über die Eigenschaften und Wirkungen des Lichtes bereits besitzen und in der Lage sind, diese Naturkraft zweckmässig therapeutisch anzuwenden. Es ergeben sich aber auch noch manche grosse Lücken, welche auszufüllen weiterer intensiver Arbeit vorbehalten ist. Insbesonders scheint es geboten, in Zukunft nebst der genauen Beachtung aller Umstände, unter welchen die besser studirten stark brechbaren kleinwelligen Strahlen zur Wirkung gelangen (z. B. neben der chemischen Actinität auch der Helligkeit des Lichtes, der quantitativen Bestimmung der absorbirten Strahlen etc.) auch die Wirkungsweise der weniger brechbaren, langwelligen und in die Gewebe tiefer eindringenden Strahlen, sowie die Reactionsweise verschiedener Gewebe und Organtheile auf die Belichtung mit den Strahlen dieser Spectralbezirke zu studiren.

Nachtrag zur Behandlung mit X-Strahlen.

In dem Bestreben, die Dosirung auf exactere Grundlagen zu stellen, haben einige Autoren Hilfsapparate angegeben, welche die Menge des verwendeten Mittels (die Intensität der X-Strahlen) zur Anzeige bringen sollen. Wie schon früher (pag. 199) hingewiesen wurde, empfehlen *Beclère*, *Gaston*, *Oudin* u. a. den Spintemeter und den Radiochromometer. Ich habe schon erwähnt, dass mir beide Instrumente nicht völlig entsprechend zu sein scheinen, und zwar ist das beim Spintemeter aus folgenden Gründen der Fall. Der Spintemeter soll den dem Härtegrade der Röhre äquivalenten Funken angeben. Nun ist aber hiebei ausseracht gelassen, dass verschiedene Inductorien verschiedene elektrische Energien produciren, welche in gleich grossen Funkenstrecken zur Wirkung gelangen. Infolge dessen kann eine in die gleich grossen Funkenstrecke verschiedenartig construirter Inductorien eingeschaltete Röntgenröhre von bestimmtem Vacuum zu verschiedenen Phänomenen in der Funkenstrecke Veranlassung geben. Schaltete ich z. B. eine Vacuumröhre, welche, auf einem *Voltohm*-Inductorium von 25 Cm. Schlagweite einer Funkenstrecke von $7^1/_2$ Cm. entsprach, in die Funkenstrecke eines *Dessauer*'schen Apparates, welcher bekanntlich viel intensivere Secundärströme liefert, so erhielt ich bei einer Distanz (8 Cm.), bei welcher am ersten Apparate schon kein Funke mehr übergeschlagen hatte, am *Dessauer*'schen Apparate noch eine ganze Funkengarbe. Die Daten, welche man von dem Spintemeter angibt, haben daher blos für den Apparat des betreffenden Experimentators Geltung, nicht aber auch für andere Apparate. Um die Resultate des Einzelnen für die Allgemeinheit brauchbar zu machen, müsste bei jeder derartigen Angabe auch die Construction des Versuchsapparates und damit die Möglichkeit gegeben werden, die gefundenen Werthe auf andere Apparate umzurechnen, was aber jedenfalls sehr schwierig ist.

Bekanntlich erzeugen die X-Strahlen an manchen Substanzen bestimmte Färbungen (*Villard*, *Holzknecht*). *Holzknecht* bestimmt die Menge der von einem gewissen Salze (dessen Zusammensetzung nicht mitgetheilt wird), absorbirten X-Strahlen durch Vergleich der in diesem Reagenzkörper durch die Bestrahlung entstandenen Färbung mit einer unveränderlichen (Standard-)Schwärzungsscala. Aus der Intensität der Färbung, respective aus der entsprechenden Zahl der Vergleichsscala *(H)* lassen sich nach *Holzknecht* Schlüsse auf die Menge der absorbirten X-Strahlen und damit auch auf den voraussichtlichen physiologischen Effect derselben Menge von X-Strahlen bilden.

So gibt *Holzknecht* folgende Zahlen an: Normale Haut des Gesichtes 1. Grad, jugendliche Individuen 3 *H*, ältere 4 *H*; 2. Grad 5 bis 7 *H*, Beugeflächen der Gelenke 1. Grad 4—6 *H*, 2. Grad 6—8 *H*, Streckseiten der Gelenke, Rumpf, behaarter Kopf, Handteller und Fusssohlen 1. Grad 5—7 *H*, 2. Grad 7—14 *H*. Unter 2. Grad ist Excoriation mit Heilung, nicht Exulceration verstanden. Durch oder neben einem pathologischen Process oder eine vorhergehende Röntgenreaction entzündlich veränderte Haut: je nach der Höhe der Entzündung dort, wo für normale Haut 4—6 berechnet wurden, um 1—2 *H* weniger, wo über 6 *H*, um 2—3 *H* weniger. Maximaldosis (vorläufiger Vorschlag), welche nur im Bewusstsein der folgenden vielwöchentlichen Excoriation überschritten werden soll: pro mense 10 *H*.[1])

Behufs Verwendung dieses Chromoradiometer genannten Instrumentes wird der Reagenzkörper auf diejenige Stelle des exponirten Körpertheiles aufgesetzt, welche dem Focus der Röhre am nächsten liegt. Die Röhre bleibt entweder in derselben Sitzung so lange in Betrieb, bis die gewünschte (durch Vergleich mit der Standardscala zu ermittelnde) Schwärzung eintritt oder, wofern die Behandlung auf mehrere Sitzungen vertheilt werden soll, wird der Reagenzkörper bis zur nächsten Sitzung lichtdicht verpackt, wo dann die Bestrahlung fortgesetzt werden kann. Werden die Sitzungen über mehr als 5 Tage vertheilt, so muss höher dosirt werden, weil sich die Haut erholt.

---

[1]) Wiener klin. Rundschau, 1. Sept. 1902.

— —

Sach-Register.

(Die beigedruckten Ziffern bedeuten die Seitenzahlen.)

Autoren-Register.

(Die beigedruckten Ziffern bedeuten die Seitenzahlen.)

Druck von Gottlieb Gistel & Cie. in Wien.

Freund, Grundriss der Radiotherapie

Tafel.

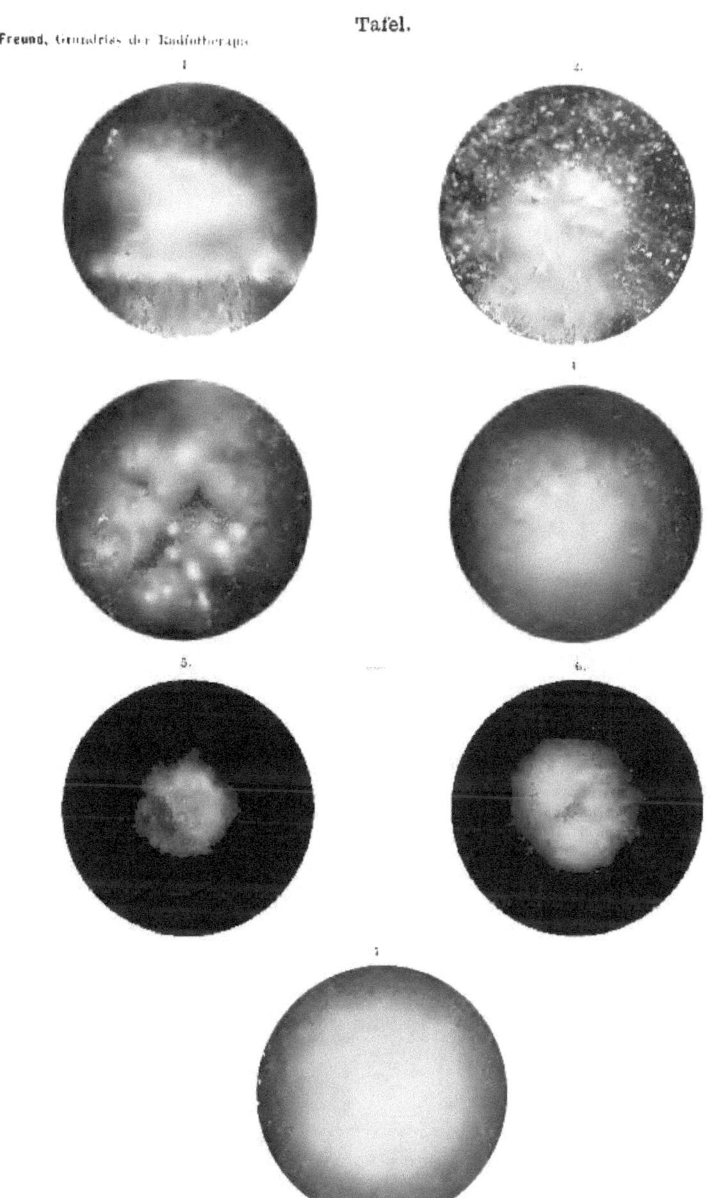

Photogramme von elektrischen Entladungen.

Verlag von Urban & Schwarzenberg in Berlin u. Wien. Druck von Gottlieb Gistel & Cie. in Wien.

Date Due

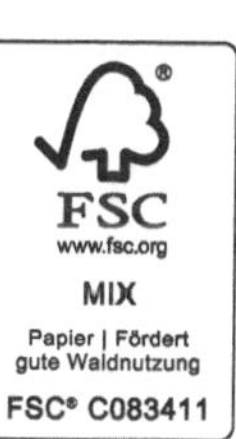

Zeitfracht Medien GmbH
Ferdinand-Jühlke-Straße 7
99095 Erfurt, Deutschland
produktsicherheit@kolibri360.de